脊柱运动损伤

主　编　[美]Andrew C. Hecht（安德鲁·C. 赫克特）

主　译　朱丹杰
主　审　陈德玉　陈维善

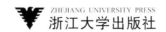
ZHEJIANG UNIVERSITY PRESS
浙江大学出版社

图书在版编目（CIP）数据

脊柱运动损伤 / （美）安德鲁·C.赫克特（Andrew C. Hecht）主编；朱丹杰主译. — 杭州：浙江大学出版社，2019.4

书名原文：Spine Injuries in Athletes

ISBN 978-7-308-18982-8

Ⅰ.①脊… Ⅱ.①安… ②朱… Ⅲ.①脊柱损伤 Ⅳ.①R683.2

中国版本图书馆CIP数据核字（2019）第033553号

浙江省版权局著作权合同登记图字：11-2019-33

Translation from the English language edition: *Spine Injuries in Athletes* edited by Andrew C. Hecht, published by arrangement with Wolters Kluwer Health Inc., USA. Copyright © Wolters Kluwer Health Inc., USA 2018. Wolters Kluwer Health did not participate in the translation of this title and therefore it does not take any responsibility for the inaccuracy or errors of this translation.

脊柱运动损伤
Spine Injuries in Athletes

主编　（美）Andrew C. Hecht（安德鲁·C.赫克特）

主译　朱丹杰

主审　陈德玉　陈维善

责任编辑　张　鸽　代小秋

责任校对　季　峥

出版发行　浙江大学出版社

　　　　　（杭州市天目山路148号　邮政编码310007）

　　　　　（网址：http://www.zjupress.com）

排　　版　杭州兴邦电子印务有限公司

印　　刷　浙江邮电印刷股份有限公司

开　　本　787mm×1092mm　1/16

印　　张　27.75

字　　数　537千

版 印 次　2019年4月第1版　2019年4月第1次印刷

书　　号　ISBN 978-7-308-18982-8

定　　价　298.00元

版权所有　翻印必究　　印装差错　负责调换

浙江大学出版社市场运营中心电话（0571）88925591；http://zjdxcbs.tmall.com

仅以此书献给我的孩子Oliver和Layla，你们的成长和善良是我感到幸福和自豪的无尽源泉。你们使我们的世界更美好。

致我的妻子Elana，能与你相爱并共度一生是我的荣幸。

—Andrew C. Hecht

在我的职业生涯中，我曾经9000多次投球失手，输掉过近300场比赛。有26次，我辜负了大家的信任没能投入制胜的一球。在一生中，我经历了一次又一次失败。这就是我成功的原因。

—Michael Jordan

免责声明

　　本出版物中提供了药物的适应证、不良反应和剂量等信息，但这些在临床实践中可能有所改变。请读者查阅上述药物制造商的包装信息数据等。作者、编辑、出版者或发行经销者对在本出版物中应用信息的错误、遗漏或任何后果不承担任何责任，也不对出版物内容做出任何明示或暗示的保证。作者、编辑、出版者和发行经销者对因阅读或使用本出版物造成的人身伤害和(或)财产损失不承担任何责任。

说　　明

　　本书英文原版含有部分视频内容，因视频翻译授权问题，本翻译版图书无法提供。有意观看视频的读者可以参阅英文原版图书。

《脊柱运动损伤》
译委会

主　审：陈德玉　海军军医大学附属长征医院

　　　　陈维善　浙江大学医学院附属第二医院

主　译：朱丹杰　浙江省人民医院

译　者：（以姓氏笔画为序）

　　　　王　涛　天津医院

　　　　孔明祥　浙江省人民医院

　　　　冯法博　浙江省人民医院

　　　　毕　擎　浙江省人民医院

　　　　朱丹杰　浙江省人民医院

　　　　齐　强　北京大学第三医院

　　　　孙卓然　北京大学第三医院

　　　　孙晓雷　天津医院

　　　　杨　迪　浙江省人民医院

　　　　李晓林　浙江省人民医院

　　　　吴向阳　浙江省人民医院

　　　　张　宁　浙江大学医学院附属第二医院

　　　　张　桦　浙江大学医学院附属第二医院

　　　　陈　宇　浙江省人民医院

　　　　陈　宇　海军军医大学附属长征医院

　　　　陈垍航　浙江省人民医院

陈维善　浙江大学医学院附属第二医院

陈德玉　海军军医大学附属长征医院

罗　磊　陆军军医大学附属西南医院

罗益滨　海军军医大学附属长征医院

周　强　陆军军医大学附属西南医院

赵　兴　浙江大学医学院附属邵逸夫医院

赵　晨　浙江省人民医院

姚　斌　浙江省人民医院

夏　冰　浙江省人民医院

柴　昉　浙江省人民医院

徐　晖　温州医科大学附属第二医院

曹　杨　哈尔滨医科大学附属第一医院

缪锦浩　海军军医大学附属长征医院

英文版序

关于脊柱运动医学外科医生或脊柱运动医学专科医生,脊柱外科领域首先就持怀疑态度。对于该领域分科的需求来自矫形外科医生、队医、教练和体育经纪人,最重要的是来自运动员。

专门从事运动医学的矫形外科医生对专业损伤和手术的复杂性有独特的理解。教练和物理治疗师经常作为初期保健工作者,他们能够理解专门从事脊柱运动损伤治疗的脊柱外科医生的价值。体育经纪人需要为患者找到最好的专科医生。脊柱损伤的运动员需要该领域的专家。那些骨折后和关节损伤后仍能参加比赛的运动员可能发现,暂时性的麻痹或无力以及坐骨神经痛可以另当别论。

脊柱运动医学专科医生必须喜爱并了解患者的运动和需求。脊柱运动医学外科医生必须对非手术治疗和术后脊柱康复治疗程序有完全的了解。如果你(外科医生)的患者要求回归高竞技水平,那么你必须制订一套完整的专项运动康复计划。你必须乐于并重视与运动员、教练以及所有与运动员保障相关人员的交流。对你的患者,你必须承担给予其关心和最好建议的责任。基本前提是首先把运动员当作你的患者,给予他们最好的建议,并且持续获得关于他伤情和重返赛场的意见;提出一个清晰可行的计划;然后建立联络渠道,使准确的计划能够传送给予患者相关的每一位人员。

本著作是脊柱运动学和脊柱运动损伤治疗这一重要专科领域内最优秀专家的经验总结。

Robert G. Watkins, Sr., MD

Co-Medical Director

Marina Spine Center

Marina Del Rey Hospital

Marina Del Rey, California

中文版序一

我从事运动医学专业已有30余年,第一次听到"脊柱运动医学"这个名词是在2000年夏季。当时获美国运动医学学院(International Scholar Award, ACSM)资助,赴印第安纳州参加第47届ACSM年会,读到了一本名为 *Spinal Sports Medicine* 的书籍。此后,开始关注这方面的信息和专著。2007年,中华医学会运动医疗分会在北京成立。在学会创始之初设立学组时,首任主任委员李国平教授听取并采纳了我的意见,决定设立脊柱运动损伤学组。但多年来,我本人对此研究甚少。然而,有关脊柱运动损伤的知识和病例却经常碰到,颇为棘手。

近年来,中国骨科运动医学快速蓬勃发展,对膝、肩、髋、肘、踝、腕六大关节的运动损伤的诊断和治疗水平已经高度发展,对肌肉、肌腱、软骨与韧带等组织的研究也已风起云涌,颇有特色,部分可以跻身国际先进行列。然而,对脊柱和神经运动损伤的研究,中国骨科运动医学医生还比较陌生。在我本人的运动医学生涯中,曾跟随举重、水上运动、排球、拳击、自行车、田径跨栏等运动队,目睹这些运动项目中的一些脊柱相关运动损伤的发生。这些运动损伤一旦发生,如脑震荡或神经震荡、椎间盘突出、椎管狭窄、脊髓损伤、腰椎峡部不连/腰椎滑脱、腰椎椎间盘退变性疾病、骨盆和髋关节疾病等相关性脊柱疾病,对于运动员来说,常常意味着运动生涯的终结。然而,有关脊柱运动医学、神经系统运动损伤与运动康复的研究资料确实非常非常有限。

本书主译朱丹杰医生是一位非常有闯劲、有眼光的骨科运动医学才俊。两位主审,陈德玉教授和陈维善教授,均是优秀的脊柱外科医生,较早涉足运动医学领域。特别感谢三位牵头医生选择翻译脊柱运动医学这一独特题材的著作,大胆也有远见,是非常有创意和有胆识的选择。这不但弥补了国内这方面的空缺,也为中国运动医学扩大研究范围和执业领域提供了珍贵的资料,具有十分重要的临床意义和教育意义,值得推荐、赞扬与学习! 最后,感谢译者邀我写序,给我压力也给我动力,让我有机会粗粗读了一遍全书,"捷足先登"了!

本书内容丰富,题材新颖,案例分析实用性强,是不可多得、难能可贵的一本脊柱运动医学参考书和教科书,也是国内第一本这方面的译著,值得拥有,值得阅读!

陈世益

医学博士、教授、博士生导师

复旦大学运动医学中心主任

华山医院运动医学与关节镜外科主任

中华医学会运动医疗分会主任委员

中国骨科医师协会运动医学专业委员会主任委员

亚太膝关节、关节镜、骨科运动医学会前主席

2019 年 1 月 29 日

中文版序二

运动医学是一门快速成长、充满挑战、有巨大发展潜力、多学科交叉的临床专业学科。随着社会的不断进步,部分竞技体育项目已经逐渐成为大众运动,使得运动损伤患者逐年增多。作为临床医师,对运动损伤的认识程度亟待提高,以利于对患者的诊治。近些年,我国创伤谱也发生了很大的变化,以运动损伤为主的创伤明显增多,不仅包括专业运动损伤,而且包括普通人常见的各个关节的运动损伤。脊柱运动损伤已被列为脊髓损伤的第四大常见病因。

Spine Injuries in Athletes 是脊柱运动损伤的专著,由全美70余位顶尖的脊柱运动损伤专家共同编著,由美国骨科医师协会(American Academy of Orthopaedic Surgeons,AAOS)和国际权威出版公司Wolters Klumer共同出版。原著的编著者长期从事北美四大体育联盟球队的脊柱运动损伤诊疗工作,兼任着国际许多著名运动队的队医。本书内容是这些顶尖脊柱运动损伤专家的经验总结,内容丰富,涵盖面广,非常值得我们借鉴和学习。

目前,在我国尚无脊柱运动损伤方面的专著,这本书的出版填补了我国脊柱运动损伤领域的空白。作为中华医学会运动医疗分会脊柱运动损伤学组组长,我很高兴向大家推荐这本译著。我相信本书将对我国运动医学事业的发展起到良好的推动作用。

马信龙

主任医师、教授、博导、国务院政府特殊津贴专家

天津医院院长

天津医科大学骨科临床学院院长

中华医学会运动医疗分会脊柱运动损伤学组组长

2019年1月30日

原著前言

对于运动医学医生、物理治疗师、教练、矫形外科医生和脊柱外科医生来讲,运动员脊柱损伤是临床上最具有挑战性的问题之一。该损伤影响各年龄段以及各能力层次的运动员。实际上,对受伤运动员的伤情评估在比赛之前就开始了。运动员在比赛中有一些毁灭性的损伤和高风险的行为。了解这些损伤和行为的流行病学是非常重要的,因为这强化了通过正确的技术,严格限制高风险行为(如拦截摔人或后方横杆推挡等)来防范这些损伤的必要性。了解某项体育运动中特有的高风险行为常常能够规避灾难性的后果。关于正确的赛场处理和伤情评估需要广泛探讨,因为这些伤情常常导致队医和教练慌乱。本书将重点阐述"怎样"去处理这些损伤,并提出实用的方法,不仅针对赛场处理,而且也包括伤员转运和药物治疗。美国国家橄榄球联盟(National Football League, NFL)和美国国家冰球联盟(National Hockey League, NHL)的所有球队对受伤运动员的紧急处理都有明确的方案(包括现场急救和伤员转运)。全美大学体育协会也有很多重要的赛场处理方案。

本书也将探讨负责治疗运动员的各专业医生所面临的最常见的临床问题。很多章节将重点阐述不同的疾病,以及医生怎样处理特殊的临床病例。这本书不仅提供了指导性的内容和争议问题的概要,而且也重点阐述了处理精英运动员和"周末运动员"的实践经验。在可行的情况下,每章将详述评估标准和决策。本书还将讨论颈椎和腰椎最常见的损伤方式,同时也将探讨最常见的运动损伤性疾病,诸如刺痛/烧灼痛、颈脊髓神经传导功能障碍、颈椎间盘突出、颈椎管狭窄、先天性颈椎畸形、颈椎创伤、腰椎间盘突出、腰椎峡部不连/腰椎滑脱、腰椎间盘退变性疾病、骨盆和髋关节疾病相关性脊柱疾病以及老年运动员所面临的问题等。本书最后一章还将讨论脑震荡的内容。关于伤情初估、赛场处理的策略以及怎样决定伤后数日和数周的运动回归,NFL颅脑与脊柱委员会的主要领导者已经组织制定了一系列实用的方案。

本书最后一部分是关于几个颈椎及腰椎临床病例的圆桌讨论,参与者是脊柱运动损伤领域的专家。每个讨论围绕一个临床病例的决策路径和运动回归详细进行。并在随后的章节中对这些临床病例问题给出回答。

1. 一名职业橄榄球运动员，C_4/C_5椎间盘突出伴上肢无力，保守治疗无效，应该选择怎样的外科治疗？何时能重返赛场？在重返赛场前，需要得到确切的融合证据吗？有颈椎间盘置换的适应证吗？如果出现了不融合，该怎样治疗？如果初始临床症状来源于两个椎间盘而不是一个，该怎样治疗？

2. 一名大学生橄榄球运动员，先天性颈椎管狭窄，出现多发刺痛，能够重返赛场吗？什么时候能够重返赛场？

3. 一名橄榄球运动员，颈脊髓神经传导功能障碍。在这种情况下，如果他有颈椎间盘突出或先天性椎管狭窄，我们该怎样治疗？他什么时候能重返赛场？在经先天性椎管狭窄经椎板成形术治疗后，他能重返赛场吗？颈脊髓神经传导功能障碍患者若没有颈椎管狭窄或功能障碍，我们该怎样治疗？

4. 一名17岁网球精英运动员，发生了急性椎弓峡部骨折（腰椎滑脱），磁共振显示急性损伤性水肿，需要进行怎样的进一步治疗？支具的治疗效果怎么样？需要治疗多长时间？需要进行修复吗？

5. 一名加入NHL的大学冰球运动员，有（1～2）/4度$L_5—S_1$峡部裂型腰椎滑脱，背痛以及$L_5—S_1$椎间孔狭窄引起的下肢痛。保守治疗可行吗？如果行融合手术，那么他什么时候能够重返赛场？融合手术会导致运动障碍吗？

6. 一名橄榄球运动员的颈椎小关节骨折已经愈合，但存在轻度颈痛，我们该怎么办？颈椎相邻棘突骨折不愈合，屈伸活动时棘突间隙较大，但没有疼痛，我们该怎么办？

7. 对脊髓不完全损伤的精英运动员给予类固醇治疗或低温疗法的效果怎么样？

我非常荣幸能有这样的机会和这些杰出的编著者一起工作，他们有丰富的治疗精英运动员脊柱运动损伤的经验。本书的内容不仅基于已经发表的临床证据，而且基于编著者各自专业领域实际工作经验的总结。我也要感谢Watkins医生、Vaccarro医生、Hsu医生、Ludwig医生、Dossett医生以及Erik Schwartz，感谢他们集体的智慧和贡献。我要感谢Bajer医生和Ellenbogen医生，他们组织编写了重要的脑震荡部分。本书是目前为止唯一的一本真实地反映了脊柱外科医生、神经外科医生、运动医学医生、教练员、物理治疗师和神经心理学医生之间跨学科合作的书。另外，感谢美国骨科医师协会（American Acadamy of Orthopaedic Surgeons, AAOS）、国家教练协会、NFL联盟颅脑与脊柱委员会对本书的支持。

最后，感谢 Emory 脊柱外科中心、哈佛大学和西奈山医院的同道们这么长时间的指导。感谢我的医疗团队。最重要的是感谢我的孩子们 Oliver 和 Layla，还有我的妻子 Elana。

Andrew C. Hecht, MD

Chief, Spine Surgery

Mount Sinai Hospital and Mount Sinai Health System

Director, Mount Sinai Spine Center

Associate Professor Orthopaedic and Neurosurgery

Mt. Sinai Medical Center and Icahn School of Medicine

New York, New York

目录 Contents

第一部分

总　论

第1章

脊柱运动损伤的流行病学

Barrett Boody, MD
Brett D. Rosenthal,MD
Shah-Nawaz M. Dodwad, MD
Alpesh A. Patel, MD

朱丹杰　译

一、引　言

　　由于竞技体育运动员数量持续增长,所以脊柱运动性损伤诊断与治疗技术的培训至关重要。2013—2014年,美国约有770万名高中生和46万名大学生参与竞技体育运动,其中约110万名高中生和7万名大学生参加橄榄球运动[1-2]。在训练和比赛中,运动员面临着大量的潜在性运动损伤。例如,在美国橄榄球联盟(National Football League, NFL),发生在训练中的潜在性运动损伤事件估计平均每年有17.7万例,发生在比赛中的有3.5万例[3]。以前,由于缺乏统一的报告和对脊柱运动损伤的追踪体系,所以对这些事件发生率和情况的记载受到了阻碍。过去40年对脊柱运动损伤有广泛的报道,促使体育组织通过处罚高风险的冲撞动作(例如橄榄球运动中的拦截摔人和冰球中的后方横杆推挡)来保护运动员。这些举措降低了灾难性脊柱损伤的发生率[4-6]。然而,尽管运动的管理和保护器具的应用均得到明显的改进,但医生仍面临着复杂的脊柱疾病,包括从背痛到灾难性的神经损伤。

二、脊髓损伤

美国国立脊髓损伤统计中心（National Spinal Cord Injury Statistical Center, NSCISC）建立了全美国最大的脊髓损伤数据库,每年都有关于新病例的流行病学回顾性研究,并且还有数十年的发展趋势报告。在2013年的报告中,运动损伤被列为脊髓损伤的第四大常见病因,共有3054例病例,占脊髓损伤总病例数的9.2%,仅位于交通意外（36.5%）、高处坠落（28.5%）和暴力（14.3%）之后。运动相关脊髓损伤者的年龄主要在16～30岁（68.5%）,其中男性占89%。滑雪是发生脊髓损伤风险最高的运动,共有154例病例,排在所有脊髓损伤常见原因的第11位,及运动相关脊髓损伤原因的第1位。橄榄球脊髓损伤病例共有145例,排在脊髓损伤所有常见原因的第12位,及运动相关脊髓损伤原因的第2位[7]。Schmitt等[10]调查了德国1985—1997年1016例脊髓损伤病例的病因。他们发现,运动相关脊髓损伤病例占6.8%,最常见的损伤原因是高山滑雪（$n=16$）和骑马（$n=9$）。他们报道,在滑雪运动中,严重脊髓损伤的发生率是每千滑雪日0.01。

Tator等[8]回顾了加拿大1966—1996年冰球运动中发生脊柱损伤的243例病例,发现90%的脊柱损伤发生于$C_1—T_1$。其中,最常见的损伤是爆裂性骨折和骨折脱位。约40%的原因为背后撞人,而其中77%为背后撞人至板墙。虽然橄榄球运动是发生脊髓损伤的高危运动,但是脊髓损伤在冰球运动中的发生率约为橄榄球运动的3倍。在207名脊髓损伤的运动员中,有108名（约52%）发生了永久性脊髓损伤,52名（约25%）发生了完全性脊髓损伤,其中8名死于脊髓损伤相关疾病。在所报道的243例脊髓损伤病例中,1982年前报道的仅有31例,这可能是当时统一报告体系缺乏所致的。加拿大冰球运动脊髓损伤登记项目始于1981年。随后,于1984年报道了背后撞人至板墙的高危动作。1985年,冰球运动规则被修改,以禁止该高危动作[6]。Tator等[6]在Think First加拿大冰球运动脊髓损伤登记项目中证实,2000—2005年,共有40例脊髓损伤病例,其中5例为严重的永久性脊髓损伤,脊柱运动损伤的年发生率呈明显下降趋势。与2001年相比,18岁及以上的冰球运动员脊髓损伤的发生率下降了69%。

三、橄榄球专项颈椎损伤

在橄榄球运动员中,脊柱相关的主诉症状是很常见的,全美每年大约有 1.15 万名橄榄球相关颈部损伤者至急诊就医[9]。Mall 等[3]回顾了 NFL 11 个赛季 2208 名脊柱及中轴骨损伤运动员,发现 44.7% 的病例为颈椎损伤(见表 1-1)。他们发现,伤后重返运动所需时间最长的是胸椎间盘突出(189d),其次是颈椎骨折(120d)和颈椎间盘突出(85d)。他们也评估了 NFL 11 个赛季中潜在的 386688 次比赛损伤和 1947750 次训练损伤。其中,最常见的损伤是肌肉损伤(41.2%),其次是神经损伤(21.4%)、椎间盘损伤(11.4%)和骨折(3.7%)[3]。

表 1-1 运动员颈椎损伤

作　者	运　动	研究类型	运动员情况	疾　病	主要研究结果
Tator 等[8]	冰球	回顾性研究	业余和职业,1966—1996 年	243 例脊柱损伤[骨折和(或)脱位以及神经损伤],经加拿大冰球脊髓损伤登记项目确认	背后推人或撞人占 40%,其中 77% 为冲撞至板墙,50% 的损伤发生于 16～20 岁运动员
Tator 等[6]	冰球	回顾性研究	业余和职业,2000—2005 年	40 例脊柱损伤[骨折和(或)脱位以及神经损伤],经加拿大冰球脊髓损伤登记项目确认	82.8% 为颈椎损伤;背后推人或撞人的占 35%;撞击伤中,冲撞板墙的占 64.8%;5 例(12.5%)为严重损伤(完全和不完全 SCI)
Mall 等[3]	橄榄球	回顾性研究	NFL 球员(职业),2000—2010 年	2208 例脊柱或中轴骨损伤(7% 为全部损伤),经 NFL 登记项目确认	最常见的损伤是肌肉损伤(41.2%);神经损伤和骨折的发生率分别为 21.4% 和 3.7%;因脊柱损伤平均休息 25.7d;987 例(44.7%)为颈椎损伤,其中 14 例为 SCI
Schroeder 等[10]	橄榄球	回顾性队列研究	参加 NFL 训练营的橄榄球运动员,2003—2011 年	143 例颈椎损伤(共纳入 2965 例)	相比于无颈椎损伤运动员,颈椎损伤运动员被挑选的可能性更小,完成的 NFL 比赛场次更少;有颈椎损伤病史或先天性椎管狭窄橄榄球运动员的运动生涯和能力与正常运动员无差异

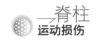

续表

作　者	运动	研究类型	运动员情况	疾　病	主要研究结果
Torg 等[12]	橄榄球	回顾性研究	业余和职业，1972—1975年	127.5万名橄榄球运动员	259例为颈椎骨折脱位，99例为颈椎骨折脱位致永久性四肢瘫，77例死于严重颈部损伤
Boden 等[5]	橄榄球	回顾性研究	高中和大学（业余），1989—2002年	196例灾难性脊椎损伤；其在高中和大学橄榄球运动员的发生率分别为1.10/10万和4.72/10万，由国家灾难性运动损伤研究中心统计	76例为四肢瘫；43例为CCN，其中16例重返运动（无残存CCN报告）
Torg 等[16]	橄榄球	回顾性队列研究	业余和职业	45例CCN	93%的椎管与椎体前后径比值<0.8，CCN特异性为59%，CCN的发病率低（7.3/万），PPV为0.2%
Charbonneau 等[18]	橄榄球	回顾性研究	大学球员（业余），2010年赛季	共244例，其中64例为发作性上臂神经传导功能障碍（刺痛）	59%因刺痛就医；14%在2010年赛季中发生刺痛的次数＞1；62%终生存在刺痛；是否用护具，效果无显著性差异

CCN: Cord neurapraxia，颈髓神经失用症；NFL: National Football League，美国橄榄球联盟；PPV: Positive predictive value，阳性预测值；SCI: Spinal cord injuey，脊髓损伤

　　颈椎疾病对NFL运动员的运动生涯有很大的影响。Schroeder及其同事[10]研究了2003—2011年既往存在颈椎病变的143名NFL运动员，其中最常见的颈椎疾病是颈椎僵硬（87例），其次是颈椎管狭窄（30例）和颈椎扭伤或牵拉伤（24例）。他们注意到，与既往没有颈椎病变的运动员相比，这些运动员被选上和完成全部比赛的机会更少，而出场次数和得分没有显著性差异。对于颈椎管矢状径小于10mm的运动员，没有证据显示在参赛数量或年数以及得分上与其他运动员有显著性差异。这些运动员也没有报告有神经损伤。此外，7名既往有颈椎病变的运动员的运动生涯与一般NFL运动员相比也没有显著性差异[10]。Meredith及其同事[11]对比了16名颈椎间盘突出的NFL运动员手术治疗与非手术治疗的效果。他们发现，1/3（33%）手术治疗的运动员和8/13（61%）非手术治疗的运动员最后重返运动。他们认为，非手术治疗对颈椎间盘突出的NFL运动员是有效的，重返运动（Return to play, RTP）的确定要基于症状的

完全缓解和磁共振成像（Magnetic resonance imaging, MRI）随访无脊髓压迫[11]。

（一）灾难性颈椎损伤

在发现和报道运动员伤情后,橄榄球的安全性有了显著提高。1971—1975年,Torg及其同事[12]报道了259例颈椎骨折脱位病例,发生率为4.14/10万;99例四肢瘫病例,发生率为1.58/10万;77例为与严重颈部损伤相关的死亡病例。正因为有这些关于发生率和死亡率的报道,所以全美大学生体育联盟的橄榄球规则委员会和高中橄榄球管理机构禁止比赛中头部接触和拦截摔人。在这些规则被修改后,1976—1987年,颈椎骨折的发生率下降了70%,创伤性四肢瘫的发生率下降了82%[4,13]。

Boden等[5]回顾了1989—2002年发生于高中和大学生橄榄球运动员中的196例灾难性颈椎损伤病例。他们发现,在学校期间,有76名运动员的颈椎损伤导致了四肢瘫。四肢瘫损伤的发生率在高中生橄榄球运动员中为0.50/10万;在大学生橄榄球运动员中为0.82/10万,是高中生橄榄球运动员的1.65倍。运动员受伤时的场上位置也得以明确:有70名运动员为防守后卫。并且防守后卫的四肢瘫发生率最高,为44.3%;其次,特勤组四肢瘫的发生率为18.3%;中后卫为17.1%。研究发现,这些灾难性事件88%是由拦截摔人所导致的。

Boden等[14]进一步回顾了1990—2010年与高中和大学生美式橄榄球运动相关的死亡事件,164例病例的死亡原因为非接触性,79例为创伤性,平均每年大约4例。颈椎骨折造成4例死亡。最常见的死亡原因是心脏疾病（100例）,其次是脑外伤（62例）和中暑（38例）。他们发现,与以往相比,与颈椎骨折相关的死亡率显著下降,他们认为这一改进是拦截摔人规则更改的结果。

（二）颈髓神经失用症

颈髓神经失用症（Cervical cord neurapraxia,CCN）,也被称作一过性四肢瘫,通常由过伸性损伤和（或）轴向挤压所致,出现一过性双侧上肢和（或）下肢疼痛、无力和（或）感觉异常等症状。CCN在高中生橄榄球运动员中的发生率约为0.2/10万,在大学生橄榄球运动员中约为2/10万[15]。Boden等[5]通过回顾性资料发现,1989—2002年,在高中和大学生橄榄球运动员中共有196例发生严重的颈椎损伤,并将其报告给了国家灾难性运动损伤研究中心。他们确诊了43例CCN病例（分别为23名高中生橄榄球运动员和20名大学生橄榄球运动员）。由此可以明确,CCN的发生率在高中生橄榄球运动员中为0.17/10万,在大学生橄榄球运动员中为2.05/10万,高中与大学生橄榄球运动员的患病风险比率为1:12.2。在确诊的43例CCN病例中,仅12例有关于症状持续时间的记录:神经症状持续时间小于15min的有5例,15min~24h的有5例,超过24h的有2例。最终,12例患者均完全恢复。

Torg等[16]评估了橄榄球运动员先天性椎管狭窄与CCN的关系,提示在下位颈椎的侧位片中,椎管与椎体直径比小于0.8与CCN相关。93%的患有CCN的运动员Torg比值小于0.8。作者得出结论,Torg比值敏感性为93%,但特异性只有59%。CCN整体的低发病率(在大学生橄榄球运动员中约为7.3/万)使Torg比值的阳性预测值(Positive predictive value, PPV)仅为0.2%。这表明,Torg比值不仅不适用于身体接触性运动中对有风险运动员的识别,而且也不适合作为筛选工具来确认不宜参加身体接触性运动的运动员。

(三) 颈神经根或臂丛神经传导功能障碍

颈神经根或臂丛神经传导功能障碍也被称作"刺痛",临床上出现一过性的上肢痛、无力或感觉异常。临床上普遍认为,刺痛由以下三种可能的原因导致:①颈椎过伸和侧屈对神经根的压迫;②颈椎过伸致黄韧带折叠的"钳夹"机制;③对锁骨上区域臂丛神经的直接牵拉[15]。大学生橄榄球运动员在大学期间的刺痛发生率为26%~65%,最常出现于前锋、防守端锋和中后卫运动员中[17-18]。与刺痛有意义的关联是个人既往刺痛病史和参赛年数,但是没有证据表明刺痛与护具类型、年龄、体质指数或者力量训练的方法有关。Charbonneau及其同事[18]回顾了2010年赛季加拿大四所大学244名橄榄球运动员的刺痛情况,他们发现仅有59%(38/64)的运动员就医,医生仅明确了2例损伤。

在有刺痛的大学生橄榄球运动员中,47%的运动员颈椎管直径小于13mm[19]。刺痛的持续时间大多数比较短,仅有不足10%的运动员症状持续时间超过24h[18]。Page和Guy[20]检测了Torg比值在运动员评估中的实用性。他们检查了南卡罗莱纳大学125名橄榄球运动员,共有14名存在刺痛。他们发现,Torg比值小于0.8的运动员患刺痛的概率是正常人的4倍,Torg比值的敏感性和特异性分别为71%和68%。但是,刺痛的低发病率导致应用Torg比值进行筛选的PPV仅为22%,这是非常低的,而且Torg比值对无症状运动员的筛选也没有临床意义。

据报道,刺痛的再发生率高达87%,有14%的橄榄球运动员在一个赛季中出现一次以上的刺痛[18,21]。Levitz等[21]在回顾刺痛再发的55名运动员后认为,刺痛再发的最常见机制是颈椎向症状侧后伸,这存在于83%的再发病例中。再发病例的影像学检查显示,53%的患者存在先天性颈椎管狭窄(见图1-1),93%的患者存在椎间盘病变或椎间孔狭窄[19,21]。

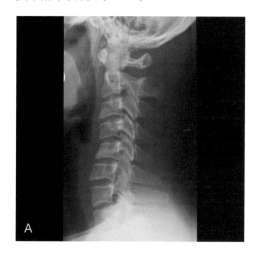

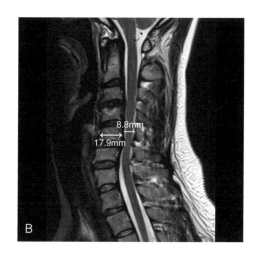

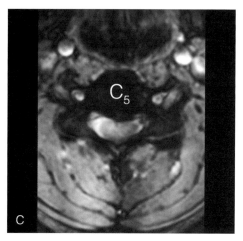

图1-1　非对抗性运动员,26岁,女性,颈部痛。图A为X线侧位片,显示先天性颈椎管狭窄,C_5—C_6 DDD,局部后凸畸形。图B和图C分别为同一患者矢状位和轴位 T_2 磁共振图像。C_5 先天性椎管狭窄(5.5mm)伴有脊髓压迫。对该患者的颈部痛行保守治疗,并允许其参加体育运动

四、胸腰椎损伤

胸腰椎损伤在运动员中的发病率也较高。在普通人群中,65%的成年人患有下腰痛;但下腰痛在运动员中的发病率较低,为30%[22-23]。Kolt和Kirkby[24]回顾分析了体操精英运动员和优秀运动员的运动损伤,发现64名体操运动员在18个月内共有349次损伤(见表1-2)。其中,脊柱和躯干损伤占全部损伤的17.2%;而在脊柱和躯

干损伤的运动员中,下腰痛占 86.6%。Sward 等[25]报道,女性精英体操运动员和男性体操运动员在两年内的下腰痛发生率分别为 65.4% 和 84.6%。Hutchinson[26]报道了类似的结果,精英艺术体操运动员在 7 周内的下腰痛发生率为 86%。Goldstein 等[27]回顾了女性体操运动员的 MRI 表现,发现准优秀体操运动员的椎间盘和骨性病变的发生率(1/11,9%)明显低于奥运体操运动员(5/8,63%)。他们认为,MRI 显示的脊柱病变与训练的强度和每周平均训练的时间呈正相关。

表1-2 运动员胸腰椎损伤

作 者	运 动	研究类型	运动员情况	疾 病	主要研究结果
Kolt 和 Kirkby[24]	体操	回顾性研究	64 名澳大利亚精英和优秀运动员,18 个月	349 次损伤,14.9% 为腰椎损伤	优秀体操运动员最常见下腰部损伤(19.4%vs.9.2%);因为受伤,精英运动员缺席 21% 的训练
Stracciolini 等[28]	全部	回顾性研究	到运动医学诊所就诊的 2133 名未成年人(5~17 岁)	210 例为脊柱损伤;男女运动员数量分别为 80 和 130	多数为过劳性损伤,女运动员发生率为 93.9%,男运动员发生率为 81.3%;创伤原因,女运动员发生率为 18.8%,男运动员发生率为 6.2%
Soler 和 Calderon[29]	全部	回顾性研究	3152 名西班牙精英运动员	253 名运动员发生腰椎峡部裂(占 8.02%)	腰椎峡部裂运动员下腰痛的发生率更高(46.2% vs.23.5%;$P<0.01$);84.3% 为 L_5;30% 腰椎峡部裂合并腰椎滑脱,女性运动员腰椎滑脱的发生率更高(41% vs.25%;$P<0.05$)
Muschik 等[34]	全部	回顾性研究	86 名青年运动员腰椎峡部裂,合并或不合并腰椎滑脱,6~20 岁	36 名运动员腰椎滑脱进展时间(平均进展 10.5%)平均为 4.8 年	尽管 86 名运动员中有 36 名发生腰椎滑脱进展,但无症状
Earhart 等[40]	棒球	回顾性研究	MLB(职业)运动员,1980—2009 年	64 名运动员有 69 节段腰椎间盘突出	手术与非手术治疗平均 RTP 率分别为 97.5% 和 96.6%;手术治疗的恢复时间更长(8.7 个月 vs.3.6 个月;$P<0.001$)

作　者	运　动	研究类型	运动员情况	疾　病	主要研究结果
Hsu等[41]	全部	回顾性研究	美国职业橄榄球、棒球、冰球和篮球运动员，1972—2008年	342名运动员确诊腰椎间盘突出	82%经治疗后重返运动，平均运动生涯为3.4年；手术治疗运动员，3年RTP率为81%；62.3%的运动员在2年时仍保持良好的竞技状态；棒球运动员的RTP率最高（96%）
MLB: Major League Baseball, 美国职业棒球大联盟；RTP: Return to play, 运动回归					

（一）腰椎峡部裂和腰椎滑脱

普通人群的下腰痛有多种病因，而青年运动员的下腰痛通常由脊柱后侧结构损伤引起。在下腰痛持续时间超过3个月的青年运动员中，约40%显示峡部异常。在大学生橄榄球运动员中，下腰痛的发生率为15%；在体操运动员中，下腰痛的发生率为11%[22]。Stracciolini等[28]回顾了2000—2009年2133例5～17岁未成年运动员的运动损伤，发现女性运动员的脊柱损伤发生率（11.3%）高于男性运动员（8.2%）；在13～17岁运动员中也是如此。他们还发现，在未成年运动员脊柱损伤人群中，81.3%男性运动员和93.9%女性运动员的腰痛原因是过劳性损伤，其中1/2的男性运动员和1/3的女性运动员存在腰椎峡部裂。同时，他们发现，脊柱损伤最常见的运动项目在女性是体操、舞蹈和花样滑冰，而在男性则是橄榄球、冰球和足球。

通过回顾分析西班牙3152名精英运动员，Soler和Calderon[29]发现，精英运动员腰椎峡部裂的发生率为8.02%，而普通人群腰椎峡部裂的发生率为6%[30]。作者进一步统计分析发现，腰椎峡部裂高发生率的项目为投掷运动（12/45，26.7%）、艺术体操（19/112，17.0%）和赛艇（13/77，16.9%）[29]。他们也发现，在253名腰椎峡部裂的运动员中，30.3%出现了腰椎滑脱，其中女性运动员多于男性运动员[29]。

目前，没有明确的证据证明体育运动会导致腰椎滑脱进展；但是，Lonstein[31]建议，椎体前移25%～50%（Meyerding Ⅱ°）的运动员应避免参加体操或其他高风险、高强度的运动。4%～5%的运动员发生腰椎滑脱进展；在运动员骨骼发育成熟后，则不再进展。Muschik等[34]随访了86名未成年和成年竞技体育运动员，年龄为6～20岁，每周大强度训练时间超过20h；平均4.8年后，影像学证实椎弓峡部裂或腰椎滑移。在他们的研究中，初期统计椎体前移的发生率为10.1%±11.6%，而最终统计的发生率为13.8%±11.0%,80%的腰椎滑脱在进入研究前就已经出现。在研究期间,仅有1名运动员腰椎滑脱进展超过下位椎体前后径的20%(初始研究时为7%,研究结束时进展到31%)。因此,他们建议轻度腰椎滑脱运动员没有必要避免参加竞技体育项目。

(二)骶骨和椎弓根压缩性骨折

压缩性骨折是下腰痛的另一个因素。据报道,压缩性骨折在腰椎和骨盆区域的发生率为14%,在胸部和肋骨的发生率为1%[35]。Shah和Stewart[36]认为,骶骨骨折是下腰痛的潜在因素。他们发现,在27例病例中,有25例(92%)在初始的X线片上没有异常发现,而最常用的诊断方法是骨扫描。他们认为,骶骨骨折的潜在原因是骶骨应力和骨质的异常,以及下肢不等长。椎弓根压缩性骨折是成年人罕见的下腰痛原因,仅见于个案报道[37-39]。Parvataneni等[39]报道了1例双侧椎弓根压缩性骨折病例,且为女性运动员。

(三)椎间盘突出

Earhart等[40]回顾了69名美国职业棒球大联盟(Major League Baseball, MLB)运动员中腰椎间盘突出手术治疗与非手术治疗的效果,其中40例为手术治疗,29例为非手术治疗。他们发现,到6.6个月时,总体RTP率为97%;而在RTP时间上,手术组为8.7个月,非手术组为3.6个月。此外,棒球投手的RTP时间,手术组与非手术组对比无显著性差异(分别为8.0个月和5.7个月,$P=0.25$)。但是,棒球击球手的RTP时间,手术组为9.4个月,明显晚于非手术组(2.6个月)。从这些数据中很难得出有意义的结论,因为没有数据报告中有关于疾病严重程度以及症状持续时间的信息,而这些有可能对外科治疗效果产生很大的影响。Hsu等[41]也作了类似的报道。他们调查了1972—2008年342名北美四大职业联赛运动员(包括橄榄球、棒球、冰球和篮球)的腰椎间盘突出症的治疗效果。结果证明,在第3年随访时,手术组与非手术组RTP相似(81% vs. 84%)。在四项运动中,68名腰椎间盘突出的MLB运动员的总体RTP率最高(42名手术治疗运动员的RTP率为96%;26名非手术治疗运动员的RTP率为97%)。但是,非手术治疗运动员参加比赛的场次更多(471 vs. 256,$P=0.05$)。但这些研究仍存在局限,很难从中得出重要结论。138名NFL运动员术后恢复最快:101名手术治疗运动员的RTP率为78%,平均比赛36场;37名非手术治疗运动员的RTP率为 59%,平均参加 20 场比赛。

虽然胸椎间盘突出比腰椎间盘突出少见,但是同样能导致严重的功能障碍。Gray 及其同事[42]报道,在 2000—2012 年 275 例椎间盘突出的 NFL 运动员中,有 4 例为胸椎间盘突出(2%),他们缺席的运动天数和场次(平均缺席 189d、72 次训练和 17 场比赛)高于颈椎间盘突出和腰椎间盘突出运动员(颈椎间盘突出运动员平均缺席 93d、113 次训练和 15 场比赛;腰椎间盘突出运动员平均缺席 51d、39 次训练和 11 场比赛)。其他报道比较少的胸椎运动损伤是颈胸段的棘突撕脱性骨折[43]。

■ 五、结 论

临床上,对运动员的治疗,更多见的是对脊柱疾病的治疗,从下腰痛到灾难性的脊髓损伤。先进的影像学检查技术提高了我们发现脊柱运动损伤潜在病因的能力,但是仍无法明确椎间盘退变性疾病的预后。了解运动员脊柱损伤流行病学,对于医生为该特定患者群进行诊断和治疗是至关重要的。

■ 参考文献

[1] National Collegiate Athletic Association: estimated probability of competing in college football. Available at: http://www.ncaa.org/about/resources/research/football. Accessed September 9, 2016.

[2] National Collegiate Athletic Association: probability of competing in sports beyond high school. Available at: http://www.ncaa.org/about/resources/research/probability- competing- beyond- high-school. Accessed September 9, 2016.

[3] Mall NA, Buchowski J, Zebala L, et al. Spine and axial skeleton injuries in the National Football League. Am J Sports Med, 2012, 40(8): 1755-1761.

[4] Banerjee R, Palumbo MA, Fadale PD. Catastrophic cervical spine injuries in the collision sport athlete, part 1: Epidemiology, functional anatomy, and diagnosis. Am J Sports Med, 2004, 32(4): 1077-1087.

[5] Boden BP, Tacchetti RL, Cantu RC, et al. Catastrophic cervical spine injuries in high school and college football players. Am J Sports Med, 2006, 34(8): 1223-1232.

[6] Tator CH, Provvidenza C, Cassidy JD. Spinal injuries in Canadian ice hockey: an update to 2005. Clin J Sports Med, 2009, 19(6): 451-456.

［7］ Schmitt H, Gerner HJ. Paralysis from sport and diving accidents. Clinical journal of sport medicine. Official Journal of the Canadian Academy of Sport Medicine, 2001, 11(1): 17-22.

［8］ Tator CH, Carson JD, Cushman R. Hockey injuries of the spine in Canada, 1966 - 1996. CMAJ, 2000, 162(6): 787-788.

［9］ Delaney JS, Al- Kashmiri A. Neck injuries presenting to emergency departments in the United States from 1990 to 1999 for ice hockey, soccer, and American football. Br J Sports Med, 2005, 39(4): e21.

［10］ Schroeder GD, Lynch TS, Gibbs DB, et al. The impact of a cervical spine diagnosis on the careers of National Football League athletes. Spine, 2014, 39(12): 947-952.

［11］ Meredith DS, Jones KJ, Barnes R, et al. Operative and nonoperative treatment of cervical disc herniation in National Football League athletes. Am J Sports Med, 2013, 41(9): 2054-2058.

［12］ Torg JS, Quedenfeld TC, Burstein A, et al. National football head and neck injury registry: report on cervical quadriplegia, 1971 to 1975. Am J Sports Med, 1979, 7(2): 127-132.

［13］ Torg JS, Vegso JJ, O'Neill MJ, et al. The epidemiologic, pathologic, biomechanical, and cinematographic analysis of football-induced cervical spine trauma. Am J Sports Med, 1990, 18(1): 50-57.

［14］ Boden BP, Breit I, Beachler JA, et al. Fatalities in high school and college football players. Am J Sports Med, 2013, 41(5): 1108-1116.

［15］ Rihn JA, Anderson DT, Lamb K, et al. Cervical spine injuries in American football. Sports Med, 2009, 39(9): 697-708.

［16］ Torg JS, Naranja RJ Jr, Pavlov H, et al. The relationship of developmental narrowing of the cervical spinal canal to reversible and irreversible injury of the cervical spinal cord in football players. J Bone Joint Surg Am, 1996, 78(9): 1308-1314.

［17］ Shannon B, Klimkiewicz JJ. Cervical burners in the athlete. Clin Sports Med, 2002, 21(1): 29-35, vi.

［18］ Charbonneau RM, McVeigh SA, Thompson K. Brachial neuropraxia in Canadian Atlantic University sport football players: what is the incidence of "stingers"? Can J Med, 2012, 22(6): 472-477.

［19］ Meyer SA, Schulte KR, Callaghan JJ, et al. Cervical spinal stenosis and stingers in collegiate football players. Am J Sports Med, 1994, 22(2): 158-166.

［20］ Page S, Guy JA. Neurapraxia, "stingers", and spinal stenosis in athletes. South Med J, 2004, 97(8): 766-769.

［21］ Levitz CL, Reilly PJ, Torg JS. The pathomechanics of chronic, recurrent cervical nerve root neurapraxia. The chronic burner syndrome. Am J Sports Med, 1997, 25(1): 73-76.

［22］ Dunn IF, Proctor MR, Day AL. Lumbar spine injuries in athletes. Neurosurg Focus, 2006, 21(4): E4.

［23］ Borg-Stein J, Elson L, Brand E. The aging spine in sports. Clin Sports Med, 2012, 31(3): 473-486.

［24］ Kolt GS, Kirkby RJ. Epidemiology of injury in elite and subelite female gymnasts: a comparison of retrospective and prospective findings. Br J Sports Med, 1999, 33(5): 312-318.

［25］ Sward L, Hellstrom M, Jacobsson B, et al. Back pain and radiologic changes in the thoraco-lumbar spine of athletes. Spine, 1990, 15(2): 124-129.

［26］ Hutchinson MR. Low back pain in elite rhythmic gymnasts. Med Sci Sports Exerc, 1999, 31(11): 1686-1688.

［27］ Goldstein JD, Berger PE, Windler GE, et al. Spine injuries in gymnasts and swimmers. An epidemiologic investigation. Am J Sports Med, 1991, 19(5): 463-468.

［28］ Stracciolini A, Casciano R, Levey Friedman H, et al. Pediatric sports injuries: a comparison of males versus females. Am J Sports Med, 2014, 42(4): 965-972.

［29］ Soler T, Calderon C. The prevalence of spondylolysis in the Spanish elite athlete. Am J Sports Med, 2000, 28(1): 57-62.

［30］ Fredrickson BE, Baker D, McHolick WJ, et al. The natural history of spondylolysis and spondylolisthesis. J Bone Joint Surg Am, 1984, 66(5): 699-707.

［31］ Lonstein JE. Spondylolisthesis in children. Cause, natural history, and management. Spine, 1999, 24(24): 2640-2648.

［32］ Frennered AK, Danielson BI, Nachemson AL. Natural history of symptomatic isthmic low-grade spondylolisthesis in children and adolescents: a seven-year follow-up study. J Pediatr Orthop, 1991, 11(2): 209-213.

［33］ Saraste H. Long-term clinical and radiological follow-up of spondylolysis and spondylolisthesis. J Pediatr Orthop, 1987, 7(6): 631-638.

［34］ Muschik M, Hahnel H, Robinson PN, et al. Competitive sports and the progression of spondylolisthesis. J Pediatr Orthop, 1996, 16(3): 364-369.

［35］ Changstrom BG, Brou L, Khodaee M, et al. Epidemiology of stress fracture injuries among US high school athletes, 2005 − 2006 through 2012 − 2013. Am J Sports Med, 2015, 43(1): 26-33.

［36］ Shah MK, Stewart GW. Sacral stress fractures: an unusual cause of low back pain in an athlete. Spine 2002, 27(4): E104-E108.

［37］ Amari R, Sakai T, Katoh S, et al. Fresh stress fractures of lumbar pedicles in an adolescent male ballet dancer: case report and literature review. Arch Orthop Trauma Surg, 2009, 129(3): 397-401.

［38］ Sirvanci M, Ulusoy L, Duran C. Pedicular stress fracture in lumbar spine. Clin Imaging, 2002, 26 (3): 187-193.

［39］ Parvataneni HK, Nicholas SJ, McCance SE. Bilateral pedicle stress fractures in a female athlete: case report and review of the literature. Spine, 2004, 29(2): E19-E21.

［40］ Earhart JS, Roberts D, Roc G, et al. Effects of lumbar disk herniation on the careers of professional baseball players. Orthopedics, 2012, 35(1): 43-49.

［41］ Hsu WK, McCarthy KJ, Savage JW, et al. The professional athlete spine initiative: outcomes after lumbar disc herniation in 342 elite professional athletes. Spin J, 2011, 11(3): 180-186.

［42］ Gray BL, Buchowski JM, Bumpass DB, et al. Disc herniations in the National Football League. Spine, 2013, 38(22): 1934-1938.

［43］ Menzer H, Gill GK, Paterson A. Thoracic spine sportsrelated injuries. Curr Sports Med Rep, 2015, 14(1): 34-40.

第2章

运动领域中的脊柱生物力学和预防措施

Eeric Truumees MD
Erik E. Swartz, PhD, ATC FNATA

张桦　陈维善　译

一、引　言

　　在运动领域经常会遇到造成脊柱损伤的情况,从急性高能量损伤到慢性重复性的过度负荷。对于遭受脊柱损伤的运动员来说,要想获得恰当的诊断和治疗,并能够重返运动,则需要我们全面深入了解该损伤的生物力学机制。那么,关于是否由腰痛或者明显的颈椎脱位不稳定伴随脊髓损伤(Spinal cord injury, SCI)而导致运动员丧失重返训练场和赛场的能力,我们需要考虑以下四个重要的生物力学知识。

　　第一,我们需要考虑脊柱损伤的机制是什么? 每项运动都有其特殊的受力和损伤形式[1]。参加任何一项运动都可能遭受急性和(或)慢性脊柱损伤。比如,自行车运动可能发生高能量的车祸,以及因耐力骑行而导致腰部应力损伤。除破坏性的负荷外,重复性的微负荷损伤也有可能继发急性损伤。背痛和颈痛将影响后面比赛的训练和准备工作。

　　第二,需要了解是脊柱的哪个部位受到影响? 每个部位都有其特殊的生物力学机制。了解各个部位的生物力学机制将有助于医生对疾病做诊断、治疗、预防和康复。

第三,最主要是哪块组织受明显影响? 尽管身体某些部位的韧带撕裂可能影响不大,但是如果出现脊柱韧带断裂,则影响可能是灾难性的。了解脊柱损伤对肌肉、关节和骨的不同影响,将为最合理的治疗提供帮助。

第四,需要考虑每个运动员的个性化特点。在不同的损伤中,他/她的易损性是如何的。大量研究发现,男性和女性运动员的损伤风险是不同的。类似的差异也出现在儿童、青少年、成年和老年运动员身上。了解每个运动员的易患风险将有助于合理地诊断、康复及预防损伤。

受限于本章的阐述范围和现有的证据,我们不能深入讨论每种运动或每种临床情况的细节。尽管如此,我们也要利用好现有的"最佳证据"及其延伸知识处理好运动员的损伤。

二、各组织的生物力学易损性

脊柱的功能分为生物力学功能和保护功能两大部分。生物力学功能包括行走时传递体重,日常生活动作中支持身体屈伸和四肢的移动。脊柱也保护脊髓、马尾神经,与肋骨一起组成胸腔保护内部的重要脏器。要了解运动导致脊柱损伤的特性,我们必须先认识脊柱各组织的结构特性和各自之间的运动模式。根据运动的损伤机制,脊柱可能遭受压缩、牵拉、剪切和旋转应力,常常有多种应力同时作用于脊柱。股骨的简单骨折就可以造成大腿稳定性和承重能力的丧失,但是脊柱稳定性的丧失是由多种结构损伤导致的。在临床上,我们也不建议将脊柱单平面的不完全损伤视为不重要。事实上,脊柱运动节段(Functional spinal unit, FSU)概念的提出可以帮助确定脊柱结构的损伤[2]。FSU是一个有用的结构模型,可以帮助人们了解脊柱各要素的运动模式。FSU包含两个相邻的椎体、椎间盘、关节突关节以及之间的韧带和肌肉。

若所受力量超过了脊柱及其肌肉的承受力,就会造成脊柱损伤。由于这些组织作为一个整体在工作,所以肌肉的承受力与椎间盘或骨性结构的损伤相关。躯干相邻肌肉的协同作用是有助于增强直接力量的有效路径,因此力量不会集中于某一个薄弱区域,从而避免组织的失效。

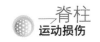
（一）软组织损伤

大多数肌肉韧带组织损伤所受到的是间接负荷。直接打击造成骨组织损伤的比较罕见,损伤常常发生于软组织[3]。间接负荷损伤可以发生于急性高能量打击或慢性重复性的过度负载。急性肌肉韧带损伤常常由旋转或者屈曲暴力造成[4]。慢性肌肉韧带损伤经常发生于高重复性的疲劳动作。尽管慢性肌肉韧带组织损伤不会造成脊柱不稳定,但是可以导致身体处于疲劳状态[4]。比如,22%的划船运动员有背部疼痛,9%有肋骨损伤,原因在于他们持续进行重复性动作,尤其是前锯肌的拉伸动作[5]。

尽管颈椎和胸椎都可以出现肌肉韧带组织的损伤,但是腰椎应力导致的腰痛是运动员最常见的问题。在颈椎方面,上颈椎的过度屈曲所导致的寰椎横韧带损伤可以引起灾难性的神经损伤[6]。一般来说,脊柱的韧带损伤常发生于脊柱胸腰段的棘上韧带和棘间韧带。这些韧带起到维持脊柱稳定和辅助脊柱伸展的作用。它们一般是因为过度的节段性屈曲动作而受损的。

当一个明显的旋转运动叠加在屈曲运动上时,腰椎的关节囊或者胸椎的肋椎关节可能出现损伤。高能量损伤可能造成脊柱韧带(比如前纵韧带和后纵韧带)的进一步损伤,同时常合并椎间盘或者骨性结构的损伤。

（二）关节损伤

FSU 的关键组成部分是关节,包括椎间盘和关节突关节。运动损伤常常造成椎间盘的损伤。重复性动作造成的纤维环撕裂可以导致椎间盘退变。脊柱的各个部位都可能出现关节突关节损伤。关节损伤的相关风险、机制以及导致脊柱不稳的潜在因素在各个部位是有所区别的[7]。

从生物力学上讲,椎间盘有两大功能,即轴向的载荷传导能力(主要由髓核承担)和运动能力,尤其在旋转方面(由纤维环完成)。髓核或者纤维环的损伤可以相互影响。比如,重复性动作导致纤维环小撕裂后,会出现椎间盘突出;随后,髓核组织在轴向应力的作用下通过纤维环的薄弱区域进入椎管内。因为后纵韧带不太出现损伤,所以髓核突出一般出现在旁正中位置[8]。有症状的椎间盘突出常常出现在下腰椎,少见于胸椎和上腰椎[9];若出现于胸椎,则一般是在T_8以下水平[9-10]。椎间盘突出好发于四五十岁年龄段。在年轻患者中,若是由急性损伤导致后纵韧带及纤维环的明显撕裂,那么会在正中部位出现一个大的椎间盘突出。在职业比赛中,上腰椎和胸椎椎间盘损伤不多见。上腰椎和胸椎椎间盘损伤常见于对抗性接触运动损伤。

在颈椎水平,侧块关节所承受的轴向力量大于胸腰椎水平[12]。尽管肋骨所提供的额外的内在稳定性可以为胸椎关节突关节提供相应的保护,但是该处损伤仍然可见。胸椎关节突关节在冠状面上比较垂直,内倾角度不大。关节突关节的方向限制了脊柱的屈伸活动,但是允许脊柱侧屈和旋转。过度或快速的屈伸活动可能导致关节突关节骨折。腰椎关节突关节损伤更为常见[13]。并且若脊柱的旋转力量超过了关节囊的稳定性,就易出现这种损伤。

近年来,受到广泛关注的另一个脊柱关节是骶髂(Sacroiliac, SI)关节。SI关节损伤可能是由腰-骨盆重复性的旋转应力积累所引起的[14-15]。因此,划桨手和越野滑雪运动员发生SI关节损伤的风险较高[16]。

(三)骨组织损伤

体育运动可以引起颈椎、胸椎和腰椎的多种骨折。其中,有些是肌肉附着点的损伤,但不严重,比如孤立的横突或者棘突骨折。也有可能出现比较严重的骨折,包括不稳定性骨折或者骨折脱位。大多数肌肉和关节损伤是由间接暴力导致的。直接暴力可以导致棘突或者尾骨骨折,但是这些骨折对脊柱稳定性的影响比较轻微[17-18]。运动相关的间接暴力导致的骨组织损伤可以被分为急性骨折和重复性的微骨折(或称应力性骨折)。

在胸椎、腰椎中,棘突、横突、峡部或者肋骨的应力性骨折是由过度活动引起的。尽管导致这种损伤的因素有许多,但是最重要的三种生物力学因素是负荷的大小、运动载荷频率和骨密度[19]。可以这么理解,在前两种因素增加时,即使是骨密度正常的患者,发生应力性骨折的风险也会增加。因此,要正确预防应力性骨折,以上各种因素我们都要适当考虑。

棘突撕裂性骨折常见于急性损伤或者慢性重复性肌肉剪切损伤。这种损伤多见于下颈椎或上胸椎,也被称为"铲土者骨折"。下颈椎或上胸椎的区域在过度使用肩胛带肌肉的运动中常常受到影响。在许多运动员,包括高尔夫球、攀岩、棒球和摔跤等运动员中,发现了单个或者多个棘突撕裂性骨折[20-22]。

峡部裂也比较常见。脊柱滑脱最常见于L₅,这也是引起年轻运动员腰痛的常见原因。在一项关于年轻运动员的研究中发现,48%的腰痛是由应力性骨折引起的[23]。脊柱滑脱一般出现于头侧椎体。胸椎很少会发生脊柱滑脱,这跟它的峡部不太参与屈伸运动的限制弧有关。一项有限元研究发现,多节段的脊柱滑脱更多是由基因决定的,而不是力学机制[24]因素导致的。另一项生物力学研究结果提示,在有颈椎滑脱时,运动员无法重返接触性运动[25]。

骶骨的应力性骨折比较少见,最典型的骶骨骨折一般出现于跑步和排球运动员[26]。最显著的影响因素应该是重复性的应力载荷。至于骨密度的降低是否会增加这种损伤,目前还存在争论[27]。

急性骨折是比较严重的损伤,尤其在颈椎位置。其一般是由高能量脊柱载荷运动(比如滑雪、英式橄榄球和美式橄榄球运动)引起的。

在胸椎部位,轴向和屈曲应力可能导致前柱损伤而引起压缩性骨折;而这时,后柱中的骨组织和韧带是完整的。由于肋骨和胸骨具有稳定脊柱的作用,所以胸椎压缩骨折极少需要手术治疗[7,28]。运动员一般需要康复治疗3个月,才能达到骨和肌肉组织的愈合而重返运动。

当遇到更高能量的暴力和过度的屈曲、旋转运动时,会出现更严重的骨折(比如爆裂性骨折、旋转移位和屈曲移位性骨折)[30-32]。这些损伤更容易导致真正的脊柱不稳定以及脊髓损伤。

(四)脊髓损伤

在运动员脊柱损伤中,最令人恐惧的是神经损伤(如马尾神经、神经根和脊髓损伤)。脊髓损伤的发生率与解剖部位和运动类型相关。运动是造成30岁以下患者脊髓损伤的第二大高危因素[33]。颈髓损伤的最常见机制是轴向载荷(如跳水、橄榄球、滑雪和骑马)[34-35]。

三、脊柱各节段的生物力学

由于不同的组织类型有不一样的损伤风险和损伤类型,所以对脊柱各节段需要区别对待,对不同部位要有不同的预防措施。

（一）颈　椎

根据运动相关的各种脊柱创伤的潜在发生率，头颈部外伤是最容易造成颈椎损伤的。由于头部或颈部急慢性损伤经常是由头部接触导致的，所以可以采取许多预防措施。但是这些预防措施有时反而与常见的损伤类型有关。20世纪70年代，头盔的出现导致在抢断过程中头部使用的增加，这种抢断方式导致橄榄球运动中严重颈椎损伤的发生率高达70%[36-37]。

从生物力学上讲，颈椎的骨性和韧带结构只提供了20%的稳定作用，因此尺寸相对小的颈部一般对应相匹配的头部大小[38]。另外，80%的稳定力量由颈椎强壮的肌肉提供。颈椎的运动范围和颈部受到的力量，与头颈部损伤的类型和严重性相关。从理论上讲，运动员的颈部肌肉能够减小他们头部的加速度[39-40]。不像摩托车事故中的挥鞭样损伤，与事故中颈部必须阻止躯干运动相比，运动员间碰撞只是用颈部阻止头部运动，而单纯这个力量导致颈椎损伤的比较少见[41]。如前所述，大多数颈椎损伤出现在头部撞击上。因此，要想找到合适的预防措施，重返运动，我们需要对颈椎损伤动力学有更多的了解[42]。

起初，最常见的假说认为，头部超过自身的运动范围才会引起颈椎损伤。但是，自1972年Roaf[44]首次建立基于颈椎受力与屈曲运动的力学模型后，Bauze、Ardran和Nightingale等[45-46]后续研究证实了包括双侧关节突脱位和屈曲压缩性骨折在内的严重颈椎损伤，认为颈椎损伤可以发生于正常的运动范围内。

最近，研究者提出了屈曲效应的概念，更进一步解释了多节段、不连续损伤出现的原因[42,46-47]。在试验中发现，颈椎的屈曲效应可以加重损伤。屈曲力量可以导致颈椎处于一个复杂的状态，包括屈曲压缩和伸展压缩[42,46,48-50]。该理论解释了为何颈椎的严重损伤其实并不需要高能量的碰撞（见图2-1）。为阻止躯干运动，只受到较小的体重百分率的力量，头颈部就会受损。在一项研究中证实，只要受到16kg力和3.1m/s的速度，颈椎就会受损[46,51]。

对此，需要关注三个重要的时间点，即头部初始撞击时间、力量传导到颈椎的时间以及躯干持续运动的时间。当一个巨大的力量撞击到头骨的顶端时，可以产生8kN的压力，这个压力会在数毫秒内消散掉。尽管颈椎在此过程中没有受到直接的力量，但是仍然在移动中的躯干会对处于头部与躯干间的颈椎产生比较明显的压迫。头盔可以将头部所遭受的力量显著地降低到4kN，但是却不能很好地保护颈椎。事实上，头盔因为使头部受力时间增加反而导致颈椎受伤的机会增加[42]。在遭受力量后,头部会陷入头盔内部缓冲区内,而不是使头部偏离受力点[51]。然后,由于躯干还在继续运动中,头部的受力会使颈椎过度屈曲或过度伸展(根据头骨的受力点)。不管有没有戴头盔,颈部的所处位置与颈椎损伤的发生概率、严重程度和损伤类型非常相关。比如,头部略屈曲的姿势被认为更危险[51-52]。

实际上,颈椎由于正常活动范围比较大,所以不太容易受损伤。比如,在没有损伤的情况下,颈椎可以屈曲超过96°[53]。因此,在运动员的头部受到撞击后,其头颈部可以屈伸去迎合躯干的运动轨迹。颈部柔韧性的降低将使头颈部的屈伸能力降低[43,54]。

颈部肌肉可以使头部在受到撞击后仍处于原有的运动方向上。这将限制所受力经颈椎传导,也因此显著降低发生损伤的风险。直接垂直暴力会增加发生颈椎损伤的风险[42,51]。受力方向的变化(即15°大小的变化)可能造成天壤之别的结果,或者是灾难性的,或者没有一点症状[42]。

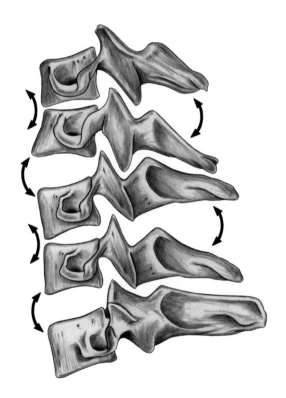

图2-1 颈椎轴向应力下的屈曲效应［引自 Swartz EE, Floyd RT, Cendoma M. Cervical spine functional anatomy and the biomechanics of injury due to compressive loading. J Athl Train, 2005, 40 (3): 155-161.］

限制头部撞击,就可以很好地预防头部和颈椎损伤。1976年,橄榄球运动的比赛规则被修改了,要求在抢断中"头部朝上",这个规则使颈椎损伤的概率下降了近50%。头部朝上的抢断姿势有助于减少头部顶端受到暴力的机会[49-50]。该姿势可以使颈椎在受到暴力时做伸展动作。临床上也证实,该姿势可以降低发生颈椎损伤的风险[50]。

尽管颈部前屈可能增加发生损伤的风险,但是一些研究也证实,非强迫性的正常弧度的颈椎也会出现骨折的情况[36,42,46,49,51,55]。

在其他接触性运动中,比如曲棍球运动,运动员所佩戴的头面部和躯干保护器械其实并没有降低发生严重颈椎损伤的风险[56]。对于其他运动,也有一些不同的保护措施。比如,在高速赛车比赛中,所使用的新的紧身系统可以限制颈椎的屈伸。在潜水运动中,最有效的预防措施是取消浅水区域的潜水[57]。而在棒球等需要滑行的运动中,不提倡头部先着地可以降低发生脊柱损伤的风险。最终的目标是设计头部保护体系或者技术,以适应该项运动。这在有时候可能是维持头部的运动,而有时候却可能是限制头部的运动。

(二)胸　椎

因为胸廓为胸椎维持了更好的生物力学稳定性,所以胸椎发生损伤的可能性远远小于颈椎和腰椎[58]。肋椎关节和胸骨间的连接形成了一个真正的第四柱,限制了胸椎旋转活动中的屈伸动作[59]。一个完整的胸廓可以使胸椎在屈伸、侧屈和旋转方向的稳定性增加40％以上[7,28]。胸廓结构可以形成一个强有力的旋转动作,为网球和棒球运动的肩部扭转发力增加力量。

(三)胸腰段椎体

在下胸椎节段,肋骨只与椎体相连,而不与胸骨连接。另外,关节突关节也从胸椎的冠状位方向向腰椎的斜矢状位方向转变。这种转变会导致屈伸动作幅度加大,而使旋转运动幅度受限制,并且使从僵硬的胸廓向灵活的腰椎过渡的区域也增加了发生损伤的风险。

站立位时,$T_{10}—L_2$的矢状位序列是相对直的,体重的中心落在T_{10}的前方。因此,在受到力量时,胸腰段就会出现屈曲动作[58]。结果导致压缩性骨折成为最多见的损伤(占52％),接下来是横突骨折(约占37％)[60]。

(四)腰椎和腰-骶-骨盆

在腰椎中,应力从前方的椎间盘中传导。慢性的过度负荷可以导致腰椎滑脱。急性损伤可以导致压缩性或者爆裂性骨折。运动损伤所导致的不稳定性损伤比较少见。

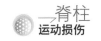
四、与运动特性相关的生物力学

激烈的全接触运动(如美式橄榄球)已被许多医疗人士所关注,而其他使脊柱重复负载的运动(包括赛艇、体操和高尔夫球运动)也不容忽视,它们也会导致人体损伤[2,58]。一些新兴的运动(比如滑雪和滑板运动等)由于速度快、垂直高度高,可造成高能量的损伤和灾难性的脊髓损伤。因此,为了预防和治疗运动员的脊柱损伤,我们需要了解各项运动及其训练方式中特殊的生物力学机制。另外,了解训练和比赛的区域性差异也是非常重要的[61-62]。

(一) 跑步和举重

70%以上的业余和专业跑步运动员遭受多种类型的脊柱过度负荷损伤,而并非所有人遭受的都是肌腱损伤。许多研究发现,长期跑步的人群存在椎间盘和关节突关节的早期退变[63]。其他流行病学研究也发现,竞技运动员和精英级跑步运动员发生腰椎退变的风险增加了[64-66]。另外,跑步也是骶骨应力性骨折的高危因素之一[67-68]。

在2004年,Schmitt等[69]报道了一项回顾性队列研究,目的是研究精英田径运动员的腰椎退行性变化。尽管没有发现精英田径运动员在长期功能性方面与其他人有不同,但是跳高和投掷运动员的影像学变化还是比较多的。作者因此得出结论,这些运动对脊柱的负荷大于跑步。从一份来自Framingham心脏研究的CT数据得知,重体力活动与严重的腰椎关节骨质增生相关,但在跑步人群中没有发现这些相关性[70]。

其他研究也证实了,重体能活动(不包括跑步,但包括跳跃)是腰椎退变的危险因素[58]。另一项研究尽管没有发现临床意义,但是证实了投掷和跳高运动员发生腰椎骨质增生的风险明显高于其他运动员[69]。

举重运动,不管是比赛还是训练,都被认为会导致急性损伤(比如压缩性骨折)或者增加发生腰椎退变性疾病的概率。在一项研究中发现,在40岁以上的举重男性运动员中,80%已经有椎间盘退变性疾病的征象[71]。举重也可能导致肌肉、韧带损伤,峡部裂,脊柱滑脱及椎间盘突出。尽管这很少见,但是当运动员技术不好还试图举起很大的重量时,也会造成灾难性的脊柱损伤。在硬举时,"相扑"式的双足分开站立可以减弱L_4/L_5关节突的应力[73]。腰带可以增加腹内肌肉的力量,因此可以减轻腰椎上的压缩力和剪切力[74]。

训练或者比赛中所产生的不对称的载荷可能导致一些特殊的损伤类型。一项研究发现,在躯干和肩部有不对称载荷的运动员(比如标枪和网球运动员)中,80%以上发生脊柱侧弯,这些脊柱侧弯不大,因此一般不会造成背痛[60]。

(二) 接触性运动和体操

在接触性运动(比如橄榄球和曲棍球等)中,瞬间的高能量会传递到脊柱。当超过一定负荷后,脊柱组织就会受损伤。这个压力负荷会加速椎间盘和小关节的退变。对于这些运动员来说,发生慢性腰痛的风险与其从事这项运动的年限有关[75]。

研究发现,橄榄球内线队员发生急性和慢性脊柱损伤的风险增加[36,50]。冲撞过程涉及脊柱上重复性的轴向应力,及过伸和旋转力量,均会导致峡部裂[76]。与橄榄球内线队员一样,体操运动员也经常会做一些腰椎轴向载荷和过伸动作,导致峡部裂。在年轻的体操运动员中,峡部裂的发生率为11%;而在正常人群中只有3%[77]。体操运动员在做空中动作时,如果没有落在合适的位置上,那么会在脊柱上造成一个过度的轴向负荷。

(三) 高尔夫球运动和游泳

高尔夫球运动中的背痛问题已被广泛研究[78-79]。研究证实,背痛与腰部屈曲有关,导致髋关节内旋。在同侧髋关节屈曲、内收和外旋时,膝关节与检查床的距离缩短了[80]。因此,一些研究者建议通过物理疗法增加髋关节的活动范围,来改善和预防高尔夫球运动员的腰痛。

在水上运动中,水的浮力可以减轻脊柱的轴向负荷。但是,在游泳运动中,腰椎扭转和伸展的力量会显著增加,尤其在做一些重复性动作时(比如自由泳、蛙泳和仰泳)。在自由泳时,如果整个身体没有形成一个整体进行滚动,那么腰部就会受到一个扭转应力[81]。而在蛙泳和蝶泳时,腰部需要过度伸展[82,83]。虽然轴向负荷有限,但是如果运动员从事的是对旋转动作要求较高的运动(比如游泳和棒球),那么与非运动员相比,运动员的MRI上会显示更为明显的椎间盘突出[62]。在水上运动中,颈椎损伤常常由头部的撞击所致[84]。另外,在重复性转头过程中,不当的头部和身体位置也会造成颈椎的应力损伤。

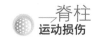

(四)自行车运动

自行车运动作为一项重复性载荷运动,往往需要长期维持各种不利的姿势。在公路赛中,颈椎需要维持一个过伸的姿势。在大多数自行车运动中,腰椎需要处于一个略微后凸的状态[85-86]。腰椎屈曲时的应力会导致椎间盘内部压力增高[87]。当自行车手在给予踏板和曲柄力量时,其椎旁肌肉就会受到相应程度的应力,并且两者呈现正相关[86,88]。腰椎应力损伤经常会出现在自行车公路赛[89]、铁人三项[90]和业余车手[91-93]中。到目前为止,对脊柱损伤的干预措施还是很有限的[91-93]。改变坐垫的几何形状可能影响骨盆角度,继而影响腰椎的前凸[94]。

五、患者特征相关的生物力学

我们知道有些运动员比其他人更容易遭受脊柱损伤。比如,运动员既往有腰痛史是再次出现腰痛的最大风险因素[71,77]。许多风险因素是机械性的,而有些则不是。

比如,不同年龄段的运动员由于生物力学机制不同,会出现不同的损伤类型。我们知道,8岁以上儿童的脊柱载荷与成年人的脊柱载荷无异。而8岁以下运动员的头部重量与脊柱明显不匹配,导致发生颈椎损伤的风险更大。因此,根据运动员不同的年龄和体重进行分级别比赛,应该能降低因撞击而发生的脊柱损伤的概率[2]。

目前,关于由重复性的负载伤害和过度训练对未成年者脊柱骨骼所造成的永久的机械性伤害尚不明确[95,96]。最常见的病例就是峡部裂[60]。在快速生长期,运动员骨骼、韧带与肌肉的平衡可能缺失。脊柱也会有同样的问题,尤其在青少年骨骼生长高峰期[2,60]。当然,椎间盘的生物化学和生物力学因素也与年龄有关。因此,针对青少年和老年运动员脊柱损伤后的诊断、治疗和预防,也应有不一样的考虑[71]。

目前,关于腰椎柔韧性对背痛的影响是有争议的。芬兰一项长达3年之久的研究发现,曲棍球、足球、滑冰和体操运动员的腰椎活动范围与背痛有关。其总结,腰椎伸展活动度的减小会使腰部的负载加重,最终导致腰痛[97]。Sward等[98]测量了116名瑞典摔跤、体操、足球和网球运动员的髋关节和腰椎活动度,发现其在不同运动之间有显著性差异。但是,作者不能确定这是由长期的训练结果所致的,还是仅仅只是为了更好地适应该项运动而做出的自然选择结果。其他研究没有发现腰椎的柔韧性与背痛的相关性,不过这些研究对象只限于大学生运动员[99-100]。年纪大的运动员更容易因一些低能量、重复性的负载而受伤。

性别相关的解剖学差异增加了女性运动员在损伤时的脆弱性,比如前交叉韧带的断裂[101]。同样的情形也会出现在脊柱损伤方面。比如,颈部小和颈部肌肉较弱会导致发生头部和颈椎损伤的风险增加[102]。骨量的快速流失也会造成急性骨折(比如压缩性骨折)或者慢性损伤(比如骶骨应力性骨折)。女性运动员的三种情况——不良饮食、闭经和骨质疏松被认为是骨量流失的原因。这些情况更常见于基于外形判断的一些运动,比如花样滑冰、体操和芭蕾[103-104]。

男性精英运动员,尤其是一些低碰撞性运动的运动员,也可能出现骨量流失。一些研究发现了大运动量自行车运动员中骨量的丢失[105-107]。大部分出现这种情况的是只单纯骑车并且希望通过延长训练时间来提高运动水平的男性运动员。因此,对于低骨密度的运动员,不推荐进行耐力自行车运动。

六、总 结

在本章中,我们阐述了运动员损伤相关的脊柱方面的生物力学内容。由于可选用的数据有限,所以不能覆盖所有的运动以及损伤类型。根据现有的资料,可为下面的情形提供帮助。

- 预防脆弱或者有风险的运动员出现损伤。
- 与教练和培训人员一起处理整个团队广泛存在的危险因素。
- 为体育管理机构提供指导,改善防护设备,规则训练,降低发生损伤的风险。

对于已经出现症状的患者来说,理解一项运动的生物力学和运动员个体化的脆弱性,可能帮助提高对患者的诊断能力、治疗决策的准确性和重返运动的判断能力。为达到这些目标,我们推荐对本章内容进行系统的学习和理解。

参考文献

［1］ Maxwell C, Spiegel A. The rehabilitation of athletes after spinal injurie. In: Watkins R, ed. The Spine in Sports. Philadelphia, PA: Hanley & Belfus, 1990: 281-292.

［2］ Khan N, Husain S, Haak M. Thoracolumbar injuries in the athlete. Sports Med Arthrosc, 2008, 16 （1）: 16-25.

［3］ Benson ER, Schutzer SF. Posttraumatic piriformis syndrome: diagnosis and results of operative treatment. J Bone Joint Surg Am, 1999, 81（7）: 941-949.

［4］ Watkins R. The Spine in Sports. St. Louis, MO, Mosby, 1996.

［5］ Hosea TM, Hannafin JA. Rowing injuries. Sports Health, 2012, 4（3）: 236-245.

［6］ Banerjee R, Palumbo MA, Fadale PD. Catastrophic cervical spine injuries in the collision sport athlete, part 2: principles of emergency care. Am J Sports Med, 2004, 32（7）: 1760-1764.

［7］ Horton WC, Kraiwattanapong C, Akamaru T, et al. The role of the sternum, costosternal articulations, intervertebral disc, and facets in thoracic sagittal plane biomechanics: a comparison of three different sequences of surgical release. Spine （Phila Pa 1976）, 2005, 30（18）: 2014-2023.

［8］ Hochschuler S. The Spine in Sports. Philadelphia, PA: Hanley & Belfus, 1990.

［9］ Yoshihara H. Surgical treatment for thoracic disc herniation: an update. Spine （Phila Pa 1976）, 2014, 39（6）: E406-E412.

［10］ Stillerman CB, Chen TC, Couldwell WT, et al. Experience in the surgical management of 82 symptomatic herniated thoracic discs and review of the literature. J Neuro Surg, 1998, 88（4）: 623-633.

［11］ Gray BL, Buchowski JM, Bumpass DB, et al. Disc herniations in the National Football League. Spine（Phila Pa1976）, 2013, 38（22）: 1934-1938.

［12］ Truumees E, Demetropoulos CK, Yang KH, et al. Effects of disc height and distractive forces on graft compression in an anterior cervical discectomy model. Spine （Phila Pa 1976）, 2002, 27 （22）: 2441-2445.

［13］ Beresford ZM, Kendall RW, Willick SE. Lumbar facet syndromes. Curr Sports Med Rep, 2010, 9 （1）: 50-56.

［14］ Timm KE. Sacroiliac joint dysfunction in elite rowers. J Orthop Sports Phys Ther, 1999, 29（5）: 288-293.

［15］ Lindsay DM, Meeuwisse WH, Vyse A, et al. Lumbosacral dysfunctions in elite cross-country skiers. J Orthop Sports Phys Ther, 1993, 18（5）: 580-585.

［16］ Schwarzer AC, Aprill CN, Bogduk N. The sacroiliac joint in chronic low back pain. Spine （Phila Pa 1976）, 1995, 20（1）: 31-37.

［17］ Kazemi M, Pieter W. Injuries at the Canadian National Tae Kwon Do Championships: a prospective study. BMC Musculoskelet Disord, 2004, 5: 22.

［18］ Hodges SD, Eck JC, Humphreys SC. A treatment and outcomes analysis of patients with coccydynia. Spine J, 2004, 4（2）: 138-140.

［19］ Hall SJ. Mechanical contribution to lumbar stress injuries in female gymnasts. Med Sci Sports Exerc, 1986, 18（6）: 599-602.

［20］ Yamaguchi KT Jr, Myung KS, Alonso MA, et al. Clay-shoveler's fracture equivalent in children. Spine（Phila Pa 1976）, 2012, 37（26）: E1672-E1675.

［21］ Kang DH, Lee SH. Multiple spinous process fractures of the thoracic vertebrae（Clay-Shoveler's Fracture）in a beginning Golfer: a case report. Spine（Phila Pa 1976）, 2009, 34（15）: E534-E537.

［22］ Cantu RC, Mueller FO. Catastrophic football injuries: 1977－1998. Neurosurgery, 2000, 47（3）: 673-675, discussion 675-677.

［23］ Micheli LJ. Sports following spinal surgery in the young athlete. Clin Orthop Relat Res, 1985, （198）: 152-157.

［24］ Sairyo K, Sakai T, Yasui N, et al. Newly occurred L_4 spondylolysis in the lumbar spine with pre-existence L_5 spondylolysis among sports players: case reports and biomechanical analysis. Arch Orthop Trauma Surg, 2009, 129（10）: 1433-1439.

［25］ Sasa T, Yoshizumi Y, Imada K, et al. Cervical spondylolysis in a judo player: a case report and bio-mechanical analysis. Arch Orthop Trauma Surg, 2009, 129（4）: 559-567.

［26］ Johnson AW, Weiss CB Jr, Stento K, et al. Stress fractures of the sacrum. An atypical cause of low back pain in the female athlete. Am J Sports Med, 2001, 29（4）: 498-508.

［27］ Shah MK, Stewart GW. Sacral stress fractures: an unusual cause of low back pain in an athlete. Spine（Phila Pa 1976）, 2002, 27（4）: E104-E108.

［28］ Watkins RT, Watkins 3rd R, Williams L, et al. Stability provided by the sternum and rib cage in the thoracic spine. Spine（Phila Pa 1976）, 2005, 30（11）: 1283-1286.

［29］ Elattrache N, Fadale PD, Fu FH. Thoracic spine fracture in a football player. A case report. Am J Sports Med, 1993, 21（1）: 157-160.

［30］ Myers B, Woolley C, Slotter T, et al. The influence of strain rate on the passive and stimulated en-gineering stress-large strain behavior of the rabbit tibialis anterior muscle. J Biomech Eng, 1998 （120）: 126-132.

［31］ Nightingale R, Camacho D, Armstrong A, et al. Inertial properties and loading rates affect buck-ling modes and injury mechanisms in the cervical spine. J Biomech, 2000, 33: 191-197.

［32］ Penning L. Acceleration injury of the cervical spine by hypertranslation of the head. Part Ⅱ. Ef-fect of hypertranslation of the head on cervical spine motion: discussion of literature data. Eur Spine J, 1992, 1: 13-19.

［33］ Gill SS, Boden BP. The epidemiology of catastrophic spine injuries in high school and college football. Sports Med Arthrosc, 2008, 16（1）: 2-6.

［34］ Boden B. Direct catastrophic injury in sports. J Am Acad Orthop Surg, 2005, 13: 445-454.

［35］ Cantu R. Cervical spine injuries in the athlete. Semin Neurol, 2000, 20: 173-178.

［36］ Torg JS, Quedenfeld TC, Burstein AS, et al. National football head and neck injury registry: report on cervical quadriplegia, 1971 to 1975. Am J Sports Med, 1979, 7（2）: 127-132.

［37］ Albright JP, Moses JM, Feldick HG, et al. Nonfatal cervical spine injuries in interscholastic foot-ball. JAMA, 1976, 236（11）: 1243-1245.

［38］ Schmidt JD, Guskiewicz KM, Blackburn JT, et al. The influence of cervical muscle characteristics on head impact biomechanics in football. Am J Sports Med, 2014, 42（9）: 2056-2066.

［39］ Mihalik JP, Guskiewicz KM, Marshall SW, et al. Head impact biomechanics in youth hockey: comparisons across playing position, event types, and impact locations. Ann Biomed Eng, 2012,

40(1): 141-149.

［40］Mihalik JP, Guskiewicz KM, Marshall SW, et al. Does cervical muscle strength in youth ice hockey players affect head impact biomechanics? Clin J Sport Med, 2011, 21(5): 416-421.

［41］Huelke DF, Mackay GM, Morris A, et al. A review of cervical fractures and fracture-dislocations without head impacts sustained by restrained occupants. Accid Anal Prev, 1993, 25(6): 731-743.

［42］Nightingale RW, Richardson WJ, Myers BS. The effects of padded surfaces on the risk for cervical spine injury. Spine (Phila Pa 1976), 1997, 22(20): 2380-2387.

［43］Kazarian L. Injuries to the human spinal column: biomechanics and injury classification. Exerc Sport Sci Rev, 1981, 9: 297-352.

［44］Roaf R. International classification of spinal injuries. Paraplegia, 1972, 10(1): 78-84.

［45］Bauze RJ, Ardran GM. Experimental production of forward dislocation in the human cervical spine. J Bone Joint Surg Br, 1978, 60-B(2): 239-245.

［46］Nightingale RW, McElhaney JH, Richardson WJ, et al. Experimental impact injury to the cervical spine: relating motion of the head and the mechanism of injury. J Bone Joint Surg Am, 1996, 78 (3): 412-421.

［47］Shear P, Hugenholtz H, Richard MT, et al. Multiple noncontiguous fractures of the cervical spine. J Trauma, 1988, 28(5): 655-659.

［48］Myers BS, Winkelstein BA. Epidemiology, classification, mechanism, and tolerance of human cervical spine injuries. Crit Rev Biomed Eng, 1995, 23(5-6): 307-409.

［49］Torg JS, Sennett B, Pavlov H, et al. Spear tackler's spine. An entity precluding participation in tackle football and collision activities that expose the cervical spine to axial energy inputs. Am J Sports Med, 1993, 21(5): 640-649.

［50］Torg JS, Vegso JJ, O'Neill MJ, et al. The epidemiologic, pathologic, biomechanical, and cinematographic analysis of football-induced cervical spine trauma. Am J Sports Med, 1990, 18(1): 50-57.

［51］Nightingale RW, McElhaney JH, Richardson WJ, et al. Dynamic responses of the head and cervical spine to axial impact loading. J Biomech, 1996, 29(3): 307-318.

［52］Panjabi MM, Oda T, Crisco 3rd JJ, et al. Experimental study of atlas injuries. Ⅰ. Biomechanical analysis of their mechanisms and fracture patterns. Spine (Phila Pa 1976), 1991, 16(10 suppl): S460-S465.

［53］Roaf R. A study of the mechanics of spinal injuries. J Bone Joint Surg Br, 1960, 42(4): 810-823.

［54］Winkelstein BA, Myers BS. The biomechanics of cervical spine injury and implications for injury prevention. Med Sci Sports Exerc, 1997, 29(7 suppl): S246-S255.

［55］Yoganandan N, Stemper BD, Pintar FA, et al. Cervical spine injury biomechanics: applications for under body blast loadings in military environments. Clin Biomech (Bristol, Avon), 2013, 28(6): 602-609.

［56］Stuart MJ, Smith AM, Malo-Ortiguera SA, et al. A comparison of facial protection and the incidence of head, neck, and facial injuries in Junior A hockey players. A function of individual playing time. Am J Sports Med, 2002, 30(1): 39-44.

［57］Gabrielsen M. Diving Injuries: the Etiology of 486 Case Studies with Recommendations for Needed Action. Ft. Lauderdale, FL: NOVA University Press, 1990.

［58］Menzer H, Gill GK, Paterson A. Thoracic spine sports-related injuries. Curr Sports Med Rep,

2015, 14(1): 34-40.

[59] Berg EE. The sternal-rib complex. A possible fourth column in thoracic spine fractures. Spine (Phila Pa 1976), 1993, 18(13): 1916-1919.

[60] Sward L. The thoracolumbar spine in young elite athletes. Current concepts on the effects of physical training. Sports Med, 1992, 13(5): 357-364.

[61] Reid DC, Saboe L. Spine fractures in winter sports. Sports Med, 1989, 7(6): 393-399.

[62] Hangai M, Kaneoka K, Hinotsu S, et al. Lumbar intervertebral disk degeneration in athletes. Am J Sports Med, 2009, 37(1): 149-155.

[63] Jacobs SJ, Berson BL. Injuries to runners: a study of entrants to a 10,000 meter race. Am J Sports Med, 1986, 14(2): 151-155.

[64] Woolf SK, Glaser JA. Low back pain in running-based sports. South Med J, 2004, 97(9): 847-851.

[65] Ribaud A, Tavares I, Viollet E, et al. Which physical activities and sports can be recommended to chronic low back pain patients after rehabilitation? Ann Phys Rehabil Med, 2013, 56(7-8): 576-594.

[66] Raty HP, Kujala UM, Videman T, et al. Lifetime musculoskeletal symptoms and injuries among former elite male athletes. Int J Sports Med, 1997, 18(8): 625-632.

[67] Mundt DJ, Kelsey JL, Golden AL, et al. An epidemiologic study of sports and weight lifting as possible risk factors for herniated lumbar and cervical discs. The Northeast Collaborative Group on Low Back Pain. Am J Sports Med, 1993, 21(6): 854-860.

[68] Eller DJ, Katz DS, Bergman AG, et al. Sacral stress fractures in long-distance runners. Clin J Sport Med, 1997, 7(3): 222-225.

[69] Schmitt H, Dubljanin E, Schneider S, et al. Radiographic changes in the lumbar spine in former elite athletes. Spine (Phila Pa 1976), 2004, 29(22): 2554-2559.

[70] Suri P, Hunter DJ, Boyko EJ, et al. Physical activity and associations with computed tomography-detected lumbar zygapophyseal joint osteoarthritis. Spine J, 2015, 15(1): 42-49.

[71] Tall RL, DeVault W. Spinal injury in sport: Epidemiologic considerations. Clin Sports Med, 1993, 12(3): 441-448.

[72] Gallo RA, Reitman RD, Altman DT, et al. Flexiondistraction injury of the thoracolumbar spine during squat exercise with the smith machine. Am J Sports Med, 2004, 32(8): 1962-1967.

[73] Cholewicki J, McGill SM, Norman RW. Lumbar spine loads during the lifting of extremely heavy weights. Med Sci Sports Exerc, 1991, 23(10): 1179-1186.

[74] Lander JE, Hundley JR, Simonton RL. The effectiveness of weight-belts during multiple repetitions of the squat exercise. Med Sci Sports Exerc, 1992, 24(5): 603-609.

[75] Gerbino PG, d'Hemecourt PA. Does football cause an increase in degenerative disease of the lumbar spine? Curr Sports Med Rep, 2002, 1(1): 47-51.

[76] Gatt Jr CJ, Hosea TM, Palumbo RC, et al. Impact loading of the lumbar spine during football blocking. Am J Sports Med, 1997, 25(3): 317-321.

[77] Spencer CW 3rd, Jackson DW. Back injuries in the athlete. Clin Sports Med, 1983, 2(1): 191-215.

[78] Gluck GS, Bendo JA, Spivak JM. The lumbar spine and low back pain in golf: a literature review of swing biomechanics and injury prevention. Spine J, 2008, 8(5): 778-788.

[79] Lindsay DM, Vandervoort AA. Golf-related low back pain: a review of causative factors and prevention strategies. Asian J Sports Med, 2014, 5(4): e24289.

［80］ Vad VB, Bhat AL, Basrai D, et al. Low back pain in professional golfers: the role of associated hip and low back range-of-motion deficits. Am J Sports Med, 2004, 32(2): 494-497.

［81］ Kenal KA, Knapp LD. Rehabilitation of injuries in competitive swimmers. Sports Med, 1996, 22 (5): 337-347.

［82］ Wanivenhaus F, Fox AJ, Chaudhury S, et al. Epidemiology of injuries and prevention strategies in competitive swimmers. Sports Health, 2012, 4(3): 246-251.

［83］ Thomas PL. Thoracic back pain in rowers and butterfly swimmers — costo vertebral subluxation. Br J Sports Med, 1988, 22(2): 81.

［84］ Albrand OW, Walter J. Underwater deceleration curves in relation to injuries from diving. Surg Neurol, 1975, 4(5): 461-464.

［85］ Griskevicius J, Linkel A, Pauk J. Research of cyclist's spine dynamical model. Acta Bioeng Biomech, 2014, 16(1): 37-44.

［86］ Usabiaga J, Crespo R, Iza I, et al. Adaptation of the lumbar spine to different positions in bicycle racing. Spine (Phila Pa 1976), 1997, 22(17): 1965-1969.

［87］ Nachemson A. The load on lumbar disks in different positions of the body. Clin Orthop Relat Res, 1966, 45: 107-122.

［88］ Rohlmann A, Zander T, Graichen F, et al. Spinal loads during cycling on an ergometer. PLoS One, 2014, 9(4): e95497.

［89］ Clarsen B, Krosshaug T, Bahr R. Overuse injuries in professional road cyclists. Am J Sports Med, 2010, 38(12): 2494-2501.

［90］ Andersen CA, Clarsen B, Johansen TV, et al. High prevalence of overuse injury among iron-distance triathletes. Br J Sports Med, 2013, 47(13): 857-861.

［91］ Asplund C, Webb C, Barkdull T. Neck and back pain in bicycling. Curr Sports Med Rep, 2005, 4 (5): 271-274.

［92］ Dettori NJ, Norvell DC. Non-traumatic bicycle injuries: a review of the literature. Sports Med, 2006, 36(1): 7-18.

［93］ Thompson MJ, Rivara FP. Bicycle-related injuries. Am Fam Physician, 2001, 63(10): 2007-2014.

［94］ Bressel E, Larson BJ. Bicycle seat designs and their effect on pelvic angle, trunk angle, and comfort. Med Sci Sports Exerc, 2003, 35(2): 327-332.

［95］ Gannon LM, Bird HA. The quantification of joint laxity in dancers and gymnasts. J Sports Sci, 1999, 17(9): 743-750.

［96］ Tsai L, Wredmark T. Spinal posture, sagittal mobility, and subjective rating of back problems in former female elite gymnasts. Spine (Phila Pa 1976), 1993, 18(7): 872-875.

［97］ Kujala UM, Taimela S, Oksanen A, et al. Lumbar mobility and low back pain during adolescence. A longitudinal three-year follow-up study in athletes and controls. Am J Sports Med, 1997, 25 (3): 363-368.

［98］ Sward L, Eriksson B, Peterson L. Anthropometric characteristics, passive hip flexion, and spinal mobility in relation to back pain in athletes. Spine (Phila Pa 1976), 1990, 15(5): 376-382.

［99］ Twellaar M, Verstappen FT, Huson A, et al. Physical characteristics as risk factors for sports injuries: a four year prospective study. Int J Sports Med, 1997, 18(1): 66-71.

［100］ Nadler SF, Wu KD, Galski T, et al. Low back pain in college athletes. A prospective study correlating lower extremity overuse or acquired ligamentous laxity with low back pain. Spine (Phila Pa 1976), 1998, 23(7): 828-833.

[101] Cheung EC, Boguszewski DV, Joshi NB, et al. Anatomic Factors that may predispose female athletes to anterior cruciate ligament injury. Curr Sports Med Rep, 2015, 14(5): 368-372.

[102] Silver JR, Silver DD, Godfrey JJ. Injuries of the spine sustained during gymnastic activities. Br Med J (Clin Res Ed), 1986, 293(6551): 861-863.

[103] Nattiv A, Agostini R, Drinkwater B, et al. The female athlete triad. The inter-relatedness of disordered eating, amenorrhea, and osteoporosis. Clin Sports Med, 1994, 13(2): 405-418.

[104] Yeager KK, Agostini R, Nattiv A, et al. The female athlete triad: disordered eating, amenorrhea, osteoporosis. Med Sci Sports Exerc, 1993, 25(7): 775-777.

[105] Campion F, Nevill AM, Karlsson MK, et al. Bone status in professional cyclists. Int J Sports Med, 2010, 31(7): 511-515.

[106] Nichols JF, Palmer JE, Levy SS. Low bone mineral density in highly trained male master cyclists. Osteoporos Int, 2003, 14(8): 644-649.

[107] Nichols JF, Rauh MJ. Longitudinal changes in bone mineral density in male master cyclists and nonathletes. J Strength Cond Res, 2011, 25(3): 727-734.

第3章

运动员脊髓损伤与
术后康复

Robert G. Watkins IV, MD
Michael Kordecki, DPT, SCS, ATC

姚斌　毕擎　译

一、引　言

　　无论手术与否,运动员如何在脊髓损伤后尽早重返运动,最主要取决于康复计划是否合理。无论患者是专业运动员、业余运动员,还是普通工人,康复目标是相同的,即恢复髋、腿与脊柱的正常运动形态和肌肉力量,从而最大限度地恢复功能并减少疼痛。因此,医生、患者与康复师都需要协同合作,相互监督、指导并完成一个结构化的循序渐进的康复计划。

二、腰 椎

（一）评 估

脊髓损伤与术后康复的第一步是判断疾病的根源。脊髓损伤通常由数年的错误运动模式导致。许多患者表现出相似的运动模式或姿态，若不及时纠正，则不仅会出现腰椎的急性损伤，而且会导致慢性疼痛与退变[1-2]。

病史问询与完整的体格检查有助于寻找疾病的根源。通过询问病史，可以判断起病为急性或慢性。若患者主诉疼痛主要局限于特定部位，则可能是小关节问题。若患者主诉疼痛更像束带状，则更可能是肌源性疼痛。若患者主诉腿部、半边臀部或大腿放射状疼痛，则更可能为神经源性疼痛。若患者主诉晨僵酸痛，运动后缓解，则更有可能为肌肉关节的问题。若患者臀部或腿部的晨起症状较轻，傍晚疼痛加剧，则通常为神经源性疾病。

体格检查常用来评估患者运动模式。人类的基础生物力学决定了行走运动主要依赖于髋、膝与踝关节，而不是腰椎运动。脊柱的主要作用是吸震缓冲与稳定躯干。在许多病例中，由于年轻人快速长高和老年人缺少运动，所以髋部屈肌与腘绳肌肌腱会变得紧张，臀肌与腹肌肌力下降，患者失去正常运动的能力。这时，髋、膝与踝关节运动受限，使得脊柱在中立位过伸（见图3-1）。腰椎过度运动以代偿髋关节，从而使小关节与椎间盘压力显著增加而出现疾病。简单的步态分析即可揭示下背部疾病患者的典型运动模式。足跟通常由于腓肠肌和比目鱼肌过度紧张而无法着地。下肢由于髋部屈肌和内外旋肌紧张以及臀肌弱化而外旋。患者通常通过腘绳肌肌腱"拉动"前进，而非通过臀肌与髋部伸肌"推动"自己。骨盆由于腹部和臀部肌肉弱化以及髋部屈肌紧张而保持在前倾位。腰椎反而在过伸位，面关节锁死，椎间盘后部负荷增大。

通过测量活动范围（Range of motion, ROM），可以判断患者的基本灵活

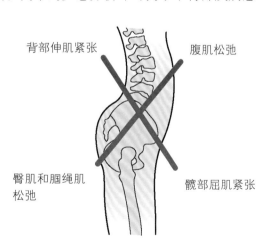

背部伸肌紧张

腹肌松弛

臀肌和腘绳肌松弛

髋部屈肌紧张

图3-1 不恰当的骨盆位置

性。在评估过程中,脊柱必须保持中立位。改良的直腿抬高试验可以用以评估腘绳肌。ROM减小超过15°,则为阳性。综合评估仰卧位和俯卧位股四头肌的差异,有助于评估股四头肌的紧张度。用Tomas征评估髋部屈肌,ROM小于5°,则为阳性。仰卧位屈髋50°,判断髋内外旋肌群及梨状肌长度。髋关节通常至少能够旋转30°,内收40°。Obers征用于在侧卧位评估髂胫束及阔筋膜张肌的紧张度。通常在不旋转脊柱的状态下,伸直膝关节,髋关节可以内收45°。最后是肌力检查,除需要重视髋部屈肌、臀肌、腘绳肌与腹肌的肌肉力量外,还需要检测双侧臀部的外旋外展肌群。

(二)康 复

康复计划包括一系列训练,以帮助协调髋、腹、下背部肌肉核心力量并形成有效的运动模式。如投掷、摆动、推举等运动功能以及日常活动都需要正常的运动模式和协调的肌肉力量,从而在保护脊椎的状态下达到最佳的运动表现。腰椎康复从建立无痛的中立位开始。康复计划除耐力训练外,还包括平衡性与协调性训练。由于避免了过度或疼痛的大范围活动,所以在损伤或术后早期就可以开始在无痛的中立位下开展肌肉耐力性训练。

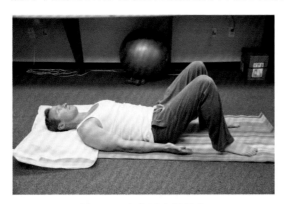

图3-2 中立无痛仰卧位

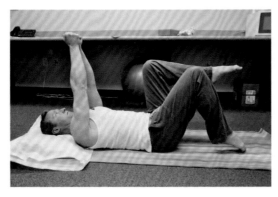

图3-3 保持中立无痛仰卧位并活动上下肢

康复计划包括5个等级,逐步增加对力量、耐力及本体感受的要求(见表3-1)。1级从无痛的中立位开始,对腿和髋进行特定的伸展训练,对保护脊柱的核心肌群进行等长训练(见图3-2)。在术后急性期,脊柱运动会导致机械性损伤,加剧症状。患者需要在伸展和等长训练过程中严格保持在无痛的中立位(见图3-3)[1]。只要患者有能力保持无痛体位,就可以提高该康复计划的强度,并加入平衡和协调性训练(见图3-4)。如果特定的训练加剧了症状,则该训练需要改良、减少甚至停止。

表3-1 躯干稳定训练计划的沃特金斯阶量表

死虫动作 A	部分仰卧起坐 B	臀桥 C	俯卧 D	四肢跪姿 E	靠墙蹲 F	球 G	有氧 H	运动
1. 手臂支撑，双腿活动，2min；或双腿支撑，手臂活动，2min	向前，手放于胸口，10次	双腿支撑，10次，2组	交替手臂或腿部抬起，坚持2s，10次，1组	交替手臂或腿部，坚持2s，10次，每侧1组	45°，10次，5s	双腿压住支撑，手臂体侧，10次，2s	散步：地上或水中	无
2. 不支撑，交替对侧手臂和腿部活动，3min	向前，手放于胸口，10次，3组	双腿支撑，20次，2组，臀部可负重	交替对侧手臂和腿部抬起，坚持5s，10次，2组	交替对侧手臂和腿部，坚持5s，10次，每侧2组	90°，10次，20s	双腿压住支撑，手臂头侧，10次，2s	10~20min 散步、游泳、自行车或椭圆机	肩袖训练，肩胛骨稳定，轻重量投掷，滑雪
3. 不支撑，交替对侧手臂和腿部活动，7min	向前，左、右，10次，3组	单腿支撑，交替腿伸展，20次，每侧3组，髋部可负重	球上飞翔、游泳、超人，坚持5s，20次，2组	交替对侧手臂和腿部，坚持5s，20次，每侧2组，可负重	90°，10次，30s。弓箭步，1min	手臂放于胸口，球上仰卧起坐，20次，2s，前、左、右	20~30min 跑步、游泳、自行车或椭圆机	旋转练习，摇摆，射击，投掷，跨步跑、健身房（保护下）
4. 不支撑，交替对侧手臂和腿部活动，10min，可负重	胸部负重，向前，左、右，20次，3组	球上，交替腿伸展，20次，每侧4组，髋部可负重	球上负重飞翔、超人，坚持5s，20次，2组。俯卧撑，5次，3组	交替对侧手臂和腿部，坚持5s，20次，每侧3组，可负重	90°，侧方负重，10次，30s。弓箭步、侧方负重，3min	胸口负重，球上仰卧起坐，30次，5s，前、左、右	45min 跑步、游泳、自行车或椭圆机	运动相关训练，短距离冲刺，急停扭转，团队训练
5. 不支撑，交替对侧手臂和腿部活动，15min，可负重	头部负重，交替向前，左、右，30次，3组	球上，交替腿伸展，20次，每侧5组，髋部可负重	球上负重飞翔、超人，坚持5s，20次，4组；俯卧撑，10次，4组	交替对侧手臂和腿部，坚持15s，20次，每侧3组，可负重	90°，手臂外展，10次，30s；弓箭步、前方负重，5min	手臂外展负重，球上仰卧起坐，30次，5s，前、左、右，可加绳索或哑铃	60min 跑步、游泳、自行车或椭圆机	逐步回归运动

对几乎所有的术后患者鼓励术后即刻下地行走。每天的行走次数和行走距离要保证在无痛范围内。在软组织得到完全愈合、症状充分缓解及解剖结构稳定后，就可以开始进行术后康复。在中立位下，伸展训练的康复计划开始时间通常如下：单节段椎板切开或椎间盘切除术，术后2～4周；多阶段椎板切开或椎间盘切除术，术后

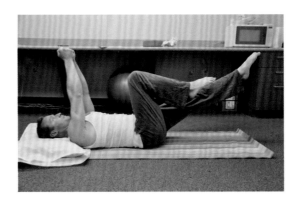

图3-4　增加难度同时保持脊柱中立位

6～8周；人工椎间盘置换术，术后6～8周；融合术，术后6～8周。在保持脊柱中立位时，尽早恢复踝、膝、髋关节的正常活动度，以帮助减轻骨骼结构对腰椎的机械压力，从而减少疼痛，更早改善腰椎功能[3]。

康复计划的伸展部分可以在手术切口愈合后开始，通常从术后14～21d开始。伸展训练均在脊柱中立位下缓慢、谨慎地进行，避免造成疼痛和切口损伤。每项伸展训练保持10s，每次重复7～10下，一日训练2次。伸展训练在整个康复计划中贯穿始终，出院后也持续进行。

光脚站立有助于更好地拉伸腓肠肌，要注意保持腰椎稳定，避免过伸。患者扶墙站立，缓慢屈肘屈踝，保持足跟着地。保证运动在脚踝而非在足弓，同时保持脊柱全程处于中立位。

腘绳肌拉伸在仰卧位下进行，将对侧下肢平放在地面上，从而保证骨盆在中立位。腘绳肌拉伸可以在门口或者告示栏处进行（见图3-5）。被拉伸侧腿保持伸膝状态下逐渐伸展，直至腘绳肌感受到轻微压力后保持。如果膝关节无法完全伸直或对侧腿离开地面，则表明伸展过度，必须回位。站立位或坐位拉伸腘绳肌只会导致腰椎过屈，腰椎间盘和背部伸肌压力过大（见图3-6）。

股四头肌拉伸应从俯卧位开始，在骨盆下垫硬枕以保持脊柱中

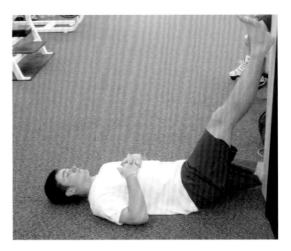

图3-5　正确的腘绳肌拉伸

立位(见图3-7),轻柔地将脚跟朝臀部牵拉,直至大腿前侧感受到可忍的拉伸感。

髋部屈肌拉伸在弓箭步下进行(见图3-8)。患者将重心前移,主动紧张后方被拉伸腿的臀部肌肉。骨盆与肩同时移动,注意全程保持腰椎中立位。在弓箭步下,肩关节后伸只会导致脊柱过伸,小关节交锁,腰背部压力过大(见图3-9)。

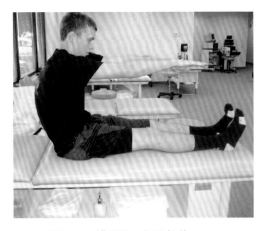

图3-6　错误的腘绳肌拉伸

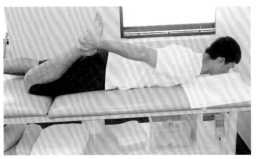

图3-7　俯卧拉伸股四头肌

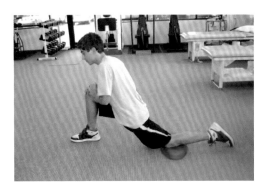

图3-8　正确的髋部屈肌拉伸

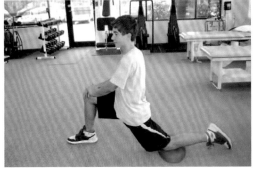

图3-9　不正确的髋部屈肌拉伸

对专业高尔夫球、职业联赛棒球及其他运动员的测试已充分表明,协调良好的躯干肌肉可以最大限度地控制脊柱稳定性[4]。协调的力量比不协调的力量更加有效。特定的动作都有一系列的肌肉依序作用。在如此协调下才能产生运动效果,并避免脊柱损伤。躯干稳定训练计划分为5级的力量与协调计划。患者/运动员需要逐步完成8个从难度1到难度5的训练动作。整个计划从找到脊柱的无痛中立位并在训练中严格保持该体位开始。如此才能在术后更早地开始训练,并避免脊柱的过度运动。整个计划可以在相对简单的器械辅助下进行,如训练球、哑铃或拉力带(见图3-10)。

损伤运动员的康复计划从1级的核心稳定训练开始。正确的学习方法十分关键。其重点在于通过倾斜骨盆(见图3-11)保持脊柱处于中立位。首先,受训者需要学习控制腹肌和臀肌,适当倾斜骨盆,从而使腰椎处于中立位。之后,受训者需要学习在保持腰椎中立位的状态下进行康复计划的各种训练。

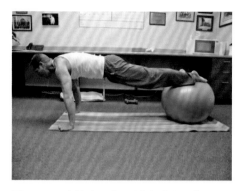

图3-10 脊柱中立位下健身球上平板支撑

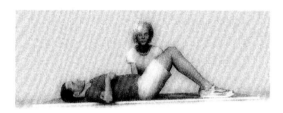

图3-11 倾斜骨盆以保持脊柱中立

适当的骨盆倾斜包括三个部分。首要部分是如何正确地控制腹肌。大多数患者倾向于用吸腹法(Draw-in maneuver, DIM)调用腹肌。已有研究证实,DIM对腹肌的控制效果不佳。事实上,DIM将胸腔拉离骨盆,拉伸腹直肌,而非收缩腹直肌。腹横肌与腹内外斜肌几乎不发挥作用。正确的方法是调动整个腹部肌群,我们称之为腹带法(Abdominal bracing technique, ABT)。使用ABT充分调动腹直肌、腹横肌与腹内外斜肌,形成一个外推的力量,使得骨盆上提靠近胸腔[5]。第二和第三部分同时进行:臀肌发力,骨盆后倾。通过合理地调整骨盆后倾程度,可以将腰椎调整至中立位。

在患者可以正确地调整并保持骨盆倾斜角度后,便可以开始康复训练。训练过程中,禁止脊柱活动,从而避免术后早期症状加剧,并通过核心肌群的本体感受反馈,明确适当的锻炼时间。伸展期和紧张期的训练要点包括稳定脊柱,缓慢运动,严格完成所有等级的训练动作。脊柱固定不动的反馈十分重要。最开始的反馈通过训练者触觉感知,最终随着受训者进入更高级别的训练,通过内在反馈控制稳定。其关键不在于使用多大的肌肉力量,而在于正确地调动肌肉和训练动作。

在运动员可以严格完成等级1的康复计划后,便可以逐步提高难度等级。躯干稳定的训练计划也需分级,从而帮助患者、康复师、训练师与医生等处在同一功能活动水平。等级1的训练包括确立无痛的中立位。在完成等级2的训练后,大部分患者能参与低运动量的活动,如自行车、椭圆机或游泳运动。在完成等级3的训练后,大部分患者能够参与跑步、滑雪、投掷软物或射击运动。竞技运动员在重返运动前需要完成等级4的训练,包括大重量和大活动范围的各种动作。专业运动员在赛前和赛时重返运动(RTP)需要保持在等级5的康复水平。RTP取决于以下几个方面。

（1）达到合适稳定的训练等级。对于休闲的高尔夫球和网球运动员，要达到等级3；对于专业运动员，要达到等级5。

（2）恢复良好的心肺功能。心肺功能的关键是参加多样化的有氧运动。

（3）完成运动相关的训练。

（4）逐步参与到运动中。

（5）运动员回到赛场后继续进行稳定性训练。

躯干稳定训练计划按表3-1分为8类。该训练计划渐进加强，使患者在平衡可控的前提下，逐步从安全可控的脊柱中立无痛位，进步到需要大活动范围的剧烈力量训练。治疗师的目标是教会患者正确的动作。无论训练难度多高，患者都必须严格保持脊柱稳定。患者通常在某特定类别的训练中进步更快，他可能在完成等级3的死虫动作的同时，只能完成等级2的俯卧训练。康复师能够帮助患者在训练中进步更快，并且标准、无痛地完成特定动作。

例如，在A类中，仰卧起坐要求足底着地，背部中立无痛，双臂环绕前胸。在抬起头颈部后，患者保持轻微的停顿，然后回到中立位（见图3-12）。该训练逐步提高难度，从胸口负重，最终到手臂前伸。该训练不需要完全坐起，只需肩胛骨抬离垫子即可。

臀桥训练是指在保持中立无痛状态下，将骨盆抬离地面完成（见图3-13）。抬举发力主要由腿部和核心肌群完成。核心肌群稳定下背部与腹部，使骨盆保持中立位[6-7]。背部不可弓起至过伸位。腰椎过伸会锁死小关节，导致背部伸肌和腹肌位置不佳。在该发力模式下，骨盆失去控制，发生旋转前倾，导致腰椎过伸产生疼痛。正确的发力模式是通过臀肌、腘绳肌和核心肌群稳定骨盆和背部[8]。臀桥训练与死虫动作对孤立躯干部肌肉的方式不同。单脚球上臀桥可以增加练习难度，增加躯干与伸直腿的负重。

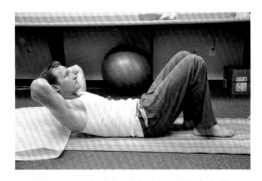

图3-12　部分仰卧起坐至腰椎中立位

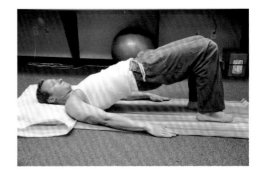

图3-13　臀桥训练，保持腰椎中立位

俯卧位下的训练动作对严格稳定脊柱中立位的能力要求很高。开始时，胃部下的软垫有助于避免腰椎过伸(见图3-14)。交替伸展手臂与腿部要求有良好的躯干控制能力。

瑜伽球练习对协调与本体感受控制能力的要求更高。训练最初需要康复师提供触觉反馈。在最初平衡练习时，就开始压腿训练；逐步到球上平衡和运动时对球的平衡控制。

俯卧位超人训练、游泳和肩外展要求腹肌和臀肌能有效地控制躯干，防止过伸(见图3-15)。祷告训练和俯卧撑需要上腹部控制并保持稳定。使用指挥棒增加阻力可增加运动中所有平面的难度。所有动作都要缓慢逐步进行，保证脊柱稳定。

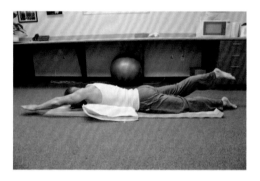

图3-14　俯卧位训练，不可过伸脊柱

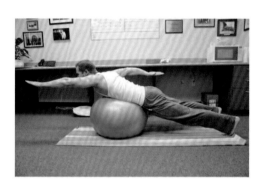

图3-15　超人训练，不可过伸脊柱

靠墙蹲训练可以从膝关节少许屈曲开始，不需要下肢和背部紧张。刚开始，这是个简单的动作，术后可以即刻开始。股四头肌在前倾姿势的上举动作中直接发挥作用。更重要的是，股四头肌训练反映患者在前倾和上举动作中运用腿部(而非背部)的能力。如果患者股四头肌肌力弱，腘绳肌与腓肠肌紧张，那么会导致膝关节屈曲，要不前倾，与我们对背部疼痛患者的要求截然相反。靠墙蹲难度逐步增加至90°，并延长停顿时间。负重或伸展手臂增加动作难度。逐步从最开始的确定中立位并保持，过渡到一系列无支撑的手脚运动练习。主动激活腹肌与臀肌以保持脊柱中立位，有助于提高患者股四头肌功能，并提供所需的本体感受反馈闭环。

四足跪姿的难度在于触觉反馈更少(见图3-16)。患者需要发展出更好的内在本体感受反馈机制，以严格控制脊柱中

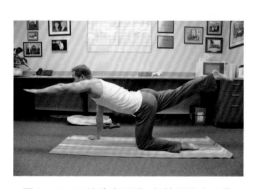

图3-16　四肢跪姿训练，保持脊柱中立位

立位。患者需要学习保持该姿势,逐步从单腿或单臂伸展到交替臂腿伸展,然后负重活动。在骨盆固定一根棍子,有助于在失去冠状位或横断位稳定时提供反馈。然而,矢状位的反馈必须由患者本人或治疗师手掌辅助提供。

有氧训练有助于改善全身状况。正确训练类型的选择十分重要。有效的策略是分散训练,而只靠跑步或散步更有可能发生扭伤或劳损。对于大多数患者,泳池行走是一项很好的训练,最快可以在术后3周就开始。更复杂和高级的有氧训练必须小心完成。对于未受训练的患者,北欧滑雪训练器(Nordic track)和游泳可能导致其状况恶化。分散的有氧运动训练模式不易造成过劳症状。在训练过程中,注意运动方法的正确性,确保器械安装到位。爬山机和登楼机的使用关键是选择适合的台阶高度。我们可以选择非常低的爬山机台阶,避免在有氧运动时因台阶过高而造成骨盆倾斜。健身脚踏车也一样,需要降低座位,以达到不需要踮脚就能踩到踏板的状态,避免骨盆在座位上摇摆。跑步是一种紧张性训练,可能造成未动用的孤立部位的痉挛和弱化。错误的跑步动作模式更有可能导致代偿性功能障碍。因此,对动作模式进行研究是十分有必要的。跳绳对躯干力量的要求很高,躯干要轻微前倾,将背部锁在中立位,并在运动中保持躯干的控制,该过程在有氧运动时对躯干产生紧张控制。

以上训练的关键是在训练中严格保持脊柱中立位。脊柱限制不动不仅可以控制疼痛和损伤,而且可以发展核心肌群的协调发力模式。不同的练习可以训练不同的运动平面,包括矢状位、冠状位和横断位。如果患者对特定的练习有困难,那么该练习所在的类别可以帮助确定困难的运动平面,从而指导稳定训练的进程。核心加强包括神经性训练和肌肉本身的加强。有针对性的训练可以有效提高成绩。

▌三、颈　椎

康复计划从疼痛改善后开始。躯干稳定和挺胸姿势的训练不会增加椎间盘压力。这些训练强化理想体态,从而增加椎间孔高度,减轻头部的负重。

颈椎术后重返运动取决于手术组织结构的愈合、神经的恢复和康复训练。椎间孔狭窄后路椎间孔扩大术创伤小,需愈合的组织少,颈肌和小关节囊可在术后6周愈合。后路椎间盘摘除术由于纤维环破坏,需要愈合的时间更长,约8~12周。融合手术后通常需要3~6个月愈合。手术的愈合时间不等于重返运动的时间。运动员必须在完成系统的康复训练和比赛相关的训练后,才能重返运动。

术后疼痛消失后(时间通常为4～6周),就开始物理治疗和功能康复,以消除圆肩和颈椎前伸体态。康复的目标之一是使颈椎保持中立位。为此,腰椎和胸椎需要通过康复训练回到中立位,以使得颈椎尽可能地恢复正常功能。腰椎过伸会导致胸椎更加后凸,继而造成颈椎过伸(前凸)。胸椎后凸由胸部肌肉紧张和肩胛旁肌肉无力造成[9]。胸部的伸展训练可在站立状态下完成。患者站在门框中间,肩关节外展90°,外旋90°(见图3-17)。调整骨盆倾斜,使脊柱保持中立位,缓慢向前移动,拉伸胸壁和胸小肌。更高级的训练则采取仰卧位,背后垫泡沫轴(见图3-18)。针对菱形肌、斜方肌中束和背阔肌的特定肌力训练对于正确肩胛骨位置的保持十分重要[10]。反过来,正确的肩胛骨位置有助于改善胸椎前倾[9]。在胸椎中立位下,颈椎通过肌肉等张训练的辅助易于回到中立位。该阶段的康复着眼于肌力训练,表现为肩胛旁肌肉无力的患者通常需要将肩胛骨回收到正常位置的困难过程。通常,患者通过外旋肩关节即可回收肩胛骨。通

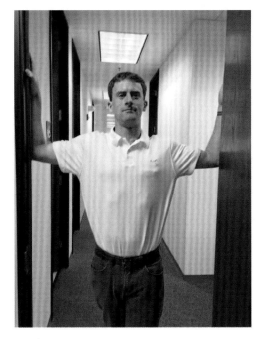

图3-17　门框拉伸

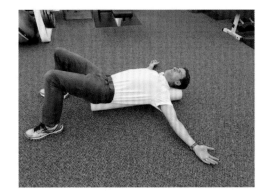

图3-18　泡沫轴拉伸

过外旋肩关节,肱骨头将肩胛骨后推向脊柱,但相关肌肉并没有参与该过程,肌肉弱化并没有解决。正确的动作模式是,肩胛骨先于肱骨运动。最基础的肩胛骨训练被称为肩胛骨套装。该训练从站立位逐渐过渡到侧卧位,最终到俯卧位。患者需要正确地回收肩胛骨,但不能移动肱骨头。更高难度的训练是在站立位下使用拉力带,动作全程对抗肩胛骨回收及肩关节外旋力量。在正确的运动模式下,肩关节优先活动到回收位,然后肩关节继发活动。

在完成对肩胛骨的良好控制后,可通过"Y"形训练和"T"形训练对肩胛周肌肉进行肌力训练(见图3-19和图3-20)[11]。正确的动作可以同时训练颈胸椎的伸肌。这

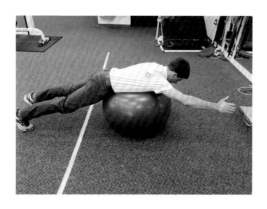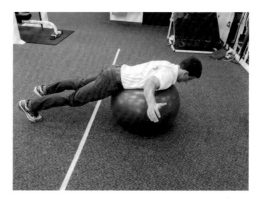

图3-19 "Y"形俯卧肩胛训练　　　　　　图3-20 "T"形俯卧肩胛训练

两个动作最先在俯卧位下进行,在胸骨下垫软垫,倾斜骨盆;保持该姿势,使得颈椎从强迫体位变为过伸状态,同时使肩胛骨抗重力运动,将手臂重量作为阻力。只要患者在运动过程中无痛并能正确地完成全程,就可以将训练难度提高到俯身在瑜伽球上进行。

运动员必须先达到脊柱中立位稳定控制,再进行平衡和协调性训练。在运动员保持无痛的状态下,可逐步加入运动相关性训练。

四、关键点

系统且全面的康复计划对运动员恢复到高水平的功能是至关重要的。

腰椎康复计划是一种功能性运动模式的训练,协调髋、腹及下背部肌肉的核心力量。

颈椎康复计划包括挺胸姿势的训练动作,可以减轻头部的有效重量,扩大椎间孔,打开胸廓出口。

参考文献

［1］ Granata KP, Marras WS. Cost-benefit of muscle cocontraction in protecting against spinal instability. Spine, 2000, 25: 1398-1404.

［2］ Hodges PW, Richardson CA. Inefficient muscular stabilization of the lumbar spine associated with low back pain. A motor control evaluation of transversus abdominis. Spine（Phila Pa 1976）, 1996, 21（22）: 2640-2650.

［3］ Vezina MJ, Hubley-Kozey CL. Muscle activation in therapeutic exercises to improve trunk stability. Arch Phys Med Rehabil, 2000, 81: 1370-1379.

［4］ Watkins RG, Uppal GS, Perry J, et al. Dynamic electromyographic analysis of trunk musculature in professional golfers. Am J Sports Med, 1996, 24（4）: 535-538.

［5］ Gardner-Morse MG, Stokes IA. The effects of abdominal muscle coactivation on lumbar spine stability. Spine, 1998, 23: 86-91.

［6］ Cholewicki J, VanVliet JJ. Relative contribution of trunk muscles to the stability of the lumbar spine during isometric exertions. Clin Biomech, 2002, 17（2）: 99-105.

［7］ Vera-Garcia FJ, Elvira JL, Brown SH, et al. Effects of abdominal stabilization maneuvers on the control of spine motion and stability against sudden trunk perturbations. J Electromyogr Kinesiol, 2007, 17: 556-567.

［8］ McGill SM, Grenier S, Kavcic N, et al. Coordination of muscle activity to assure stability of the lumbar spine. J Electromyogr Kinesiol, 2003, 13（4）: 353-359.

［9］ Wang CH, McClure P, Pratt NE, et al. Stretching and strengthening exercises: their effect on the three-dimensional scapular kinematics. Arch Phys Med Rehabil, 1999, 80（8）: 923-929.

［10］ Kibler W, Sciascia A, Wilkes T. Scapular dyskinesis and its relation to shoulder injury. J Am Acad Orthop Surg, 2012, 20: 364-372.

［11］ Cools AM, Dewitte V, Lanszweert F, et al. Rehabilitation of scapular muscle balance. Am J Sports Med, 2007, 35: 1744-1751.

第4章

赛场评估及伤员转运

Tristan B. Weir, BS
Michael J. Cendoma, MS, ATC
Ehsan Jazini, MD
Kelley E. Banagan, MD
Steven C. Ludwig, MD

赵晨　柴昉　译

一、引　言

　　根据美国国家脊髓损伤统计中心的数据,运动相关的脊髓损伤居第四位,仅次于高处坠落、暴力和车祸所造成的脊髓损伤。在2005年9月—2012年5月的4628例病例中,体育运动引起的脊髓损伤占7.93%[1]。尽管运动中多见胸腰椎外伤,但颈椎外伤因发生率和致残率高而受到更多的关注。1977—2001年,在223例美式橄榄球队员的脊髓损伤中均包括颈椎损伤[2]。

　　在美国,美式橄榄球造成的灾难性颈椎损伤居于首位[3]。自20世纪70年代起,其发生率有所下降。全美体育教练员联合会报道[4],在1997—2006年的美式橄榄球运动中,平均每年有7.8例灾难性颈椎损伤运动员恢复欠佳,有6例导致四肢瘫。值得一提的是,2003—2006年4年中有3年发生灾难性颈椎损伤的病例超过10例;1991—2002年12年间,1999年发生灾难性颈椎损伤的病例也超过10例。2015年,14.3%的运动意外死亡事件发生于美式橄榄球导致的颈椎骨折[5]。

在其他体育运动中也有发生灾难性颈椎损伤的报道。尽管美式橄榄球运动所引起的灾难性颈椎损伤居首位,但其引起的非致死性损伤的发生率低于冰球、曲棍球、男子曲棍球和体操等项目[3-4]。

虽然严重的灾难性脊柱损伤并不多见,但由于其致死率、致残率高,所以需要一系列的损伤预防方案。受伤运动员在赛场的临时固定和转运对二次损伤的预防是非常有必要的,这需要有经验的团队来实施。运动专项法规和适当的培训对SCI初级预防有一定的帮助,但此类事件的管理应从赛季前计划开始,团队包括队医、教练和紧急医疗服务人员(Emergency medical services, EMS)[6]。本章综述了医务人员的急救和赛场应急预案,包括运动员SCI的预防措施、赛前计划、赛场评估、固定和转运技术、设备管理等方面。

二、预防:规则、技术和教育

SCI的赛场管理首先要预防其发生。初级预防包括实施和执行规则,教授适当的技术,以及教育运动员和教练加强安全意识,尤其是美式橄榄球和冰球运动,因为它们是团队运动,所以发生SCI的风险更大[2]。

1976年,美式橄榄球运动所致的头颈部外伤死亡人数呈上升趋势。因此,美国运动设备标准工作委员会(Nationa Operating Comittee on Standards for Athletic Equipment, NOCSAE)禁止在比赛时用头部冲撞[1,6],因为使用头部进攻会导致轴向应力和颈部屈曲损伤[7]。在禁令实施后的赛季中,颈椎损伤的发生率明显下降,从1976年以前的每年20例降到1990年后的每年7.2例。然而,最近的研究表明,尽管比赛规则禁止了用头部冲撞,但头部冲撞的发生率居高不下。一些人认为,需要加强规则的改进和实施。

对于任何一个有效的预防措施,让运动员、教练、官员们明白头部冲撞的危害及其管理规则是至关重要的。教育运动员和教练采用正确的进攻方式也是很有必要的,那将降低颈椎损伤的发生率[7]。

在冰球项目中也有类似的规则预防颈椎损伤,包括背后冲撞等。在背后冲撞中,被冲撞的运动员不可能做好充分准备,这容易造成头部撞墙事故,所以更要做好对年轻运动员的教育[8]。在20世纪80年代的研究中就提出了要重视对年轻运动员的教育,因为他们不了解背后冲撞的危险性[8],所以在运动员的球服后会有合理冲撞的标志以提醒他们不要背后冲撞[9]。

三、赛前计划

要在非赛季准备颈椎损伤应急预案，准备急救设备，确定转运医院。而且这个预案要依据不同运动项目来量身定做，包括运动员的装备。同时，与当地应急救援的合作也非常重要[10]。

随队医务人员需要熟悉运动员的装备，因为在发生事故时，不同的装备需要用不同的急救工具和技术来移除。尤其在颈椎损伤时用的一些设备，如神经测试仪、急救板、颈围、拆卸设备以及气道支持设备[11]。

当运动员在赛场受伤时，队医或教练启动颈椎损伤应急预案并主导现场急救的实施。他们每年需要组织其他急救队员至少进行一次演习，帮助队员熟悉急救流程[12]。在每场比赛前，医务人员需要清点装备，熟悉脊柱损伤急救流程，尤其在有新队员加入时，因为每个比赛队伍的特点都不同。联系当地急救系统可以使赛场应急处理和伤员转运更加顺畅。对于颈椎损伤的治疗时机，众说纷纭，但接受伤员的医院一定要有专业的神经外科医生和脊柱矫形外科医生[13-14]。另外，需要及时更新运动员每年的受伤病史信息，以便在再次受伤时参考[11]。总之，运动医学医疗团队需要在赛前做好充分的准备。

四、赛场初步评估

初步评估需要医务人员留意赛场运动员受伤时的状态、损伤机制（如拦截摔人、冲撞等），可以在未接触伤员时就进行评估。当运动员意识丧失或不清时，需按照颈椎损伤来处理，这时只有医务人员才能处理伤员，因为过度的颈部活动或推挤会造成颈椎损伤或二次损伤[15]。在解除伤员装备时，可能有一定的颈部活动，所以解除装备的方法和时机需要医务人员来决定。

在完成对运动员气道、呼吸、循环以及神经功能的标准急救评估后，需明确潜在的威胁运动员生命的损伤[16]。有些症状和体征，如意识丧失、意识改变、双侧神经症状、固定点的疼痛与压痛等，可以帮助急救团队识别颈椎损伤[12]。Glasgow昏迷评分≤8分与颈椎损伤相关。颈椎损伤运动员赛场评估流程见图4-1[17]。对于意识清醒的伤员，需要进行相关症状的记录和体格检查，包括对神经系统的评估[16]。

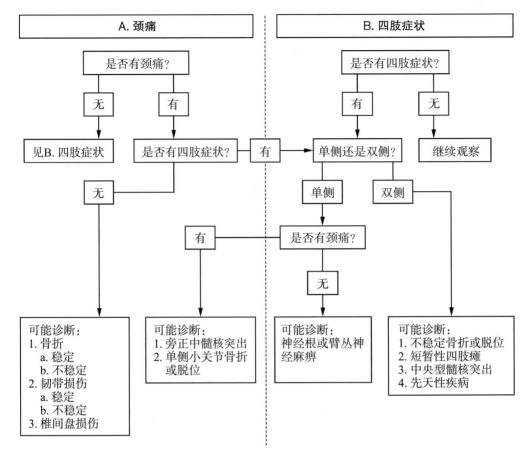

图 4-1 基于颈痛（A）和四肢症状（B）的运动员颈椎损伤的现场评估［引自:Banerjee R, Palumbo MA, Fadale PD. Catastrophic cervical spine injuries in the collision sport athlete, part 1: epidemiology, functional anatomy, and diagnosis. Am J Sports Med, 2004, 32(4): 1077‐1087.］

五、运动员的固定和转运

在存在潜在脊髓损伤的情况下,需要尽快将颈椎固定于中立位。运动员取平卧位后,医生在头侧,用手掌托住并稳定其头枕部(见图4-2)[18]。如果伤员佩戴头盔,则先不要摘掉,保持同样的姿势。我们不推荐进行颈部牵引,因为那样可能导致过度拉伸和二次损伤[18]。有时为了使颈椎恢复中立位,不得不移动头颈部;但如果移动时疼痛加剧、神经症状加重或者发生肌肉痉挛,则不要强行移动[12]。

对于俯卧位的伤员,需要采取滚动法将其调整至仰卧位。这需要至少4位训练有素的医务人员来完成,他们分别托住伤员的头、肩、髋和腿部;而对于体格较大的伤员,可能需要更多医务人员来完成。由位于伤员头颈部的医务人员来指挥,让全体人员同步地将伤员轴向翻转过来,可以采用交臂技术来稳定伤员的头颈部。对于意识清醒、位置稳定的伤员,需要等待担架到位后再进行滚动。在担架到位后,先将

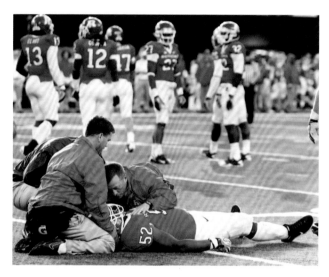

图4-2　Eric LeGrand 遭遇拦截摔引发瘫痪

伤员滚动至侧位,再将担架放置于医务人员与伤员之间,最后将伤员放平,尽量减少伤员移动,因为每一次移动都可能造成进一步的神经损伤。而对于意识丧失、位置不稳定的伤员,需要马上将其滚动至平卧位,评估伤员病情[11]。

在检查脊柱损伤的运动员时,还需要注意一些可能危及生命的情况,如灌注不足、通气障碍、神经性休克及心源性休克等。通气障碍可能由异物、气道损伤或意识障碍等引起,也可能由C_3—C_5节段损伤导致的膈肌功能障碍引起,因为膈神经由该节段发出。如果运动员处于仰卧位,那么首先需要评估心血管状况。若交感神经兴奋缺失,则会引起神经性休克,可以进行液体补充以及使用血管升压类药物。若发生心源性休克,则需要充分暴露胸部,以便进行心肺复苏和除颤[7]。心震荡也是运动员胸部外伤或颈椎损伤时危及生命的危急状况,一般发生于心室复极时胸部遭到钝击的情况,会引起R-on-T现象,甚至室颤[19]。

在发生气道梗阻前,安全建立气道以避免二次损伤是至关重要的[7]。保持颈椎中立位,采取下腭推挤法可以避免舌后坠阻塞气道,这种方法对很多有意识障碍的伤员很有效[20-21]。传统的仰头提下巴的方法可能造成后伸性损伤,我们不建议采用。如果下腭推挤法不能充分打开气道,那么需要摘除头盔后再尝试[4,11,16,20,22]。如果仍然不行,那么可能需要检查气道梗阻情况或使用其他辅助通气的工具。异物、分泌物、呕吐物都可能阻塞气道,由于可能同时存在头部外伤,所以对可疑颈椎损伤的伤员一般不建议采用经鼻咽气道管[7]。在打开气道后,需要用一个便携的通气装置或面罩通气。如果这些方法都不行,就需要建立喉罩通气或气管插管,有研究表明,这样的效果比下腭推挤法更理想[4,20]。如果气管插管时已经有颈围固定,则需要将前方

颈围拆除再行气管插管[23]。

为将伤员转移至担架上,我们可以采用滚动法或滑动法。对于俯卧位的伤员,前面已经介绍了滚动法;而对于仰卧位的伤员,采用滑动法更好[24-25]。尽管滚动法可能使颈部活动增加而引起二次损伤,但如果救援人员不足8人,或者救援人员更加熟悉滚动法转运,那么也可以采用滚动法[11]。滑动法需要有1位救援人员稳定头部,有6名救援人员分别位于伤员的胸部、骨盆、腿部两侧,前者指挥将伤员平稳抬起4~6英尺,第8名救援人员将滑动板置于伤员身下,最后将伤员滑至担架上[26]。滑动法所致的颈椎活动比滚动法要少,因此较少引起医源性损伤,但需要救援人员很好地协同配合。担架上的约束带及侧方固定可以将伤员的颈部固定于中立位。

虽然颈椎损伤在年轻运动员中相对少见,但仍需要注意,对青少年和成年人运动员损伤的处理有些不同[27]。儿童的头颅比身体发育更快,颅骨更大,这使得他们的颈椎在平卧位时处于屈曲的状态。因此,对于8岁以下的儿童,我们在胸椎后方用胸垫或者将担架头部后方加深,以保持颈椎中立位(见图4-3)[28];对于8岁以上的儿童,按照成年人损伤来处理。虽然一般推荐如此,但没有研究能支持某种颈椎固定方式为青少年伤员的最可靠方式[29-31]。可以用颈围和胶带来辅助固定[32]。

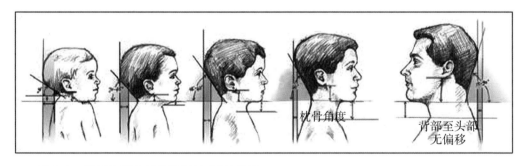

枕骨角度

背部至头部
无偏移

图4-3 枕骨和颈肩部的解剖关系(转载于 Nemeth J. Case study: a new approach to stabilization of the cervical spine in infants. The Academy Today, 2005, 1: 1.)

颈椎损伤的运动员必须被快速、安全地转运至医院。我们需要根据距离、交通情况及运动员损伤程度来选择运送工具[33]。救护车、直升机等均适合转运,如果前期准备充分,则两者的安全性没有显著性差异[33]。因此,在为脊柱损伤运动员选择一种安全、快速的转运方式时,必须充分考虑到临床、地理和后勤方面的因素。

对于在急性颈髓损伤时是否采用激素治疗,目前尚存在争议。美国急性脊髓损伤研究会(National Acute Spinal Cord Injury Studies, NASCIS)不再推荐在颈椎损伤时使用激素,因为激素可能导致严重的肺炎、败血症甚至死亡[34]。美国神经外科医生学会(American Association of Neurological Surgeons, AANS)和神经外科医生大会

（Congress of Neurolgical Surgeons, CNS）指出，在24或48h内使用甲强龙治疗急性脊髓损伤是一种治疗方式，但其利与弊相当[35]。尽管如此，医生还是应该了解，激素是脊髓损伤的一种治疗选择，尤其对颈髓损伤。目前，有研究表明激素对脊髓损伤可以有保护作用（详见第5章）。

六、运动员护具的处理

美式橄榄球运动员佩戴的护具虽然能够预防损伤，但也会给急救造成困难。赛场护具处理经常会涉及如何快速、安全地移除面具以方便开放气道。

如何从头盔上移除美式橄榄球运动员的面具？以往我们采用剪开面具环带的方法，但这可能造成头部活动而引起二次损伤[36]；也可以拆除环带旁边的螺丝，但可能碰到螺丝生锈、滑牙等情况。现在，我们应用无线电动起子可以快速、省力地拆除螺丝，如果还有备用的剪拆工具，则锦上添花[37]。几乎所有的伤员都需要拆除面具以评估气道状况[38]。头盔的制造商也设计了能快速拆除面具的装置，使得面具拆除更加方便[39]。

肩部护具和头盔可用于稳定颈肩部，一般先不拆除，除非它们影响医务人员抢救。医务人员可以考虑拆除护具，但方式和时机根据具体情况而定[4,11,39]。在有些情况下，需要移除肩部护具和头盔，比如：①若在可接受时间内不能拆除面具，将发生呼吸障碍；②虽然拆除了面具，但仍不能有效通气；③头盔大小不合适，不能限制头部活动；④肩部护具太松，不能起到稳定作用[11,15,40]。

新型的肩部护具更容易被拆卸。而在这之前，有两种方法可以拆卸肩部护具[39-40]。一种是躯干抬起法，1位救援人员抬起伤员躯干使之呈45°半坐位，同时将两侧肩部护具拆除。另一种是平抬法，需要6名救援人员将伤员抬起，自后方向前方拆除护具。新型护具的设计可以直接从两侧向外拆除。拆除护具可以为开放气道做准备，方便佩戴颈围，以及救护车转运和拍片。其他护具（如肋骨护具）的拆卸方法还需要更多的研究来支持。

▊ 七、小 结

　　运动员脊髓损伤的赛场处置需要医疗团队做好充分的准备。对颈椎损伤的预防需要适当的培训和制度,以及避免颈椎损伤发生后的初次和二次神经功能障碍。医务人员需要高度警惕运动员颈椎损伤的发生,尽可能做好必要的预防措施。将伤员的脊柱稳定于中立位是预防脊髓损伤的第一步,紧接着需要管理伤员的呼吸、循环系统及其他危及生命的状况。医务人员需要采取最熟悉的方法来搬运伤员,并妥善处置伤员的护具。这都需要他们熟悉并经常练习。

▊ 参考文献

[1] National Spinal Cord Injury Statistical Center. Fact Sheet: Recent Trends in Causes of SCI. Birmingham, AL: University of Alabama at Birmingham, 2012.

[2] Cantu RC, Mueller FO. Catastrophic spine injuries in American football, 1977-2001. Neurosurgery, 2003, 53(2): 358-362, discussion 362-353.

[3] Kucera KL, Yau R, Cox Thomas L, et al. Catastrophic Sports Injury Research. Thirty-Second Annual Report. Chapel Hill, NC: The University of North Carolina, 2015.

[4] Swartz EE, Boden BP, Courson RW, et al. National athletic trainers' association position statement: acute management of the cervical spine-injured athlete. J Athl Train, 2009, 44(3): 306-331.

[5] Kucera KL, Klossner D, Colgate B, et al. Catastrophic Sport Injury Research. Annual Survey of Football Injury Research 1931—2015. National Center for Catastrophic Sport Injury Research, 2016.

[6] Mueller F, Kucera K, Cox L. Catastrophic sports injury research, in National Center for Catastrophic Sport Injury Research, ed. Thirty-First Annual Report, Fall 1982 — Spring 2013. Chapel Hill, NC, University of North Carolina, 2013.

[7] Banerjee R, Palumbo MA, Fadale PD. Catastrophic cervical spine injuries in the collision sport athlete, part 2: principles of emergency care. Am J Sports Med, 2004, 32(7): 1760-1764.

[8] Tator CH, Edmonds VE. National survey of spinal injuries in hockey players. Can Med Assoc J, 1984, 130(7): 875-880.

[9] Houghton KM, Emery CA. Position Statement on Bodychecking in Youth Ice Hockey. Canadian Paediatric Society, 2012. Ottawa, ON Canada.

[10] Andersen J, Courson RW, Kleiner DM, et al. National Athletic Trainers' Association position statement: emergency planning in athletics. J Athl Train, 2002, 37(1): 99-104.

[11] Sanchez AR, Sugalski MT, LaPrade RF. Field-side and prehospital management of the spine-injured athlete. Curr Sports Med Rep, 2005, 4(1): 50-55.

［12］ Swartz EE, Del Rossi G. Cervical spine alignment during on-field management of potential cata-strophic spine injuries. Sports Health, 2009, 1（3）: 247-252.

［13］ Fehlings MG, Vaccaro A, Wilson JR, et al. Early versus delayed decompression for traumatic cer-vical spinal cord injury: results of the Surgical Timing in Acute Spinal Cord Injury Study（STAS-CIS）. PLoS One, 2012, 7（2）: e32037.

［14］ Liu Y, Shi CG, Wang XW, et al. Timing of surgical decompression for traumatic cervical spinal cord injury. Int Orthop, 2015, 39（12）: 2457-2463.

［15］ Bailes JE, Petschauer M, Guskiewicz KM, et al. Management of cervical spine injuries in athletes. J Athl Train, 2007, 42（1）: 126-134.

［16］ Zahir U, Ludwig SC. Sports-related cervical spine injuries: on-field assessment and management. Semin Spine Surg, 2010, 22: 173-180. Published by Elsevier Inc. Presented at the Seminars in Spine Surgery, 2010.

［17］ Banerjee R, Palumbo MA, Fadale PD. Catastrophic cervical spine injuries in the collision sport athlete, part 1: epidemiology, functional anatomy, and diagnosis. Am J Sports Med, 2004, 32（4）: 1077-1087.

［18］ Lennarson PJ, Smith DW, Sawin PD, et al. Cervical spinal motion during intubation: efficacy of stabilization maneuvers in the setting of complete segmental instability. J Neurosurg, 2001, 94（2 suppl）: 265-270.

［19］ Marcolini EG, Keegan J. Blunt cardiac injury. Emerg Med Clin North Am, 2015, 33（3）: 519-527.

［20］ Waninger KN, Swartz EE. Cervical spine injury management in the helmeted athlete. Curr Sports Med Rep, 2011, 10（1）: 45-49.

［21］ Jaworski CA. Advances in emergent airway management. Curr Sports Med Rep, 2002, 1（3）: 133-140.

［22］ Jacobson B, Cendoma M, Gdovin J, et al. Cervical spine motion during football equipment-removal protocols: a challenge to the all-ornothing endeavor. J Athl Train, 2014, 49（1）: 42-48.

［23］ Goutcher CM, Lochhead V. Reduction in mouth opening with semi-rigid cervical collars. Br J An-aesth, 2005, 95（3）: 344-348.

［24］ Del Rossi G, Heffernan TP, Horodyski M, et al. The effectiveness of extrication collars tested dur-ing the execution of spine-board transfer techniques. Spine J, 2004, 4（6）: 619-623.

［25］ Del Rossi G, Horodyski M, Powers ME. A comparison of spine-board transfer techniques and the effect of training on performance. J Athl Train, 2003, 38（3）: 204-208.

［26］ Del Rossi G, Horodyski MH, Conrad BP, et al. The 6-plus-person lift transfer technique compared with other methods of spine boarding. J Athl Train, 2008, 43（1）: 6-13.

［27］ Nemeth J. Case study: a new approach to stabilization of the cervical spine in infants. The Acade-my Today 2005, 1: 1.

［28］ Herzenberg JE, Hensinger RN, Dedrick DK, et al. Emergency transport and positioning of young children who have an injury of the cervical spine. The standard backboard may be hazardous. J Bone Joint Surg Am, 1989, 71（1）: 15-22.

［29］ Nypaver M, Treloar D. Neutral cervical spine positioning in children. Ann Emerg Med, 1994, 23 （2）: 208-211.

［30］ Treme G, Diduch DR, Hart J, et al. Cervical spine alignment in the youth football athlete: recommendations for emergency transportation. Am J Sports Med, 2008, 36(8): 1582-1586.

[31] Curran C, Dietrich AM, Bowman MJ, et al. Pediatric cervical-spine immobilization: achieving neutral position? J Trauma, 1995, 39(4): 729-732.

[32] Huerta C, Griffith R, Joyce SM. Cervical spine stabilization in pediatric patients: evaluation of current techniques. Ann Emerg Med, 1987, 16(10): 1121-1126.

[33] Theodore N, Aarabi B, Dhall SS, et al. Transportation of patients with acute traumatic cervical spine injuries. Neurosurgery, 2013, 72(suppl 2): 35-39.

[34] Hurlbert RJ, Hadley MN, Walters BC, et al. Pharmacological therapy for acute spinal cord injury. Neurosurgery, 2015, 76(suppl 1): S71-S83.

[35] Pharmacological therapy after acute cervical spinal cord injury. Neurosurgery, 2002, 50(3 suppl): S63-S72.

[36] Swartz EE, Norkus SA, Armstrong CW, et al. Face-mask removal: movement and time associated with cutting of the loop straps. J Athl Train, 2003, 38(2): 120-125.

[37] Decoster LC, Shirley CP, Swartz EE. Football face-mask removal with a cordless screwdriver on helmets used for at least one season of play. J Athl Train, 2005, 40(3): 169-173.

[38] Copeland AJ, Decoster LC, Swartz EE, et al. Combined tool approach is 100% successful for emergency football face mask removal. Clin J Sport Med, 2007, 17(6): 452-457.

[39] Swartz EE, Mihalik JP, Decoster LC, et al. Emergent access to the airway and chest in american football players. J Athl Train, 2015, 50(7): 681-687.

[40] Kordecki M, Smith D, Hoogenboom B. The Riddell Ripkord system for shoulder pad removal in a cervical spine injured athlete: a paradigm shift. Int J Sports Phys Ther, 2011, 6(2): 142-149.

第5章

脊髓损伤:药物治疗,低温治疗和干预时间

Allan R. Martin, MD
Michael G. Fehlings, MD, PhD

陈宇　译

一、引　言

在美国,运动相关损伤是创伤性脊髓损伤排名第四位的致病因素,其多好发于16～30岁人群[1]。这类疾病曾被认为无法治疗。后来,随着众多治疗药物和干预措施的开发和应用,脊髓损伤(Spinal cord injury,SCI)后有效恢复的概率有了显著提高。本章旨在概述当前治疗急性SCI的最佳临床策略,同时重点介绍几项新近出现的有望实现临床转化应用的治疗方法。

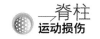
二、脊髓损伤的病理生理学

在讨论SCI的可能治疗药物前,我们有必要就特定损伤机制的病理生理学再作一阐述。创伤性SCI的生理变化过程可分为原发性损伤、继发性损伤和之后的再生与功能恢复。原发性损伤指由破坏性外力或能量导致的细胞内和细胞外的即刻损伤。继发性损伤主要指在损伤即刻出现且可持续数周之久的一系列级联反应,如缺血、血管痉挛、血栓、炎症细胞因子、血脑屏障受损、离子介导的细胞损伤、谷氨酸相关兴奋性毒性、氧化应激细胞损伤、膜脂质过氧化反应、钠和钙离子介导的细胞损伤反应以及凋亡等(见图5-1)[2]。在损伤后,残余的脊髓组织连接多较为脆弱,同时继发性损伤可因外部因素或全身因素影响进而加重损伤。其中,外部因素(如机械性不稳定)可导致重复损伤,系统因素(如低氧、低血压、代谢紊乱等)会造成残余组织进一步损伤。在急性期之后,脊髓会经历一段有限修复的过程,该过程主要由细胞信号刺激诱导,涵盖了肿胀的消退、已遭破坏的血-脊髓屏障的重塑、轴突出芽、髓鞘再生和突触重连接(突触的可塑性)等环节组成。值得注意的是,损伤部位形成的神经胶质瘢痕会因妨碍神经元再生而影响该阶段的修复过程。损伤后,各阶段发生的每一个独立机制都为我们提供了潜在的干预靶点,众多相关的治疗性药物也正处于不同的研究阶段中。

三、神经保护

目前,SCI治疗的主要目标是避免附加损伤,这涉及与神经保护范畴相关的许多不同的治疗方法。为了保护尚有活力的脊髓组织,需要在小心避免重复损伤的同时,为患者提供血流动力学功能支持,及时完成脊髓减压,并且重视炎性反应的调控。

(一)支持性治疗

对SCI患者的有效处置与所有医务工作者提供的支持性治疗息息相关,这始于

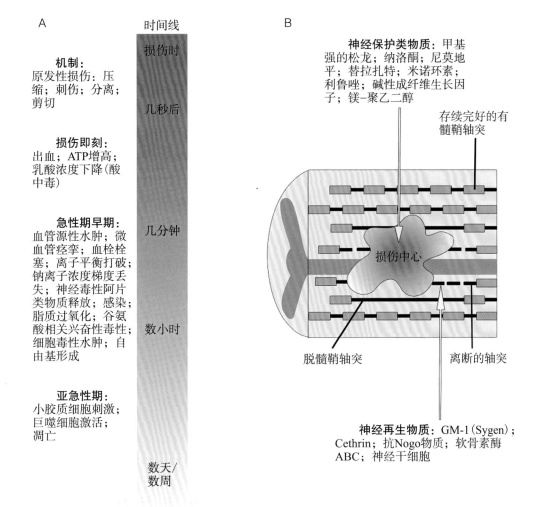

图 5-1 图 A：损伤的原发性和继发性机制决定脊髓损伤的最终程度。在发生原发性损伤后，一系列继发性损伤机制的病理生物学级联反应在几秒钟内以不同的阶段展开，并持续至此后数周。图 B：损伤后脊髓的纵切面。原发性损伤后的损伤中心受继发性损伤事件影响逐渐扩大。这种扩张导致组织空化的区域增加，最终使长期结果恶化。在损伤中心和邻近的地方是被切断和脱髓鞘改变的轴突。所列出的神经保护剂可以逆转特定的继发性损伤，并预防神经损伤；神经再生剂在损伤发生后可促进轴突再生。ATP，三磷酸腺苷［转载自 Wilson JR, Forgione N, Fehlings MG. Emerging therapies for acute traumatic spinal cord injury. Canadian Medical Association Journal, 2013, 185(6)：485-492. ©加拿大医生协会(2013)。这项工作受版权保护,制作复制经加拿大医学会杂志(www.cmaj.ca)和Access的版权许可。除法律另有规定外,严禁以任何形式进一步复制］

首诊医生当场对潜在损伤的识别,然后正确制动脊椎,并将患者安全转运至创伤专科中心。创伤救治团队在维持脊椎序列且血流动力学稳定的前提下,应当对所有损伤做出快速评估和优先级分级。脊柱外科医生应尽早参与救治,对SCI患者完成全面体检,指导影像学评估,做出临床决策。在呼吸、心功能和血流动力学监测的条件下,将患者紧急转运至重症监护室(Intensive care unit,ICU)是非常重要的。有研究表明,该措施可有效改善病情和神经相关预后结果,降低死亡率[3]。1993年,Levi等[4]证实因神经震荡引起的低血压在SCI患者(主要为颈椎的完全性震荡损伤)中十分常见,及时积极的干预措施可有效改善病情和神经相关预后结果。后续由Vale等[5]发表的一项涉及77例SCI患者的观察性研究发现,与对照组受试者相比,SCI患者受损伤后连续7d使用晶体液、血管升压药或联用两药,将平均动脉压(Mean arterial pressure,MAP)维持在85mmHg以上,可有效提高患者的神经相关预后结果[2]。根据该研究结果,美国神经外科医生学会(American Association of Neurological Surgeons,AANS)和神经外科医生联合会(Congress of Neurological Surgeons,CNS)将"使患者平均动脉压持续7d维持在85~90mmHg"纳入相关指南。

(二) 脊髓早期减压

在SCI后,脊髓常受到持续的机械性压迫,导致局部缺血。脊髓减压的方法有前路、后路或联合入路手术,以移除压迫脊髓的骨质、间盘、血液等相关组织;减压后,还常用螺钉、拉钩、连接棒、钢板等金属植入物完成重建。对于脊柱脱位的患者,也可采用颈椎牵引下手法闭合复位进行减压。对清醒不伴有其他头部损伤的患者,闭合复位是一种安全的治疗措施。该治疗措施被证明在约80%患者中可有效减轻脊髓受压程度,恢复脊柱序列[6]。

鉴于手术风险,以及部分医生仍持有手术无效的老旧观念,外科医生就有关脊髓减压的最佳时间点问题展开了激烈讨论。近期研究证实,应在损伤后尽快行脊髓减压手术[7-8],这与早先动物学研究获得的结果是一致的[9]。一项关于急性脊髓损伤时手术时间点的研究(Surgical timing in acute spinal cord injury study,STASCIS)发现,在损伤后24h内接受手术治疗的患者,其预后优于在损伤后24h之后接受减压的患者[10]。进一步分析发现,早期组(损伤到减压的平均时间为14.2h)患者恢复到美国脊髓损伤组织损害评分(American Spinal Injury Assocation Impairment Scale,AIS)2级的可能性是晚期组(从损伤到减压的平均时间为48.3h)的2.8倍。STASCIS还证实,早期手术安全可靠,早期与晚期减压手术两者的并发症发生率相当(24% vs. 30%;$P=0.21$)。

另两项大规模观察性研究也已报道了早期手术的益处。然而其中一项研究发现,对于 AIS A 级的亚组患者,早期减压并无益处[7-8]。目前,一项脊髓损伤前瞻性、观察性欧洲多中心研究(Spinal cord injury-prospective, observational European multicenter study, SCI-POEM)也采用了与 STASCIS 相似的研究方法[11]。考虑到现有研究强烈支持早期行手术减压的观点,我们推荐在医疗条件和保障可能的情况下,对早期 SCI 患者尽早行脊髓减压。

(三) 诱导性低体温

关于诱导性低体温的报道,最早见于古希腊,当时医生采用冰浴的方法治疗创伤性脑损伤(Traumatic brain injury, TBI)患者[12]。2007 年,诱导性低体温疗法重新进入镁光灯下。当时,一位专业足球运动员遭受了颈椎 SCI,医生采用全身低体温疗法进行治疗,结果运动员在几个月后恢复行走[13]。根据现有的报道,尚不清楚该运动员的初始病情是完全性还是不完全性运动功能损伤(AIS B 或 C 级),但其最终神经功能状态被高度怀疑为 AIS D 级。此外,该功能的恢复与诱导性低体温存在多大的关系也尚不明了。他重新下地行走的原因可能是早期手术减压、密集的康复训练乃至自发性的恢复。在 SCI 动物模型上的相关研究显示,通过血管内降温达到轻度低体温(32~34℃)可在一定程度上减弱相关继发性损伤,对脊髓损伤的实验动物有益[14]。脊髓低温治疗在人体上也有应用,手术医生曾尝试在术中将冷盐水直接作用于脊髓,但并未发现明显益处,因此相关操作目前已基本被放弃[15]。Levi 等[16]报道了一项采用全身低体温疗法治疗 14 例急性期 AIS A 级患者的试验性研究,证实了该疗法的安全性,试验组并发症的发生率与对照组相当,且试验组神经功能也呈现出好转的趋势(43% vs. 21%)。在广泛采用诱导性低体温疗法前,我们还应对其进行深入研究,启动 II 期临床试验以获得更多的证据[17]。

(四) 神经保护类药物

为治疗神经系统疾病,如脑卒中、阿尔茨海默病、肌萎缩侧索硬化(Amyotrophic lateral sclerosis, ALS)、TBI 和 SCI 等,众多神经保护类药物被逐步研究和开发。然而,其中仅有一小部分药物被证实有临床疗效,目前还需进一步研究以辨明其中效果较好的组分。神经保护类药物的作用机制通常不是特异性的,这也为一种药物治疗多种疾病提供了可能性。如在 SCI、TBI 和脑卒中等的急性起病阶段,神经保护类药物的疗效与药物使用时间点密切相关,这也为成功开展相关临床试验造成了不小的障碍。此外,入组临床试验的患者要求在接受治疗前诊断明确,签署相关知情同意书,而这些环节都需要消耗大量的时间,从而减弱了神经保护治疗的效果。为克服这类问题,SCI相关临床试验的设计也逐步改进,其中不少试验采用了严格的时间窗口(在发病后12h或24h内进行干预),指派专职研究人员在患者到达医院时即获得相关知情同意文书并开展药物干预治疗。SCI研究领域十分宽广,目前已开始对大量神经保护类药物进行动物学实验或临床试验。下面,我们将重点介绍最具潜力的几种神经保护类药物。

1. 甲泼尼龙

甲泼尼龙(Methylprednisolone,MP)作为效果最强的激素类药物,可通过静脉内(Intravenous,IV)注射,发挥抑制炎性反应和膜脂质过氧化的作用。目前,MP是针对SCI研究最多的神经保护类药物,曾广泛应用于临床,动物实验研究也证实其疗效良好。国家急性脊髓损伤研究(National Acute Spinal Cord Injury Study,NASCIS)2临床试验研究也发现MP对患者有相当好的效果。然而,围绕MP也有许多争议,如2002年AANS/CNS指南就指出MP是一个"治疗选项";而较新的2013版指南则在没有充分新增证据的情况下,将其修正为"不推荐的治疗手段"。事实上,一项新近发表的有关MP的Cochrane系统综述在回顾了6项随机对照试验(Randomized controlled trial,RCT)和多项观察性研究后提出,MP临床有效是有一定证据的,应继续作为一种临床治疗方法[2,18]。该综述涵盖了一项Meta分析。从总体数据上看,在早期8h内使用MP的患者不能获得神经功能改善,但在美国脊髓损伤组织(American Spinal Injury Association,ASIA)的运动功能评分上提高了4分。这项Meta分析还发现,在使用MP后,患者的死亡率下降了,但伤口感染及胃肠道出血的发生率上升了。针对MP的批评主要集中于,有充分证据表明采用MP可导致并发症发生率增加,而疗效改善只鉴于亚组分析。这一点在Cochrane的综述和NASCIS 2临床试验研究的原始文献中均有提及[2]。值得注意的是,在NASCIS 2临床试验研究中,根据8h时间窗进行亚组分析的决策是先验而非事后分析。此外,STASCIS数据显示,接受MP治疗的患者的总体并发症发生率下降了44%,这可能与研究人群主要为颈椎损伤患者,而伤口感染更多见于下肢损伤患者有关[10]。此外,人们越来越认识到,颈椎SCI比胸腰椎损伤恢复的可能性更高,这表明未来的研究可仅纳入颈椎损伤患者来展开,以更好地支撑其研究结果[19]。根据代表证据金字塔最高水平的Cochrane评价,MP应该仍是一种可供选择的治疗方案,尽管其可能增加了少量的额外风险,但可稍许改善患者的神经功能。根据STASCIS研究,最适宜用MP的患者是年轻的基础情况好的患者,这些患者在颈椎损伤后8h内接受治疗,在24h内进行早期手术减压固定[19]。必须强调的是,除AANS/CNS可能就MP的使用提出不同的建议外,SCI治疗医生群体对甲泼尼龙的使用也一直有争议。

2. 利鲁唑

利鲁唑是一种电压门控钠通道阻断剂,可减弱谷氨酸相关兴奋性毒性、星形细胞增生等继发性损伤[20]。利鲁唑最早在20世纪90年代获批上市,用于治疗肌萎缩侧索硬化(Amyotrophic lateral sclerosis, ALS)。利鲁唑可减缓运动神经元变性,延长ALS患者的生存期;但对疾病进展迅速的患者,生存期延长有限,一般仅延长2～3个月。在SCI的动物模型实验中,利鲁唑可减轻继发性损伤的级联反应,改善运动的行为表现[20]。近期一项有关SCI的Ⅰ/Ⅱ期临床试验涉及了36例患者(AIS A、B或C级,颈椎损伤28例,胸椎损伤8例),相比于经匹配的对照者,这些患者在接受利鲁唑治疗后ASIS运动评分提高了15.5分($P=0.02$)[22]。目前,将利鲁唑用于治疗SCI的多中心Ⅱ/Ⅲ期临床试验研究已在多个国家展开,且研究仅纳入颈椎SCI患者[23]。

3. 米诺环素

米诺环素是痤疮治疗药物四环素的衍生物,是一种抗生素,具有抗炎特性,临床安全性确实可靠。它在SCI的治疗中似乎有多种作用机制,包括抑制小胶质细胞、肿瘤坏死因子α(Tumor necrosis factor α, TNF-α)、一氧化氮合酶(Nitric oxide synthase, NOS)和金属蛋白酶的激活等[24-25]。临床前研究已经证实了米诺环素在SCI中的优势,如改善运动功能、减小病灶及保留更多的轴突等[24-25]。一项小型单中心随机对照试验比较了米诺环素与安慰剂在44例颈髓或胸髓SCI患者中的治疗效果。结果发现,米诺环素可轻度改善患者的ASIA运动评分(6分;$P=0.20$)[26]。值得注意的是,在颈椎亚组(含25例患者)中,ASIA运动评分的改善效果更好(14分,$P=0.05$)[26]。这些结果促使"米诺环素治疗急性脊髓损伤的研究"(Minocy-cline in Acute Spinal Cord Injury, MASC)得以开展多中心的Ⅲ期临床随机对照试验。目前,该试验正在进行中,试验仅纳入颈椎损伤的患者[27]。

4. 粒细胞集落刺激因子

粒细胞集落刺激因子(Granulocyte colony-stimulating factor, G-CSF)是一种内源性激素和细胞因子,以其在诱导干细胞从骨髓向血液移动中的作用而闻名。临床前研究还鉴定了G-CSF的几项非造血功能,提示其在治疗SCI和脑卒中的过程中可发挥神经保护作用,如保护髓鞘、促进血管生成、吸引干细胞到损伤部位,同时还抑制TNF-α和白细胞介素-1(Interleukin-1, IL-1)的生成[28]。一项有16名患者参与的静脉注射G-CSF的初期研究已证明了G-CSF的安全性和良好的功效,该16名患者均显示 AIS 等级的改善[29]。后续的多中心非随机对照试验研究也得出了令人欣喜的结果，在17名参与者中，有15人在接受 G-CSF 治疗后至少改善一个 AIS 等级[30]。这种有潜力的治疗药物预计会获得进一步研究，但更大规模的临床试验结果尚未公布。

5. 谷氨酸相关兴奋性毒性抑制剂

与利鲁唑和成纤维细胞生长因子（Fibroblast growth factor，FGF）类似，其他潜在的许多治疗药物通过靶向减弱谷氨酸相关的兴奋性毒性来缓解。GM-1 神经节苷脂（Sygen）是一种可以减弱谷氨酸兴奋性毒性和细胞凋亡、增强神经突起出芽的膜蛋白[31]。然而，一项多中心的随机对照试验显示，在1年后随访时，797例在损伤发生72h 内接受 FGF 治疗的患者神经功能无明显改善[31]。因此，AANS／CNS 在指南中指出不推荐将其用于临床治疗[3]。

镁（Magnesium，Mg）是众所周知的一种神经保护剂，曾用于治疗多种神经疾病。其可能的作用机制较多，包括谷氨酸 N-甲基-D-天冬氨酸受体（N-methyl-D-aspartate receptor，NMDA）的非竞争性拮抗作用，减少自由基的产生，抑制炎症细胞因子等[32]。一项动物研究应用聚乙二醇（Polyethylene glycol，PEG）和氯化镁的混合物以增加药物的血脑屏障穿透性，其促进运动恢复的效果优于 MP[33]。PEG 也因其潜在的神经保护特性而被研究，其相关特性主要包括保护或重新密封轴突膜，减少氧化应激[34]。目前，一项多中心 II 期临床试验正在研究代号为 AC105 的 Mg 和 PEG 的混合制剂[35]。

（五）再生治疗

再生医学主要是指新生组织和细胞的生长，其主要基于内源性修复的诱导和放大机制。脊髓再生的概念直接来源于自然界，因为某些爬行动物和斑马鱼显示出非凡的再生能力以重生丢失的组织，其中就包括脊髓。然而，将再生方法应用于人类并非一蹴而就，因为人类的神经再生自然能力非常有限。此外，再生治疗的最佳时机还有待确定。在一些治疗中，早期干预和较晚干预之间存在一定的折中权衡。早期干预有利于某些治疗方法更好地发挥效果；晚期干预则可为在没有干预的情况下也能恢复良好的患者避免额外的风险。一系列新兴的药物，包括基于细胞的疗法和结构性植入物，都可能作为潜在的治疗方法发挥重要作用。

1. Rho 抑制剂

Rho 家族属于一类 GTP 酶，是调节细胞骨架和运动的信号传导途径的关键，最终可抑制神经元生长[36]。抑制 Rho 或通路的其他部分可刺激轴突生长，深度改善脊髓损伤动物模型的运动功能[36]。Cethrin 是已进入 I／IIa 期临床试验的一种 Rho 抑制剂。研究者在术中将其直接用于硬脑膜[37]。对48名SCI患者的试验结果提示，将其用于胸髓损伤患者，则患者的运动能力几乎没有改善；但是与对照组相比，颈髓损伤患者ASIA运动评分提高了18.6(±19.3)分。胸髓损伤患者也表现出改善的趋势[38]。因此，该药物的Ⅲ期临床试验即将进行[39]。包括NSAID在内的其他几种药物也具有Rho抑制作用。临床前试验已经证明，布洛芬可诱导增加轴突出芽[40]。目前，将布洛芬作用于SCI患者的Ⅰ期临床试验正在进行，其作用剂量为2400mg/d，作用时间为连续用药4周[41]。

2. Nogo-A抑制剂

髓磷脂蛋白Nogo-A与Rho通路相似，对神经突的生长也有极强的抑制作用。实验证明，在大鼠和灵长类动物鞘内注射Nogo-A的特异性单克隆抗体有助于阻断该通路，提高神经再生速度[42-43]。由Novartis主导的一项Ⅰ期临床试验(项目编号ATI355)采用鞘内泵方式，往患者体内注入这种抗体。该项试验纳入了51例患者并已完成研究，但相关结果尚未公布[44]。

3. 成纤维生长因子

斑马鱼在被横断后具有完全再生有功能的脊髓的特殊能力。该现象吸引了无数研究者就其细胞信号机制展开探索。现有结果表明，FGF分子家族是形成胶质细胞桥梁的关键所在，前者使轴突能像支架一样生长[45]。成纤维生长因子的该特殊机制在酸性FGF(Acidic FGF，aFGF)与碱性FGF(Basic FGF，bFGF)形式下也有所不同，但均与减弱谷氨酸相关兴奋性毒性、诱导轴突出芽生长有关。研究发现，在创伤性脊髓损伤的大鼠体内经静脉或鞘内注射bFGF，可显著改善其后肢功能[46]。由Asubio主导的正在进行的一项Ⅱ期临床试验(项目编号SUN13837)就已经针对性设计，将避免成纤维细胞增殖副作用的重组bFGF类似物作为临床研究的对象[47]。

4. 软骨素酶ABC

针对SCI慢性期患者，再生医学治疗的重要障碍是在损伤部位形成的胶质瘢痕[48]。这是由细胞外基质组成的一个致密区域，主要源于受伤后最初几个月由反应性星形胶质细胞和小胶质细胞产生的细胞外基质。瘢痕不仅阻止了再生治疗潜在的吸收和渗透，而且也抑制了神经突起生长。软骨素酶ABC可以降解瘢痕内糖链和硫酸软骨素蛋白聚糖，其在啮齿动物中已明确有作用[48]。目前，几个研究小组正采取组合治疗的方法，将软骨素酶ABC与其他再生治疗(如抗Nogo-A)相结合[49]。软骨素酶ABC的人用制剂尚在研发过程中。

5. 基于细胞的疗法

基于干细胞和其他细胞的疗法可能是SCI治疗中最令人兴奋和有意思的潜在治

疗方法,它可用于恢复受损神经元并使受伤组织再生。然而,在人类中应用多种细胞类型(如干细胞、活化的巨噬细胞、骨髓基质细胞、施旺细胞等)的研究都显示细胞存活较差或缺乏神经学作用(见表5-1)[50-58]。这些研究通常将细胞注射到脊髓(经皮或在手术期间注射)中,最常见的时间段是在SCI后的急性期。其不良反应的发生率几乎为零,但是这些试验性研究所涉及的人群数量较少,统计学效力不足以检验其神经或功能的改善作用。一些研究人员认为,这些治疗可能通过间接机制(如细胞信号传导)和结构支持发挥作用[58]。施旺细胞和神经前体等许多细胞类型分泌营养因子和抑制性信号,这些信号可以增强神经突起和增加神经元存活数量,并且改善动物研究中的功能结果[59]。目前,正在进行若干个更大规模的Ⅱ期临床试验,这些实验结果将帮助我们更深入认识这些治疗的相关功效[60-62]。另外,我们可以将最新技术用于诱导多功能干细胞进行治疗。该种细胞可被进一步诱导成特定的细胞(如神经元)[63]。我们可以进一步改进基于细胞的这些治疗方法,但是否能够实现实质性的脊髓再生的梦想还有待观察。

表5-1　潜在的治疗药物:药理学,基于细胞的治疗方法和植入材料

类　　别	种　类	药物介质	描　　述	已完成或正在进行的研究
神经保护类	温度	低体温	通过血管内或外部降温,诱导轻度低体温(33℃)	14例AIS A级患者的病例对照研究;结果趋向于神经功能改善(43% vs. 21%)
	药物	MP	足量的皮质醇激素可控制感染;经静脉给药	亚组分析显示,在损伤后8h内开始24h的MP治疗,可轻度改善运动功能(4分)
		利鲁唑	电压门控钠离子通道抑制剂;减轻谷氨酸兴奋性毒性;经口服给药	接受利鲁唑治疗的颈髓损伤亚组($n=28$)与配对对照组相比,ASIA运动评分提高了15.5分($P=0.02$);胸髓损伤组无获益($n=8$);临床Ⅱ/Ⅲ期RISCIS试验在进行中
		米诺环素	四环素抗感染;减少小胶质细胞增生,TNF-α;抑制一氧化氮合成酶和金属蛋白酶;经静脉注射给药	接受米诺环素治疗的颈髓损伤亚组($n=25$)与安慰剂组相比,ASIA运动评分提高了14分($P=0.05$);临床Ⅲ期MASC试验在进行中
		粒细胞-集落刺激因子	内源性糖蛋白可招募干细胞;保护髓磷脂;抑制TNF-α和IL-1,促进血管新生;经静脉注射给药	采用静脉注射的两项早期研究已证实其安全性,分别在16/16例和15/17例(88%)患者中观察到AIS等级改善

续表

类　别	种　类	药物介质	描　述	已完成或正在进行的研究
神经保护类	药物	FGF	传递信号给胶质细胞以形成胶质细胞桥,通过胶质细胞桥轴突得以穿过;减弱谷氨酸相关兴奋性毒性;经静脉注射给药	旨在避免刺激成纤维细胞增生的重组bFGF(SUN13837),将接受Ⅱ期临床试验
		Mg;PEG	Mg:谷氨酸NMDA受体拮抗剂;抗感染。PEG:可协助Mg穿越血脑屏障;保护轴突膜;经静脉注射给药	Mg-PEG专利配方(AC105)正在进行多中心Ⅱ期临床试验
神经再生	药物	Cethrin	钝化灭活Rho或其下游靶点ROK,以刺激神经元生长;术中硬膜外给药	接受Cethrin治疗的颈椎患者,ASIA运动评分提高了18.6(±19.3)分(与对照组相比);正规划Ⅲ期临床试验
		非甾体抗炎药	可起到抑制Rho通路的作用;增加轴突出芽;口服给药	布洛芬Ⅰ期临床试验进行中
		抗Nogo-A抗体	髓磷脂蛋白Nogo-A是神经元生长强抑制剂;经鞘内给药(通过微泵)	抗Nogo-A抗体(ATI355)Ⅰ期临床试验已完成;相关结果延迟发布
		软骨素酶ABC	降解胶质瘢痕内的糖链和硫酸软骨素蛋白聚糖;促进轴突再生长;经脊髓给药	人相关配方在设计开发中;预计进行Ⅰ期临床试验
		肝细胞生长因子	神经营养因子,可促进血管生成;经脊髓给药	重组人肝细胞生长因子(KP-100IT)Ⅱ期临床试验正在进行中
	基于细胞的疗法	骨髓间充质干细胞	骨髓细胞包括干细胞和其他不同成熟阶段的细胞,仅分离单核细胞;其作用机制是细胞信号传导和受损细胞的再生;脊髓内给药	一项Ⅱ期临床试验对35例AIS A级患者进行GM-CSF静脉注射和脊髓内细胞注射的研究,发现与对照组相比,试验组无显著改善。一项针对胸椎AIS A级患者脊髓内注射BMSCs的独立研究正在进行中
		成人神经干细胞	从健康供体的中枢神经系统提取同种异体细胞(可能来自脑室下区)	这是正在进行的一项专利产品的Ⅱ期临床试验的主要研究对象
		脂肪细胞来源干细胞	细胞先经抽取孵育,尚不明确是否重编程以恢复多能性;经脊髓内注射给药	一项尚在进行中的Ⅱ期临床试验在术中应用了该类细胞

续表

类　别	种　类	药物介质	描　述	已完成或正在进行的研究
神经再生	基于细胞的疗法	施旺细胞	从腓肠神经上获得自体细胞;经脊髓内注射给药	涵盖33例慢性胸髓SCI患者的Ⅰ期临床试验提示其方法安全性可,但对患者无明显改善作用
		人胚胎干细胞	细胞来源于人胚胎,经培养后完成脊髓内注射	由Geron公司(Menlo Park,CA)主导的一项研究仅涉及4例接受脊髓内注射的患者,试验研究在完成前就中止了
	基于组织的疗法	生物工程支架和组织移植物	提供结构支撑的合成,或生物学组织被植入或注射入,以桥接损伤缺损,同时允许轴突再生长;可通过脊髓内注射给药	目前尚无人类受试者相关研究

　　AIS: ASIA impairment scale, ASIA 损伤量表;BBB: Blood-brain barrier,血脑屏障;BMSC: Bone marrow stromal cell,骨髓基质细胞;CNS: Central nervous system,中枢神经系统;FGF: Fibroblast growth factor,成纤维细胞生长因子;GM-CSF: Granulocyte macrophage-colony stimulating factor,粒细胞-巨噬细胞集落刺激因子;HGF: Human growth factor,人生长因子;IV: Intravenous,静脉内;MASC: Minocycline in acute spinal cord injury,米诺环素在急性脊髓损伤中;Mg: Magnesium,镁;MP: Methyl-prednisolone,甲泼尼龙;NMDA: N-methyl-D-aspartate receptor,N-甲基-D-天冬氨酸受体;NOS: Nitric oxide synthase,一氧化氮;PEG: Polyethylene glycol,聚乙二醇;RCT: Randomized controlled trial,随机对照试验;RISCIS: Riluzole in SCI Study,SCI研究中的利鲁唑;ROK: Rho-associated kinase,Rho 相关激酶;SCI: Spinal cord injury,脊髓损伤;TNF-α: Tumor necrosis factor-α,肿瘤坏死因子α(转载自Martin AR, Aleksanderek I, Fehlings MG. Diagnosis and acute management of spinal cord injury: current best practices and emerging therapies.Curr Trauma Rep, 2015, 1: 169-181. 获得Springer Business＋Science 的许可)

5. 植入性支架

　　再生药物和细胞治疗的潜在补充策略是外科手术植入结构性材料,桥接损伤部位,促进轴突再生。几种类型的合成和生物组织已经被开发并经过动物实验研究。需要强调的是,这些材料生物相容性好,可生物降解,具有合适的机械性质,如孔隙率(用于轴突)、弹性及与周围组织的黏合能力[64]。以多通道水凝胶聚合物移植物为代表的合成设计材料已经在动物中进行了测试,但是如果间隙大于1cm,则轴突倾向于停止生长。目前的研究正探索将生物活性分子和活细胞结合到这些植入物中[64]。另一种方法是植入周围神经组织,这种方法受科学家期待,因为其可为轴突再生和分泌神经营养因子的施旺细胞提供传导条件[65]。然而,这种技术在动物实验中的成功率很低,因为从移植物上分离轴突较为困难,同时也受胶质瘢痕的影响。最近,使用软骨素酶ABC的一项研究似乎已经克服了这个困难,恢复了啮齿动物模型的功能[66]。完全不同的一种方法则是利用形成圆柱形纳米管的自组装肽[67-68]。这些分子是可注射、可修饰的，并结合神经营养因子，但是需要进一步的研究来评估它们在SCI治疗中的价值。

（六）未来方向

目前，尚不清楚哪种方法对脊髓损伤患者有显著的改善作用。展望未来，SCI的解决方案很有可能由联合治疗方法组成，这些治疗针对继发性损伤和神经再生的不同方面。这些治疗方法涉及损伤后神经保护物质的尽快使用以及再生途径的建立，最有可能的是在多个干预时间点应用药物组合、基于细胞的疗法和植入材料。前路多艰，因为这些治疗方法的实施相当复杂。但是这些方法对SCI患者又有潜在的巨大帮助和效果，这显然是我们敢于应对挑战的理由。

四、小　结

在过去的几十年里，对创伤性脊髓损伤患者的治疗取得了很大的进展，为更多的患者提供了恢复的可能性。蓬勃发展的治疗药物有可能在神经保护或再生方面显著改善神经和功能的结果。然而，这其中大多数药物尚未成功地在人体试验中获得良好的效果，也并未被应用于临床实践，这严重限制了药物治疗的可选项。尽管如此，SCI研究领域势头仍很强劲，我们有充分理由期待能改善患者神经功能的其他治疗手段。

优化运动员急性脊髓损伤结局的策略如下。

- 立即固定脊柱（颈托，头部制动的脊椎板，小心转运），并将患者运送到创伤中心。
- 保持吸氧和血流动力学参数，将平均动脉压维持在85mmHg以上。
- 考虑在受伤后8h内（特别是颈椎损伤）初次给予30mg/kg推注剂量的MP，然后以5.4mg/（kg·h）的静脉注射速率输注23h。
- 尽可能早地进行手术减压并保持稳定，以减轻由脊髓压迫引起的局部缺血和附加的组织损伤。
- 在充分证明其安全性和有效性之后，考虑采取新兴的神经保护性和再生性治疗方法。

参考文献

［1］ Sci-Info-Pages: Spinal Cord Injury Facts & Statistics. Available at: http: //www.sci-info-pages.com/ facts.html. Accessed September 10, 2015.

［2］ Rowland JW, Hawryluk GW, Kwon B, et al. Current status of acute spinal cord injury pathophysiology and emerging therapies: Promise on the horizon. Neurosurg Focus, 2008, 25: E2.

［3］ American Association of Neurological Surgeons（AANS）and the Congress of Neurological Surgeons（CNS）, Section on Disorders of the Spine and Peripheral Nerves. Guidelines for the Management of Acute Cervical Spine and Spinal Cord Injuries, 2013.

［4］ Levi L, Wolf A, Belzberg H. Hemodynamic parameters in patients with acute cervical cord trauma: description, intervention, and prediction of outcome. Neurosurgery, 1993, 33（6）: 1007-1016, discussion 1016-1017.

［5］ Vale FL, Burns J, Jackson AB, et al. Combined medical and surgical treatment after acute spinal cord injury: results of a prospective pilot study to assess the merits of aggressive medical resuscitation and blood pressure management. J Neurosurg, 1997, 87（2）: 239-246.

［6］ Gelb DE, Aarabi B, Dhall SS. Treatment of subaxial cervical spinal injuries. Neurosurgery, 2013, 72: 187-194.

［7］ Dvorak MF, Noonan VK, Fallah N, et al. The influence of time from injury to surgery on motor recovery and length of hospital stay in acute traumatic spinal cord injury: an observational Canadian cohort study. J Neurotrauma, 2014, 32（9）: 645-654.

［8］ Wilson JR, Singh A, Craven C, et al. Early versus late surgery for traumatic spinal cord injury: the results of a prospective Canadian cohort study. Spinal Cord, 2012, 50: 840-843.

［9］ Furlan JC, Noonan V, Cadotte DW, et al. Timing of decompressive surgery of spinal cord after traumatic spinal cord injury: an evidence-based examination of pre-clinical and clinical studies. J Neurotrauma, 2011, 28: 1371-1399.

［10］ Fehlings MG, Vaccaro A, Wilson JR, et al. Early versus delayed decompression for traumatic cervical spinal cord injury: results of the Surgical Timing in Acute Spinal Cord Injury Study（STASCIS）. PloS One, 2012, 7: e32037.

［11］ ClinicalTrials.gov. Surgical Treatment for Spinal Cord Injury（SCI-POEM）. Available at: http: // www.clinicaltrial. gov/ct2/show/NCT01674764. Accessed November 20, 2014.

［12］ Jones WHS. Hippocrates. 472 ed. Heinemann, London, 1923.

［13］ Kwon BK, Mann C, Sohn HM, et al. Hypothermia for spinal cord injury. Spine J, 2008, 8: 859-874.

［14］ Lo TP, Cho KS, Garg MS, et al. Systemic hypothermia improves histological and functional outcome after cervical spinal cord contusion in rats. J Comp Neurol, 2009, 514: 433-448.

［15］ Dietrich WD, Levi AD, Wang M, et al. Hypothermic treatment for acute spinal cord injury. Neurotherapeutics, 2011, 8: 229-239.

［16］ Levi AD, Casella G, Green BA, et al. Clinical outcomes using modest intravascular hypothermia after acute cervical spinal cord injury. Neurosurgery, 2010, 66: 670-677.

［17］ ClinicalTrials.gov. Efficacy of Intravenously Instituted Hypothermia Treatment in Improving Functional Outcomes in Patients Following Acute Spinal Cord Injury. Available at: http: //www.clinical-trial.gov/ct2/show/ NCT01739010. Accessed November 20, 2014.

［18］ Bracken MB. Steroids for acute spinal cord injury. Cochrane Database Syst Rev, 2012, 1: CD001046.

［19］ Fehlings MG, Wilson JR, Cho N. Methylprednisolone for the treatment of acute spinal cord injury: counterpoint. Neurosurgery, 2014, 61: 36-42.

［20］ Schwartz G, Fehlings MG. Evaluation of the neuroprotective effects of sodium channel blockers after spinal cord injury: improved behavioral and neuroanatomical recovery with riluzole. J Neurosurg, 2001, 94: 245-256.

［21］ Bensimon G, Lacomblez L, Meininger V. The ALS/Riluzole Study Group: a controlled trial of Riluzole in Amyotrophic Lateral Sclerosis. N Engl J Med, 1994, 330: 585-591.

［22］ Grossman RG, Fehlings MG, Frankowski RF, et al. A prospective, multicenter, phase Ⅰ matched-comparison group trial of safety, pharmacokinetics, and preliminary efficacy of riluzole in patients with traumatic spinal cord injury. J Neurotrauma, 2014, 31: 239-255.

［23］ ClinicalTrials.gov. Riluzole in Spinal Cord Injury（RISCIS）trial. Available at http: //www.clinical-trials.gov/show/NCT01597518. Accessed November 20, 2014.

［24］ Festoff BW, Ameenuddin S, Arnold PM, et al. Minocycline neuroprotects, reduces microgliosis, and inhibits caspase protease expression early after spinal cord injury. J Neurochem, 2006, 97: 1314-1326.

［25］ Wells JEA, Hurlbert RJ, Fehlings MG, et al. Neuroprotection by minocycline facilitates significant recovery from spinal cord injury in mice. Brain, 2003, 126: 1628-1637.

［26］ Casha S, Zygun D, McGowan MD, et al. Results of a phase Ⅱ placebo-controlled randomized trial of minocycline in acute spinal cord injury. Brain, 2012, 135: 1224-1236.

［27］ ClinicalTrials.gov. Minocycline in Acute Spinal Cord Injury（MASC）. Available at: http: //www.clinicaltrial.gov/ct2/show/NCT01828203. Accessed November 21, 2014.

［28］ Kawabe J, Koda M, Hashimoto M, et al. Granulocyte colony-stimulating factor（G-CSF）exerts neuroprotective effects via promoting angiogenesis after spinal cord injury in rats. J Neurosurg Spine, 2011, 15: 414-421.

［29］ Takahashi H, Yamazaki M, Okawa A, et al. Neuroprotective therapy using granulocyte colony-stimulating factor for acute spinal cord injury: a phase Ⅰ/Ⅱa clinical trial. Eur Spine J, 2012, 21: 2580-2587.

［30］ ClinicalTrials.gov. Study to Evaluate the Efficacy, Safety, and Pharmacokinetics of SUN13837 Injection in Adult Subjects with Acute Spinal Cord Injury（ASCI）. Available at: http: //www.clinicaltrial.gov/ct2/show/NCT02260713. Accessed November 21, 2014.

［31］ Geisler FH, Coleman WP, Grieco G, et al. The Sygen Study Group: the Sygen multicenter acute spinal cord injury study. Spine, 2001, 26（24 suppl）: S87-S98.

［32］ Kwon BK, Tetzlaff W, Grauer JN, et al. Pathophysiology and pharmacologic treatment of acute spinal cord injury. Spine J, 2004, 4: 451-464.

［33］ Kwon BK, Roy J, Lee JH, et al. Magnesium chloride in a polyethylene glycol formulation as a neuroprotective therapy for acute spinal cord injury: preclinical refinement and optimization. J Neurotrauma, 2009, 26: 1379-1393.

［34］Luo J, Borgens R, Shi R. Polyethylene glycol immediately repairs neuronal membranes and inhibits free radical production after acute spinal cord injury. J Neurochem, 2002, 83: 471-480.

［35］ClinicalTrials.gov Website. A phase 2 double-blind, randomized, placebo-controlled study to determine the safety, tolerability and potential activity of ac105 following a regimen of 6 doses over 30 hours in patients with acute traumatic spinal cord injury（SCI）as compared to patients treated with placebo. http: //clinicaltrials.gov/ct2/show/NCT01750684 Accessed November 20, 2014.

［36］Dergham P, Ellezam B, Essagian C, et al. Rho signaling pathway targeted to promote spinal cord repair. J Neurosci, 2002, 22: 6570-6577.

［37］Fehlings MG, Theodore N, Harrop J, et al. A phase Ⅰ/Ⅱa clinical trial of a recombinant Rho protein antagonist in acute spinal cord injury. J Neurotrauma, 2011, 28: 787-796.

［38］McKerracher L, Anderson KD. Analysis of recruitment and outcomes in the phase Ⅰ/Ⅱa Cethrin clinical trial for acute spinal cord injury. J Neurotrauma, 2013, 30: 1795-1804.

［39］ClinicalTrials.gov. Cethrin in Acute Cervical Spinal Cord Injury（CACSCI）Trial. Available at: http: //www.clinicaltrials.gov/ct2/show/NCT02053883. Accessed November 20, 2014.

［40］Wang X, Buddel S, Baughman K, et al. Ibuprofen enhances recovery from spinal cord injury by limiting tissue loss and stimulating axonal growth. J Neurotrauma, 2009, 26: 81-95.

［41］ClinicalTrials.gov. The Rho-inhibitor ibuprofen for the treatment of acute spinal cord injury: investigation of safety, feasibility and pharmacokinetics. available at: http: //www.clinicaltrial.gov/ct2/show/NCT02096913. Accessed November 20, 2014.

［42］Liebscher T, Schnell L, Schnell D, et al. Nogo-A antibody improves regeneration and locomotion of spinal cordinjured rats. Ann Neurol, 2005, 58: 706-719.

［43］Freund P, Schmidlin E, Wannier T, et al. Nogo-A-specific antibody treatment enhances sprouting and functional recovery after cervical lesion in adult primates. Nat Med, 2006, 12: 790-792.

［44］ClinicalTrials.gov Website. Study to evaluate the efficacy, safety, and pharmacokinetics of sun13837 injection in adult subjects with acute spinal cord injury（ASCI）. http: //www.clinicaltrial.gov/ct2/show/NCT02260713. Accessed November 21, 2014.

［45］Goldschmidt Y, Sztal TE, Jusuf PR, et al. FGF-dependent glial cell bridges facilitate spinal cord regeneration in zebrafish. J Neurosci, 2012, 32（22）: 7477-7492.

［46］Rabchevsky AG, Fugaccia I, Turner AF, et al. Basic fibroblast growth factor（bFGF）enhances functional recovery following severe spinal cord injury to the rat. Exp Neurol, 2000, 164: 280-291.

［47］ClinicalTrials.gov. Acute safety, tolerability, feasibility and pharmacokinetics of intrath. administered ati355 in patients with acute SCI. Available at: http: //www. clinicaltrials.gov/show/NCT00406016. Accessed November 21, 2014.

［48］Bradbury EJ, Moon LD, Popat RJ, et al. Chondroitinase ABC promotes functional recovery after spinal cord injury. Nature, 2002, 416: 636-640.

［49］Zhao RR, Andrews MR, Wang D, et al. Combination treatment with anti-Nogo-A and chondroitinase ABC is more effective than single treatments at enhancing functional recovery after spinal cord injury. Eur J Neurosci, 2013, 38: 2946-2961.

［50］Geffner LF, Santacruz P, Izurieta M, et al. Administration of autologous bone marrow stem cells into spinal cord injury patients via multiple routes is safe and improves their quality of life: comprehensive case studies. Cell Transplant, 2008, 17: 1277-1293.

［51］ Syková E, Homola A, Mazanec R, et al. Autologous bone marrow transplantation in patients with subacute and chronic spinal cord injury. Cell Transplant, 2006, 15: 675-687.

［52］ Deda H, Inci MC, Kurekci AE, et al. Treatment of chronic spinal cord injured patients with autologous bone marrowderived hematopoietic stem cell transplantation: 1-year follow-up. Cytotherapy, 2008, 10: 565-574.

［53］ Mackay-Sim A, Feron F, Cochrane J, et al. Autologous olfactory ensheathing cell transplantation in human paraplegia: a 3-year clinical trial. Brain, 2008, 131: 2376-2386.

［54］ Lima C, Escada P, Pratas-Vital J, et al. Olfactory mucosal autografts and rehabilitation for chronic traumatic spinal cord injury. Neurorehabil Neural Repair, 2010, 24: 10-22.

［55］ Saberi H, Moshayedi P, Aghayan HR, et al. Treatment of chronic thoracic spinal cord injury patients with autologous Schwann cell transplantation: an interim report on safety considerations and possible outcomes. Neurosci Lett, 2008, 443: 46-50.

［56］ Knoller N, Auerbach G, Fulga V, et al. Clinical experience using incubated autologous macrophages as a treatment for complete spinal cord injury: phase Ⅰ study results. J Neurosurg Spine, 2005, 3: 173-181.

［57］ Yoon SH, Shim YS, Park YH, et al. Complete spinal cord injury treatment using autologous bone marrow cell transplantation and bone marrow stimulation with granulocyte macrophage-colony stimulating factor: phase Ⅰ/Ⅱ clinical trial. Stem Cells, 2007, 25: 2066-2073.

［58］ Lammertse DP, Jones LA, Charlifue SB, et al. Autologous incubated macrophage therapy in acute, complete spinal cord injury: results of the phase 2 randomized controlled multicenter trial. Spinal Cord, 2012, 50: 661-671.

［59］ Ruff CA, Wilcox JT, Fehlings MG. Cell-based transplantation strategies to promote plasticity following spinal cord injury. Exp Neurol, 2012, 235: 78-90.

［60］ ClinicalTrials.gov. Transplantation of autologous adipose derived stem cells（ADSCs）in spinal cord injury treatment. Available at: http: //www.clinicaltrial.gov/ct2/show/NCT02034669. Accessed November 20, 2014.

［61］ ClinicalTrials.gov. Study of human central nervous system（CNS）stem cell transplantation in cervical spinal cord injury. Available at: http: //www.clinicaltrials. gov/ct2/show/NCT02163876. Accessed November 21, 2014.

［62］ ClinicalTrials.gov. Autologous bone marrow cell transplantation in persons with acute spinal cord injury: an indian pilot study. Available at: http: //www.clinicaltrial.gov/ct2/show/NCT02260713. Accessed November 21, 2014.

［63］ Warren L, Manos PD, Ahfeldt T, et al. Highly efficient reprogramming to pluripotency and directed differentiation of human cells with synthetic modified mRNA. Cell Stem Cell, 2010, 7（5）: 618-630.

［64］ Wang M, Zhai P, Chen X, et al. Bioengineered scaffolds for spinal cord repair. Tissue Eng Part B Rev, 2011, 17: 177-194.

［65］ Cote MP, Amin AA, Tom VJ, et al. Peripheral nerve grafts support regeneration after spinal cord injury. Neurotherapeutics, 2011, 8: 294-303.

［66］ Lee YS, Lin CY, Jiang HH, et al. Nerve regeneration restores supraspinal control of bladder function after complete spinal cord injury. J Neurosci, 2013: 33: 10591-10606.

［67］ Tysseling-Mattiace VM, Sahni V, Niece KL, et al. Self-assembling nanofibers inhibit glial scar for-mation and promote axon elongation after spinal cord injury. J Neurosci, 2008, 28: 3814-3823.

［68］ Liu Y, Ye H, Satkunendrarajah K, et al. A self-assembling peptide reduces glial scarring, attenuates post-traumatic inflammation and promotes neurological recovery following spinal cord injury. Ac-ta Biomater, 2013, 9: 8075-8088.

第6章

运动相关脊柱疾病的影像学诊断

Mitchel B. Harris, MD, FACS
Micah Blais, MD

姚斌 译

▌ 一、引 言

　　因为运动员脊柱损伤的严重程度、病因学特点以及急慢性变化多样,所以影像学诊断是十分有必要的。体育运动是导致下颈椎损伤的第二个常见原因,仅次于交通事故[1]。这些运动损伤虽然相对不常见,但其发病严重,死亡率高,通常需要紧急拍片以明确诊断[2]。而腰椎间盘突出较常见于年龄较大的运动员,但通常不需要在急性起病时紧急拍片[3]。本章的目的在于阐明各个年龄段运动员均常见的损伤类型,循证医学所指导的处理原则,以及如何根据影像学诊断做出判断。关于运动员下腰痛的鉴别诊断见表6-1。本章将这些疾病分为两大类,即急性创伤性和慢性非创伤性。

表6-1　运动员下腰痛的鉴别诊断

脊柱源性诊断	非脊柱源性诊断
肌肉或韧带扭伤 退行性椎间盘疾病 峡部裂(无滑移) 椎体滑移 小关节综合征 小关节骨骺损伤(青少年) 骶骨应力性骨折 中央型椎间盘突出(无神经根症状) 第五腰椎骶化或横突撞击 小关节压力性骨折 急性创伤性小关节骨折 椎间盘炎或骨髓炎 肿瘤	盆腔内或妇科疾病(如卵巢囊肿) 肾病 骶髂关节功能异常

经授权引自 Bono CM. Low-back pain in athletes. J Bone Joint Surg Am, 2004, 86-A(2): 382 - 396.

二、急性创伤性损伤

（一）颈椎创伤

颈髓损伤(Cervical spinal cord injury, SCI)在运动中相对不常见, 但其潜在的损伤性较大。在对美国灾难性运动损伤国家中心数据库的一项系统分析中, Boden 等[4]估计, 在高中和大学生橄榄球运动员中, 严重颈椎损伤的占比分别约为 1.10/10 万和 4.72/10 万。虽然冰球、摔跤和英式橄榄球同样有发生颈椎损伤的风险, 但是美式橄榄球是美国最常见的导致颈椎损伤的运动类型。在调整头盔冲撞和拦截摔人的运动规则, 以及对运动员进行教育后, 运动相关的严重颈髓损伤的发生率近30年出现了下降[5]。然而, 严重颈髓损伤仍时有发生且致死率高, 需要适当的影像学诊断及处理方法, 以最优化患者的预后。

对急性颈椎损伤患者的紧急处理原则与其他创伤患者一致, 重点遵照高级创伤生命支持原则(Advanced trauma life support, ATLS)。在本章的后续内容中会提到现场摘下头盔的特殊注意点。

大量研究关注于急诊室中成年人脊柱损伤影像学诊断的系统规则和标准。最常用的两种规则和标准是加拿大颈椎规则（Canadian C-spine rules）和美国国家急诊放射应用研究标准［National Emergency X-radiography Utilization Study（NEXUS）criteria］[6]，它们基于循证医学形成系统，对颈椎损伤的检测具有高度的敏感性[7]。虽然只有一小部分急诊患者是运动相关的，但这套指南可以为疑似颈椎损伤的成年患者的处理提供基础参考。然而值得指出的是，这些规则和标准在运动人群中的应用并不完全绝对，仍需要医务人员的干预。例如，颈髓神经失用症常见于橄榄球运动损伤患者。其通常由头部的轴向压应力导致，表现为双上肢的针刺感和烧灼感。若严格按照加拿大颈椎规则，则这类患者具有两个高危因素，需要行影像学检查。然而在实际中，这类患者通常不需要急诊影像学诊断，其症状通常会自行消失。

NEXUS标准和加拿大颈椎规则为有效地处理成年人颈椎运动损伤提供了系统方法。而对于其在儿童运动员，尤其是8岁以下儿童中的应用尚存在争议[8]。8岁以下儿童的小关节水平位运动范围更大，允许更大的屈伸运动范围。另外，儿童椎体为楔形，且椎间软骨联合没有完全融合[9]。8岁以下儿童的颈椎屈伸中心更靠近颅骨，约在C_2-C_3平面；随着年龄的增大，颈椎屈伸中心逐渐向尾侧移动，在青春期达到C_5-C_6水平[10]。因此，8岁以下儿童更容易在C_3水平或以上造成损伤；年长儿童的典型损伤则在C_3水平以下。Leonard等[11]回顾性分析了创伤患儿颈椎损伤的因素。然而，我们仍然没有患儿影像学处理方法的循证医学证据。因此，许多独立的儿童急诊中心尝试出台了对疑似颈椎损伤患者的影像处理原则（见图6-1）。尽管研究证实，这些措施缩短了从发病到判断疾病严重程度的时间，但在影像学方法的选择和应用上仍然存在疑虑，同时这些措施的应用广泛性远低于成年人的系统方法[12]。

医务人员在初步评估疑有颈椎损伤的患儿时，通常需要全面的体格检查和一张X线平片［前后位（Anteroposterior, AP）、侧位和张口位］[13]。Flynn等[14]发现，对于患儿，特别是感觉迟钝或者影像学检查不清晰的患儿，MRI评估有效。尽管CT对颈椎骨性损伤的检测敏感性较MRI高，但考虑放射暴露问题，较少将其应用于对患儿的体格检查。另外，Adelgais等[15]研究发现，螺旋CT在急诊科的应用，与患者住院时间延长、研究比率增高相关联（见图6-1、框6-1和框6-2）。

颈椎神经根麻痹由急性颈椎损伤造成，表现为上肢的麻木和刺痛感，这是最常见的周围神经损伤，高达50%～65%的大学生橄榄球运动员在职业生涯中经历过至少一次这类损伤[16]。这类损伤很常见，但关于运动员在损伤后是否可以立即重返运动，抑或需要进行进一步检查和影像学诊断，在医学界仍有大量争论。医务人员首先需要辨别是单纯的烧灼痛或针刺感，还是有更严重的病情。比如症状不止累及一个肢

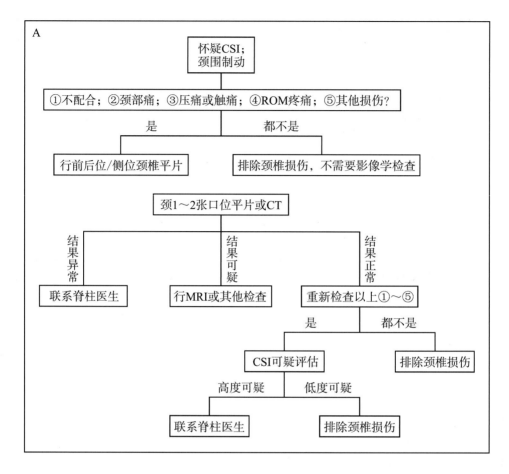

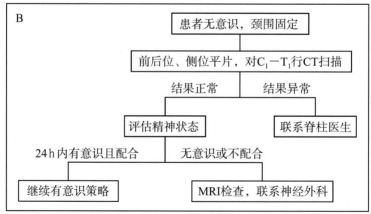

图6-1 儿童影像学检查策略:有意识患者(图A)和无意识患者(图B)。AP, 前后位;CSI, 颈椎损伤;ROM, 运动范围[引自:Lee SL, Sena M, Greenholz SK, et al. A multidisciplinary approach to the development of a cervical spine clearance protocol: process, rationale, and initial results. J Pediatr Surg, 2003, 38(3): 358 – 362.]

框6-1　NEXUS标准

1. 无颈椎中线压痛
2. 无局灶性神经功能缺损
3. 意识正常
   a. Glasgow昏迷评分15分；
   b. 对人、事、位置、时间无定向障碍；
   c. 能在5min内记忆3件物体；
   d. 对外界刺激反应正常。
4. 无中毒反应
5. 无疼痛的其他损伤
   如：长骨骨折，内脏损伤需要手术，大面积溃疡，撞击伤或大面积烧伤。

框6-2　加拿大颈椎规则

A. 是否有任何需要影像学检查的高危因素？
   1. 年龄65岁或以上
   2. 损伤机制
      a. 1米高坠落（或5级台阶）；
      b. 头部轴向压力（如跳水）；
      c. 高速的交通事故伤（速度>100km/h）；
      d. 机动车事故；
      e. 从车辆中抛出；
      f. 自行车与固定物体相撞。
   3. 肢体皮肤感觉异常
B. 是否存在低危因素，允许进行安全的运动范围检查？对不存在以下任一项低危因素者，应行影像学检查，不宜进行运动范围检查：
      a. 单纯机动车追尾相撞；
      b. 在急诊室内坐位；
      c. 损伤后任何时间都可步行；
      d. 迟发的颈部疼痛；
      e. 颈椎中线无压痛。
C. 运动范围检查
      a. 患者能否主动并无痛地将颈部向左右两侧旋转45°,？ 如果可以，则不需行影像学检查。

经授权引自Leonard JC, Kuppermann N, Olsen C, et al. Factors associated with cervical spine injury in children after blunt trauma. Ann Emerg Med, 2011, 58 (2): 145-155. doi: 10.1016/j.annemergmed. 2010.08.038. Epub 2010 Oct 29.

体，累及下肢，合并有头痛或者精神状态改变，有严重颈部疼痛，颈部活动范围下降等，都应考虑是否有颈椎损伤节段骨折和（或）脊髓损伤的发生。此时，患者需要进一步检查，同时需要预防性干预[17]。

真性烧灼痛或针刺感表现为单侧上肢的疼痛或麻木。神经牵拉或损伤的确切机制尚不明确,其可能是由周围神经在臂丛水平牵拉或神经根出口位置冲击引起的。其典型症状通常为一过性的,运动员下场后,在评估期间就会缓解[18]。目前,关于此类损伤处理的研究证据几乎没有,通常认为即使运动员仍然有烧灼痛,但只要符合以下情况,就可以不行影像学检查,重返赛场:神经血管查体正常;颈椎无痛活动范围正常;肩关节无痛活动范围正常;Spurling's试验阴性[19]。若再次受伤、症状持续或症状累及多个肢体,则需要考虑行影像学检查[17]。若患者出现反复或持续单侧上肢的疼痛、感觉异常或无力症状,则MRI或肌电图有助于进一步确定受挤压的节段和部位[20]。尽管这种情况与慢性疾病的差别明显,但是Levitz等[21]研究55位主诉反复烧灼痛的运动员的MRI后发现,其中53%有椎管狭窄,87%有椎间盘疾病。

医务人员也需要鉴别诊断颈椎神经根性麻痹与颈髓神经失用症(Cervical cord neurapraxia,CCN)。CCN较根性麻痹更为罕见,在美国橄榄球运动员中的发生率估计只有7/1万[22]。CCN通常与运动相关,表现为双侧的感觉丧失,伴或不伴有从轻微到完全的相关运动障碍。其实质通常与椎管狭窄有关。因此,医务人员需要行高级的影像学检查(CT造影或MRI)以评估椎管功能空间大小[23-24]。由于其与椎管狭窄相关,所以用单纯的CT或平片检查来评估双侧症状是不充分的。

(二) 胸椎和腰椎损伤

急性运动相关性胸椎损伤包括骨折与椎间盘突出。尸体研究证实,胸廓为对抗胸椎的旋转与轴向压力提供了强大的稳定力量[25]。因此,运动常造成胸椎损伤的现象有点令人诧异。事实上,Wang等[26]回顾分析了10年间创伤性椎体骨折的发生原因,发现运动损伤造成的胸腰椎部位骨折多于颈椎和骶椎部位骨折。尽管这些急性损伤多见于成年人创伤,并且与运动相关,但是几乎没有研究关注于何时、如何对这类损伤患者进行影像学诊断。

医务人员面临的第一个问题是评估这类损伤患者骨折的可能性。美国东部创伤外科协会在2013年的一项指南中提出,所有钝性胸腹部损伤患者若无胸、腰、骶椎疼痛,且精神状态正常,神经检查及体格检查正常,并且排除高能量损伤和酒精或药物中毒,那么可仅通过临床检查来排除脊髓损伤,而不需要行影像学检查[27]。然而,In-aba等[28]最近的一项研究发现,高达21.6%的体格检查正常患者(胸腰椎中线无压痛、触痛、畸形,无异常神经检查体征)仍有临床显著可见的骨折,需要胸腰骶椎支具或手术干预。并且作者发现,将体格检查与相关高危因素(如高能损伤,年龄大于60岁)合并后,筛查的敏感度高达98.9%。以上原则以及应用后结果提示,若患者年龄低于

60岁,运动中有钝性胸腹部损伤史,不伴有神经或体格检查阳性体征,则不需要行影像学检查。

对于根据病史或体格检查,考虑需要行进一步影像学检查的患者,医务人员需要考虑的下一个问题是选用何种检查方案。相比于CT,X线平片对骨折诊断的敏感度、特异度和阴性预测值较差[29]。虽然经证实,螺旋CT检测胸腰椎骨折的敏感度高达99%,但其在检测软组织损伤方面的应用却有限[30]。在美国西部大部分地区的急诊科,对表现持续胸椎症状和相关阳性体征的创伤患者的初始评估包括胸椎CT扫描[31]。

下一步,医务人员需要根据证据决定是否行MRI检查。美国东部创伤外科协会指南建议,在多层螺旋CT结果提示神经累及并且有严重神经系统损伤时,需要考虑行MRI检查[29]。

对100例经CT检查确定骨折的患者,Winklhofer等[32]补充研究分析了其MRI检查结果,发现单纯CT检查提示162处骨折,CT合并MRI检查提示192处骨折。采用胸腰椎损伤分类和严重程度(Thoraclumbar Injury Classification and Severity,TLICS)评分来决定处理方案,以5分为临界值决定行保守治疗或手术干预。研究发现,在决定保守治疗的损伤患者中,有24%在MRI检查后需要重新分类至手术干预组。因此,对于CT明确提示损伤或骨折可能累及神经损伤,同时神经系统体格检查有相关发现的患者,需要考虑行MRI检查(见表6-2)[33]。

表6-2 胸腰椎损伤分类和严重程度(TLICS)评分

变　量		分　数
损伤类型	压缩	1
	爆裂	+1
	传导或旋转	3
	牵拉	4
神经功能	完整	0
	神经损伤	2
脊髓,圆锥	不完整	3
	完整	2
	马尾	3
后方韧带复合体 (Posterior ligamentous complex, PLC)	完整	0
	不确定	2
	损伤	2

经授权引自 Lee JY, Vaccaro AR, Lim MR, et al. Thoracolumbar injury classification and severity score: a new paradigm for the treatment of thoracolumbar spine trauma. J Orthop Sci, 2005, 10(6): 671-675.

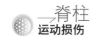

三、非创伤性和慢性腰痛

下腰痛在运动员(尤其摔跤运动员、体操运动员、足球前锋运动员)中常见[34]。对于各个级别的成年竞技运动员,腰椎间盘退变或突出是下腰痛的常见病因[35]。Ong等[36]研究发现,主诉下腰痛的奥运选手的椎间盘疾病的发病率和严重性均高于由非运动员组成的对照组。影像学检查发现,椎间盘退变和突出在无症状运动员中也具有较高的发病率[37]。而且下腰痛在青少年中也较常见[38]。对于不同级别的运动员,对疑有腰椎间盘突出或其他疾病的影像学处理方式相差很大。

对于参加休闲运动的成年人,若不存在逐步加重的运动或感觉障碍或新出现的大小便障碍,则基本不需要行急诊影像学检查[39]。一些危险(红旗)症状提示脊髓压迫或马尾综合征,需要紧急行进一步影像学检查(MRI或CT造影)。然而,大部分主诉非创伤性下腰痛的休闲运动员不具有危险症状,急诊影像学检查对短期或长期预后并不具有任何益处[40-41]。需要告知这些患者,其症状不需要手术干预,在经6周的保守治疗后可以看到症状明显缓解[42-43]。

对疑有腰椎间盘突出的精英运动员和职业运动员,影像学检查策略完全不同。Hsu[44]研究发现,职业足球运动员在接受腰椎间盘突出手术治疗后,可以更多地参加比赛,运动表现较术前无显著性差异。另一项研究提示,精英运动员下腰痛保守治疗的自然痊愈时间需要长达12个月,而微创椎间盘切除术组的术后痊愈时间为2.8～8.7个月[45]。由于需要尽早重返运动,所以对于疑有腰椎间盘突出的优秀运动员,更倾向于手术干预。因此,MRI检查需要尽快进行以评估病理变化,并评定患者是否适合手术干预。

峡部裂是导致运动员非创伤性背痛的另一个常见原因,多见于需要反复过伸运动的青少年[46]。Micheli等[47]的一项研究提示,47%的下腰痛患者影像学检查证实有峡部裂。对有相关过伸病史并反复疼痛的年轻患者,有必要行影像学检查。尤其对于儿童患者,需要在正确诊断的需求与限制放射暴露的目标之间做出衡量。Miller等[48]研究发现,75%的峡部裂在正侧位X线片中即可发现,不需要进一步检查。在平片检查结果阴性但有相关病史的情况下,只有在经验性使用支具、物理治疗和口服NSAIDs的保守治疗无效后,才能行进一步影像学检查,如单光子发射计算机断层显像(Single photon emission computed tomography, SPECT)或骨扫描。虽然单纯腰椎滑移通常不引起症状,但也可能在影像学检查中同时发现腰椎滑移与峡部裂,且共同引起下腰痛[49-50]。初步诊断通常需要X线平片检查。特别对于青春期前运动员及腰椎滑脱大于50%的任何年龄段患者,推荐拍摄侧位动力位片以监测腰椎滑移程度。

四、总　结

　　运动员,特别是接触性体育运动员,有发生各类脊髓损伤和疾病的风险。对此,在决定影像学检查策略时,医务人员必须考虑患者的一系列情况,如年龄、损伤机制、症状的本质以及体格检查的情况。总体来说,对神经功能完好、无颈椎压痛、颈椎运动相对无障碍的颈椎外伤者,不需要行进一步影像学检查。在颈椎创伤后,单纯的单侧上肢疼痛麻木感符合"针刺感"或"烧灼痛"的诊断。如果患者症状迅速缓解,则不需要行影像学检查。若出现颈椎压痛、活动范围减小及有新发的神经损伤(尤其累及多个肢体),则可能存在更严重的神经损伤,需要行进一步影像学检查。对于考虑可能发生颈椎骨折的患者,可以选择螺旋CT扫描。而对于60岁以下,腹部或骨盆钝性损伤,体格检查良性,无相关神经症状或体征者,则不需行进一步影像学检查。对于新发神经损伤、中线压痛甚至触痛的患者,或明显的感觉减退,则需要考虑潜在的脊柱损伤,有必要先行CT检查。

　　尽管对急性脊柱损伤患者的处理策略基本是一致的,不因为年龄和运动表现级别而改变,但对非创伤性下腰痛患者的处理策略则因休闲运动或职业运动而有巨大差别。对于持续性下腰痛并伴腰椎间盘突出的非精英运动员,若无神经功能缺陷或提示马尾综合征症状出现,则不需要行影像学检查或手术干预。相反地,精英运动员需要早期重返运动,而手术经证实可以有效地帮助这些运动员更早地重返运动,并保持损伤前的运动水平,因此其通常寻求手术干预(如显微椎间盘切除)[51-52]。因此,对于怀疑腰椎间盘突出的精英运动员,损伤后早期的MRI检查有助于辨别潜在的手术指征。

　　非创伤性下腰痛也常见于少儿和青少年运动员。此类症状大部分不是脊柱源性的,而是周围肌肉源性的。峡部裂和腰椎滑移也常见于该年龄段患者。对于病史和体格检查考虑此类疾病的患者,腰椎前后位和侧位X线平片为一线的影像学诊断方法。尽管X线平片存在假阴性的情况(假阴性的发生率可能高达25%),但进一步影像学检查(如SPECT或MRI)应在经验性保守治疗无效后再实施。

五、病　例

病史：患者，男性，19岁，既往体健，在边线抢断技术失误导致头盔冲撞到对方运动员。患者主诉最初感到右手臂"麻木和刺痛"，随即症状缓解。否认左上肢或双下肢有任何症状，否认相关的颈部疼痛，否认既往有类似情况的发生。

既往病史：无。

用药：无。

过敏原：无。

社会史：雇主承担。

体格检查：

（1）生殖系统：未查。

（2）精神：感觉正常。对人、位置、时间定位定向正常。能回忆全部3件物品，对事件无遗忘。

（3）运动系统：颈椎中线无压痛。双肩关节主被动活动无疼痛。行走步态正常，头可向两侧旋转45°。

（4）神经系统：双上肢及双下肢所有肌肉的肌力5级。四肢皮肤轻触觉正常。

讨论：采用加拿大颈椎规则及NEXUS标准，该患者不存在持续性上肢症状、颈椎中线压痛或局灶性神经功能缺损，不满足任何标准中需要进一步行影像学检查的条件[17]。该患者的症状与颈椎神经根功能性麻痹（即烧灼感或针刺感）最符合。虽然几乎没有证据支持烧灼痛患者可以重返运动，也没有证据支持对症状已经缓解且既往没有神经根功能性麻痹病史的患者有制动或进一步检查的必要，但如果患者主诉持续颈部疼痛，持续右上肢症状，累及左上肢或下肢，或神经系统检查异常，或发现颈椎中线压痛，则需要立即用颈围固定，进一步行影像学检查。

参考文献

［1］ Murphy RF, Davidson AR, Kelly DM, et al. Subaxial cervical spine injuries in children and adolescents. J Pediatr Orthop, 2015, 35（2）: 136-139.

［2］ Bailes JE, Hadley MN, Quigley MR, et al. Management of athletic injuries of the cervical spine and spinal cord. Neurosurgery, 1991, 29(4): 491-497.

［3］ Chou R, Fu R, Carrino JA, et al. Imaging strategies for low-back pain: systematic review and meta-analysis. Lancet, 2009, 373(9662): 463-472.

［4］ Boden BP, Tacchetti RL, Cantu RC, et al. Catastrophic cervical spine injuries in high school and college football players. Am J Sports Med, 2006, 34(8): 1223-1232.

［5］ Bailes JE, Petschauer M, Guskiewicz KM, et al. Management of cervical spine injuries in athletes. J Athl Train, 2007, 42(1): 126-134.

［6］ Kanwar R, Delasobera BE, Hudson K, et al. Emergency department evaluation and treatment of cervical spine injuries. Emerg Med Clin North Am, 2015, 33(2): 241-282.

［7］ Duane TM, Young A, Mayglothling J, et al. CT for all or selective approach? Who really needs a cervical spine CT after blunt trauma. J Trauma Acute Care Surg, 2013, 74(4): 1098-1101.

［8］ Viccellio P, Simon H, Pressman BD, et al. NEXUS Group: a prospective multicenter study of cervical spine injury in children. Pediatrics, 2001, 108(2): E20.

［9］ Jones TM, Anderson PA, Noonan KJ. Pediatric cervical spine trauma. J Am Acad Orthop Surg, 2011, 19(10): 600-611.

［10］ d'Amato C. Pediatric spinal trauma: injuries in very young children. Clin Orthop Relat Res, 2005, (432): 34-40.

［11］ Leonard JC, Kuppermann N, Olsen C, et al. Pediatric Emergency Care Applied Research Network. Factors associated with cervical spine injury in children after blunt trauma. Ann Emerg Med, 2011, 58(2): 145-155.

［12］ Lee SL, Sena M, Greenholz SK, et al. A multidisciplinary approach to the development of a cervical spine clearance protocol: process, rationale, and initial results. J Pediatr Surg, 2003, 38(3): 358-362, discussion 358-362.

［13］ Tat ST, Mejia MJ, Freishtat RJ. Imaging, clearance, and controversies in pediatric cervical spine trauma. Pediatr Emerg Care, 2014, 30(12): 911-915, quiz 916-918.

［14］ Flynn JM, Closkey RF, Mahboubi S, et al. Role of magnetic resonance imaging in the assessment of pediatric cervical spine injuries. J Pediatr Orthop, 2002, 22(5): 573-577.

［15］ Adelgais KM, Grossman DC, Langer SG, et al. Use of helical computed tomography for imaging the pediatric cervical spine. Acad Emerg Med, 2004, 11(3): 228-236.

［16］ Levitz CL, Reilly PJ, Torg JS. The pathomechanics of chronic, recurrent cervical nerve root neuropraxia. Am J Sports Med, 1997, 25: 73-76.

［17］ Standaert CJ, Herring SA. Expert opinion and controversies in musculoskeletal and sports medicine: stingers. Arch Phys Med Rehabil, 2009, 90(3): 402-406.

［18］ Castro FP. Stingers, cervical cord neurapraxia, and stenosis. Clin Sports Med, 2003, 22: 483-492.

［19］ Safran MR. Nerve injury about the shoulder in athletes, part 2: long thoracic nerve, spinal accessory nerve, burners/stingers, thoracic outlet syndrome. Am J Sports Med, 2004, 32(4): 1063-1076.

［20］ Bettencourt RB, Linder MM. Treatment of neck injuries. Prim Care, 2013, 40(2): 259-269.

［21］ Levitz CL, Reilly PJ, Torg JS. The pathomechanics of chronic, recurrent cervical nerve root neurapraxia. The chronic burner syndrome. Am J Sports Med, 1997, 25(1): 73-76.

［22］ Maroon JC, El-Kadi H, Abla AA, et al. Cervical neurapraxia in elite athletes: evaluation and surgical treatment. Report of five cases. J Neurosurg Spine, 2007, 6(4): 356-363.

[23] Cantu RC. Stingers, transient quadriplegia, and cervical spinal stenosis: return to play criteria. Med Sci Sports Exerc, 1997, 29(suppl): S233-S235.

[24] Torg JS, Naranja RJ, Pavlov H, et al. The relationship of developmental narrowing of the cervical spinal canal to reversible and irreversible injury of the cervical spinal cord in football players. J Bone Joint Surg, 1996, 78-A: 1308-1314.

[25] Watkins R 4th, Watkins R 3rd, Williams L, et al. Stability provided by the sternum and rib cage in the thoracic spine. Spine (Phila Pa 1976), 2005, 30(11): 1283-1286.

[26] Wang H, Zhang Y, Xiang Q, et al. Epidemiology of traumatic spinal fractures: experience from medical university-affiliated hospitals in Chongqing, China, 2001−2010. J Neurosurg Spine, 2012, 17(5): 459-468.

[27] Sixta S, Moore FO, Ditillo MF, et al. Eastern Association for the Surgery of Trauma. Screening for thoracolumbar spinal injuries in blunt trauma: an Eastern Association for the Surgery of Trauma practice management guideline. J Trauma Acute Care Surg, 2012, 73(5 suppl 4): S326-S332.

[28] Inaba K, Nosanov L, Menaker J, et al. AAST TL-Spine Multicenter Study Group: prospective derivation of a clinical decision rule for thoracolumbar spine evaluation after blunt trauma: an American Association for the Surgery of Trauma Multi-Institutional Trials Group Study. J Trauma Acute Care Surg, 2015, 78(3): 459-465, discussion 465-467.

[29] Berry GE, Adams S, Harris MB, et al. Are plain radiographs of the spine necessary during evaluation after blunt trauma? Accuracy of screening torso computed tomography in thoracic/lumbar spine fracture diagnosis. J Trauma, 2005, 59(6): 1410-1413, discussion 1413.

[30] Wood KB, Li W, Lebl DR, et al. Management of thoracolumbar spine fractures. Spine J, 2014, 14(1): 145-164.

[31] Wilmink JT. MR imaging of the spine: trauma and degenerative disease. Eur Radiol, 1999, 9(7): 1259-1266.

[32] Winklhofer S, Thekkumthala-Sommer M, Schmidt D, et al. Magnetic resonance imaging frequently changes classification of acute traumatic thoracolumbar spine injuries. Skeletal Radiol, 2013, 42(6): 779-786.

[33] Lee JY, Vaccaro AR, Lim MR, et al. Thoracolumbar injury classification and severity score: a new paradigm for the treatment of thoracolumbar spine trauma. J Orthop Sci, 2005, 10(6): 671-675.

[34] Swärd L, Hellstrom M, Jacobsson B, et al. Back pain and radiologic changes in the thoraco-lumbar spine of athletes. Spine (Phila Pa 1976), 1990, 15(2): 124-129.

[35] Young JL, Press JM, Herring SA. The disc at risk in athletes: perspectives on operative and nonoperative care. Med Sci Sports Exerc, 1997, 29(7 suppl): S222-S232.

[36] Ong A, Anderson J, Roche J. A pilot study of the prevalence of lumbar disc degeneration in elite athletes with lower back pain at the Sydney 2000 Olympic Games. Br J Sports Med, 2003, 37(3): 263-266.

[37] Rajeswaran G, Turner M, Gissane C, et al. MRI findings in the lumbar spines of asymptomatic elite junior tennis players. Skeletal Radiol, 2014, 43(7): 925-932.

[38] King HA. Evaluating the child with back pain. Pediatr Clin North Am, 1986, 33(6): 1489-1493.

[39] Casazza BA. Diagnosis and treatment of acute low back pain. Am Fam Physician, 2012, 85(4): 343-350.

［40］ Chou R, Fu R, Carrino JA, et al. Imaging strategies for low-back pain: systematic review and meta-analysis. Lancet, 2009, 373（9662）: 463-472.

［41］ Kendrick D, Fielding K, Bentley E, et al. Radiography of the lumbar spine in primary care patients with low back pain: randomised controlled trial. BMJ, 2001, 322（7283）: 400-405.

［42］ Artus M, van der Windt D, Jordan KP, et al. The clinical course of low back pain: a meta-analysis comparing outcomes in randomised clinical trials（RCTs）and observational studies. BMC Musculoskelet Disord, 2014, 15: 68.

［43］ Lawrence JP, Greene HS, Grauer JN. Back pain in athletes. J Am Acad Orthop Surg, 2006, 14（13）: 726-735.

［44］ Hsu WK. Performance-based outcomes following lumbar discectomy in professional athletes in the National Football League. Spine（Phila Pa 1976）, 2010, 35（12）: 1247-1251.

［45］ Nair R, Kahlenberg CA, Hsu WK. Outcomes of lumbar discectomy in elite athletes: the need for high-level evidence. Clin Orthop Relat Res, 2015, 473（6）: 1971-1977.

［46］ Stanitski CL. Spondylolysis and spondylolisthesis in athletes. Oper Tech Sports Med, 2006, 14: 141-146.

［47］ Micheli LJ, Wood R. Back pain in young athletes. Significant differences from adults in causes and patterns. Arch Pediatr Adolesc Med, 1995, 149（1）: 15-18.

［48］ Miller R, Beck NA, Sampson NR, et al. Imaging modalities for low back pain in children: a review of spondylolysis and undiagnosed mechanical back pain. J Pediatr Orthop, 2013, 33（3）: 282-288.

［49］ Fredrickson BE, Baker D, McHolick WJ, et al. The natural history of spondylolysis and spondylolisthesis. J Bone Joint Surg Am, 1984, 66（5）: 699-707.

［50］ Hu SS, Tribus CB, Diab M, et al. Spondylolisthesis and spondylolysis. Instr Course Lect, 2008, 57: 431-445.

［51］ Lawrence JP, Greene HS, Grauer JN. Back pain in athletes. J Am Acad Orthop Surg, 2006, 14（13）: 726-735.

［52］ Hsu WK. Performance based outcomes following lumbar discectomy in professional athletes in the National Football League. Spine（Phila Pa 1976）, 2010, 35（12）: 1247-1251.

第7章

未成年运动员
脊柱损伤

John M. Flynn, MD
Mark A. Seeley, MD
Aristides I. Cruz, Jr., MD

赵兴　译

■ 一、引　言

　　脊柱的急慢性损伤可能给年轻运动员以及他们的父母、教练、治疗师带来巨大的挑战。这些伤害会影响青少年运动员的参与、表现及愉快感。最近的研究证据表明,大龄儿童和青少年腰痛的发生率可能比曾认为的更高,达24％～36％[1-2]。据推测,发生率的上升是因为参与有组织运动的年轻运动员越来越多。2014—2015年,在美国估计有3500万名儿童和青少年运动员参加有组织的体育活动(密歇根州,明尼苏达州业余体育委员会,美国今日调查,运动鞋类协会)。在有组织的体育专项训练前,儿童很少发生过度锻炼导致的损伤。然而,这些损伤现在是儿童和青少年疾病的主要来源。

　　儿童和青少年急慢性脊柱损伤的表现不同于成年人,它容易被不熟悉常见青少年运动损伤的临床医生所忽视。儿童运动员是一组有独特诊断的高危人群。非活动青少年背痛的病因通常是非特异性的[3]。然而,儿童运动员背痛的病因通常是可识别的[4]。通过仔细地了解病史和进行体格检查,辅以适当的影像学检查,临床医生通常能对青少年运动损伤做出正确的诊断,预防进一步的残疾,并让他们早日重返体育运动。

二、小儿脊柱解剖

脊柱在整个发育过程中经历了结构和柔韧性的变化,椎体内的松质骨和皮质骨也发生变化。因此,它在不同时期容易受到不同的损伤。在青春生长突增期,骨矿化延迟。使其容易发生骨折的部分原因是骨密度及其相关弹性模量发生了变化[5-6]。并且,因为肌肉的生长落后于骨骼的纵向生长,在青春生长突增期肌肉肌腱紧实度增加了,因而潜在的损伤风险也增加了。

生长板的形态及其周围组织使其易受伤害,因为其抗变形力不如韧带或骨骼[7]。在轴向骨骼发育过程中,椎体包括上、下终板,各有相邻的环状突起(即骨骺),大概在18岁闭合[8]。骨骼成熟后,骨骺的软骨随后会发展成椎体终板。骨骺通过Sharpey纤维与纤维环相连,它比椎体的纤维软骨连接更牢固。在后方,骨骺牢固地附于后纵韧带。

后柱由神经弓、关节面、小平面关节和棘突组成。在后弓有三个原始生长中心,一个位于棘突,另在两侧椎弓根各有一个,于儿童8岁时闭合[8]。椎体骨化发生在后方。骨化过渡区的转移使得后方附件容易受到损伤。椎弓根峡部不完全骨化,使得邻近上下关节面易发生应力性骨折[9]。

椎间盘的形态在整个发育过程中也发生了变化。不同于成年人的纤维环退变,青少年椎间盘病变一般累及环状突。在轴向压迫过程中,未成熟脊柱的力量向外传递到纤维环。如果力量很大,会导致骨骺骨折或边缘椎体(椎间盘突出进入椎体)。相反,成年人脊柱受到相同的应力则会使纤维环被撕裂,导致髓核突出。

三、颈椎损伤

颈椎有一个正常的前弓弧度,允许它在弯曲、伸展、旋转和轴向负荷过程中分散大量的能量。对于较小的儿童,颈椎在所有节段上的正常活动范围都大些;随着年龄的增加,颈椎活动范围减小。此外,颈椎活动范围大的节段在更高的水平上。8岁以下儿童在C_1-C_3的活动范围最大[10],因此该年龄段儿童发生上颈椎损伤的风险更高[11]。这也是因为儿童的头部比例较大,而C_2-C_3是颈椎屈曲的支点。随着儿童生长和发育,颈椎活动范围最大的节段逐渐移向尾端;至青春期到达C_5-C_6,且整个成年时期都维持在该节段。儿童与成年人不同的其他颈椎解剖因素包括:关节面水平排列;C_3-C_7钩突不发达,导致关节面更平坦;齿突以软骨结合的方式与C_2椎体连接;颈部肌肉支持较不发达[12]。

在身体接触性运动中,屈曲结合轴向载荷是常见的一种颈椎损伤机制[13-15]。颈椎屈曲减小了正常前凸角度,因此颈椎分散轴向载荷的能力降低了。当分散后的最大能量超过一定范围时,患者可能承受压缩或爆裂性骨折,伴随潜在的脊髓损伤(见图7-1)。骨折类型将取决于受伤时颈椎屈曲的程度。在青少年中,屈曲骨折通常发生在C_5和C_6水平,因为它们是活动范围最大的椎体。20世纪70年代中期以前,高中和大学生足球运动员经常遇到继发于足球铲球的屈曲型颈椎损伤。后来,有规定禁止了这种铲球形式,结果足球场上这些损伤的发生率就显著降低了[13]。轴向颈椎损伤可能发生于曲棍球、体操、跳水运动和啦啦队运动员[16-18]。在这些运动中,易受伤害的因素包括加速度的机械增加,运动员海拔升高及与对手或物体的暴力碰撞。

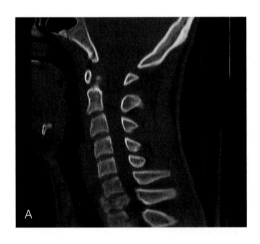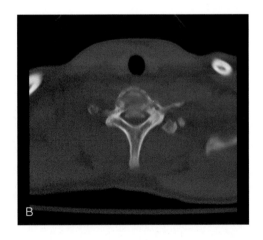

图7-1 17岁男运动员在橄榄球比赛中与其他运动员迎面相撞,头部屈曲压缩后出现C_7爆裂性骨折,矢状位(图A)和横断位(图B)显示颈椎三柱损伤伴有骨折块突入椎管

儿童运动中也会出现颈椎过伸损伤,它可能由跌倒、鞭伤和前头部的撞击造成[15]。颈椎前方的软组织没有后方的韧带结构结实有力,只能承受更少的过伸力量。如果过伸损伤与旋转损伤机制相结合,则可能增加颈椎的不稳定性,从而导致患者发生神经损伤。

四、胸腰椎损伤

在儿童,急性胸腰段脊柱损伤的发生率低于颈椎损伤,占8岁以下儿童脊柱骨折的8%[20]。青少年更容易受到这些伤害,其发生的主要原因是运动[21]。在这个年龄段,受伤时最常见的胸腰椎骨折是压缩性骨折,胸腰椎也可发生爆裂性骨折[21-22]。轴向载荷和躯干过度伸屈,如瀑布降落在一个固定的位置,容易使胸腰椎发生损伤。体操、跳水、滑雪板和跳高运动损伤都与这种机制有关[18,23]。

在儿童和青少年中,大多数胸腰椎损伤是稳定的骨折(例如棘突、横突、压缩性骨折)。这些骨折一般愈合良好,与生长停滞无关,可采用非手术治疗。主要的治疗方法是卧床休息和佩戴胸腰椎支具限制活动4~12周[24]。对于这些活跃的患者,遵医嘱行动和限制体育活动可能比较困难。这些运动员在经循序渐进的康复训练并达到影像学上的骨折愈合和疼痛消失后,可以重返运动[21]。

爆裂性骨折尽管只是儿童胸腰椎骨折的一小部分,但是认识这些骨折对患儿的治疗非常重要。因为若对患儿治疗不当,则可导致骨骺阻滞及矢状位或冠状位进行性脊柱畸形[22,25]。这些损伤继发于轴向载荷,它将髓核、环状隆起或两者推入椎体造成骨折[26]。来自于椎体的骨折块可以突入椎管使神经功能受损。然而,在不成熟的脊柱,椎管狭窄的比例不一定与成年人所见的脊髓损伤风险相关(见图7-2)。相反,胸椎的损伤程度与神经功能受损相关[22,27]。手术的绝对适应证为与神经功能损伤有

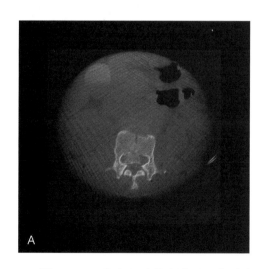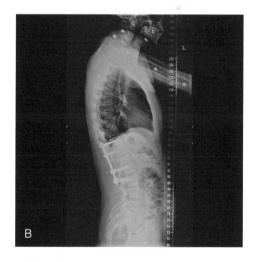

图7-2 16岁女运动员在跳跃比赛时从马背上跌落发生L₁爆裂性骨折,骨折块突入椎管。患者目前神经功能完整,但因为有超过20°的脊柱后凸畸形,所以被送至手术室行后路T₁₁—L₃内固定手术

关的爆裂性骨折。对神经功能完整的患者的治疗,尚存在一定的争议。经典的外科手术指征包括椎体高度丢失40%,后凸畸形20°,或由骨块突入椎管造成椎管狭窄40%[22,28-29]。研究显示,与非手术治疗相比,手术治疗对爆裂性骨折患者在矫正脊柱后凸畸形方面只有轻微的改善作用,而临床结果没有显著性差异[22,25,30]。

■ 五、椎体小关节撕脱性骨折 ───────

青少年运动员因反复屈伸未成熟的脊柱而受到的微创伤可能使他们容易出现骨骺环(即缘)骨折[31]。参加举重或体操项目的青少年运动员出现骨骺环骨折的风险更高。骨骺环于4~6岁骨化发生,于18岁融合。在后方,骨骺环牢固地附着在纤维环和后纵韧带。在强大的压缩或牵张力下,骨软骨连接在纤维环的附着处失效,碎骨块向后移位进入椎管(见图7-3)。最常累及的水平在$L_4—L_5$,发生率为90%[32]。在青少年中,有些疾病的特点与骨骺环骨折有关,包括骶椎腰化、腰椎骶化、脊柱闭合不全和终板软骨不规则[32-34]。肥胖患者因体重的增加对腰椎间盘产生了过度的应力,可能使骨骺环容易发生骨折[35]。

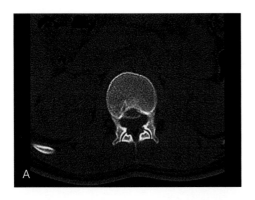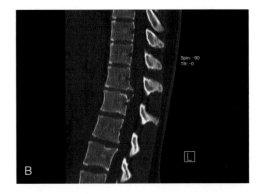

图7-3 17岁啦啦队队长在门诊就诊,表现有1个月以上的下腰痛病史。CT矢状位(图A)和横断位(图B)显示后方的骨骺环骨折

在检查时,脊椎旁肌肉痉挛患者因为通常会防止脊柱的屈曲和后伸,可能有直腿抬高试验阳性或神经牵拉症状,所以应该行标准的X线检查。但是,需要注意的是,并不总能在侧位片上发现撕脱的骨块。因此,诊断性研究的选择是CT或MRI[36]。外科治疗一般适用于神经压迫或难治性疼痛。一般来说,治疗包括休息、热疗、非甾体类抗炎药物和循序渐进的康复计划。

六、椎弓峡部裂和滑脱

腰椎峡部裂在儿童和青少年运动员中是常见的损伤。腰椎峡部裂指关节间部的缺损（见图7-4）；而海绵滑脱则指上椎体相对于下椎骨位置的前部滑脱（或"滑动"）。这两种情况可以共存，且常常在文献中一起描述。这些情况可能影响儿童和青少年运动员参与重复负荷、扭动、屈曲和伸展腰椎的运动。在该人群中，腰背痛的比例可能高达47%。

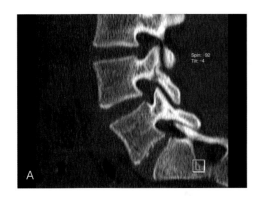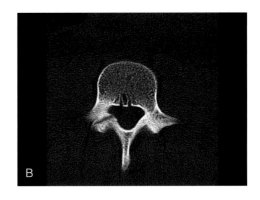

图7-4　17岁足球运动员在门诊就诊，有2周的下腰痛病史。CT矢状位（图A）和横断位（图B）显示右侧慢性椎弓根峡部裂。保守治疗后，患者症状缓解

七、病因和病理解剖学

腰椎峡部裂的特点是峡部存在缺损，其可能是单侧或双侧的，以及急性或慢性的。该病变被认为是慢性应激反应，或腰椎反复屈曲、过度伸展或扭转负荷引起的应力性骨折。损伤最常见的部位是L_5，偶尔发生在L_4[38-42]。尽管任何年龄段运动员均可发生腰椎峡部裂，但是儿童和青少年运动员在做极端躯干运动（例如体操、跳舞、高尔夫或球拍运动）时，发生下腰背部疼痛和有症状的腰椎峡部裂的风险更高[38-46]。

有研究证明，发生腰椎峡部裂的风险增加与解剖因素也有关。Masharawi等[47]指出，那些腰椎关节面在冠状面而不是矢状面的人发生腰椎峡部裂的风险更大。他们发现，L_4具有较宽的关节面、较矮的关节面高度、较短或窄的关节面高度等，与发生腰椎峡部裂的风险增加有关[48]。诱发腰椎峡部裂的其他因素包括骨盆形态和脊柱骨盆

平衡。测量发现,腰椎峡部裂患者的盆腔疾病发病率更高,骶骨倾斜度、骨盆倾斜和腰椎前凸角更大[49]。

八、评 估

（一）病史与体格检查

腰椎峡部裂或腰椎滑脱的运动员通常没有急性损伤史,且通常以轴性下腰背疼痛为初始的主诉,疼痛发展隐蔽,因活动而加剧。肌肉痉挛引起的不典型或美观性脊柱侧凸可能被误诊为腰椎峡部裂或腰椎滑脱。步态检查可能表现为腘绳肌紧张导致的步幅缩短[41]。腰椎检查可发现冠状位(脊柱侧凸)和矢状位(腰椎前凸)平面异常。腰椎屈曲和后伸可能受限,并且过伸经常会导致症状加重。

（二）影像学检查

对于疑有腰椎峡部裂或腰椎滑脱的儿童或青少年运动员,应做前后位(Antero-posterior,AP)与腰椎侧位X线片检查。在拍摄时,患者应该取站立位而不是仰卧位。因为若取仰卧位,则微小的不稳定性可能不能显示。腰椎的斜位X线片曾被推荐正交化显示椎弓峡部和任何潜在的缺陷(如"狗带项圈"标志)。然而,很少有必要这样做,避免年轻运动员接受不必要的辐射暴露[50-52]。有几位研究者比较过四维和二维视角X线片在L₅峡部裂诊断中的应用,而许多人认为二维就足够了[50-51]。

单光子发射计算机断层影像(Single-photon emission computed tomography,SPECT)曾是腰椎峡部裂诊断的首选成像模式。后来,MRI技术进一步改进[53-57],检测应激反应的能力逐渐增强。于是,一些临床医生选择采用MRI这种非电离辐射的方式来评估损伤[58-59]。用MRI检测腰椎峡部裂病变的正确率达到90%以上。如果临床仍高度怀疑,那么即使MRI检查结果显示正常,也可以用SPECT或CT扫描。

九、治　疗

（一）保守治疗

保守治疗可以改善绝大多数有症状性椎弓峡部裂和低级别腰椎滑脱的儿童和青少年运动员的症状。保守治疗主要包括休息、限制性活动、支具使用及循序渐进的活动[60]。休息或限制性活动可能是保守治疗最重要的方面，但遵医嘱可能比较困难[61]。如果短时间的休息并不能使症状缓解，那么可以佩戴支具治疗8周（慢性患者有时需要佩戴更长时间），然后采取强调腿筋柔韧、核心力量及加强运动的物理治疗。若症状允许，应开始物理治疗方案，并强调核心力量（尤其是Williams式的锻炼）、腰背筋膜伸展以及其他"反弓"方式。Bouras和Korovessis[60]在进行全面的文献回顾后发现，腰椎峡部裂和低级别腰椎滑脱运动员的保守治疗成功率达85%。

（二）手术治疗

腰椎峡部裂儿童和青少年运动员很少需要手术干预。然而，如果在合理综合保守治疗足够时间后，症状仍未充分缓解，则可以考虑手术治疗。手术治疗的适应证是有新的或进行性神经功能缺损[62]。对没有腰椎滑脱的症状性腰椎峡部裂的手术方式是直接修复峡部裂或行单节段的内固定融合[63-65]。如果没有不稳的证据并且下面的椎间盘正常，没有变性的证据，则可以只直接修复峡部裂缺陷处。一位19岁的划船者经历了1年以上的保守治疗，结果治疗失败。她在休息、佩戴支具和进行广泛的物理治疗后，仍然有症状。后来，她接受了单侧椎弓根螺钉修补术，并用钩子将取自髂骨嵴的骨块固定在峡部裂缺陷处（见图7-5）。6个月后，她的身体完全恢复，没有任何复发症状。

手术治疗适用于高级别的腰椎滑脱患者（约50%滑脱），或者影像学上有滑脱进展的患者，不管其有没有神经系统症状（见图7-6）。用非手术疗法治疗高级别腰椎滑脱患者的成功率通常比治疗低级别腰椎滑脱的低。然而，高级别的损伤很少发生于儿童运动员。

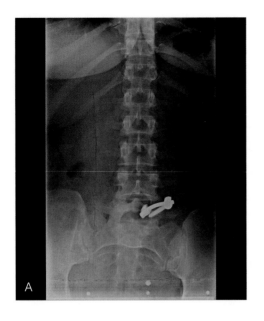
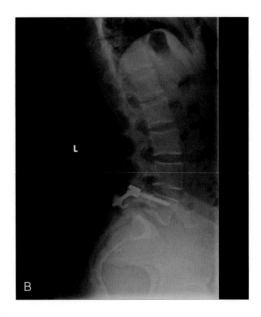

图7-5　图A:AP正位片,显示L₅左侧椎弓根螺钉和椎板下钩。图B:侧位片,显示L₅左侧椎弓根螺钉和椎板下钩

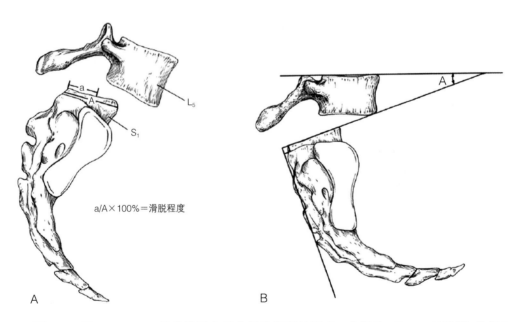

图7-6　图A:Meyerding分类被用来量化腰椎滑脱的程度。Ⅰ级为0%~25%滑脱,Ⅱ级为26%~50%滑脱,Ⅲ级为51%~75%滑脱,Ⅳ级为75%~99%滑脱。A=S₁上终板的宽度,a=L₅下终板后缘到S₁上终板后缘的距离。图B:滑脱角A量化腰骶后凸的程度,A值大于50%与滑脱进展的风险显著增加相关[摘自Cavalier R, Herman MJ, Cheung EV, et al. Spondylolysis and spondylolisthesis in children and adolescents:Ⅰ. diagnosis, natural history, and nonsurgical management. J Am Acad Orthop Surg, 2006, 14: 417-424.]

▌ 十、重返运动指南

青少年运动员背部受伤后,在推荐其重返运动时,应该考虑到运动所需的活动水平,骨骼成熟度,及运动员、家长和教练遵医嘱的意愿。在大多数情况下,受伤运动员早期应先卧床休息一段时间。应严格避免引起疼痛的活动,直至患者没有疼痛为止[66]。根据诊断结果,应该个体化让其参加持续体育运动并进行限制性活动;在运动员获得无痛的关节活动范围(ROM)以及正常的力量后,可以开始让其重返运动。

▌ 十一、作者的首选治疗

对儿童或青少年运动员下腰痛的初步评估包括完整的病史和临床检查。影像学检查包括腰椎的前后位(AP)和侧位X线片。我们不推荐常规行斜位X线片检查。如果影像学检查结果为阴性,病史和体格检查结果与症状性椎弓峡部裂相一致,那么可以开始实施卧床休息、限制性活动、禁止运动等,根据症状情况决定是否使用胸腰骶(TLSO)支具。如果患者因疼痛而不能参加运动,并且患者的症状与腰椎峡部裂相一致,则需要开始佩戴TLSO支具;8周后重新评估患者,如果患者症状改善,那么物理治疗开始集中于核心肌群的力量锻炼和腘筋伸展;患者在3~6个月内逐渐恢复运动;如果患者在检查时不能忍受腰椎过伸,则继续佩戴TLSO支具4周(见图7-7)。

经过一段时间的合适的非手术治疗后,很少见患者仍有持续症状。只对少数不能接受限制性活动或停止运动的高水平运动员,才考虑手术治疗;或对于有持续性症状或疼痛,对非手术治疗没有反应的患者,才考虑手术治疗。然而,如果患者或其家属选择手术治疗,那么只有在影像学检查显示融合和充分的肌力恢复,ROM,及特定的运动没有疼痛时,才允许其重返运动,这一般需要在术后9~12个月。

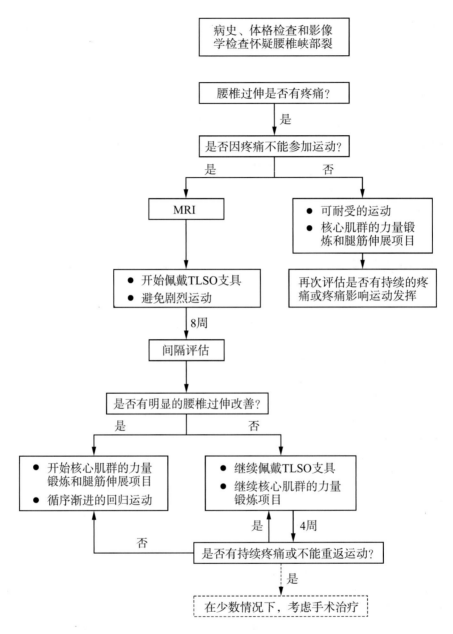

图7-7　对儿童和青少年运动员症状性腰椎峡部裂的治疗流程

十二、结 论

引起儿童和青少年下腰痛的主要原因是腰椎峡部裂和低级别腰椎滑脱。非手术治疗对绝大多数患者有效,并且能够使其以相同的活动水平重返运动。应该强调的是,治疗的最主要方面是相对卧床休息和禁止激烈活动(例如他们所从事的运动)。手术治疗只适用于顽固性腰椎峡部裂或低级别腰椎滑脱运动员,及极少数高级别腰椎滑脱运动员。

参考文献

[1] Olsen TL, Anderson RL, Dearwater SR, et al. The epidemiology of low back pain in an adolescent population. Am J Public Health, 1992, 82(4): 606-608.

[2] Watson KD, Papageorgiou AC, Jones GT, et al. Low back pain in schoolchildren: occurrence and characteristics. Pain, 2002, 97(1-2): 87-92.

[3] Bhatia NN, Chow G, Timon SJ, et al. Diagnostic modalities for the evaluation of pediatric back pain: a prospective study. J Pediatr Orthop, 2008, 28(2): 230-233.

[4] Haus BM, Micheli LJ. Back pain in the pediatric and adolescent athlete. Clin Sports Med, 2012, 31 (3): 423-440.

[5] Krabbe S, Christiansen C, Rødbro P, et al. Effect of puberty on rates of bone growth and mineralisation: With observations in male delayed puberty. Arch Dis Child, 1979, 54(12): 950-953.

[6] Carter DR, Hayes WC. Bone compressive strength: the influence of density and strain rate. Science, 1976, 194(4270): 1174-1176.

[7] Salter RB. Injuries of the epiphyseal plate. Instr Course Lect, 1992, 41: 351-359.

[8] Labrom RD. Growth and maturation of the spine from birth to adolescence. J Bone Joint Surg Am, 2007, 89(suppl 1): 3-7.

[9] Sagi HC, Jarvis JG, Uhthoff HK. Histomorphic analysis of the development of the pars interarticularis and its association with isthmic spondylolysis. Spine (Phila Pa 1976), 1998, 23(15): 1635-1639, discussion 1640.

[10] Kewalramani LS, Tori JA. Spinal cord trauma in children. Neurologic patterns, radiologic features, and pathomechanics of injury. Spine (Phila Pa 1976), 1980, 5(1): 11-18.

[11] Dietrich AM, Ginn-Pease ME, Bartkowski HM, et al. Pediatric cervical spine fractures: predominantly subtle presentation. J Pediatr Surg, 1991, 26(8): 995-999, discussion 999-1000.

[12] Martin B. Paediatric cervical spine injuries. Injury, 2005, 36(1): 14-20.

[13] Torg JS. Epidemiology, pathomechanics, and prevention of football-induced cervical spinal cord

trauma. Exerc Sport Sci Rev, 1992, 20: 321-338.

[14] Waninger KN. Management of the helmeted athlete with suspected cervical spine injury. Am J Sports Med, 2004, 32(5): 1331-1350.

[15] Jagannathan J, Dumont AS, Prevedello DM, et al. Cervical spine injuries in pediatric athletes. Mechanisms and management. Neurosurg Focus, 2006, 21(4): E6.

[16] Torg JS, Gennarelli TA. Catastrophic head and neck injuries. Adolesc Med, 1991, 2(1): 155-180.

[17] Torg JS, Sennett B, Vegso JJ, et al. Axial loading injuries to the middle cervical spine segment. An analysis and classification of twenty-five cases. Am J Sports Med, 1991, 19(1): 6-20.

[18] Caine DJ, Nassar L. Gymnastics injuries. Med Sport Sci, 2005, 48: 18-58.

[19] Noakes TD Jakoet I, Baalbergen E. An apparent reduction in the incidence and severity of spinal cord injuries in schoolboy rugby players in the western Cape since 1990. S Afr Med J, 1999, 89 (5): 540-545.

[20] Dogan S, Safavi-Abbasi S, Theodore N, et al. Thoracolumbar and sacral spinal injuries in children and adolescents: a review of 89 cases. J Neurosurg, 2007, 106(6 suppl): 426-433.

[21] Baranto A, Hellström M, Cederlund CG, et al. Back pain and MRI changes in the thoracolumbar spine of top athletes in four different sports: a 15-year follow-up study. Knee Surg Sports Traumatol Arthrosc, 2009, 17(9): 1125-1134.

[22] Vander Have KL, Caird MS, Gross S, et al. Burst fractures of the thoracic and lumbar spine in children and adolescents. J Pediatr Orthop, 2009, 29(7): 713-719.

[23] Michel LJ. Back injuries in gymnastics. Clin Sports Med, 1985, 4(1): 85-93.

[24] Clark P, Letts M. Trauma to the thoracic and lumbar spine in the adolescent. Can J Surg, 2001, 44 (5): 337-345.

[25] McPhee IB. Spinal fractures and dislocations in children and adolescents. Spine (Phila Pa 1976), 1981, 6(6): 533-537.

[26] Junkins EP Jr, Stotts A, Santiago R, et al. The clinical presentation of pediatric thoracolumbar fractures: a prospective study. J Trauma, 2008, 65(5): 1066-1071.

[27] Lalonde F, Letts M, Yang JP, et al. An analysis of burst fractures of the spine in adolescents. Am J Orthop (Belle Mead NJ), 2001, 30(2): 115-120.

[28] Domenicucci M, Preite R, Ramieri A, et al. Thoracolumbar fractures without neurosurgical involvement: Surgical or conservative treatment? J Neurosurg Sci, 1996, 40(1): 1-10.

[29] Schnee CL, Ansell LV. Selection criteria and outcome of operative approaches for thoracolumbar burst fractures with and without neurological deficit. J Neurosurg, 1997, 86(1): 48-55.

[30] Parisini P, Di Silvestre M, Greggi T. Treatment of spinal fractures in children and adolescents: long-term results in 44 patients. Spine (Phila Pa 1976), 2002, 27(18): 1989-1994.

[31] Watkins RG. Lumbar disc injury in the athlete. Clin Sports Med, 2002, 21(1): 147-165, viii.

[32] Dietemann JL, Runge M, Badoz A, et al. Radiology of posterior lumbar apophyseal ring fractures: report of 13 cases. Neuroradiology, 1988, 30(4): 337-344.

[33] Epstein NE. Lumbar surgery for 56 limbus fractures emphasizing noncalcified type III lesions. Spine (Phila Pa 1976), 1992, 17(12): 1489-1496.

[34] Gennuso R, Humphreys RP, Hoffman HJ, et al. Lumbar intervertebral disc disease in the pediatric population. Pediatr Neurosurg, 1992, 18(5-6): 282-286.

［35］ Yen CH, Chan SK, Ho YF, et al. Posterior lumbar apophyseal ring fractures in adolescents: a report of four cases. J Orthop Surg（Hong Kong）, 2009, 17（1）: 85-89.

［36］ Peh WC, Griffith JF, Yip DK, et al. Magnetic resonance imaging of lumbar vertebral apophyseal ring fractures. Australas Radiol, 1998, 42（1）: 34-37.

［37］ Micheli LJ, Wood R. Back pain in young athletes. Significant differences from adults in causes and patterns. Arch Pediatr Adolesc Med, 1995, 149（1）: 15-18.

［38］ Blanda J, Bethem D, Moats W, et al. Defects of pars interarticularis in athletes: a protocol for nonoperative treatment. J Spinal Disord, 1993, 6（5）: 406-411.

［39］ Congeni J, McCulloch J, Swanson K. Lumbar spondylolysis. A study of natural progression in athletes. Am J Sports Med, 1997, 25（2）: 248-253.

［40］ Iwamoto J, Takeda T, Wakano K. Returning athletes with severe low back pain and spondylolysis to original sporting activities with conservative treatment. Scand J Med Sci Sports, 2004, 14（6）: 346-351.

［41］ Cavalier R, Herman MJ, Cheung EV, et al. Spondylolysis and spondylolisthesis in children and adolescents: Ⅰ. Diagnosis, natural history, and nonsurgical management. J Am Acad Orthop Surg, 2006, 14（7）: 417-424.

［42］ d'Hemecourt PA, Zurakowski D, Kriemler S, et al. Spondylolysis: returning the athlete to sports participation with brace treatment. Orthopedics, 2002, 25（6）: 653-657.

［43］ Duggleby T, Kumar S. Epidemiology of juvenile low back pain: a review. Disabil Rehabil, 1997, 19（12）: 505-512.

［44］ Jones GT, Macfarlane GJ. Epidemiology of low back pain in children and adolescents. Arch Dis Child, 2005, 90（3）: 312-316.

［45］ McMeeken J, Tully E, Stillman B, et al. The experience of back pain in young Australians. Man Ther, 2001, 6（4）: 213-220.

［46］ Rebella G. A prospective study of injury patterns in collegiate pole vaulters. Am J Sports Med, 2015, 43（4）: 808-815.

［47］ Masharawi YM, Alperovitch-Najenson D, Steinberg N, et al. Lumbar facet orientation in spondylolysis: a skeletal study. Spine（Phila Pa 1976）, 2007, 32（6）: E176-E180.

［48］ Masharawi Y, Dar G, Peleg S, et al. Lumbar facet anatomy changes in spondylolysis: a comparative skeletal study. Eur Spine J, 2007, 16（7）: 993-999.

［49］ Labelle H, Roussouly P, Berthonnaud E, et al. The importance of spino-pelvic balance in $L_5 - S_1$ developmental spondylolisthesis: a review of pertinent radiologic measurements. Spine（Phila Pa 1976）, 2005, 30（6 suppl）: S27-S34.

［50］ Beck NA, Miller R, Baldwin K, et al. Do oblique views add value in the diagnosis of spondylolysis in adolescents? J Bone Joint Surg Am, 2013, 95（10）: e65.

［51］ Miller R, Beck NA, Sampson NR, et al. Imaging modalities for low back pain in children: a review of spondylolysis and undiagnosed mechanical back pain. J Pediatr Orthop, 2013, 33（3）: 282-288.

［52］ Sucato DJ, Micheli LJ, Estes AR, et al. Spine problems in young athletes. Instr Course Lect, 2012, 61: 499-511.

［53］ Auerbach JD, Ahn J, Zgonis MH, et al. Streamlining the evaluation of low back pain in children. Clin Orthop Relat Res, 2008, 466（8）: 1971-1977.

[54] Bellah RD, Summerville DA, Treves ST, et al. Low-back pain in adolescent athletes: detection of stress injury to the pars interarticularis with SPECT. Radiology, 1991, 180(2): 509-512.

[55] Collier BD, Johnson RP, Carrera GF, et al. Painful spondylolysis or spondylolisthesis studied by radiography and single-photon emission computed tomography. Radiology, 1985, 154(1): 207-211.

[56] Spencer HT, Sokol LO, Glotzbecker MP, et al. Detection of pars injury by SPECT in patients younger than age 10 with low back pain. J Pediatr Orthop, 2013, 33(4): 383-388.

[57] Takemitsu M, El Rassi G, Woratanarat P, et al. Low back pain in pediatric athletes with unilateral tracer uptake at the pars interarticularis on single photon emission computed tomography. Spine (Phila Pa 1976), 2006, 31(8): 909-914.

[58] Saifuddin A, Burnett SJ. The value of lumbar spine MRI in the assessment of the pars interarticularis. Clin Radiol, 1997, 52(9): 666-671.

[59] Rush JK, Astur N, Scott S, et al. Use of magnetic resonance imaging in the evaluation of spondylolysis. J Pediatr Orthop, 2015, 35(3): 271-275.

[60] Bouras T, Korovessis P. Management of spondylolysis and low-grade spondylolisthesis in fine athletes. A comprehensive review. Eur J Orthop Surg Traumatol, 2015, (25 suppl 1): S167-S175.

[61] El Rassi G, Takemitsu M, Glutting J, et al. Effect of sports modification on clinical outcome in children and adolescent athletes with symptomatic lumbar spondylolysis. Am J Phys Med Rehabil, 2013, 92(12): 1070-1074.

[62] Cheung EV, Herman MJ, Cavalier R, et al. Spondylolysis and spondylolisthesis in children and adolescents: Ⅱ. Surgical management. J Am Acad Orthop Surg, 2006, 14(8): 488-498.

[63] Schlenzka D, Remes V, Helenius I, et al. Direct repair for treatment of symptomatic spondylolysis and low-grade isthmic spondylolisthesis in young patients: no benefit in comparison to segmental fusion after a mean follow-up of 14.8 years. Eur Spine J, 2006, 15(10): 1437-1447.

[64] Westacott DJ, Cooke SJ. Functional outcome following direct repair or intervertebral fusion for adolescent spondylolysis: a systematic review. J Pediatr Orthop B, 2012, 21(6): 596-601.

[65] Drazin D, Shirzadi A, Jeswani S, et al. Direct surgical repair of spondylolysis in athletes: indications, techniques, and outcomes. Neurosurg Focus, 2011, 31(5): E9.

[66] Li Y, Hresko MT. Lumbar spine surgery in athletes: outcomes and return-to-play criteria. Clin Sports Med, 2012, 31(3): 487-498.

第8章

脊柱外科医生、专业运动队、经纪人和教练的角色

Robert G. Watkins，MD

姚斌　夏冰　译

一、脊柱外科医生

在与患者的雇主及其他利益相关者有关联时，脊柱外科医生的角色发生了巨大的变化。但不论如何，脊柱外科医生的角色基础在于，对他治疗的每位运动员，无论其是否能够成为一名巨星，都需要建立适当的医患关系。外科医生需要破除的不仅是运动护具的障碍，还必须突破运动队甚至公众的障碍，以成为运动员的真正的医生。千万不要被公众、媒体、其母亲、妻子或者所有其他相关人员的需求诱导而有所转变。千万不要尝试给任何人"帮忙"，请只关注患者本身，只给予对患者最优的治疗和预后。患者虽然可能是一名领导团队的击球手，但他同时也可能是一位26岁的新婚丈夫，他将来有大把的年华。请尝试与患者交谈，发现他的想法和他对职业生涯的考虑及担忧，从医学角度分析患者的病情，同时理解他的工作。

二、运动员

运动员需要如何才能成就他的职业生涯？医生需要了解运动项目和患者的具体工作。了解患者在赛场上的位置，以及其身体上、精神上需要做到什么才能成功。了解患者需要做什么训练。采集病史，进行体格检查，回顾文献，并在治疗和预后的建议中加入对职业需求的考虑。如果存在疑虑，则行完整的病史采集和体格检查。外科医生必须全面了解患者的需求。如果患者的需求是恢复到最佳运动表现，那么这应该成为诊疗计划的目标。如果患者想要退休，那么需要相应地调整治疗计划。

三、运动员与脊柱外科医生

另外，脊柱外科医生需要做出对患者本人长期利益有利的最佳决定，并对患者在运动中的人身安全负责，确定一个帮助其回归高水平运动的安全计划。若建议运动员行脊柱手术，则必须以其恢复完全运动表现为目的，并且患者本人也要求如此。这意味着手术应该尽可能微创，在解决问题的同时避免二次创伤引起症状，同时在手术方式的选择上必须最大可能地解决问题。一名专注于脊柱手术并对各年龄段复杂脊柱手术经验丰富的外科医生，对运动员的特定问题有自己的视角。同时，外科医生能否提供替代的非手术康复计划也十分重要。如果外科医生无法理解也没有良好的非手术康复训练经验，就无法对手术的适应证有全面的认识。外科医生必须了解手术的长期效果，并且对各个年龄段患者有丰富的手术经验。

四、如果你不懂康复，就不要手术

对患者是否需要手术，要看外科医生对保守治疗的正确理解。他必须有制订一套能够帮助运动员重返运动的合适的非手术康复计划的能力。

外科医生和运动员必须讨论诉求，及手术与非手术的选择，并就治疗方案达成共识。外科医生需要了解并管理术后康复，保证患者安全地恢复运动表现。"微创椎间盘摘除术适用于所有患者的微创椎间盘摘除"这句话并不对。如果医生没有特定的术后康复计划，且不管理术后康复，那么手术效果不会太好，患者也无法安全地恢复运动表现。因此，术后康复管理是外科医生需求考虑的重要方面。

五、运动员的团队

我所接触的经纪人都开放、聪明且专业，十分关注客户的健康，做对客户最好的决定。他们对医生与运动员之间的关系帮助巨大，并支持医生推荐的治疗方案。其中，一名很棒的经纪人曾经告诉我："医生，你负责治病，我负责钱。"最安全且符合伦理的范围是外科医生只关注患者的医疗部分。运动员的合同年限与将来的收入不是医生需要关注的部分。"请专注，并提出你的诊断和预后。"

外科医生必须在运动队的管理系统中工作。脊柱的专业管理系统从训练员开始，然后是队医。运动队是运动员患者的雇主，需要运动员患者康复并恢复到最佳运动表现。如果运动员患者在团队中的作用很关键，那么外科医生必须与运动队合作，帮助恢复患者的健康和运动能力。数年来，我都用"尊重训练员和治疗师"这句话来作为脊柱运动医学演讲的结尾如果你要求的是良好的术后结果，那么你需要专业的训练员且要尊重队里的训练员，他们在管理系统中起到了十分重要的连接作用，值得被尊重。在一个训练难点中，他们通常是运动员最直接的健康保障者。在赛季，治疗师每天通常需要治疗25名患者。患者可能需要特殊的训练计划，要求离队训练以保障高强度的脊柱特定训练，同时要求完成回归运动队的过渡项目。训练员与随队治疗师对两者都有了解和相当的经验，在运动相关的特定环境下能有所帮助。

训练员是运动队的一部分，他们为运动队工作，专注于运动员的健康。专业与体能教练充分了解每个运动员需要达到的目标，以及如何指导他们完成。训练员与教练必须合作，保护运动员并使其达到最佳表现。运动队不需要一名因为损伤或将来的问题而不能参加比赛的运动员，但会为损伤运动员提供一个优异的环境以帮助其重获健康和运动表现。同样，受伤运动员和外科医生需要与运动队一起合作。如果运动员无法参加比赛，那么运动队有义务找一名替补运动员。所以运动员是否能参加比赛是由外科医生、运动员、经纪人、训练员、教练和管理人员共同完成的决定。外科医生不知道相较于其他运动员，他的患者是否恢复到可以参赛了，而其他人可以帮助决定。重返运动的决定要求外科医生了解的不仅仅是患者个体的病理情况，还包括特定运动的特点及对运动员的要求。伤后是否能重返运动,运动员有主要的决定权。外科医生通过康复计划,帮助运动员重获回归赛场的能力。

六、重返运动

重返运动的时间点是一直被讨论的问题。没人希望成功返赛后,又在第2天受伤。我对返赛时间的回答通常是"当他们完成康复计划时"。这并不是回避,而是一个坦诚的医学回答。外科医生必须对脊柱损伤运动员手术后和非手术的康复计划有一个全面的了解。这些计划是为帮助运动员安全地重返运动而设计的,但通常不够有针对性。一位著名的总经理向我解释说:"沃特金斯医生,我是一个棒球联队的总经理。我的工作是保证每个晚上有25名运动员能参赛。25名运动员是谁其实并不重要,但是我必须要有25名运动员。所以如果你能给我的运动员预计返赛时间,我就能相应地安排计划。"对所有相关人员,外科医生都必须给出重返运动的一个预计时间。

重返运动时间计算的关键是有一个康复计划,能够证明给患者和其他人,患者可以安全地回到一个高水平的运动表现。脊柱损伤的全面康复计划必须从以逐步的耐力训练和平衡为基础的核心训练,过渡到在同步核心训练中加入可以提高运动员赛场表现的运动针对性训练。我们的脊柱康复计划从中立位平衡性和协调性核心耐力训练开始,训练分5级,逐渐增加难度,逐渐过渡;接着过渡到归队,由训练员和教练完成进一步运动针对性训练,最终重返运动。虽然运动员可能无法达到比赛状态的体力、精力和运动强度,但是我们希望尽可能客观地证明该运动员能胜任他的工作。你能为你的患者做的最好的事情是帮助他/她跳出在团队中"你觉得你今天能比赛吗?"的疑问状态,设定一个有效且可预计时间的目标,使其重返运动。对重返运动后的风险进行评估并不是一种十分科学的做法。其通常基于外科医生的经验,并非完全科学,但其对运动员患者的照护有十分重要的作用。负责任的脊柱外科医生要好于那些"如果对我有任何风险,那就永远不要再运动"的医生,也要好付是运动员疯狂粉丝的脊柱外科医生。作为脊柱外科医生,你的决定不能因运动员的受欢迎程度而改变。

七、总　结

脊柱外科医生应坚持病例本身,将患者的健康、安全和重新工作的要求作为唯一的考虑,坦率、一致且清晰地与所有相关人员交流,告诉他们一样的事情。修饰你的措辞,因为如果对方陷于困境,那么对相关问题会十分敏感。在初诊后,尽量在患者在场时,将相同的情况告诉所有人,并在患者面前口述报告。并不一定都需要在当场交流,但交流时注意对所有人表达同样的内容。其他相关人员通常只听得到他们希望听到的内容。因此,医疗记录的书写十分重要。了解双方协定中的潜在冲突并不需要多少天赋,但需要一位真正关心患者并将其健康放在首位的外科医生。

第二部分

颈 椎

第9章

上肢疾病（颈部和手臂疼痛）的鉴别诊断

Laith Al-Shihabi, MD
Howard S. An, MD

孙卓然　齐强　译

一、介　绍

　　由于颈椎和上肢的疾病经常有重叠的症状和检查结果，这就给临床经治医生造成了鉴别诊断上的困难，即使专家医生也会有困惑。因此，正确理解颈肩部和上臂疼痛对鉴别诊断非常重要。对于运动员来说，精确的诊断是使其重返运动的关键。脊柱外科医生、运动医学专业医生、手外科医生更关注对这类疾病的诊断与治疗。许多患者会发现，经这三种专业的医生检查后，会发现导致上肢症状的多种病因，这就给准确的鉴别诊断造成了困难。症状可由单一或多种发病机制引起，病程呈急性或慢性，并可累及邻近部位或远离受累部位。做出正确诊断的关键在于，首先要考虑到各种鉴别诊断的可能，然后通过病史和体格检查缩小诊断的范围。详尽的病史了解和体格检查提供了为患者诊疗的基础，并且在大多数病例中，可以凭此充分建立起对患者的诊断。如果此时不能建立诊断，那么其他检查，包括影像学检查、诊断性注射、实验室检查和进一步的神经学检查可以有诊断价值。

▌二、患者病史

从患者的主诉着手,通过病史采集,收集患者症状的诱因、持续时间和严重程度。对运动员来说,同样需要考虑症状特点与运动项目表现间的关系。重要的是,要区别患者的症状是否单一(如单独的疼痛),或伴随有其他症状(如疼痛伴有无力和麻木)。在考虑影响上肢疼痛、感觉障碍和无力的多种潜在的可能病因时,应当鉴别病因是神经源性还是非神经源性的。本章节关注于对神经源性病因的鉴别诊断,但其实非神经源性损伤同样可引起类似的临床表现,并可同时伴随发生,诊断时同样需要考虑。常见的颈部、上臂和肩部疼痛的鉴别诊断见表9-1。

表9-1　运动员常见的颈部、上臂和肩部疼痛鉴别诊断

诊　断	主　诉	伴随症状	阴性症状	阳性体征和要点	临床举例
颈部扭伤或拉伤	椎旁疼痛和僵硬;通常出现于创伤事件后	伴随前方颈部肌肉疼痛	无神经症状	肌肉压痛阳性;颈部活动范围受限;神经查体正常	身体对抗冲撞或赛车运动中的颈部扭伤
颈椎小关节脱位	高能量创伤后新发斜颈和活动丧失	通常伴随神经症状	在肢体没有受伤的情况下,无肢体压痛	颈椎压痛和非对称性运动范围丧失;复位前行全面神经功能检查和MRI	美式足球中面具内颈部旋转损伤
颈椎DJD或DDD	颈部轴性疼痛;活动范围达极限时疼痛最重	通常颈部僵硬;伴随多种神经症状	椎旁压痛轻微;无肢体压痛	轴性症状超过根性症状	颈部反复承受轴向负荷的运动员
颈椎神经根病	放射性神经源性疼痛、麻木、感觉异常或无力;颈部特定运动或体位下疼痛加重	可伴有因椎间盘退变引起的颈部疼痛	触诊肢体症状的部位不会诱发疼痛	根性症状超过轴性症状;脊髓病的症状不会出现于单纯神经根病中;肩部外展时,肢体疼痛会加重	伴随诱发动作的神经根病症状;可由颈部旋转伴仰伸时症状加重(例如网球正手发球)
周围神经损伤	肢体神经源性疼痛、麻木、感觉异常或无力	可能有肢体特定体位加重症状	无颈部疼痛;颈部活动不会加重症状	见表9-5	掷球手的尺神经病,伴有肘关节内侧副韧带功能不全

续表

诊 断	主 诉	伴随症状	阴性症状	阳性体征和要点	临床举例
肩袖撕裂或肌腱炎	肩关节疼痛或无力	疼痛可放散至颈部	无神经源性症状	肩关节外展可加重症状；肩峰下局部封闭可改善疼痛和无力症状	头顶上击球的运动员肩峰下撞击导致肩袖撕裂
肩关节盂唇损伤	肩关节外展、外旋疼痛(前盂唇)，肩关节内收疼痛(后盂唇)，上举疼痛(上盂唇)	肩关节不稳定或者上肢特定体位恐惧症	无神经症状	不常伴有颈部疼痛；在特定"危险"体位时，肩关节症状最明显	肱盂关节脱位后肩关节不稳定
肩关节退变疾病	肩关节疼痛或研磨感，伴或不伴有僵硬感	疼痛可放射至颈部；因疼痛受限的无力感	无神经症状	肩关节活动达到最大范围时，症状最严重；关节内注射可改善疼痛和力量	轮椅或举重运动员由于上肢负重可加速关节磨损

DDD，Degenerative disk disease，椎间盘退变性疾病；DJD，Degenerative joint disease，小关节退变性疾病；MCL，Medial collateral ligament，内侧副韧带；ROM，Range of motion，活动范围。

（一）神经源性疼痛

1. 神经源性疼痛可由神经损伤，中枢或周围神经卡压，非压迫性的单一或多发神经根病引起。

2. 典型的症状为脊髓或周围神经支配区的烧灼样或过电样疼痛[1-2]。

3. 伴随脊髓或周围神经支配区的感觉障碍或无力。

4. 引起神经张力增高的动作可以加重症状。

（二）非神经源性疼痛

1. 创伤后的骨折和脱位可导致严重的疼痛和畸形(如果发生移位)；也可以出现继发性神经损伤，特别是高能量损伤或移位、脱位程度增加时。

2. 炎症性或退变性关节炎表现为关节部位的疼痛和关节活动后的疼痛。前者经常随关节运动改善，后者随关节运动加重。可伴有受累关节的肿胀和僵硬感。

3. 肌腱炎、肌腱病、腱鞘炎可引起与肌肉-肌腱抗阻力动作相关的强烈疼痛。触诊受累部位同样可以诱发疼痛。制动受累肌腱可以减轻症状。

4. 血管功能障碍可以导致肢体疼痛,特点为与肢体活动相关的跛行、慢性缺血或再灌注(例如雷诺病),通常对寒冷耐受性差,皮温不对称。

（三）神经源性无力

1. 创伤性神经损伤可由神经的压迫、牵张、撕裂或缺血引起,导致神经传导功能的受损。

2. 患者可出现受累神经支配的部分或全部肌肉运动功能丧失。慢性的去神经支配可导致肌肉萎缩,并可能因关节周围肌肉力量的不平衡而出现关节挛缩[3-4]。

3. 单一神经根病大多由神经受压引起,可发生于脊柱(神经根型)或肢体的周围神经。感觉和运动障碍出现于受累神经解剖支配区域。

4. 多发神经病通常继发于全身性疾病,病因可为遗传性、代谢性、感染性、炎症性或医源性。神经功能障碍可呈典型的手套-袜套样分布,也可以非典型地分布于多个受累肢体和神经。

（四）非神经源性无力

1. 肌腱或肌肉内结构的破坏通常与离散性的创伤事件有关,比如肌肉的反常的负荷过多或防护性的磨损。在所有的病例中,患者会主诉:在特定关节运动时,有突发的无力感;不伴有麻木和感觉异常;在亚急性和慢性的病程中,疼痛也是轻微的。

2. 肌腱病或腱鞘炎通常会导致疼痛受限性的无力,患者会因疼痛而无法使出全部力量。可以通过消除疼痛的办法,与其他类型的无力进行鉴别,例如局部封闭治疗。

3. 横纹肌溶解症可由过量运动引起,导致受累肌肉疼痛、肿胀以及无力。在急性期,治疗的关键是防止肾小管损伤。

4. 继发于感染、遗传、代谢、医源性或全身疾病的肌肉病或肌炎同样可引起无力。可同时引起多发肌肉无力。

（五）感觉障碍

1. 肢体的麻木感或感觉异常可提示某水平的神经功能障碍。通过病史采集,需要明确自然病程和症状的分布范围,并且明确是持续性、间歇性或者与活动相关的。

2. 双侧的症状需要警惕脊髓源性的病因,单侧的症状通常提示神经根水平或者外周神经引起的神经功能障碍。

3. 继发于受累血管病变引起的神经缺血同样可出现感觉障碍[5-6]。

三、体格检查

在采集患者病史后,需要根据患者症状进行系统的体格检查。通过体格检查,可以建立主要的诊断选项,并排除无关的诊断。体格检查需要涵盖上肢的所有功能方面。为了方便体格检查,患者应该更换检查用的长衣或脱去衬衫。体格检查从对患者脊柱和四肢的视诊开始。对于新近的创伤,检查者需要寻找外伤的表象,例如擦伤或畸形。应该仔细观察皮肤表面损害的分布或者任何不对称的皮肤外观表现(见表9-2)。如果患者有颈部或肢体的被动或强迫体位,则需要特别注意,并且分析原因。任何不对称的肌肉体积或肌张力同样需要被关注。颈椎和上肢关节的活动由主动运动和被动运动范围来评估。对任何主动与被动活动范围的差异,都应该进一步检查。急性外伤后,被动活动范围存在,而主动活动范围消失,证明了关节周围运动功能的受损由动力装置麻痹或受损引起。慢性损伤可以导致关节挛缩,导致被动活动的丧失。相反,被动活动范围增加提示平衡装置(如骨、韧带、肌肉、肌腱等)的功能失常。

表9-2　常见的皮肤损害及其诊断提示

皮肤表现	可能的病理基础
擦伤、水肿	骨折,肌肉、韧带断裂或挫伤,关节脱位或半脱位
慢性褥疮、溃疡	保护性感觉丧失,血管功能不全
颜色或皮温改变	局部疼痛综合征,蜂窝织炎,雷诺病
毛发、指甲过度生长	局部疼痛综合征
水泡	带状疱疹,外伤性疱疹,脓疱病
无汗	Horner综合征(与臂丛神经损伤相关)
多汗	局部疼痛综合征

对上肢的疼痛区域需要进一步评估。在尝试诱发患者疼痛症状时,重要的是判

断患者疼痛的部位是否存在直接压痛。总体上，来自颈椎神经根或臂丛神经的压迫并不会引起疼痛区域的直接压痛。类似地，在外周神经损伤的部位会存在压痛，但并不会引起其远端支配区的压痛阳性。颈部的压颈试验会致使受压的颈神经根进一步受到牵张，或者叩触外周神经会引起远端支配区的放射性疼痛，而这不会出现在非神经源性损伤中。相反，对躯干损伤的患者，压痛最明显的位置往往就是患者疼痛感受最重的部位。对其他可能的疼痛诱发因素的检查，如对特定的肌腱、韧带和其他关节周围组织的检查，可以帮助进一步鉴别疼痛来源。

对上肢神经的彻底检查对神经源性损伤的鉴别是十分重要的。我们的经验是从中枢水平开始，向外周逐步进行，从而发现可能存在的神经损伤的部位、水平和症状。因此，首先要检查与脊髓受压相关的脊髓病的相关体征（见表9-3）。需要注意的是，患者可能表现出受累水平以远端的肌肉功能障碍，并且脊髓病体征的严重程度可能是不对称的。神经源性疼痛通常不存在于单纯的脊髓病中，但如果伴随有神经根压迫，则可能存在神经源性疼痛。

表9-3 颈椎脊髓病体格检查

检 查	平 面	病理发现
下颌反射	颅 V 神经（邻近枕骨大孔）	嚼肌反射活跃
肩胛肱骨反射	C_3	肩胛骨上提或肱骨外展
肱二头肌肌腱反射	C_5	肱二头肌肌腱反射活跃
桡骨膜反射	$C_5—C_6$	肱桡肌与手腕部反应相反，手腕部反射活跃
霍夫曼征	无特定平面	轻叩中指远端指节后，出现拇指指间关节或示指远端指间关节屈曲
手指逃逸征	无特定平面	阳性为尺侧小指无法维持伸直和内收
快速屈伸试验	无特定平面	快速屈伸手指后，手指活动变慢或不灵活

DIP，Distal interphalangeal，远端指间关节；IP，Interphalangeal，指间关节。
引自 An HS, Al-Shihabi L, Kurd M. Surgical treatment for ossification of the posterior Longitudinal ligament in the cervical spine. JAAOS, 2014, 22: 420–429.

然后，分别检查颅副神经和颈椎神经根支配的肌肉力量和皮节分布区的感觉（见表9-4）。皮节分布区的疼痛可以通过压颈试验诱发：患者头略后仰，并偏向于患侧；

表9-4 支配上肢的神经根及其相应的支配肌肉、皮节分布区及反射汇总

颅和上肢神经平面				
神经平面	支配肌肉	皮节分布	反射	支配的上肢外周神经
CN XI	斜方肌,胸锁乳突肌	无	无	无
C_5	肱二头肌	上臂外侧	肱二头肌肌腱反射	肩胛背神经,胸长神经,胸外侧神经,肩胛上、肩胛下神经,胸背神经,肌皮神经,腋神经,桡神经,正中神经
C_6	肱桡肌	前臂桡侧和拇指、示指	桡骨膜反射	胸长神经,胸外侧神经,胸背神经,肌皮神经,腋神经,桡神经,正中神经
C_7	肱三头肌、掌指关节伸肌腱	前臂背侧和中指	肱三头肌肌腱反射	胸长神经,胸外侧神经,胸背神经,肌皮神经,桡神经,正中神经,尺神经
C_8	手指屈肌	前臂尺侧、背侧,环指和小指	无	胸内侧神经,前臂内侧皮神经,胸背神经,桡神经,正中神经,尺神经
T_1	手指展肌,近端和远端指间关节伸肌	前臂尺侧、掌侧,上臂内侧	无	胸内侧神经,前臂内侧皮神经,桡神经,正中神经,尺神经

CN, Cranial nerve,颅神经;DIP, Distal interphalangeal,远端指间关节;MCPJ, Metacarpophalangeal joint,掌指关节;PIP,Proximal interphalangeal,近端指间关节。

检查者给患者施加轴向的应力(见图9-1)。压颈试验可以减小椎间孔区的容积,使得受累神经根压迫进一步加重。压颈试验的敏感性相对较低(30%),但对神经根压迫的特异性很高(93%)[7]。运动无力主要通过双侧相应神经根支配肌肉肌力(0~5级)来评价。5级肌力是指患者能够全力完成关节活动,并能完全抵抗检查者的阻力。4级肌力是指患者能够完成关节活动,但患者要么不能完全抵抗检查者阻力,要么出现明显的力量不对称。如果患者主诉无力,但是能够完成与检查者的对抗,则可以应用以体重为基础的阻力检查(例如俯卧撑)来进一步评价患者无力的程度。3级肌力可对抗重力完成活动,但不能对抗阻力。2级肌力仅能在非重力作用下完成关节活动。1级肌力仅能观察到肌肉收缩,即使在无重力作用下也无法完成关节活动。最后进行反射检查,神经根受压区反射会较健侧减弱。若反射活跃,则应该警惕神经根受压的同时伴有脊髓病的情况[8]。

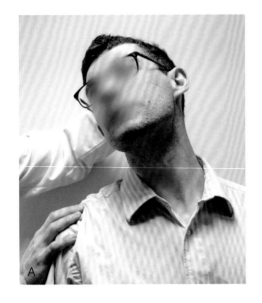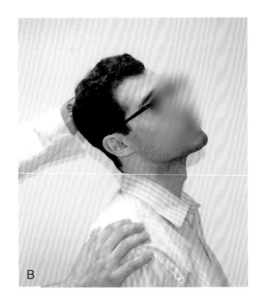

图9-1 正面(图A)和侧面(图B)示意压颈试验,检查颈神经根病。患者头部偏向患侧,颈部后仰,检查者将患者头部下压。若出现上肢放射性疼痛,则意味着存在颈神经根病。头部和颈椎的位置可由检查者变化,以诱发患者症状

最后,检查上肢的外周神经。尽管对于整体人群来说,最常见的外周神经病理因素是卡压;但对于运动员来说,最常见的外周神经损伤是创伤后神经麻痹和感觉异常(例如烧灼感)[9-10]。在所有病例中,神经损伤可由神经走行位置处的容纳空间减小或移位引起的压迫、牵张、撕裂等因素造成(见表9-5)。因此,检查的目的是评估受伤部位远端、近端的神经功能,从而确定损伤的程度。

表9-5 上肢外周神经常见的受压部位、症状和检查体征

外周神经	卡压部位	受累肌肉	症状	体征与要点
肩胛背神经	肩胛切迹,冈盂切迹	肩胛切迹受压:冈上肌和冈下肌;冈盂切迹受压:仅冈下肌	肩关节外展、外旋无力	无
腋神经	四边孔	三角肌,小圆肌	肩关节外展无力,麻木	"吹号征":无法维持肩关节屈曲与外旋
桡神经	肱骨桡神经沟处骨折	手腕、拇指背伸肌	垂腕,手背侧麻木	鉴别掌指关节背伸(桡神经),与近端、远端指间关节背伸(正中、尺神经)

续表

外周神经	卡压部位	受累肌肉	症 状	体征与要点
骨间后神经(桡管综合征)	肱桡关节处,桡血管返支(Henry血管襻),桡侧腕短伸肌近端,旋后肌近端(Frohse弓),旋后肌末端	手指背伸肌	前臂外侧疼痛,拇指指间关节或手掌指关节背伸无力	与桡神经麻痹鉴别,腕背伸功能完整,无手背侧麻木
正中神经前臂处(旋前圆肌综合征)	肱骨髁上突,Struthers韧带,肱二头肌肌腱膜,旋前圆肌两头之间,指浅屈肌肌腱膜	示指和中指指深屈肌,旋前方肌,示指和中指蚓状肌,拇指展肌及对掌,拇指掌指关节屈曲	前臂疼痛,拇指、示指、中指无力,大鱼际和桡侧手指麻木	旋前圆肌激发试验
腕管综合征	腕管	示指、中指蚓状肌,拇指展肌及对掌,拇指掌指关节屈曲	拇指、示指、中指和环指桡侧半麻木,拇指、示指、中指无力	腕管处压迫或腕关节长时间屈曲、背伸可诱发症状,大鱼际感觉不受影响
骨间前神经	与旋前圆肌综合征类似	示指、中指指深屈肌,旋前方肌	前臂疼痛伴示指、中指屈曲无力	无麻木症状
肘管综合征	Struthers弓形组织肌间隔;Osbourne's ligament韧带;尺侧腕屈肌筋膜	环指、小指指深屈肌,手内在肌	肘部内侧疼痛,环指、小指掌侧与背侧麻木,手握力与精细动作受损	肘关节持续屈曲与尺神经压迫可诱发症状,前臂中部感觉完整
Guyon管综合征(尺神经在腕关节处)	Guyon管	手内在肌	小指和环指掌侧麻木;手精细动作受损	尺侧手指背侧感觉和指深屈肌肌力正常
前臂桡神经浅支(Wartenberg综合征)	肱桡肌与桡侧腕长伸肌间	无	手桡背侧疼痛、麻木	与Tinel征、DeQuervain征鉴别

DIP, Distal interphalangeal, 远端指间关节; ECRB, Extensor carpi radialis brevis, 桡侧腕短伸肌; ECRL, Extensor carpi radialis longus, 桡侧腕长伸肌; FCU, Flexor carpi ulnaris, 尺侧腕屈肌; FDS, Flexor digitorum superficialis, 指浅屈肌; FDP, Flexor digitorum profundus, 指深屈肌; MCPJ, Metacarpophalangeal joint, 掌指关节; PIP, Proximal interphalangeal, 近端指间关节。

四、常见的诊断难点

由于脊髓病与外周神经病的症状存在相似之处,因此,有必要回顾常见的易引起混淆的病因,并阐述其鉴别要点。

(一) C_5 神经根病、肩胛上神经嵌压、Erb's 麻痹与肩袖损伤

C_5 神经根病、肩胛上神经嵌压、创伤性 Erb's 麻痹(C_5—C_6 臂丛神经损伤)和肩袖损伤都会引起肩关节外展与上举无力,伴有肩关节上部与外侧疼痛,并都可发生于运动损伤中。运动员颈椎神经根病既可出现于急性创伤性椎间盘突出、小关节脱位或骨折中,也可以出现于慢性颈椎退变性疾病中[11]。肩胛上神经嵌压可由肩胛上韧带肥厚于肩胛上切迹处卡压,亦或由关节盂后方囊肿于冈盂切迹处卡压[12]。创伤性 Erb's 麻痹通常由头部和肩部的撞击、坠落导致臂丛神经上干过度牵张,轻度可导致神经麻痹,重者可导致神经完全断裂[13-14]。肩袖损伤最常见于肩峰下撞击、磨损,也可急性发生于肩关节脱位或半脱位后。

1. C_5 神经根病
- 患者存在急性颈椎扭伤病史或长期轴向负荷史(拦截摔人动作),或者没有显著诱因。
- 疼痛不会随肩关节运动而改变,肩关节外展无法改善疼痛症状。
- 有三角肌、冈上肌、冈下肌、肱二头肌或其他 C_5 神经根支配的肌肉无力或萎缩。
- 压颈试验阳性。
- 肩关节撞击征(Neer's,Hawkins,Jobe's)阴性。
- 肩峰下局部封闭不会改变症状。
- 颈椎 MRI 对诊断有价值。

2. 肩胛上神经嵌压
- 通常无明显诱因,一般发生于投掷或上举运动员。
- 患者可同时存在冈上肌或冈下肌无力、萎缩(肩胛切迹处卡压),也可单独发生冈下肌无力、萎缩。
- C_5 神经根支配的其他肌肉不受累。
- 疼痛即使存在,通常也是模糊定位的,与 C_5 神经根支配区并不匹配。
- 压颈试验与肩关节撞击试验阴性。

- 肩峰下局部封闭后症状不会改变。
- 肌电图(Electromyography,EMG)和神经传导速度(Nerve conduction velocity,NCV)测定对症状发作6~8周后的情况有诊断价值。

3. Erb's麻痹(创伤性臂丛神经上干损伤)

- 患者受外伤后,受累肩部与头部相对牵拉,这通常发生自头部、颈部与肩部的撞击伤。
- C_5与C_6神经根的运动和感觉功能都会受累。
- 损伤后,最常见的感觉异常症状是"烧灼感"与"针刺感",但是在更严重的损伤中可能不存在感觉异常。
- 胸长神经的功能得以保留,但肩胛上神经的功能状态依赖于上干损伤的部位。
- 压颈试验与肩关节撞击试验阴性。
- 肩峰下局部封闭无法改变症状。

4. 肩袖损伤

- 急性损伤,常见于肩关节脱位与半脱位;慢性病程,患者诉上举动作的进展性疼痛与无力。
- 无麻木与感觉异常。
- 冈上肌撕裂显著,使得肩关节外展初始动作无力。维持和保留肩关节外展、屈曲的能力(三角肌)。
- 患者肱二头肌及其他C_5神经根支配肌肉无肌无力。
- 压颈试验阴性。
- 肩关节撞击试验阳性。
- 在肩峰下局部封闭后,疼痛症状会缓解,撞击试验(Neer's试验)会诱发症状。
- 肩关节磁共振检查有诊断价值。

(二) C_6与C_7神经根病、旋前圆肌综合征与腕管综合征

C_6与C_7神经根病,与正中神经在前臂卡压(旋前圆肌综合征)或腕部卡压(腕管综合征),都会引起桡侧手指与手掌的无力和肌萎缩。与其他颈椎节段一样,神经根病可急性或慢性起病。旋前圆肌综合征与腕管综合征多数呈慢性与进展性病程,但同样可出现于周围的急性骨折、脱位、挤压伤与血管损伤中[15-16]。

1. C_6与C_7神经根病

- 患者有急性颈椎扭伤病史或长期轴向负荷史(拦截抱摔动作),或者没有显著

诱因。

- 麻木范围包括拇指和大鱼际肌(C_6),桡侧手指(C_6与C_7)和前臂桡背侧。
- 无力范围包括主要的伸肌群,即肱三头肌(C_7),肱桡肌与腕背伸肌(C_6),及手指掌指关节背伸肌群(C_7)。
- 指屈肌因为由正中神经的C_8神经根成分支配,所以肌力不受影响。
- 压颈试验阳性。
- 外周神经压迫试验阴性。

2. 旋前圆肌综合征(正中神经于前臂处卡压)

- 旋前圆肌综合征通常为慢性病程,并且起病隐匿。
- 麻木范围包括桡侧手指、手掌、大鱼际肌。
- 肌肉无力的范围包括骨间前神经支配的桡侧指深屈肌、拇长屈肌与旋前方肌,正中神经支配的手内在肌(拇短展肌,拇对掌肌,拇短屈肌,第1、2蚓状肌)。
- 前臂屈肌,旋前圆肌,肘、腕、手指的伸肌群不受影响。
- 前臂处受压及反复刺激可加重症状。
- 腕关节处的正中神经压迫试验、Phalen 试验、Tinel 试验阴性。

3. 腕管综合征(正中神经于腕关节处卡压)

- 通常为慢性或隐匿性起病,也可在腕关节创伤后急性发病。夜间症状通常较重(腕关节长时间屈曲或背伸)。
- 麻木范围包括桡侧手指以及环指的桡侧半。手掌桡侧/鱼际肌处的感觉不受影响,因为正中神经的掌侧皮神经分支从腕管外穿出。
- 无力范围包括正中神经支配的手内在肌。
- 腕关节处的正中神经压迫试验用于诊断腕管综合征最具有敏感性和特异性[17]。Phalen 试验、Tinel 试验阳性。
- 对于80%的患者,腕管内局部注射皮质激素可短暂改善症状。

(三)C_7神经根病与骨间后神经麻痹

如果以无力(而不是感觉异常)为主要表现,则C_7神经根病需要与桡神经麻痹、骨间后神经麻痹相鉴别,因为它们都会引起手指伸肌群无力的症状。尺神经麻痹很少被误诊,因为其通常发生在肱骨骨折之后。骨间后神经损伤可于肘关节创伤后急性出现,也可由桡神经管的压迫而呈慢性病程[18-19]。骨间后神经麻痹与C_7神经根病的鉴别点在于肘关节与腕关节的背伸运动保留,并且没有感觉障碍。桡管内疼痛和压痛同样是骨间后神经卡压的特征,不会出现在 C_7 神经根病中。在对骨间后神经周围压痛最重的部位进行局部封闭后,疼痛会显著缓解,这可以用来验证骨间后神经卡压。

(四) C_8 神经根病、臂丛神经下干损伤与尺神经卡压

C_8 神经根病、臂丛神经下干损伤(Klumpke 麻痹)、肘关节处尺神经卡压均可引起肘部内侧或前臂疼痛,小指麻木,手内在肌无力。在运动员中, C_8 神经根损伤可发生于颈胸段,或由其他节段椎间盘突出导致[20-21]。臂丛神经下干损伤通常发生在上臂处,于外展位时由牵拉所致,或由颈肋部的压迫所致[13]。尺神经压迫最常出现在肘部神经管内,也可出现在创伤后腕部 Guyon 管内卡压[22]。

1. C_8 神经根病

- 通常于颈胸段存在创伤或病理基础,或没有显著诱因。
- 麻木与感觉异常范围包括小指、前臂、腕部尺侧。
- 无力范围包括指屈肌群(指深屈肌、指浅屈肌),这是 C_8 神经根病的独特症状。同样,正中神经支配的拇指可能出现运动无力。需要鉴别 C_8 神经根病与尺神经卡压。
- 与尺神经损伤相比,因为 T_1 神经支配功能完整,所以手内在肌功能会更多地得以保留。
- 肘管与 Guyon 管处的诱发试验阴性。

2. 臂丛神经下干损伤(Klumpke 麻痹)

- 通常由高能量创伤中上臂外展后牵拉或慢性颈肋部压迫所致。
- 麻木与感觉异常范围包括 C_8 与 T_1 神经根支配区。
- 与单纯 C_8 神经根病、尺神经损伤相比,肌肉无力的范围会更广,因为 C_8 与 T_1 神经根支配正中神经和尺神经的绝大部分功能。正中神经和尺神经支配的手内在肌功能会受到影响。
- 腋窝处的 Tinel 征阳性。
- 肘管与 Guyon 管处的诱发试验阴性。

3. 尺神经卡压

- 肘部肘管处压迫多见;腕部 Guyon 管处压迫相对少见。
- 运动员肘部的卡压可以是特发性的,由肱三头肌肥厚造成肌间隔的压迫。投掷运动员肘部反复外翻应力导致神经表面张力增高[23]。
- 腕关节处尺神经卡压可由钩骨的骨折或由创伤后尺动脉假性动脉瘤压迫形成。
- 感觉障碍的范围在手部相对固定。对于手部尺侧、背侧麻木,需要鉴别是肘部或

Guyon管处卡压。

- 显著无力的范围在尺神经支配的手内在肌。指深屈肌与尺侧腕屈肌不受影响。
- 肘关节屈曲与尺神经压迫会显著增加肘管综合征的症状；Guyon处的压迫同样也会加重神经压迫。

■ 五、其他检查方法

大多数病例通过病史采集和体格检查可以得到正确的诊断。如果对诊断仍存在疑问，那么可以采用已有的医疗设备进行进一步检查以明确诊断。MRI与平片一起可以帮助明确脊髓或神经根损伤的平面。不同臂丛神经损伤位置和类型可导致有显著差异的体格检查结果，MRI对臂丛神经损伤也有诊断价值。除用于明确疑似肿瘤压迫性的病变外，MRI对上肢外周神经病变的诊断价值有限。当肩袖损伤或肌肉骨骼损伤表现出与神经损伤类似的症状时，或当用其他检查方法无法帮助明确诊断时，MRI可用于鉴别诊断[24]。

电生理检查对肢体神经损伤是有诊断价值的，其还可以用于监测神经损伤进程，但同样需要认识到电生理检查的固有局限性。最明显的是检查结果依赖于检查者的技术。对于复杂病例，我们建议相关术者讨论所有可能的诊断，并通过EMG和NCV测定详尽地评价损伤平面。对于急性损伤的病例，不必在伤后3～4周内完成EMG与NCV测定。在此时间段内，末端神经的Wallerian变性还没有出现，可能导致假阴性结果[13]。可以在稍晚的时间复测EMG和NCV，以监测神经愈合情况。随后的检查需要与临床恢复情况相联系。由于电生理结果的恢复会早于临床恢复数周、数月，所以如果最终的临床恢复不理想，就需要及时改变治疗方案。

■ 六、临床病例

一名45岁运动员主诉近1年内无明显诱因出现右手"厚重感"，前臂疼痛与无力。在打网球和进行举重训练时，症状最明显；在进行抓握练习和搬重物品时，易出现疲劳。改变动作方式与应用非处方药物都无法缓解症状。体格检查方面，其感觉正常,并且没有发现明显萎缩。主治医生为其预约了 EMG、NCV 以及颈椎 MRI 检查。MRI 显示,C_4/C_5、C_5/C_6 节段椎间盘退变,C_5/C_6 双侧椎间孔轻度狭窄。根据这些结果,将患者转诊至脊柱外科医生处。

脊柱外科医生经过体格检查发现,该运动员不存在颈椎部位的压痛,并且没有脊髓病和神经根病的临床体征。患者存在显著的压痛点,前臂近端、肘关节处可反复诱发 Tinel 征,疼痛向此处的近端和远端放射。握力测定显示,右侧 29lb,左侧 55lb。患者进一步转诊至手外科医生处,以评估外周神经卡压疾病。肘关节平片检查(见图 9-2)显示肱骨远端髁上突隆起。进一步行肘关节磁共振检查,发现起自髁上突的 Struthers 韧带嵌进内上髁(见图 9-3)。在超声引导下,于肱骨远端进行正中神经诊断性封闭后,患者感到前臂疼痛显著缓解。随即决定手术松解 Struthers 韧带。术中发现,旋前圆肌异常的束带连同 Struthers 韧带对正中神经形成卡压(见图 9-4)。术中,神经松解的范围包括近端边缘的韧带(见图 9-5)至前臂指浅屈肌的浅腱弓。

术后,患者前臂的疼痛和肘部压痛症状快速改善。在随后数月内,手部厚重感与握力缓慢改善。经过物理治疗,辅助前臂力量与握力恢复。术后 4 个月,患者自我感觉"恢复正常",恢复正常工作与运动。

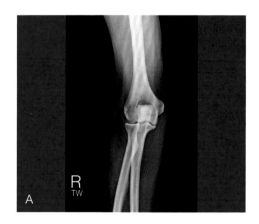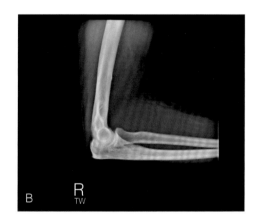

图 9-2　正位(图 A)、侧位(图 B)右肘关节 X 线片,可以发现肱骨远端骨性的髁上突结构,提示起自其的 Struthers 韧带可在肘部对正中神经形成卡压

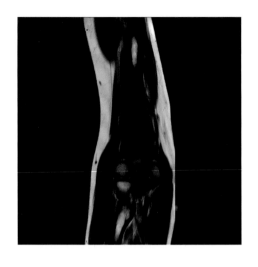

图9-3　冠状位肘关节磁共振 T_1 加权像显示肱骨远端髁上突。Struthers 韧带起自髁上突，并向远端止于内上髁。正中神经在其下面通过髁上突

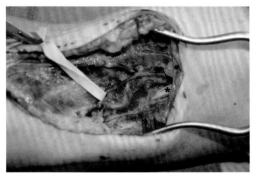

图9-4　术中发现 Struthers 韧带对正中神经（星标）形成卡压。上臂在右侧，前臂在左侧。旋前圆肌的异常束带起自 Struthers 韧带

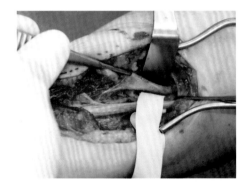

图9-5　正中神经完全松解，表面没有残余的异常纤维束。神经松解由前臂近端向远端进行，确保正中神经或骨间前神经不存在卡压

七、总　结

　　颈椎与上肢疾病的症状相似,医生需要通过采集病史和体格检查对其进行准确的鉴别诊断。绝大多数病例可以通过采集病史和体格检查确定诊断。通过准确理解颈椎节段神经和外周神经感觉分布区以及运动支配区,检查者可对神经损伤进行准确定性与定位。

　　对于医生来说,颈椎与上肢疾病的鉴别难点包括颈椎神经根病、肌肉骨骼损伤与外周神经卡压。C_5神经根病与肩袖损伤的鉴别点在于上臂的感觉障碍,以及更广范

围的肌肉无力,同时不存在肩关节主动、被动活动的疼痛。C_6或C_7神经根病与腕管综合征的鉴别之处在于,腕关节近端的肌肉无力,但鱼际肌肌力得以保留。C_8神经根病与尺神经卡压的鉴别点在于,前者出现前臂麻木及指浅屈肌无力,后者主要出现手部麻木以及内在肌无力。如果病史采集及体格检查可以将诊断范围缩小,那么可以进一步应用影像学检查、神经电生理检查和诊断性局部封闭注射以明确诊断。

参考文献

[1] Boureau F, Doubrère JF, Luu M. Study of verbal description in neuropathic pain. Pain, 1990, 42 (2): 145-152.

[2] Woolf CJ, Mannion RJ. Neuropathic pain: aetiology, symptoms, mechanisms, and management. Lancet, 1999, 353(9168): 1959-1964.

[3] Seddon HJ. A classification of nerve injuries. Br Med J, 1942, 2(4260): 237.

[4] Sunderland S. A classification of peripheral nerve injuries producing loss of function. Brain, 1951, 74(4): 491-516.

[5] Criado E, Berguer R, Greenfield L. The spectrum of arterial compression at the thoracic outlet. J Vasc Surg, 2010, 52(2): 406-411.

[6] Sanders RJ, Hammond SL, Rao NM. Thoracic outlet syndrome: a review. Neurologist, 2008, 14 (6): 365-373.

[7] Tong HC, Haig AJ, Yamakawa K. The Spurling test and cervical radiculopathy. Spine (Phila Pa 1976), 2002, 27(2): 156-159.

[8] Emery SE. Cervical spondylotic myelopathy: diagnosis and treatment. J Am Acad Orthop Surg, 2001, 9(6): 376-388.

[9] Lorei MP, Hershman EB. Peripheral nerve injuries in athletes. Sports Med, 1993, 16(2): 130-147.

[10] Feinberg JH, Nadler SF, Krivickas LS. Peripheral nerve injuries in the athlete. Sports Med, 1997, 24(6): 385-408.

[11] Banerjee R, Palumbo MA, Fadale PD. Catastrophic cervical spine injuries in the collision sport athlete, part 1: epidemiology, functional anatomy, and diagnosis. Am J Sports Med, 2004, 32(4): 1077-1087.

[12] Cummins CA, Messer TM, Nuber GW. Current concepts review: suprascapular nerve entrapment. J Bone Joint Surg, 2000, 82(3): 415-424.

[13] Shin AY, Spinner RJ, Steinmann SP, et al. Adult traumatic brachial plexus injuries. J Am Acad Orthop Surg, 2005, 13(6): 382-396.

[14] Markey KL, Di Benedetto M, Curl WW. Upper trunk brachial plexopathy. The stinger syndrome. Am J Sports Med, 1993, 21(5): 650-655.

[15] Szabo RM. Acute carpal tunnel syndrome. Hand Clin, 1998, 14(3): 419-429.

［16］ Schnetzler KA. Acute carpal tunnel syndrome. J Am Acad Orthop Surg, 2008, 16(5): 276-282.

［17］ Durkan JA. A new diagnostic test for carpal tunnel syndrome. J Bone Joint Surg, 1991, 73(4): 535-538.

［18］ Hirachi K, Kato H, Minami A, et al. Clinical features and management of traumatic posterior interosseous nerve palsy. J Hand Surg Br, 1998, 23(3): 413-417.

［19］ Hashizume H, Nishida K, Nanba Y, et al. Non-traumatic paralysis of the posterior interosseous nerve. J Bone Joint Surg Br, 1996, 78(5): 771-776.

［20］ An HS, Vaccaro A, Cotler JM, et al. Spinal disorders at the cervicothoracic junction. Spine (Phila Pa 1976), 1994, 19(22): 2557-2564.

［21］ Post NH, Cooper PR, Frempong-Boadu AK, et al. Unique features of herniated discs at the cervicothoracic junction: clinical presentation, imaging, operative management, and outcome after anterior decompressive operation in 10 patients. Neurosurgery, 2006, 58(3): 497-501, discussion 497-501.

［22］ Khoo D, Carmichael SW, Spinner RJ. Ulnar nerve anatomy and compression. Orthop Clin North Am, 1996, 27(2): 317-338.

［23］ Del Pizzo W, Jobe FW, Norwood L. Ulnar nerve entrapment syndrome in baseball players. Am J Sports Med, 1977, 5(5): 182-185.

［24］ Filler AG, Kliot M, Howe FA, et al. Application of magnetic resonance neurography in the evaluation of patients with peripheral nerve pathology. J Neurosurg, 1996, 85(2): 299-309.

第 10 章

针刺痛和烧灼痛

Andrew B. Dossett, MD

赵兴　译

▊ 一、引　言 ━━━━━━━━━━━━━━

　　针刺痛是神经损伤的表现,特别是颈神经根或臂丛在运动过程中的一部分损伤。针刺痛是一种临床综合征,定义为单侧症状,与颈髓神经失用症(Cervical cord neurapraxia,CCN)相反(在本书中单独讨论,为双侧的症状)。针刺痛也被称为烧灼痛,但是针刺痛更常用,本章将介绍针刺痛。

　　针刺痛表现为单侧的刺痛和烧灼感,感觉异常从上肢向下放射,并且伴随许多感觉和运动表现。疼痛可能从颈椎放射至后方附件、肌肉韧带结构和患侧的斜方肌。运动场上,有针刺痛的参赛者往往可以自己离开比赛场地,离开时通常是手臂摆在一边或者"摇动手臂"。乏力最常见于三角肌、二头肌和棘肌。

二、损伤机制

目前,经典的损伤机制有两种:①头部遭受过伸和旋转损伤(见图10-1),导致脊神经在神经孔内受到动态压迫,从而引起神经根的刺痛;②外力导致头部侧屈,同时伴随同侧的肩部向远端受压(头外展与肩关节下压,Head abduction and shoulder depression,HA/SD),造成臂丛牵引损伤(见图10-2)。而且,在少数情况下,颈椎间盘突出症也可能是构成神经根刺激征的因素。对于单侧手臂持续存在的神经症状,需考虑这种损伤的可能性。刺痛的症状可以从几秒钟持续到几个星期。如果症状持续时间超过12～24h,则需要更仔细的影像学检查,包括颈椎MRI。人口统计发现,许多体育运动可能出现这种运动损伤,常见的运动包括足球、摔跤、橄榄球、混合武术、艺术竞技和曲棍球,少见的运动如体操、棒球、冲浪和啦啦队。损伤的严重程度与初始外力的大小密切相关。随后只需要较小的能量就可能发生再次损伤,因为此时神经和起支撑作用的肌肉骨骼结构仍处于修复状态。

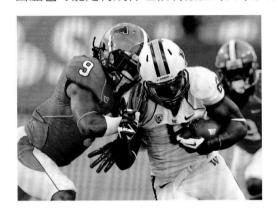

图10-1 头部过伸时受到撞击,随后发生旋转,以致脊神经根在椎间孔内受到动态压迫导致神经根激惹征(摘自美联社)

神经损伤的模式有三种类型,按严重程度分别为功能性麻痹、轴索断裂和神经离断伤。在功能性麻痹中,神经髓鞘虽然经历了退变,但轴突壁完整。这导致感觉缺损的症状比运动缺损的症状更明显,是很典型的一种针刺痛模式。这些断裂通常在几分钟到1周内恢复。轴索断裂是轴突和髓鞘的一种损伤,但是神经外膜和束膜是完整的。沃勒变性发生在损伤后2～3周,肌电图(Electromyography,EMG)检

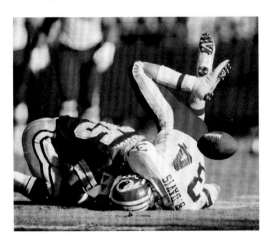

图10-2 头遭受侧屈外力,同时伴随同侧肩关节下压,造成臂丛神经的牵拉损伤[摘自Vereschagin KS, Wiens J, Fanton GS, et al. The burner: overview of a common football injury. Phys Sportsmed, 1991, 19(9): 96-104.]

查可发现纤维性颤动和去神经电位,运动和感觉均受到影响。这些损伤往往导致三角肌、肱二头肌和棘肌运动功能丧失,并可持续数周至数月。神经离断伤表明神经完全断裂,预后不良。这些情况比较罕见,通常涉及穿透性创伤或高能量的闭合性肩胛带损伤。

对于这种神经损伤,其病理生理机制尚未确切[1]。主要的两种机制是牵张和压缩,且常常混合作用[2]。在HA/SD机制中,臂丛遭受牵拉引起牵张性损伤[3-5];而在过伸-旋转损伤模式中,压缩作用力指向神经孔的脊神经根。前者(臂丛)需要做广泛的涉及多个神经根的检查;后者(神经根激惹征)通常是一种更加确切的神经根病。

美国足球运动员针刺痛的发病率相对较高[5]。据报道,多达65%的大学生足球运动员在4年的职业生涯中发生过针刺痛[5]。损伤的类型与患者的年龄相关。年轻和技能较少的运动员通常发生臂丛的HA/SD损伤。发生这种损伤的原因有躯干核心肌群力量较差及技术生疏。而年长的经验丰富的足球运动员往往技术更好,他们在运动时通常"抬头并盯着击打的物体",这样容易发生后伸旋转损伤并引起神经根刺激症状。在年长的职业足球运动员中,关节突关节和钩椎关节反复出现损伤、修复,最终导致神经根孔狭窄,并容易出现神经根激惹症状。

▎ 三、评 估

在所有情况下,都应做全面的病史采集以确定可能的损伤机制,包括症状的性质、持续时间,以及既往的受伤史。如果出现双侧症状,就不能用针刺痛解释,可能是CCN的问题。运动员经常能够说明受伤的机制,有时可获得受伤的视频(美国橄榄球联盟有场边伤情监测)。鉴别的关键点是,针刺痛始终是单侧的。若有其他任何形式的症状(臂/腿、双侧手臂、双侧胳膊和腿),往往提示是一种更为严重的CCN。

"针刺痛"一词对运动员来说有几种含义,通常表现为颈部肌肉的损伤。大约30%的时间出现孤立的颈部或斜方肌疼痛而无放射痛的,被称为针刺痛[6],通常表示颈椎的肌肉韧带损伤。评估时有两种情况:第一种情况是,重返运动(Return to play,RTP)的决定迫在眉睫;第二种情况是RTP不那么紧急,那么可至更衣室或办公室进行评估。在场边或比赛中评估需要全面采集病史(包括既往发作史)、可能的损伤机制、体格检查以及RTP决定。

（一）体格检查

在出现针刺痛损伤后，需要对颈椎、起支持作用的棘旁肌和肩胛肌、上肢的神经症状进行全面的评估。场地原因，边线检查比更衣室或办公室检查更简洁。尽管如此，还是可以在通过病史采集和全面查体获得充分的信息后做出是否RTP的决定。

边线检查需要目视检查颈椎，以查找是否有倾斜或椎旁肌痉挛。随后，进行手动检查，沿颈椎和小关节沟向后触诊，以及在包括斜方肌在内的肩胛肌上触诊，以确定触发点。可以进行刺激试验，即Spurling's试验和HA/SD（见图10-3）。在进行Spurling's试验时，有两种首选模式。检查者应先检查不受影响的一侧，以帮助测量关节活动度（Range of motion，ROM）的正常结束点。第一种模式是在外部旋转和后伸后，将中度但有意义的轴向负荷放置在头部，产生轻微的反弹，看看疼痛反应是否是由后神经根或神经根引起的。第二种模式是典型的Spurling's试验，以少量的轴向载荷伸展旋转15～30s。

值得注意的是，这两种方法都能达到诊断的意义。HA/SD更适合臂丛神经损伤的情况，Spurling's试验则适合神经根在神经孔内受压的情况。

接下来是颈椎的等距检查。参与者需要能够承受屈曲、伸展、旋转、侧屈及以上组合方向上有意义的力。共同模式有屈、伸、旋、侧向力以及它们的组合。在检查时，经常出现的失败是屈曲抵抗（见图10-4）。如果运动员非等长肌力很弱，他/她就无法保护颈椎，并且不应该RTP。对于过于急切希望RTP的家长或教练，该检查特别有意义。

最后进行运动和感觉检查。对C_5—T_1肌节的彻底的运动检查已完成。我喜欢做双重检查。即第一次检查通过测试绝对强度，然后反复测试，以确定一个孤立肌群的

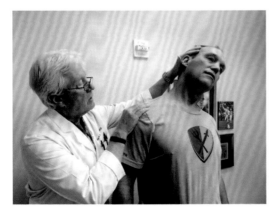

图10-3　头外展与肩关节下压（HA/SD）

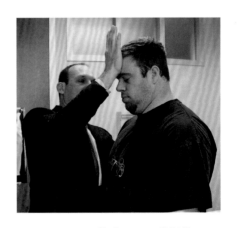

图10-4　检查显示屈曲抵抗

疲劳程度。在运动检查后,通过区分锐性和钝性刺激进行感觉检查,并对感觉缺陷进行仔细的标记。

如果决定不允许受检者RTP,则可以到更衣室或办公室进行二次检查。受检者可脱去装备和鞋子甚至衣服,接受进一步的目视检查,以寻找肌张力、对称性和潜在的肌束颤动。检查者也可以实施深肌腱反射,以及Babinski征和阵挛检查。此外,可以在场边重复进行的原始检查,再给检查者一组数据,对损伤进行更全面的分析。

(二)诊断性测试

每位有严重颈部疼痛或神经系统受累病史的运动员都应接受颈部X线片检查。从影像记录中可以收集到一些病理过程,包括棘突、小关节面和椎体的骨折,或引起椎间孔狭窄的钩突肥大、椎间盘退变和正常前凸丧失。此外,在屈伸动力位片上,你可能看到棘突张开,这提示脊柱不稳。

对疑有骨折的运动员应该做颈椎CT扫描(本书后续有章节讨论了该问题)。这为骨性结构和其邻近椎间盘结构提供了评估材料,但没有颈椎MRI那么充分。颈部MRI是鉴别椎间盘病变、脊髓病变、椎间孔狭窄、韧带损伤或骨折的极好工具。在严重损伤的情况下,需同时进行MRI和CT检查。对于臂丛损伤的运动员,我很少做高级的影像学检查,但如果出现神经根综合征,那么MRI对持续的症状是有诊断价值的。对于症状持续时间超过24h的,应进行进一步检查,并强烈推荐行颈椎MRI检查以排除最常见的颈椎间盘突出症。电生理检查(如EMG)至少在损伤3周后开始做,才不会出现假阴性的结果。我通常推迟做电生理检查,因为如果参与者在受伤后3～4周仍很虚弱,那么在她/他就不大可能在那个赛季RTP了。

■ 四、诊 断

诊断可以在病史采集和体格检查后进行。臂丛神经损伤的典型发现是一个HA/SD机制通过这种手法重复的症状。此外,斜方肌可有压痛。就神经学而言,臂丛神经损伤通常涉及一个以上的肌节和皮节。

神经根刺痛通常有轴颈疼痛,Spurling's试验阳性,通常是神经根的一种更谨慎的肌节和皮节模式。

五、治 疗

虽然单一的神经根刺痛不会有颈椎损伤加重的风险,但反复发作可导致恢复延迟或不完全。治疗针对局部结构来减少炎症和刺激,以及为神经结构愈合创造条件。初始治疗是直接减少炎症,恢复ROM,并减轻疼痛。如果患者在事件发生后1～2d仍有症状,则需要使用消炎药。非甾体类抗炎药与类固醇的使用取决于症状的严重程度。对于颈项疼痛,包括斜方肌症状,建议用冰敷和室内运动疗法。早期,开始行肩胛带肌肉和颈椎旁肌肉的神经肌肉控制。肩胛的稳定,斜方肌和颈部的强度都是正常的。这经常需要治疗师或教练通过动态的抗阻力运动范围(ROM),进行颈部手工训练。胸部的运动姿势包括挺胸,将头部置于身体上方,并限制颈部的伸展。这种间接弯曲增加了神经孔的大小并减小了颈椎头部重量造成的扭转力矩。这种姿势也打开了胸廓出口,降低臂丛压力。强调胸部的姿势很重要,因为许多运动员采用圆肩,由于肩部发达,所以在底线处保持前倾姿势可能刺激神经根。

找到一个中立且无痛的位置可以使运动员以更快的速度恢复到早期状态。如果颈部疼痛严重,则可以使用颈托,但使用时间通常不超过2周。通过中线等长运动强化颈部很重要,这是因为颈部和神经根性疼痛可能导致颈部肌肉无力。抗阻力练习应该缓慢地开始,避免极限的头部屈曲。为了提高灵活性和ROM,随着症状的改善,应该逐渐开始伸展运动。但运动员教练和治疗师应谨慎对待激烈的伸展运动,因为这可能导致针刺痛后颈部疼痛复发。

对于有椎间盘突出的运动员或者对这些治疗没有反应的神经孔源性针刺痛患者来说,影像引导下的皮质类固醇注射是一种选择。考虑到阻滞轴向疼痛的关节面和椎板,有效缓解神经根性疼痛的一种方法是用可调的导管,经椎管硬膜外注射到受影响的神经根上,但这只有在适当的影像成像之后才考虑。

六、装备改造和预防

装备改造从最基本的开始,为确保头盔和护肩适当地被固定,经典的改造是使用牛仔颈托[7]或颈卷。对颈椎的伸展,两者都有抵抗作用,但对侧屈的抑制作用很小[7]。牛仔颈托在Erb点上有额外的保护作用,减少了对臂丛的直接接触伤害。这些改造也可能让运动员更自信。

七、重返运动

　　若运动员的检查结果正常且 ROM 没有疼痛,神经学检查结果正常,刺激试验阴性,肌肉等长收缩试验正常,则可以做出 RTP 的决定。若这些标准不能达到而要 RTP,就需要医生运用知识、经验进行判断,并获得运动员的知情同意。在做这些决定时,需要评估风险与收益的比率。对损伤的后遗症和后遗症的长期风险均进行实时评估。参与运动的好处是高中生运动员最低,大学生运动员中等,专业运动员或精英业余爱好者最高。但普遍的共识是,这样可能发生长期或晚期的神经性乏力和疼痛。最常见的是轻度慢性颈部疼痛、斜方肌疼痛和肩胛带无力。这些常见于严重受伤而无恢复的情况,以及在职业生涯中反复受伤的情况。这些因素可能是医生向患者告知和需要患者知情同意的一部分。风险与效益的比率是 RTP 的另一条指引线。例如,一名年轻运动员在数周内两次出现针刺痛,现在除肩胛带轻微的活动无力之外,已经康复,难道不应该重返赛场吗? 在职业运动员的锦标赛环境中,同样的情况,在充分告知的情况下是合理的。风险与收益的比率相差很大。常识和判断力通常占上风。根据暴露的情况,风险也不同。当然,足球是高风险的,棒球是低风险的,这决定了医生的治疗方案,因为风险暴露是不同的。同样,在症状相同的情况下,优秀运动员的风险比从事同样任务的较低技能的运动员的风险小。医生应全面了解运动员的技能水平和目标,以及其训练方案和对运动的需求。所有这些信息将指导医生对 RTP 的决策。对任何运动员来说,最安全和最明智的 RTP 是在检查结果正常,ROM 无疼痛,神经源性检查结果正常,刺激试验阴性和肌肉等长收缩试验正常后。

病例 1

　　29 岁的后卫:他颈部疼痛,并伴有左上肢接触性放射痛。在一段时间内,疼痛由接触性进展为静息性,伴有严重的运动功能损失。在就诊过程中,发现其 Spurling's 试验阳性,HA/SD 阴性,肱三头肌明显运动无力。MRI 显示 $C_6 - C_7$ 节段有较大的髓核向左中央旁突出。患者随后接受颈椎前路椎间盘切除并髂骨自体植骨融合术,并且以正常的肌力和 ROM 于下一个赛季重返运动。

病例 2

　　职业足球运动员,防守端:该运动员因 HA/SD 损伤机制导致针刺痛。初始的边线评估显示两轮比赛后症状缓解和查体正常,运动员重新进入比赛。在比赛的后期,针刺痛又一次复发,且 C_5 和 C_6 肌节有明显的运动无力。此外,他有显著的症状和 HA/SD 损伤,并从比赛中退出。3 周后,其颈部肌肉收缩强度正常,刺激试验结果

（HA/SD 和 Spurling's 试验）阴性，虽仍然存在轻微的三角肌和外部旋转力量缺失，但在功能上他可以适应比赛，并在知情同意后返回比赛。几个星期后，他的肌力恢复了正常。

病例 3

驯马手：33 岁，参加职业竞技牛仔协会巡回赛，有多处颈部损伤病史。他的左臂（也称为自由臂）出现了针刺样症状。在比赛期间，他的左臂出现强烈的刺痛，几乎要"从马背上掉下来"，导致他失去平衡，差点因自由臂接触野马而失去比赛资格。办公室检查显示，其 Spurling's 试验阳性并有轻度的 C_5 肌无力，但感觉正常。诊断性检查显示，C_4—C_5 椎间孔狭窄。患者在保守治疗无效后，接受了 C_4—C_5 椎间孔切开术。后来，患者恢复了体力，在当年继续参加比赛，并且他同年在拉斯维加斯的全美职业牛仔竞技总决赛中获得了冠军。

八、结　论

针刺损伤在许多运动中很常见。其损伤模式主要有两种：第一种是 SA/HD 损伤，它易造成臂丛神经损伤；第二种是伸展旋转，使神经根被激惹。这两者的区分可以从多个层次上进行。首先，机制不同；其次，臂丛神经损伤的临床检查很少有轴颈疼痛，但有典型的斜方肌疼痛；此外，神经源性检查可发现多个神经根和皮节受累。

神经根刺激综合征会有典型的轴颈疼痛，在肌节和皮节通常会有细微的神经根性体征。

治疗主要集中于减少局部组织炎症和刺激，使颈部力量、ROM、神经源性检查结果恢复正常。训练方案包括增加躯干肌肉、肩胛带和颈部力量。对运动服也可以做一些修改。

一小部分反复受伤的患者可能有轻到中度的晚期后遗症。RTP 的决定基于正常的检查结果。如果没有达到 RTP 的标准，那么需要与患者讨论风险与收益的比率，并取得患者的知情同意。

参考文献

［1］ Watkins RG. Neck Injuries in football players. Clin Sports Med, 1986, 5: 215-246.

［2］ Poindexter, DP, Johnson, EW. Football shoulder and neck injury: a study of the "stinger". Arch Phys Med Rehabil, 1984, 65: 601-602.

［3］ Robertson WC Jr, Eichman PL, Clancy WG. Upper trunk brachial plexopathy in football players. JAMA, 1979, 241: 1480-1482.

［4］ DiBenedetto M, Markey K. Electrodiagnostic localization of traumatic upper trunk brachial plexopathy. Arch Phys Med Rehabil, 1984, 65: 15-17.

［5］ Clancy WG Jr, Brand RL, Bergfield JA. Upper trunk brachial plexus injuries in contact sports. Am J Sports Med, 1977, 5: 209-216.

［6］ Personal communication, Jim Maurer, head athletic trainer, Dallas Cowboys.

［7］ Gorden JA, Straub SJ, Swanik CB, et al. Effects of football collars on cervical hyperextension and lateral flexion. J Athl Train, 2003, 38: 209-215.

第11章

颈髓神经失用症

Frank H. Valone Ⅲ, MD
K. Daniel Riew, MD

张桦 译

■ 一、背 景

  颈髓神经失用症(Cervical cord neurapraxia, CCN)是一种短暂性神经功能障碍性疾病,常出现于颈髓外伤但又不合并颈椎不稳或者结构异常的情况。CCN 在运动中的发生概率为(1.3～6)/万[1]。Torg 等[2]按照神经功能障碍的类型将 CCN 进行了分类:1 型,"plegia",表示完全性瘫痪;2 型,"paresis",表示只有运动功能减退;3 型,"paresthesia",表示只有感觉异常,而不存在肌力减弱。根据症状持续的时间,又将CCN 进行了分级:1 级,症状持续的时间小于 15min;2 级,15min～24h;3 级,大于24h。也可以按照神经症状的解剖分布,对CCN 进行分类:"quad",代表牵涉到四肢;"upper",代表只涉及双上肢;"lower",代表涉及双下肢;"hemi",代表涉及同侧的上下肢[2-3]。

▊ 二、症　状

Torg 等[1]的病例报道一共涉及 110 名成年患者,其中完全瘫痪的占 40%,肌力减弱的占 25%,感觉异常的占 35%。在 CCN 分级中,最多见的是 1 级(74%),而 2 级(15%)和 3 级(11%)的比例较低。另外,大多数 CCN 患者为四肢瘫痪(占 80%),上肢类型占 15%,下肢类型占 2%,同侧上下肢类型占 3%。在成年患者中,外伤后导致的颈部疼痛和运动减少的情况不多见[4]。儿童患者与成年患者不一样,最常见的类型是上肢类型(占 38%),其次依次是四肢(占 31%)、同侧上下肢(占 23%)和下肢类型(占 8%)。另外,儿童患者症状的平均持续时间为 26h,有 1 名患者持续了 5d,77%的儿童患者在外伤后就会出现颈部疼痛和活动度的减小[5]。

▊ 三、受伤机制

CCN 的受伤机制包括过屈、过伸或者轴向力量导致颈部脊髓出现弥漫性轴索短暂性功能紊乱[6-7]。1962 年,Penning[8]详细描述了颈髓受压时的钳夹机制。在颈部伸展时,脊髓在上节段椎体后下角与下节段椎板的前上缘之间受到钳夹;相反,在屈曲位时,脊髓在上节段的椎板与下节段椎体的后上角之间受到钳夹[7-8]。

实验室对该理论进行了量化研究。Torg 等[7]采用不同程度的应力测试了巨型鱿鱼的神经轴突细胞。在整个实验过程中,记录膜电位和胞质内游离钙浓度。结果证实,快速的应力可以导致钙离子流入胞质中。钙离子浓度的升高与轴突上应力的大小和速度直接相关。钙离子的流入导致超极化,之后伴随的是去极化期的延长。在去极化的过程中,轴突不再兴奋。神经恢复与钙离子浓度的升高成反比。此外,研究还发现,由于颈椎细胞和结构解剖性的维持,所以静脉痉挛所造成的局部缺氧不会延迟恢复。

四、颈髓神经失用症的危险因素

关于 CCN 的危险因素,有一项大型的流行病学研究。该研究包含了以下 5 个队列:队列 1(227 人)是没有 CCN 病史的大学生橄榄球运动员;队列 2(97 人)是没有 CCN 病史的职业橄榄球运动员;队列 3(45 人)是至少有一次 CCN 病史的高中生、大学生和职业足球运动员;队列 4(75 人)是出现永久性四肢瘫痪的橄榄球运动员;队列 5(105 人)是对照组,是一些没有 CCN 病史的非运动员。研究发现,队列 3 的椎管直径与椎体直径比(Torg 比值)显著小于其他队列(见图 11-1A)($P < 0.05$。C3 比值:队列 1,0.873+0.115;队列 2,0.849±0.116;队列 3,0.732±0.156;队列 4,0.958±0.115;队列 5,0.998±0.123)。另外,队列 3 成员的脊髓平均直径最小(见图 11-1B)($P < 0.05$。

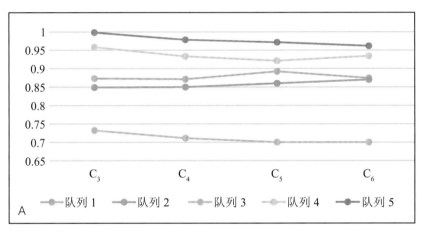

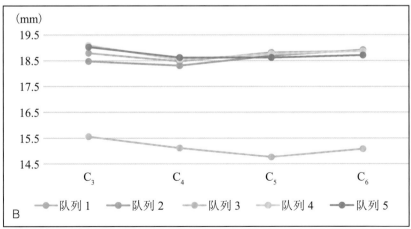

图 11-1　图 A,Torg 比值(椎管直径与椎体直径比)在不同队列间的对比;图 B,椎管直径在不同队列间的对比

C3 脊髓直径：队列 1，18.789mm±2.031mm；队列 2，18.474mm±2.323mm；队列 3，15.556mm±2.704mm；队列 4，19.093mm±2.188mm；队列 5，19.025mm±1.883mm）。研究结果证实，有症状的运动员的椎管直径明显小于无症状的运动员，提示神经失用症与椎管狭窄有相关性[9]。

五、脊柱椎管狭窄

颈椎管狭窄在儿童和成年人运动员中是常见的，在橄榄球运动员中的发生率为7.6%～29.0%[9-10]。在对既往有 CCN 病史的成年患者 104 张 X 线平片的研究中发现，只有 7% 是正常的，而 86% 显示颈椎管狭窄，50% 有骨赘形成，21% 有颈椎前凸减少，28% 提示有椎间盘退变性疾病。另外，在对同一组患者的 MRI 进行分析后发现，只有8% 是正常的，81% 有椎间盘膨出，36% 有椎间盘突出，55% 有骨赘形成，47% 有神经椎间孔变窄[2]。不管是这组 MRI 研究，还是 Maroon 等[3]对 5 个既往有 CCN 病史的职业运动员的研究，都证实外伤后没有出现脊髓的水肿或畸形。

颈椎管狭窄可以通过不同的方法确定。在对 200 名无症状患者的研究中，Wolf等[11]明确了正常椎管在矢状位上的直径。椎管矢状径通过计算椎体后缘到椎板和棘突交界处（脊柱椎板线）的距离而得到（见图 11-2）。Wolf 等发现，各节段的平均前后径为 C_1 22mm，C_2 20mm，C_3—C_7 17mm。椎管矢状径大于 15mm 是正常的；但若小于13mm，则可以确定为椎管狭窄。同样地，在克利夫兰自然历史博物馆，对 1066 具人

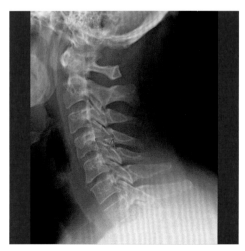

图 11-2　在侧位 X 线片上测量椎管直径（A）

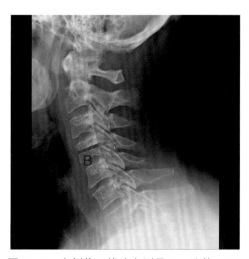

图 11-3　在侧位 X 线片上测量 Torg 比值＝A/B

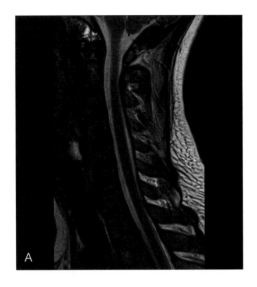
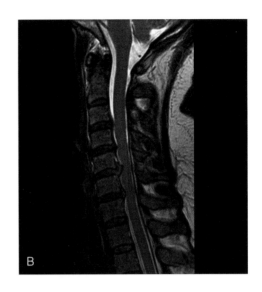

图 11-4 图 A,矢状位 MRI 的 T_2 像上显示脊髓有功能性上的空间储备;图 B,矢状位 MRI 的 T_2 像上显示脊髓有功能性上的空间狭窄

体尸体标本研究发现,椎管矢状径的绝对值若小于 13mm,则意味着颈椎管狭窄[12]。

Torg 比值是通过计算 $C_3 - C_7$ 平面的侧位片上椎管直径与椎体直径比而获得的(见图 11-3)。当 Torg 比值低于 0.8 时,被认为是先天性椎管狭窄。但是,研究中其阳性预测值只有 0.2%,因此不能作为接触性运动的筛查方法。该方法用一种比值来替代绝对数值,由此产生的差异会导致独立的放大因素[6]。对这种检测方法的批评主要在于该方法忽略了一些特殊人群椎体尺寸的差异性。Herzog 等[13]研究证实,橄榄球运动员的椎体直径普遍大于其他人的脊柱结构,发现 49% 的职业运动员有异常的 Torg 比值。另外,Odor 等[14]也观察到,1/3 的无症状的职业运动员至少有一个节段以上的 Torg 比值低于 0.8。

由于通过 MRI 检查能够观察到椎管内骨性和软组织的结构,所以 MRI 能够更加准确地对脊髓所处空间进行评估,并且确定脊髓的"功能储备空间",分别根据脊髓周围有无脑脊液来确定"功能性储备"或"功能性狭窄"[15-16](见图 11-4)。在一项涉及 4 名有 CCN 病史的运动员的研究中,MRI 检查提示脊髓周围有功能储备空间,在他们重返赛场后,CCN 症状没有复发[17]。另外,对于动态过伸、过屈性颈椎,可以用 MRI 来进一步评估狭窄的情况以及研究钳夹机制,但是这种方法可能只适用于某些研究中心。

六、治疗方法

对运动员的早期处理包括制动以及临床和影像学检查。CCN 必须与臂丛神经损伤或者神经根性疾病相鉴别。大多数 CCN 患者接受非手术治疗及支持性治疗。

尽管如此,对通过影像学证实合并有脊髓受压或者不稳定的患者,应该考虑手术治疗。在两项共涉及 142 名患者的研究中,8.5% 的患者因为脊髓受压或者不稳定而进行了手术治疗[1-2]。另外,Maroon 等[3] 报道,有 5 名职业运动员因为脊髓局部受压迫而导致 CCN,进行了颈椎前路减压融合手术。结果,这 5 名运动员均顺利重返赛场,但是其中有 2 名运动员后期因为邻近节段病变而终止了职业生涯。

七、重返运动

对于 CCN 后重返运动(RTP),目前仍然有很大的争议[18-19]。在系统性回顾分析 170 篇文献后发现,对 CCN 后 RTP 的标准缺少前瞻性随机对照研究[20]。目前,RTP 主要基于专家意见、病例分析和回顾性研究。普遍认为,若让运动员重返运动,则应该需要有正常的力量、无痛化的颈椎 ROM 以及稳定的椎体[19]。另外,随着 MRI 应用的普及,建议运动员脊髓周围要有足够的"功能性储备"。

表 11-1　重返运动的绝对禁忌证和相对禁忌证

绝对禁忌证	由于不稳定或者局部脊髓受压而不能通过手术恢复或者残留神经症状者
相对禁忌证	①肌力 4 级超过 24h;②肌力 3 级超过 60min;③肌力 2 级超过 30min;④肌力 1 级或 0 级超过 15min;⑤呼吸困难;⑥CCN 复发,不管任何级别;⑦MRI 上 T_1 和 T_2 像出现脊髓信号改变
	橄榄球运动中拦截摔人
	CCN 症状首发的非职业运动员
CCN:颈骨髓神经失用症。肌力等级:5 级,代表运动范围完全正常,能对抗抵抗力;4 级,代表运动范围正常,能对抗部分抵抗力;3 级,代表运动范围正常,只能对抗重力;2 级,关节能运动,但不能对抗重力;1 级,只能看到肌肉收缩,但关节不能运动;0 级,看不到肌肉收缩和关节运动。	

Page 和 Guy 认为，RTP 的绝对禁忌证包括韧带原因导致的不稳定、脊髓受损及症状持续时间超过 36h[4]。另外，MRI 的 T_2 像存在高信号也是相对禁忌证[16,20-22]。尽管如此，最近的一项小病例数(5例)研究认为，虽然患者在 MRI 的 T_2 像上有高信号，但是如果手术后症状消失，查体正常且没有不稳定的表现，那么可能不是 RTP 的禁忌证[23]。但是这项研究的病例数太少，且所有患者都接受了稳定手术。其他考虑的因素包括具体的运动模式，接触性的可能以及方式，应对方法，接触性运动员职业生涯长度以及解剖学特征等。

在 Torg 涉及 110 名有 CCN 病史的运动员的研究中，57% 的运动员回到了与之前等高水平的运动中。对比重返运动和没有重返运动的两组，并没有发现年龄、性别、运动类型、CCN 临床等级或者影像学上的显著差别。在接触性运动员中，56%（35例）遭受到了二次 CCN 事件，平均为 3.1 次±4 次。其中，橄榄球运动员的 CCN 复发率最高（$P=0.05$）。重返运动后，足球运动员的 CCN 复发率为 62%；相比之下，其他运动员的 CCN 复发率只有 27%。CCN 复发运动员的 Torg 比值（0.65±0.1）低于没有复发的运动员（0.72±0.1；$P=0.05$）。另外，CCN 复发运动员椎间盘平面的椎管直径和脊髓的空间小于没有复发的群体（$P=0.05$）。在 35 名重返运动并出现 CCN 复发的运动员中，不存在永久性的神经损伤。据运动员的年龄、运动水平、MRI 表现、CCN 临床分型和影像学分型，均不能预测其复发情况。另外，椎间盘突出压迫和椎间盘退变性疾病也不是 CCN 复发的危险因素[1]。可以认为，既往有 CCN 病史的运动员大概有 50% 的复发概率。

Bailes 等[24-25]回顾分析了 10 名 CCN 运动员的 MRI 检查结果，发现所有患者在 MRI 上均有超过 3 个水平的 7～12mm 的狭窄。但是只有 3 名患者没有功能储备空间，这 3 名运动员最终被迫退休。而其余 7 名运动员重返赛场后也没有复发 CCN。

在一项针对 CCN 患儿重返运动的短期（14 个月）随访研究中，发现患儿人群的预后因素与成年人不同。所有患者的 Torg 比值均超过 0.8。另外，MRI 检查后证实，没有一个患儿合并其他的神经性病理改变。过伸过屈位片也证实，所有患儿的颈椎是稳定的。这些患儿之后重返运动，随访期间没有复发 CCN，也没有永久性神经症状。因此，这些证据证明，导致 CCN 的是患儿颈椎的活动度问题，而不是之前存在的椎管狭窄[5]。患儿颈椎的超生理性运动范围容易引起椎体对脊髓的撞击，从而导致短暂性的神经症状[5,26]。

Cantu[15]报道了 3 例 CCN 病例，且这 3 例病例均为高中生。受伤后，因为出现颈部疼痛和僵硬 3 周而做了影像学检查。影像学检查发现，椎管直径只有 12mm，达到狭窄标准，Torg 比值在 C_4 和 C_5 分别为 0.48 和 0.5。这些运动员虽然回到赛场，但是最终出现了脊髓半切综合征,右侧肢体感觉减退,左侧肢体肌力减弱。MRI证实椎间盘突出和脊髓移位。尽管做了手术,但是术后患者肢体仍然存在痉挛状态。

因此,一些学者认为CCN的单次发作可以作为重返运动的禁忌证。但是,在一项对117名永久性四肢瘫痪的足球运动员的调查中发现,只有1名(0.9%)患者既往有感觉异常症状,没有患者曾有运动功能异常[1]。这就意味着,CCN并不是导致永久性瘫痪的危险因素。另外一些学者认为,虽然单次CCN事件并不增加发生永久性脊髓损伤的风险,但是仍然会有小概率的发生脊髓损伤的风险[25]。

■ 八、作者的建议

目前,由于对这个方面还没有很确定的研究,只有一些病例报道和专家意见。因此,下面我们只是对现有的文献进行一些解读。

有些人引用了Torg等的研究结果,即117名永久性四肢瘫痪的运动员中没有一个人曾出现过CCN症状,因此认为CCN并不是导致永久性四肢瘫痪的危险因素[1]。基于这些研究结果,除有过长时间的临床症状或者多次复发的CCN患者外,许多医生一般让CCN患者重返运动。我们同意Torg等的观点,大多数CCN运动员并不会出现永久性四肢瘫痪,而大多数出现四肢瘫痪的患者也没有CCN病史。但是我们认为这在逻辑上还是有问题的,比如117名患者没有脊髓病,那也不能就此认为脊髓病变不是造成四肢瘫痪的危险因素。而大多数有经验的脊柱外科医生知道脊髓型颈椎病会导致四肢瘫痪,认为脊髓病变确实是导致四肢瘫痪的一个危险因素。我们也知道大多数四肢瘫痪的患者从来没有脊髓病。大多数患者在出现脊髓病的症状时,会寻求医疗帮助,并得到相应的治疗。同样的道理,一些运动员若出现CCN症状的时间过长或者CCN症状反复出现,也会选择退出该项运动。事实上,在Torg的研究中,43%的患者在第一次出现CCN后就选择了退出该项运动[1]。这就减小了CCN后有发生四肢瘫痪风险的真正患者的数量。在Torg等研究的剩余人群中,只有35名患者出现了CCN的复发,没有1名患者出现永久性四肢瘫痪。但是,35是个很小的数量,假如导致永久性瘫痪的风险是36个人中有1个人,那么我们就可能错过了准确的数字。如果永久性瘫痪的潜在风险低到1/36,并且在缺乏更多准确信息的情况下,我们还会有多少人敢于参加这项运动呢?我们会不推荐干预措施(比如存在风险的手术)吗?CCN患者终止运动是没有健康风险的。

迄今为止,脑震荡还被认为是接触性运动中的正常现象。20年以前,如果外科医生在运动员一次脑震荡后就不让其在当前赛季重返运动,那么会被认为是不理性的谨慎。现在,我们知道神经组织并不像我们曾认为的那么有韧性,脑震荡只不过是长期影响的结果。我们不知道脊髓和脑组织的韧性在反复创伤中的差异性。在微观层面,毛细血管和神经组织可能存在细小的损伤,并导致其处于亚临床状态。在反复创伤的情况下,最终出现永久性的神经损伤并不是不可能。

基于以上种种考虑,作者认为RTP的绝对禁忌证如下:由于不稳定或者局部脊髓受压而不能通过手术恢复或者残留神经症状者。另外,CCN后RTP的相对禁忌证如下(要注意,我们指的是双上肢或者上下肢的无力,而不是单个肢体的问题):①肌力4级超过24h;②肌力3级超过60min;③肌力2级超过30min;④肌力1级或0级超过15min;⑤呼吸困难;⑥CCN复发,不管什么级别;⑦MRI上T_1和T_2像出现脊髓信号改变;⑧CCN症状首发的非职业运动员(见表11-1)。虽然数据不充分,但我们相信首发CCN症状的运动员如果没有合并先天性椎管狭窄和结构异常,在屈伸和侧屈运动下,MRI和CT中均没有异常的退行性改变,那么可能可以重返运动。不过我们认为,假如他们RTP,那就被置于神经损伤的风险中。尽管出现真正危险的概率相对较低,我们也认可大多数患者是没有问题的,但是我们应该警告这些RTP的运动员还可能存在发生神经损伤的风险。若患者已有轻至中度的脊髓病症状,则为了避免从小而有限的疾病发展成为四肢瘫痪,应该对其采取干预措施。

这方面的研究比较缺乏。理想的研究应该是,通过大样本的研究,调查既往有CCN病史而继续比赛的运动员与从没有过CCN的运动员之间出现四肢瘫痪的概率。若这项研究完成,那么我们推荐给患者的就不会只是我们的建议,而是科学的证据。

九、经济考虑

我们意识到,如果让运动员放弃他们的运动生涯,那么经济上的考虑可能是一个很大的影响因素。

对于外科医生来说,他可能被认为过度谨慎,而导致接下来没有人再来咨询。

对于学生运动员来说,是否要RTP,其中娱乐的成分要高于经济上的考虑。当然,对于精英级别的学生运动员来说,如果不能RTP,那么会让他们的奖学金或者未来的职业生涯岌岌可危。学生,他或她的家人,或者生活中的其他人都可能自觉或不自觉地因经济因素而影响决策过程。

对于职业运动员来说,经济上的考虑会对他们的决策有明显的作用。职业运动员可能更加无视对他们的警告而选择RTP。特许经销商和代理商也能看到他们RTP。如果队医做出相对于普通意见(这仅仅是意见而不是科学)更谨慎的建议,那么他们可能丢掉自己的工作。

十、法医学考虑

由于四肢瘫痪所造成的经济后果很大,所以患者及其家属会想尽办法恢复患者的状态,包括接受医生的帮助而能够RTP。医生对疾病应该有全面的了解,并且与患者、家属、代理商、特许经销商和其他利益相关者进行很好的沟通。这个沟通应该涉及RTP的风险以及目前意见的科学性不确定的事实。

十一、总 结

颈髓神经失用症(CCN)是指颈椎外伤后导致的一过性神经功能障碍。大多数成年人的症状在15min内缓解,但是患儿症状的持续时间可能更长。许多研究证实,成年人CCN的发生与椎管狭窄有关,但是导致儿童CCN的病因最有可能的是颈椎过度活动。目前,RTP标准主要基于专家意见和回顾性病例研究。由于没有大宗病例的研究报道,所以还没有有意义的和准确的流行病学结果。成年患者RTP后CCN复发的可能性还是有的,而在儿童方面目前还没有太多的研究。

由于目前文献仍不充足,所以专家意见也不统一。我们的建议是早期制动和临床及影像学检查。影像学检查应该包括MRI。如果怀疑颈椎不稳定,那么就需要行动态X线片或MRI检查。我们认为,RTP的绝对禁忌证包括颈椎不稳定或者局部脊髓受压,即使行颈椎前路减压植骨融合内固定也无法解决的情况,主要肌群无力(失去平衡性和灵活性),以及脊髓相关的其他神经功能障碍。另外,我们认为RTP的相对禁忌证包括:①肌力4级超过24h;②肌力3级超过60min;③肌力2级超过30min;④肌力1级或0级超过15min;⑤呼吸困难;⑥CCN复发,不管什么级别;⑦MRI上T_1和

T_2像出现脊髓信号改变；⑧CCN症状首发的非职业运动员。当然，医生也必须考虑运动的具体情况，接触的可能性及机制，职业生涯的长度以及患者的解剖学特征等因素。

■ 参考文献

［1］ Torg JS, Pavlov H, Genuario SE, et al. Neurapraxia of the cervical spinal cord with transient quadri-plegia. J Bone Joint Surg Am, 1986, 68(9): 1354-1370.

［2］ Torg JS, Corcoran TA, Thibault LE, et al. Cervical cord neurapraxia: classification, pathomechan-ics, morbidity, and management guidelines. J Neurosurg, 1997, 87(6): 843-850.

［3］ Maroon JC, El-Kadi H, Abla AA, et al. Cervical neurapraxia in elite athletes: evaluation and surgi-cal treatment. Report of five cases. J Neurosurg Spine, 2007, 6(4): 356-363.

［4］ Page S, Guy JA. Neurapraxia, "stingers," and spinal stenosis in athletes. South Med J, 2004, 97(8): 766-769.

［5］ Boockvar JA, Durham SR, Sun PP. Cervical spinal stenosis and sports-related cervical cord neura-praxia in children. Spine (Phila Pa 1976), 2001, 26(24): 2709-2712, discussion 2713.

［6］ Pavlov H, Torg JS, Robie B, et al. Cervical spinal stenosis: determination with vertebral body ratio method. Radiology, 1987, 164(3): 771-775.

［7］ Torg JS, Thibault L, Sennett B, et al. The Nicolas Andry Award. The pathomechanics and patho-physiology of cervical spinal cord injury. Clin Orthop Relat Res, 1995, (321): 259-269.

［8］ Penning L. Some aspects of plain radiography of the cervical spine in chronic myelopathy. Neurolo-gy, 1962, 12: 513-519.

［9］ Torg JS, Naranja RJ Jr, Pavlov H, et al. The relationship of developmental narrowing of the cervical spinal canal to reversible and irreversible injury of the cervical spinal cord in football players. J Bone Joint Surg Am, 1996, 78(9): 1308-1314.

［10］ Smith MG, Fulcher M, Shanklin J, et al. The prevalence of congenital cervical spinal stenosis in 262 college and high school football players. J Ky Med Assoc, 1993, 91(7): 273-275.

［11］ Wolf BS, Khilnani M, Malis L. The sagittal diameter of the bony cervical spinal canal and its sig-nificance in cervical spondylosis. J Mt Sinai Hosp N Y, 1956, 23(3): 283-292.

［12］ Bajwa NS, Toy JO, Young EY, et al. Establishment of parameters for congenital stenosis of the cer-vical spine: an anatomic descriptive analysis of 1,066 cadaveric specimens. Eur Spine J, 2012, 21(12): 2467-2474.

［13］ Herzog RJ, Wiens JJ, Dillingham MF, et al. Normal cervical spine morphometry and cervical spi-nal stenosis in asymptomatic professional football players. Plain film radiography, multiplanar computed tomography, and magnetic resonance imaging. Spine (Phila Pa 1976), 1991, 16(6 sup-pl): S178-S186.

［14］ Odor JM, Watkins RG, Dillin WH, et al. Incidence of cervical spinal stenosis in professional and rookie football players. Am J Sports Med, 1990, 18(5): 507-509.

［15］ Cantu RC. Cervical spine injuries in the athlete. Semin Neurol, 2000, 20(2): 173-178.

［16］ Cantu RC. Return to play guidelines after a head injury. Clin Sports Med, 1998, 17(1): 45-60.

［17］ Veidlinger OF, Colwill JC, Smyth HS, et al. Cervical myelopathy and its relationship to cervical stenosis. Spine (Phila Pa 1976), 1981, 6(6): 550-552.

［18］ Morganti C, Sweeney CA, Albanese SA, et al. Return to play after cervical spine injury. Spine (Phila Pa 1976), 2001, 26(10): 1131-1136.

［19］ Morganti C. Recommendations for return to sports following cervical spine injuries. Sports Med, 2003, 33(8): 563-573.

［20］ Dailey A, Harrop JS, France JC. High-energy contact sports and cervical spine neurapraxia injuries: what are the criteria for return to participation? Spine (Phila Pa 1976), 2010, 35(21 suppl): S193-S201.

［21］ Vaccaro AR, Watkins B, Albert TJ, et al. Cervical spine injuries in athletes: current return-to-play criteria. Orthopedics, 2001, 24(7): 699-703, quiz 704-705.

［22］ Vaccaro AR, Klein GR, Ciccoti M, et al. Return to play criteria for the athlete with cervical spine injuries resulting in stinger and transient quadriplegia/paresis. Spine J, 2002, 2(5): 351-356.

［23］ Tempel ZJ, Bost JW, Norwig JA, et al. Significance of T_2 hyperintensity on magnetic resonance imaging after cervical cord injury and return to play in professional athletes. Neurosurgery, 2015, 77(1): 23-30.

［24］ Bailes JE, Hadley MN, Quigley MR, et al. Management of athletic injuries of the cervical spine and spinal cord. Neurosurgery, 1991, 29(4): 491-497.

［25］ Bailes JE. Experience with cervical stenosis and temporary paralysis in athletes. J Neurosurg Spine, 2005, 2(1): 11-16.

［26］ Pang D. Spinal cord injury without radiographic abnormality in children, 2 decades later. Neurosurgery, 2004, 55(6): 1325-1342, discussion 1342-1343.

第12章

运动员颈椎间盘
突出症

Andrew C. Hecht,MD
Steven McAnany,MD
Sheeraz Qureshi, MD, MBA

罗益滨　陈德玉　译

一、引　言

　　颈椎间盘源性损伤可能使运动员有提前结束职业生涯的风险，并且在专业水平上增加运动员及其团队的意外支出[1]。运动员的椎间盘源性损伤造成的症状与普通人群基本一致，最常见的症状为上肢的放射性症状（如上肢痛、麻木、乏力等）、颈痛及协调障碍等[2-3]。虽然运动员的症状表现与普通人群一致，但Mundt等[4]研究发现，由于运动专业的需要，所以运动员的这些症状表现得更为显著。

　　在运动员，颈椎间盘源性损伤比腰椎间盘源性损伤少见，且更倾向发生于年长的人群。事实上，在对抗性项目（如摔跤、足球）上，损伤发生的可能性随年龄的增加而增加[5]；而在非对抗性项目上并没有类似的发现。Mundt等[4]总结，非对抗性项目本身可能有防止颈、腰椎间盘突出的保护性效果。上述作者提出假说，认为增加肌肉力量可以保护受病态压力作用的椎间盘。

　　在一个基于人群的研究中，神经根型颈椎病在男性的年发病率为107.3/10万，在女性为63.5/10万[6]。最近针对军人神经根型颈椎病的研究发现,在24742位研究对象中,神经根型颈椎病的年发病率为1.79‰[7]。对非运动员的椎间盘突出的初步治疗通常以非手术治疗为主。治疗方案有休息、锻炼、应用抗炎药物、制动、颈部牵引以及治疗性注射[2-3,8-9]。大部分运动员的症状通过非手术治疗可以完全缓解。对那些保守治疗无效的人,需要考虑手术治疗。可供选择的术式包括颈前路椎间盘切除植骨融合术(Anterior cervical discectomy and fusion,ACDF)、颈后路椎间孔成形术(Posterior cervical foraminotomy,PCF)以及颈椎人工椎间盘置换术(Cervical disk replacement,CDR)。

能否重返运动(Return to play,RTP)是颈椎间盘源性损伤保守或手术治疗后运动员及其团队最关心的问题(见图12-1)。通俗明确的RTP指南已经被制定出来。要做出运动员能否重返赛场的决定,还要看观察性证据和手术医生的经验。

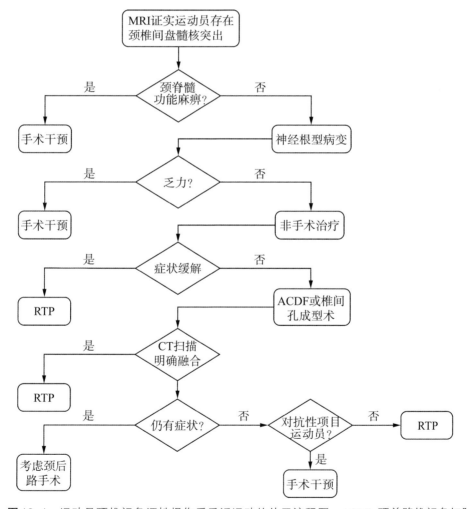

图12-1 运动员颈椎间盘源性损伤后重返运动的处置流程图。ACDF:颈前路椎间盘切除植骨融合术

▋ 二、非手术治疗

对于不伴神经功能损害、脊髓信号改变、难治性疼痛的颈椎间盘源性损伤的运动员，非手术治疗仍然是初始的治疗标准。Lee和Turner[10]认为，根据颈椎神经根损害的发病过程，非手术治疗是有好处的。在他们长期的随访研究中，45％的患者只有单次疼痛，且没有复发。30％的患者存在轻度的疼痛，只有25％的患者症状持续甚至加重。其他研究也发现，90％的患者在非手术治疗后，症状获得显著改善[11-12]。尽管非手术治疗仍然是没有显著神经损害后遗症患者的标准治疗，但迄今尚没有随机对照研究（Randomized controlled trial，RCT）与其他类型研究来比较非手术治疗与无任何干预治疗之间的差异。另外，尚没有随机对照研究表明非手术治疗的效果比手术治疗更为优越。

对于畸形颈椎间盘源性损伤的运动员来说，非手术治疗的目标是缓解疼痛和启动指南程序，以便他们尽快重返运动。对于普通人群和顶级优秀运动员，尚没有理想的非手术治疗程序。应用最广的药物是抗炎药物，包括非甾体抗炎药（NSAIDs）、皮质醇（如Medrol单剂或泼尼松片）；而严重病例则需要麻醉类药物。此外，软性颈托、冰敷、热敷、颈部牵引、麻醉剂及肌松剂等都有不同的功效。颈托的作用没有被直接研究过。值得注意的是，针对普通人群的研究表明，过长时间佩戴颈托可能导致颈部肌群萎缩[13]。

在椎间盘源性损伤的急性期采取物理治疗有时还会加重疼痛，甚至延长症状持续时间。对那些存在畸形症状的人群，可以推荐与颈椎活动度相关的强化锻炼。在疼痛症状得到控制后，患者可以开始相应的锻炼。尽管只有少部分文献认为功能锻炼对畸形疼痛有效[14-15]，但适当的颈部牵引作为一种暂时的辅助性的疼痛缓解方式，也值得提倡。因此，物理治疗仍不失为帮助运动员重获颈椎活动度和颈部力量的一种重要手段。

相比于腰椎而言，对颈椎较少被推荐行硬膜外类固醇注射。迄今为止，已有回顾性和前瞻性研究数据支持颈椎硬膜外类固醇注射的效果。近期一篇系统性回顾分析的文献指出，经椎间孔颈椎硬膜外注射缓解疼痛的证据等级为中等[16]。另外两篇近期文献表明，至少60％的患者在注射后可以得到长期的症状缓解[17-18]。新近的随机对照研究将169名患者分配到以下三个治疗组，即颈椎硬膜外注射组、物理治疗联合药物治疗组、单纯药物治疗组[19]。随访3个月后发现，3个治疗组患者的症状均得到缓解，但物理治疗联合药物治疗组患者的改善幅度最大。但6个月后，3组患者的症状改善情况没有显著的统计学差异。目前,还没有研究专门关注运动员硬膜外类固醇注射的效果。此外,现在还没有方法决定对哪类患者采用硬膜外注射能取得效果。因为考虑到一些重大的潜在的风险,如神经功能障碍、硬膜外血肿、血管梗死的可能性等,所以颈椎硬膜外注射只能由经验丰富的治疗师或疼痛医生进行。

(一) 文献综述

最近,Hsu[1]研究了美国国家足球联盟(National Football League,NFL)99名运动员急性颈椎间盘突出后重返运动的情况。他们将非手术治疗定义为硬膜外类固醇注射、物理治疗、康复锻炼以及除手术之外的其他方法。随访2年后发现,非手术治疗组只有46%(12/46)的运动员能够重返运动,他们在伤后1年半内参加了15场比赛,该比例远远小于手术治疗组的运动员($P<0.04$)。Hsu总结道,非手术治疗组的运动员在接受保守治疗后,重返球场的比例、参加比赛的场次、职业生涯时间均少于手术治疗组。

Roberts等[20]研究了美国职业棒球联盟(Major League Baseball,MLB)运动员的颈、腰椎间盘突出的临床结局。他们将成功重返运动定义为伤后经过治疗,位列球队活跃阵容至少1个赛季;将重返运动的时间定义为受伤前最后一场比赛到治疗后第一场比赛的间隔时间。最终,11名运动员被确诊为畸形颈椎间盘突出症。大部分运动员(8/11,73%)在确诊后平均11.6个月内顺利重返运动。其中,对绝大多数人采取了手术治疗(7/8,88%),只有1人拒绝手术,但两者重返运动的时间不存在统计学差异($P=0.15$)。

Clark等[21]报道了一组回顾性研究的病例,5位顶级摔跤运动员因急性颈椎间盘突出症导致神经根性症状。后对所有摔跤运动员采取保守治疗,包括调整运动、肌肉强化、复健训练、应用非甾体抗炎药物以及颈椎硬膜外类固醇注射。5位摔跤运动员无须手术,顺利重返运动,且没有临床后遗症。这些摔跤运动员在保守治疗后,症状和力量均得到了改善,且能够再次达到巅峰运动状态。Clark等认为,硬膜外类固醇注射安全、有效,适用于运动员。

(二) 典型病例

美国国家足球联盟一名28岁的后卫运动员在一次比赛中受伤,导致灼烧刺痛感,症状一直没有缓解。伤后1周,该运动员感到C_6神经根支配区轻度麻木、感觉异常。

受伤时拍X线片未见明显骨性椎管狭窄,仅有轻度颈椎曲度丢失(见图12-2)。MRI提示,C_5/C_6水平椎间盘突出伴椎间占位。该运动员中止了比赛,服用非甾体抗炎药物,接受了物理治疗。保守治疗6周后,他重返赛场,没有遗留颈部疼痛以及神经功能损害。

(三)对重返运动的建议

大部分颈椎间盘源性损伤的运动员在接受保守治疗后,能够以赛前的竞技水平重返运动。但重返运动的标准尚未制定。总的来说,若感到症状消失、颈椎疼痛不明显且没有相关的神经损害症状,运动员即可重返运动。但也有例外,若患者存在持续的神经功能损害,那么即使中间有症状缓解期,也需等到潜在的颈椎间盘突出经过手术治疗,否则不能重返运动。原因在于,颈椎间盘突出导致的髓性症状在患者回到对抗性比赛之前必须得到解决。该情况的复发率在50%以上。

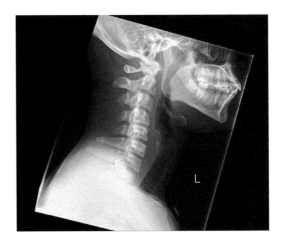

图12-2　X线侧位片示颈椎前屈曲度丢失、轻度僵直、椎管前后径正常

三、手术治疗

在对受伤的运动员进行适当的保守治疗且治疗无效后,应采取手术治疗(确认不伴神经损害症状及脊髓信号改变)。对于患有急性颈椎间盘源性损伤的运动员,可供选择的基本术式有颈前路椎间盘切除植骨融合术(Anterior cervical discectomy and fusion,ACDF)、颈后路椎间孔成形术(Posterior cervical foraminotomy,PCF)以及颈椎人工椎间盘置换术(Cervical disk replacement,CDR)三种。术式的选择应根据以下因素而定:运动员受伤的病理类型,术者的经验,运动员是否有重返运动的需求,以及运动员原先从事的运动项目的对抗激烈程度。

（一）颈前路椎间盘切除植骨融合术

颈前路椎间盘切除植骨融合术是绝大多数颈椎间盘突出症患者的首选术式。该术式可在直视下切除病损且避免对颈部后方肌群的损害。另外，ACDF 避免了对神经的直接干扰，通过重建椎间孔高度对神经进行间接减压，并且直接去除破损的椎间盘碎片。总的来说，ACDF 容易被患者所接受。该术式最常见的并发症是吞咽困难，其发病率在 20%～50%，且大多为一过性症状。

ACDF 是治疗急性颈椎间盘突出症伴随根性症状的最常用术式，且保持最长的临床有效追踪记录。Smith 和 Robinson 早在 1955 年就发表了该术式。大量研究证实了 ACDF 在治疗颈椎间盘源性损伤和神经根型颈椎病中的安全性和有效性。ACDF 成功的标志是术后获得椎间隙融合。在一个里程碑式的研究中，Samartzis 等[22]比较了使用和不使用钉板系统的单间隙 ACDF，发现使用钉板系统的椎间融合率为 100%，不使用钉板系统的椎间融合率为 90%。两组之间的临床效果差异没有统计学意义。美国 FDA 临床试验表明，ACDF 和 CDR 的椎间融合率很接近[23-36]。

大多数 ACDF 的临床效果很理想。Gore 和 Sepic[27]报道，96% 患者的症状在术后得到改善，其中 64% 患者可维持长达 21 年的效果。平均术后 7 年，患者可再次出现疼痛症状，但极少需要再次手术干预。Klein 等[28]对 28 名神经根型颈椎病患者 ACDF 术后做了类似的报道。术后，患者躯体疼痛（$P<0.001$）、活动力（$P=0.003$）、物理功能（$P=0.01$）、角色功能（$P=0.0003$）以及社会功能（$P=0.0004$）等参数的差异有统计学意义。手术前后，患者总体健康水平、精神健康情况、角色功能和情绪问题的差异没有统计学意义。年龄、教育程度、赔偿诉讼经历等因素均不影响临床效果。

Anderson 等[29]研究发现了可能导致 ACDF 术后临床效果变差的因素。用全模型逻辑回归分析总体成功率，将工人补偿金、麻醉剂的应用作为阴性预测因子，将术前较高的颈部残障指数（Neck disability index, NDI）、正常的感觉功能作为阳性预测因子。在 NDI 这一因素中，只有术前的评分可能较大地影响临床效果。在阶梯式回归模型中，术前正常的感觉功能为阳性预测因子，而工人补偿金为阴性预测因子。高龄、术前较高的 NDI、有偿就业为阳性预测因子，脊柱疾病相关的诉讼为阴性预测因子。

在 ACDF 问世后的几十年内，针对对抗性项目运动员术后重返运动的情况进行了一些小样本的病例研究。虽然大部分研究提供了有利的术后重返运动率，但还是存在显著的异质性和偏倚。能够使运动员重返运动的最佳治疗策略和标准仍未建立。在本章中,我们提供了一份可供参考的治疗策略。

1. 文献回顾

Maroon 等[30]对 15 例颈椎间盘源性疾病的专业运动员(7 名足球运动员,8 名摔跤运动员)行单间隙 ACDF 后的情况进行了序贯研究。Maroon 等制定了严格的重返运动标准:早期骨性融合,X 线片提示伸曲位椎间无微动,无神经功能损害,全颈椎无疼痛。在这 15 名运动员中,7 名存在神经功能损害,8 名存在神经根性损害,2 名存在脊髓高信号。13 名运动员在术后 2～12 个月(平均 6 个月)重返运动,其中有 8 名运动员至今仍在参赛。至于重返运动的时间,其中 5 名运动员在全勤状态下比赛 1～3 年后退役。所有运动员至今没有复发根性、髓性症状或表现脊髓高信号。

Hsu[1]通过队医医疗记录、报纸档案、球队伤病报告、运动员档案、出版社通报等资料,进行了一项回顾性队列研究。99 名美国足球联盟运动员符合研究纳入标准。在手术治疗组,约 72%(38/53)的运动员成功重返运动,且在 2.8 年内参加了 29 场比赛,该比例大大高于非手术治疗组;非手术治疗组只有约 46%(21/46)的运动员重返运动,且在 1.5 年内出场了 15 次比赛($P<0.04$)。总体而言,在手术治疗组,对 32 名运动员行 ACDF(约 60%),对 3 名运动员行 PCF(约 6%),而另 18 名运动员的手术资料不全。

Meredith 等[31]报道了一项关于美国足球联盟球队的 2000—2011 年的回顾性病例研究,总结了所有经 MRI 证实的椎间盘突出症运动员的相关症状。共计有 16 名运动员符合研究纳入标准。其中,边锋、中后卫及防守后卫等位置的运动员最易受损伤(13/16,81%)。单次损伤后最多见的症状为神经根性症状(9/16,56%)。3 名运动员有一过性的轻度瘫痪。对 3 名运动员行单间隙 ACDF,遗憾的是,因其经历了无效的保守治疗且有明确的脊髓压迫和 MRI 证实的脊髓高信号,最后只有 1 人重返运动。

Brigham 等[32]对 3 名专业足球运动员和 1 名专业棒球运动员进行了一项回顾性病例研究。所有运动员有确切的颈脊髓损害。没有 1 人有急性颈椎间盘突出、骨折、椎间不稳或局部脊髓压迫。第 1 名患者是 27 岁的颈部过伸性损伤的足球队防守运动员,在经历非手术治疗后,他仍有持续的中度髓性压迫症状,最终做了 C_3/C_4 水平 ACDF;术后 5 个月,他重返运动。第 2 名患者是专业的棒球运动员,他患有多节段颈脊髓压迫;在进入美国棒球联盟后的半年内,他的颈脊髓压迫症状发作了 3 次;MRI 提示,其 C_3 水平存在脊髓压迫;他经历了 C_3/C_4 水平前路减压融合术,且在剩余的赛季退出了比赛;后来,他又重返运动并出场参加比赛好几年。第 3 名患者是 27 岁的美国足球联盟防守型边锋,有短暂的颈肩部疼痛病史;颈部 MRI 提示其 C_5/C_6 水平脊髓压迫;确诊后,他顺利地参加了剩余的赛季比赛;随后,做了 C_5/C_6 水平的 ACDF;术后,他参加了剩余的赛季比赛,但最终其 C_3/C_4 水平也出现了脊髓压迫;后来,他做了 $C_3/_4$ 水平的 ACDF 且没有再重返运动。第 4 名患者是 27 岁的防守运动员,在一次正面对抗后,他出现了双侧手指的刺痛症状,MRI 提示其 C_3/C_4 水平存在脊髓压迫;ACDF 术后半年,他重返运动。

Andrew 等[33] 研究了 ACDF 对 1998—2003 年 19 名专业橄榄球运动员的临床效果。这些运动员在手术时的平均年龄为 28 岁(年龄范围为 22~37 岁),且都有颈部和肢体放射痛,保守治疗不理想。术后,15 名运动员放射痛消失,2 名有显著改善,2 名无明显改善;8 名运动员颈痛消失,9 名有显著改善,2 名无明显改善。13 名运动员重返职业橄榄球比赛且维持既往竞技状态。1 名运动员重返职业橄榄球比赛,但竞技水平降了一级。9/13 运动员于术后平均半年(重返运动时间范围为 5~17 个月)重返运动。只有 1 名运动员于术后 1 年才重返运动。2 名治疗失败的运动员经历了 2 个节段的 ACDF。

Maroon 等[34] 报道了 5 名经历了神经功能损害的顶尖足球运动员的案例。所有运动员有双侧神经麻痹,3 名运动员存在四肢症状,其中有 2 名运动员存在上肢症状,症状持续时间为几分钟到一整天不等。2 名运动员存在一过性的运动功能损害但没有永久性的后遗症。影像学检查证实其存在疝出的椎间盘和局部脊髓压迫,所有运动员无脊髓实质性改变。在经过严格的术后复健且确认椎间骨性融合(9 周到 8 个月不等)后,所有运动员重返运动。其中,2 名运动员再次出现颈椎间盘突出且终止了职业生涯,这 2 名运动员分别在首次手术融合节段的上下节段出现了椎间盘突出。1 名

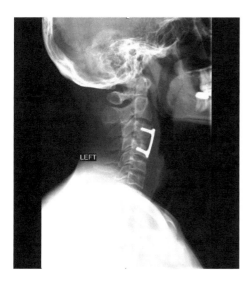

图 12-3　X 线侧位片示美国足球联盟角卫行 C_3/C_4 水平 ACDF,术后获得骨性融合

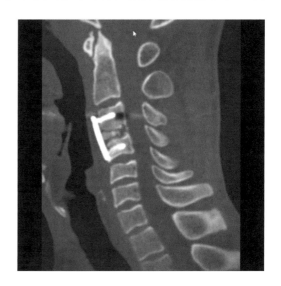

图 12-4　CT 矢状位片示 C_3/C_4 水平假关节形成

运动员需要再次行手术减压。

2. 典型病例

美国足球联盟的 1 名 32 岁防守运动员,因 C_3/C_4 水平椎间盘突出导致剧烈背痛、右侧斜方肌和椎旁肌抽搐。在严格保守治疗失败后,医生对他做了 C_3/C_4 水平的 ACDF(见图 12-3)。手术顺利,术后症状消失。术后半年,他被认为可以重返运动。但在又进行对抗性比赛前,他再次出现症状——中重度颈痛、椎旁肌抽搐。CT 检查发现,融合部位有假关节形成(见图 12-4)。最终,对这名运动员进行了颈后路融合手术。在确认症状消除且影像学证实骨性融合后,他再次重返运动。

美国足球联盟的 1 名 29 岁边后卫在赛季后主诉肢体多处刺痛。MRI 提示 C_3/C_4 水平椎间盘突出,中央型椎管狭窄,相应水平脊髓信号改变(见图 12-5)。对该名患者行了 C_3/C_4 水平的 ACDF。术后半年,该运动员虽然影像学检查提示已治愈,但仍表现持续的脊髓软化征象和相应的上肢感觉异常症状。他最终没能重返运动,目前已退役。

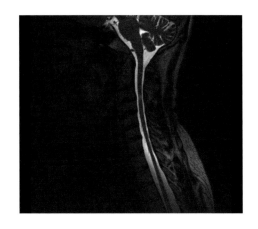

图 12-5 MRI T_2 相矢状位片示 C_3/C_4 水平椎间盘突出伴脊髓软化灶

3. 对重返运动的建议

由于多种因素可以影响医生的判断,故目前关于运动员在 ACDF 术后能否重返运动仍然存在争议。在一些单间隙 ACDF 研究中,在影像学证实骨性融合、术后症状缓解且无运动功能损害后,部分医生支持运动员重返运动,包括对抗性项目(如足球、橄榄球)。在对普通人群的研究中,假关节形成等并发症仍然是受关注的问题。如果患者为非对抗性项目的运动员,存在无症状的假关节形成且没有运动功能损害,那么似乎也可以重返运动。但对于对抗性项目运动员,假关节形成是重返运动的禁忌证,因为超过生理水平的负荷可能导致潜在的灾难性的神经功能损害。对于对抗性项目运动员,应当行翻修手术以达到稳固的骨性融合,再考虑重返运动。

如何处理脊髓软化灶是对手术医生的巨大挑战。Brigham 等[32]和 Meredith 等[31]的研究认为,存在无症状脊髓软化灶的运动员,在 ACDF 后可以重返运动。迄今为止,还没有报道指出这部分人群发生灾难性的神经损害。总体而言,运动员在术后颈痛、根性症状消失后,可以重返对抗性、非对抗性赛场。脊髓软化灶提示脊髓损害。如果运动员没有出现相应的症状,那么可以重返运动。大部分出现脊髓软化灶的运动员不是没有症状,而是存在不同程度的运动感觉功能障碍,脊髓软化灶是存在"病变脊髓"的信号。针对这部分运动员,要对其长期健康状况和神经功能给予更多的关注和指导。

另一个值得关注的问题是多节段 ACDF 案例。Meredith 等[31]建议,2 个间隙以上的 ACDF 是重返足球赛场的禁忌证,因为这可能增加持续神经损害的风险。但 Meredith 等也提到,该结论还缺乏证据。因为缺乏循证医学文献,所以对于经历 1 个间隙以上 ACDF 的对抗性项目运动员,做出重返运动的决定仍要慎重。另外,对抗性项目运动员在 ACDF 后,手术邻近节段可能退变加速,故应当关注能否降低 2 个间隙 ACDF 后邻近节段发生退变的风险。由此,2 个间隙 ACDF 理应成为足球、橄榄球等运动员重返运动的相对或绝对禁忌证。存在持续脊髓软化灶的对抗性项目运动员不应再重返运动。而且,对于 2 个间隙 ACDF 的运动员,在重返运动前,要确认已经有骨性融合且颈部无疼痛。针对对抗性项目运动员,做出重返运动的决定要格外慎重,要仔细评估风险。非对抗性项目运动员可以在 2 个间隙 ACDF 后重返运动。

(二)颈椎后路椎间孔成形术

六七十年前,Mixter[35]开创了颈椎后入路手术,以治疗颈椎神经根病。他报道了颈椎后路神经元减压。后来,Frykholm[36]和 Scoville 等[37]进一步发展了颈椎后路椎间孔成形术(Posterior cervical foraminotomy,PCF)。Epstein[38]和 Fager 等[39]做了"关于钥匙孔"椎间孔减压技术系列的病例研究,研究显示该技术成功率接近 90%。Jagannathan 等[40]研究报道,运用开放型 PCF 能解决 95% 患者的神经根性症状。

开放型 PCF 能提供最佳手术视野,直达侧方突出的椎间盘,较好地暴露退变颈椎下的骨性椎间孔。而内镜和微创手术(Minimally invasive surgery,MIS)为标准的开放入路的次选术式。微创手术的特色是住院时间短、当天手术、康复时间短、术中出血少[41-43]。Kim 等[44]做了一个样本为 41 例病例的随机对照研究,包括 19 例开放手术病例和 22 例微创手术病例。作者发现,两种术式在住院时间、麻醉剂使用、皮肤切口长度、颈部视觉疼痛评分(Visual analog scale,VAS)(手术当天、5d、4 周)等参数上的差异无统计学意义。术后 3 个月,两组病例在颈痛方面的差异也没有统计学意义。

PCF 适用于已确诊由椎间孔狭窄引起神经根性症状,且保守治疗 6 周后无效的难治性病例。PCF 最适用于治疗椎间孔型神经损害及后外侧软性突出物导致神经根受压的病例。PCF 的禁忌证包括颈椎手术节段后凸畸形或椎间不稳;相对禁忌证为临床观察或影像学发现的脊髓髓性症状或脊髓软化灶。

尽管PCF取得了成功,但ACDF仍然是最常用的术式。Ruetten等[45]的研究表明,在治疗单纯神经根性症状时,通过对比VAS、Hilibrand标准、北美脊柱学会评分等,PCF与ACDF的临床效果相当。类似地,Wirth等[46]得出了相近的结论,在术后并发症发生率、症状缓解方面,两种术式并无二致。其研究的局限性在于,从病损的位置看,大部分患者并不是PCF的合适对象。另外,"实施PCF的患者不存在邻近节段退变的风险",这是一种误解。实施PCF患者的邻椎病每年发生率为1.8%,而实施ACDF患者的邻椎病发生率为2.8%[47-48]。

1. 文献回顾

目前,只有一篇病例研究的文献针对神经根型颈椎病运动员。Adamson[49]报道了给10名运动员(8名职业足球运动员,2名赛车手)行内镜下PCF,这些运动员均存在相应的症状且需要手术。两名赛车手在季后赛接受了手术治疗,且4周后重返运动。8名足球运动员的治疗效果同样令人鼓舞。7名运动员在手术成功、运动功能障碍消除后重返运动,竞技状态如故。1名运动员由于多节段颈椎病,在术后1.5年再次接受手术治疗,且退出现役。1名运动员由于存在比赛相关的由椎间孔狭窄导致的完全性C_5神经根损害,有持续性的神经功能障碍,故没能重返运动。其因椎间孔切开成形术引起的再手术率高于ACDF。

2. 典型病例

1名26岁美国足球联盟的防守型边锋主诉轻微的右侧肱二头肌乏力、左上臂至大拇指背侧放射痛。MRI检查提示,C_5/C_6水平右侧椎间孔占位(见图12-6)。先给予患者运动调整、硬膜外类固醇注射和非甾体抗炎药物治疗,缓解不理想。随后,行后路"钥匙孔"椎间孔切开成形术,症状完全缓解。术后8周顺利重返运动。

3. 对重返运动的建议

运动员重返运动的前提是疼痛得到完全缓解,且不存在相应的神经功能损害。在Adamson[49]的研究中,运动员最好在术后3～5d后开始不严格的颈椎活动度锻炼,术后1～2周开始进行有氧运动。大约术后1周,可以开始物理治疗。若受损的神经功能已经恢复,则运动员可在术后2周开始抗阻力训练。完全重返运动则需要等到力量完全恢复正常,酸痛

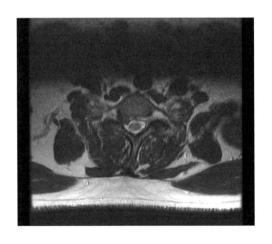

图12-6　MRI T_2相水平位片示该运动员C_5/C_6水平右侧椎间孔内椎间盘突出,行相应水平PCF

感完全消失。在 Adamson 的研究中,重返运动的时间为术后 2.5~6 周左右。

在持续存在运动功能障碍或其他神经功能损害的情况下,严禁运动员重返比赛。若 PCF 治疗失败,则应当考虑行前路手术,对脊髓和神经根造成的压迫进行直接减压,或重建椎间隙高度,为间接减压创造条件。对上肢乏力的运动员,应当强烈建议选择 ACDF 而不是 PCF,因为前者可以获得更充分的减压和更多的运动功能康复。

(三) 颈椎人工椎间盘置换术

颈椎人工椎间盘置换术是为了保留颈椎运动节段和避免 ACDF 引起的邻近节段退变等问题而发展出的新术式(见图 12-7)。FDA 多项医疗器械临床研究豁免(Investigational device exemption, IDE)研究表明,CDR 呈非劣性或与 ACDF 效果相当[26,50-51]。理论上,CDR 的优点包括避免术后椎间不融合,保留运动节段,减少邻近节段退变,减少移植物相关的并发症等。减少邻近节段退变是最初提倡 CDR 时的主要优势。然而,最近的系统回顾表明,中短期随访并未发现 CDR 可减少邻近节段退变的发展。

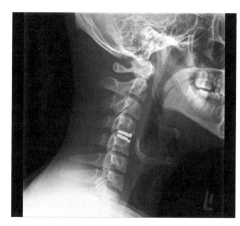

图 12-7　X 线侧位片示该患者行 C_4/C_5 水平人工椎间盘置换术后

Zigler 等[26]比较了 CDR 和 ACDF(ProDisc-C; Synthes,West Chester PA)术后 5 年的中短期随访效果。其共纳入了 209 例患者(对 106 例患者行 ACDF,对 103 例患者行 CDR),比较了 60 个月(5 年)内上肢 VAS、NDI、SF-36、患者满意度、神经功能检查和副作用等参数。5 年内,两组手术患者均获得了显著疗效,没有内固定相关的失败事件,CDR 组的再手术率(2.9%)显著低于 ACDF 组(11.3%)。

FDA 进行这项研究的目的在于提出 CDR 相对于 ACDF 而言的安全性、有效性及非劣性,可以将 CDR 用于普通人群。然而,这项研究缺乏对患者身体状况和手术节段的严格限制。这些未公开的资料令我们难以推测针对年轻人、运动员等特殊人群的 IDE 试验结果。实际上,迄今为止,还没有关于 CDR 用于运动员的研究报道。

1. 文献回顾

尽管没有关于对抗性项目运动员 CDR 的研究,但 Tumialán 等[53]报道了将 CDR 用于军人的研究。军人与运动员比较相似,都需要严格的身体锻炼,颈椎可能受到超过生理量的压力。Tumialán等分析了伞降、潜水、高冲击量跳水、长距离奔袭等军人需要操练的项目。在研究期间,共有12名受试军人接受了CDR,手术当时的平均年龄为36.5岁,手术节段分别为C_5/C_6(8人)和C_6/C_7(4人);在术后平均10.3周内,所有人重返不甚严格的岗位全勤工作。与ACDF配对的队列研究对象则在16.5周左右返回岗位全勤工作。两者的差异有统计学意义($P=0.008$)。术后最初的3个月内,没有研究对象主诉不适。Tumialán等提到,与骨性融合不同,没有影像学指标提示何时可以允许他们回归不严格的日常训练。在所有术前症状消失后,该研究的研究对象回到了日常训练。

在另一个类似的研究中,Kang等[54]报道了对37名现役军人进行了41个节段的CDR。研究证实,92%的研究对象获得了术前症状的缓解;术后半年,95%的研究对象返回至不严格的日常训练且保持良好的备战状态。其颈前路相关的术后并发症发生率很低(5%~8%),且没有器械和移植物相关的并发症。

2. 对重返运动的建议

目前,因为针对运动员人群尚缺乏研究证据,所以我们不能将CDR作为希望重返运动的对抗性项目运动员的常规推荐。可以将CDR用于非对抗性项目运动员。对运动员这一特殊人群,还需要进一步的研究证实该术式的安全性和有效性。此外,由于重返运动的标准不一致,所以对非对抗性项目和对抗性项目的运动员还需要进行更多的调查研究。到目前为止,尽管有关于将CDR用于军人的研究,但对于对抗性项目或碰撞性项目运动员,仍禁忌采用CDR。

四、结 论

颈椎间盘源性损伤运动员由于运动时间大量减少、职业生涯缩短、本人和团队收入减少等,所以对他们的治疗仍是一个严峻的问题。大部分颈椎间盘源性损伤可以通过非手术保守治疗获得有效缓解。在需要手术干预的病例中,ACDF和PCF同样可以获得良好的手术治疗效果。由教练、队医和理疗师组成的团队实施疼痛控制、脊柱手术等综合治疗措施,能帮助多数运动员重回巅峰竞技状态、保持运动功能以及达到良好的生活质量。

参考文献

［1］Hsu WK. Outcomes following nonoperative and operative treatment for cervical disc herniations in National Football League athletes. Spine（Phila Pa 1976），2011, 36（10）: 800-805.

［2］Scherping SC Jr. Cervical disc disease in the athlete. Clin Sports Med, 2002, 21（1）: 37-47, vi.

［3］Zmurko MG, Tannoury TY, Tannoury CA, et al. Cervical sprains, disc herniations, minor fractures, and other cervical injuries in the athlete. Clin Sports Med, 2003, 22（3）: 5/521.

［4］Mundt DJ, Kelsey JL, Golden AL, et al. An epidemiologic study of sports and weight lifting as possible risk factors for herniated lumbar and cervical discs. The Northeast Collaborative Group on Low Back Pain. Am J Sports Med, 1993, 21（6）: 854-860.

［5］Albright JP, Moses JM, Feldick HG, et al. Nonfatal cervical spine injuries in interscholastic football. JAMA, 1976, 236（11）: 1243-1245.

［6］Radhakrishnan K, Litchy WJ, O'Fallon WM, et al. Epidemiology of cervical radiculopathy. A populationbased study from Rochester, Minnesota, 1976 through 1990. Brain, 1994, 117（Pt 2）: 325-335.

［7］Schoenfeld AJ, George AA, Bader JO, et al. Incidence and epidemiology of cervical radiculopathy in the United States military: 2000 to 2009. J Spinal Disord Tech, 2012, 25（1）: 17-22.

［8］Dorshimer GW, Kelly M. Cervical pain in the athlete: common conditions and treatment. Prim Care, 2005, 32（1）: 231-243.

［9］Krabak BJ, Kanarek SL. Cervical spine pain in the competitive athlete. Phys Med Rehabil Clin North Am, 2011, 22（3）: 459-471, viii.

［10］Lees F, Turner JW. Natural history and prognosis of cervical spondylosis. Br Med J, 1963, 2（5373）: 1607-1610.

［11］Dillin W, Booth R, Cuckler J, et al. Cervical radiculopathy. A review. Spine（Phila Pa 1976）, 1986, 11（10）: 988-991.

［12］Gore DR, Sepic SB, Gardner GM, et al. Neck pain: a long-term follow-up of 205 patients. Spine（Phila Pa 1976）, 1987, 12（1）: 1-5.

［13］Gavin TM, Carandang G, Havey R, et al. Biomechanical analysis of cervical orthoses in flexion and extension: a comparison of cervical collars and cervical thoracic orthoses. J Rehabil Res Dev, 2003, 40（6）: 527-537.

［14］Tan JC, Nordin M. Role of physical therapy in the treatment of cervical disk disease. Orthop Clin North Am, 1992, 23（3）: 435-449.

［15］Levine MJ, Albert TJ, Smith MD. Cervical radiculopathy: diagnosis and nonoperative management. J Am Acad Orthop Surg, 1996, 4（6）: 305-316.

［16］Manchikanti L, Nampiaparampil DE, Candido KD, et al. Do cervical epidural injections provide long-term relief in neck and upper extremity pain? A systematic review. Pain Physician, 2015, 18（1）: 39-60.

［17］Bush K, Hillier S. Outcome of cervical radiculopathy treated with periradicular/epidural corticosteroid injections: a prospective study with independent clinical review. Eur Spine J, 1996, 5（5）: 319-325.

[18] Rathmell JP, Aprill C, Bogduk N. Cervical transforaminal injection of steroids. Anesthesiology, 2004, 100(6): 1595-600.

[19] Cohen SP, Hayek S, Semenov Y, et al. Epidural steroid injections, conservative treatment, or combination treatment for cervical radicular pain: a multicenter, randomized, comparative- effectiveness study. Anesthesiology, 2014, 121(5): 1045-1055.

[20] Roberts DW, Roc GJ, Hsu WK. Outcomes of cervical and lumbar disk herniations in Major League Baseball pitchers. Orthopedics, 2011, 34(8): 602-609.

[21] Clark R, Doyle M, Sybrowsky C, et al. Epidural steroid injections for the treatment of cervical radiculopathy in elite wrestlers: case series and literature review. Iowa Orthop J, 2012, 32: 207-214.

[22] Samartzis D, Shen FH, Lyon C, et al. Does rigid instrumentation increase the fusion rate in one-level anterior cervical discectomy and fusion? Spine J, 2004, 4(6): 636-643.

[23] Sasso RC, Smucker JD, Hacker RJ, et al. Clinical outcomes of BRYAN cervical disc arthroplasty: a prospective, randomized, controlled, multicenter trial with 24-month follow-up. J Spinal Disord Tech, 2007, 20(7): 481-491.

[24] Heller JG, Sasso RC, Papadopoulos SM, et al. Comparison of BRYAN cervical disc arthroplasty with anterior cervical decompression and fusion: clinical and radiographic results of a randomized, controlled, clinical trial. Spine (Phila Pa 1976), 2009, 34(2): 101-107.

[25] Coric D, Nunley PD, Guyer RD, et al. Prospective, randomized, multicenter study of cervical arthroplasty: 269 patients from the Kineflex|C artificial disc investigational device exemption study with a minimum 2-year follow-up: clinical article. J Neurosurg Spine, 2011, 15(4): 348-358.

[26] Zigler JE, Delamarter R, Murrey D, et al. ProDisc-C and anterior cervical discectomy and fusion s surgical treatment for single- level cervical symptomatic degenerative disc disease: five- year results of a Food and Drug Administration study. Spine (Phila Pa 1976), 2013, 38(3): 203-209.

[27] Gore DR, Sepic SB. Anterior discectomy and fusion for painful cervical disc disease. A report of 50 patients with an average follow-up of 21 years. Spine (Phila Pa 1976), 1998, 23(19): 2047-2051.

[28] Klein GR, Vaccaro AR, Albert TJ. Health outcome assessment before and after anterior cervical discectomy and fusion for radiculopathy: a prospective analysis. Spine (Phila Pa 1976), 2000, 25(7): 801-803.

[29] Anderson PA, Subach BR, Riew KD. Predictors of outcome after anterior cervical discectomy and fusion: a multivariate analysis. Spine (Phila Pa 1976), 2009, 34(2): 161-166.

[30] Maroon JC, Bost JW, Petraglia AL, et al. Outcomes after anterior cervical discectomy and fusion in professional athletes. Neurosurgery, 2013, 73(1): 103-112, discussion 112.

[31] Meredith DS, Jones KJ, Barnes R, et al. Operative and nonoperative treatment of cervical disc herniation in National Football League athletes. Am J Sports Med, 2013, 41(9): 2054-2058.

[32] Brigham CD, Capo J. Cervical spinal cord contusion in professional athletes: a case series with implications for return to play. Spine (Phila Pa 1976), 2013, 38(4): 315-323.

[33] Andrews J, Jones A, Davies PR, et al. Is return to professional rugby union likely after anterior cervical spinal surgery? J Bone Joint Surg Br, 2008, 90(5): 619-621.

[34] Maroon JC, El-Kadi H, Abla AA, et al. Cervical neurapraxia in elite athletes: evaluation and surgical treatment. Report of five cases. J Neurosurg Spine, 2007, 6(4): 356-363.

[35] Mixter WJ. Rupture of the intervertebral disk, a short history of this evolution as a syndrome of

importance to the surgeon. J Am Med Assoc, 1949, 140（3）: 278-282.

［36］ Frykholm R. Lower cervical vertebrae and intervertebral discs, surgical anatomy and pathology. Acta Chir Scand, 1951, 101（5）: 345-359.

［37］ Scoville WB, Whitcomb BB, McLaurin R. The cervical ruptured disc, report of 115 operative cases. Trans Am Neurol Assoc, 1951, 56: 222-224.

［38］ Epstein JA, Janin Y, Carras R, et al. A comparative study of the treatment of cervical spondylotic myeloradiculopathy. Experience with 50 cases treated by means of extensive laminectomy, foraminotomy, and excision of osteophytes during the past 10 years. Acta Neurochir（Wien）, 1982, 61（1-3）: 89-104.

［39］ Fager CA. Posterolateral approach to ruptured median and paramedian cervical disk. Surg Neurol, 1983, 20（6）: 443-452.

［40］ Jagannathan J, Shaffrey CI, Oskouian RJ, et al. Radiographic and clinical outcomes following single-level anterior cervical discectomy and allograft fusion without plate placement or cervical collar. J Neurosurg Spine, 2008, 8（5）: 420-428.

［41］ Adamson TE. Microendoscopic posterior cervical laminoforaminotomy for unilateral radiculopathy: results of a new technique in 100 cases. J Neurosurg, 2001, 95（1 suppl）: 51-57.

［42］ Fessler RG, Khoo LT. Minimally invasive cervical microendoscopic foraminotomy: an initial clinical experience. Neurosurgery, 2002, 51（5 suppl）: S37-S45.

［43］ Coric D, Adamson T. Minimally invasive cervical microendoscopic laminoforaminotomy. Neurosurg Focus, 2008, 25（2）: E2.

［44］ Kim KT, Kim YB. Comparison between open procedure and tubular retractor assisted procedure for cervical radiculopathy: results of a randomized controlled study. J Korean Med Sci, 2009, 24（4）: 649-653.

［45］ Ruetten S, Komp M, Merk H, et al. Fullendoscopic cervical posterior foraminotomy for the operation of lateral disc herniations using 5.9-mm endoscopes: a prospective, randomized, controlled study. Spine（Phila Pa 1976）, 2008, 33（9）: 940-948.

［46］ Wirth FP, Dowd GC, Sanders HF, et al. Cervical discectomy. A prospective analysis of three operative techniques. Surg Neurol, 2000, 53（4）: 340-346, discussion 346-348.

［47］ Clarke MJ, Ecker RD, Krauss WE, et al. Same-segment and adjacent-segment disease following posterior cervical foraminotomy. J Neurosurg Spine, 2007, 6（1）: 5-9.

［48］ Jagannathan J, Sherman JH, Szabo T, et al. The posterior cervical foraminotomy in the treatment of cervical disc/osteophyte disease: a single-surgeon experience with a minimum of 5 years' clinical and radiographic follow-up. J Neurosurg Spine, 2009, 10（4）: 347-356.

［49］ Adamson TE. Posterior cervical endoscopic laminoforaminotomy for the treatment of radiculopathy in the athlete. Oper Tech Sports Med, 2005, 13: 96-100.

［50］ Murrey D, Janssen M, Delamarter R, et al. Results of the prospective, randomized, controlled multicenter Food and Drug Administration investigational device exemption study of the ProDisc-C total disc replacement versus anterior discectomy and fusion for the treatment of 1-level symptomatic cervical disc disease. Spine J, 2009, 9（4）: 275-286.

［51］ Coric D, Cassis J, Carew JD, et al. Prospective study of cervical arthroplasty in 98 patients involved in 1 of 3 separate investigational device exemption studies from a single investigational site with a minimum 2-year follow-up. Clinical article. J Neurosurg Spine, 2010, 13(6): 715-721.

[52] Harrod CC, Hilibrand AS, Fischer DJ, et al. Adjacent segment pathology following cervical motion-sparing procedures or devices compared with fusion surgery: a systematic review. Spine (Phila Pa 1976), 2012, 37(22 suppl): S96-S112.

[53] Tumialán LM, Ponton RP, Garvin A, et al. Arthroplasty in the military: a preliminary experience with ProDisc-C and ProDisc-L. Neurosurg Focus, 2010, 28(5): E18.

[54] Kang DG, Lehman RA, Tracey RW, et al. Outcomes following cervical disc arthroplasty in an active duty military population. J Surg Orthop Adv, 2013, 22(1): 10-15.

第13章

先天颈椎畸形与特殊需求运动员

Jun Sup Kim, MD
Evan Baird, MD
Lindsay Andras, MD
Nomaan Ashraf, MD, MBA

王涛　孙晓雷　译

一、引　言

　　体育锻炼对有特殊需求的儿童的幸福成长是非常有必要的,它可以促进心理以及生理的健康成长。有关生理缺陷患者康复与治疗的文献报道称,体育锻炼可以改善人生控制观、自我形象和生活满意度[1-3]。

　　但在体育活动中常见颈椎损伤,如果未能恰当预防和治疗,那么将导致灾难性的损伤结果。标准的复健指南并不完全适用于先天或者后天颈椎发育异常的患者群体。一方面,体育锻炼可以给这些患者带来非常大的益处,不应全部禁止。但另一方面,临床医生也必须考虑运动所带来的风险,需要考虑脊柱先天畸形会增加神经损伤的风险。

　　颈椎失稳的运动员需要特殊的全面的病情检查,尤其当有某种畸形或者综合征时,如唐氏综合征、Klippel Feil综合征和Morquio综合征。颈椎失稳不仅可以导致脊髓压迫,而且常常合并存在其他病理性颈椎管狭窄、颅底凹陷以及中枢神经系统

(Central nervous system, CNS)畸形（如 Arnold-Chiari 畸形）[3]。

有关该患者群体的文献大多来自病案报道和三级证据。尽管难以搜索到更多的文献，但是这些信息不应当被忽视。

■ 二、临床评估

是否让运动员重返运动（Return to play, RTP），需综合病史、物理检查、影像学检查以及运动类型来做出决定。但 RTP 并没有统一的标准，这是因为伤后处理是个体化的，尤其是特殊运动员。存在颈椎畸形或颈椎不稳的患者可能有多种症状，如头或颈痛、活动度（Range of motion, ROM）丧失、上运动神经元症状以及无力[4]。因为累及很多脊髓传导束，所以对压迫位置的定位通常很困难。同样地，对医生而言，能够发现并且对这些畸形做出诊断和处理是至关重要的。

来自后方的压迫影响脊髓后柱，导致痛觉、本体觉和震动觉丧失。来自脊髓前方的压迫可以损伤皮质脊髓束，导致肌力下降和病理反射，如阵挛、巴宾斯基征、痉挛和腱反射亢进。如果累及小脑，可能出现明显的眼球震颤、共济失调和不协调。如果压迫椎动脉影响脊髓后柱供血，那么可以导致晕厥发作、头晕和神经敏感度下降。颈椎不稳定和畸形可以导致脑神经于延髓起始部的压迫，如颅底凹陷症。最常被累及的脑神经包括三叉神经（V）、舌咽神经（IX）、迷走神经（X）、副神经（XI）和舌下神经（XII）。全面彻底的神经学检查可以用来评估细微的病情变化[4]。

颈椎的影像学平片评估应该包括中立位，屈和伸的侧位片，张口齿突位，以及正位。在枕寰和寰枢椎区可能发生压缩和不稳定，因此临床上要特别注意检查基底部的凹陷骨折，寰枢椎不稳定的存在，先天性畸形颈椎（如骨性融合）以及齿突畸形（如游离齿突）[4]。当有异常的神经系统检查结果时，MRI 可用于评估脊髓压迫症状以及相关中枢神经异常（如脑积水、Chiari 畸形和脊髓空洞症）。CT 提供的解剖学细节可能有助于确定颈椎的异常，如发育不良、发育不全或游离齿突等，以及先天性骨融合（如 Klippel Feil 综合征）。

▍ 三、注意特殊的颈椎不稳定 ———————

（一）颅底凹陷症

颅底凹陷症是指齿突的位置比正常位置更向头端的一种畸形，它侵犯了枕骨大孔，而可能严重侵犯脑干。这种情况增加了发生神经损伤或循环压迫的风险，特别是在接触性运动中。病因可能是枕骨底部发育不全，枕髁发育不良，寰椎发育不良，伴有侧块滑脱的寰椎弓闭合不全，软骨发育不全或寰椎枕化。此外，25%～35%的基底膜凹陷患者伴有脊柱异常，如Chiari畸形、脊髓空洞症、延髓空洞症和脑积水[5]。

基底凹陷症患者可能出现斜颈，颈部活动受限，发际线低，蹼状或短颈。Caetano De Barros等[6]报道了66例颅底凹陷症病例，发现促使患者求医的最常见的临床症状是下肢无力（68%的患者）、步态不稳（56%的患者）和头痛（53%的患者）。43%患者的感觉异常局限于上肢。37%的患者出现头晕和吞咽困难。在不伴有Chiari畸形的患者，症状通常出现在生命的第二个十年（58%）；而在伴有Chiari畸形的患者，症状通常出现在生命的前三十年内（86%）。对孤立性颅底压迫和孤立性Arnold-Chiari综合征患者的症状进行研究比较，发现颅底凹陷症患者最常见的表现为四肢无力和感觉异常，但Arnold Chiari综合征患者最常见的表现为步态不稳。

同样，Goel等[7]报道了190例经手术治疗的颅底凹陷症患者，这些患者被分为两组，即不伴有Chiari畸形的患者和伴有Chiari畸形的患者。不伴有Chiari畸形的患者（第1组），症状表现相对较急；而伴有Chiari畸形的患者（第2组）呈现出长期的进行性症状。在第1组中，锥体症状占优势；而在第2组，则出现棘突感觉功能障碍和共济失调以及运动和深度感觉功能障碍。在不伴有Chiari畸形的患者中，创伤是影响症状急性发展的主要因素。据报道，Chiari畸形伴颅底凹陷症患者的发病年龄最常见于第三个十年（44%），88%的患者发病于人生的第二个与第四个十年之间。Goel等[7]假设，在不伴有Chiari畸形的患者，症状是由齿突压迫引起的脑干压迫的结果；而在伴有Chiari畸形的患者，症状可以用枕骨大孔神经结构的挤压来解释。

多种放射摄影测量被用于评估基底膜内陷的程度。其中，Chamberlain线、McGregor线和McRae线用于确定齿突与枕骨大孔的关系（见图13-1）。Chamberlain线是指由硬腭背侧缘到枕骨大孔后缘的连线。齿突尖端高于Chamberlain线5mm以上，则视为异常。McGregor线是由硬腭后缘至枕骨鳞部外板最低点间的连线。齿突不应超过此连线 4.5mm。用McRae 线来定义枕骨大孔的开口，指从底穴（枕骨大孔缘的中点）到枕后点的连线。如果齿突尖端低于这条线，那么颅底凹陷不是很大，患者预期多为无症状[4-5]。

Vaccaro 等[8]总结了颈椎损伤运动员 RTP 的标准。作者还描述了脊柱的先天性异常，将其分为三类：RTP 无禁忌、RTP 相对禁忌和 RTP 绝对禁忌。考虑到伴有基底膜内陷的患者多数已经出现了运动性肌无力和步态不稳的症状，因此齿突直接压迫脑干可能造成灾难性的神经损伤。Goel 等[7]指出，许多患者在轻微创伤后出现急性颅底压迫症状（即运动无力）。

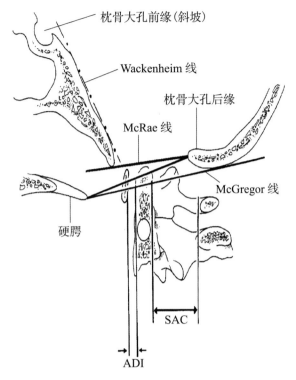

图 13-1　用来评估基底膜内陷程度的线条有 Chamberlain 线，McGregor 线和 McRae 线。这些都用来衡量齿突与枕骨大孔的关系。ADI＝寰齿间隙，SAC＝椎管有效容积（摘自 Copley lA, Dormans JP. Cervical spine disorders in infants and children. J Am Acad Orthop Surg, 1998, 6: 204-214.）

（二）齿突游离小骨

齿突的异常是从发育不良到发育不全，再到齿突游离小骨的范围。以放射学的术语来区分齿突游离小骨应该更好，因为这些异常可能导致寰枢椎不稳定，但临床表现相似。1886 年，Giacomini 首次提出了 os odontoideum 这个术语，来描述齿突与体部的分离[9]。关于此病的病因是先天性的还是创伤性的，目前学界仍有争议，对该病的实质需要有一个全面的认识。由于横向寰椎韧带全称（Transverse atlantal ligament, TAL）在抑制寰枢椎运动中可能无效，所以随着时间的推移，窝沟的次级韧带束缚松弛，导致颈椎不稳定。齿突的游离小骨随寰椎前弓运动。随着时间的推移，这种不稳定性变得多方向，可能导致神经症状[10]。

在最初描述时，齿突游离小骨被认为是由齿突与轴的其余部分融合过程失败而造成的一种先天性的结果。然而，研究已经证明，齿突游离小骨的发生是由于齿突次生骨化中心与轴的其他部分融合失败。这种融合通常在 3 岁时发育并且在 12 岁时终止，被称为永久性终末小骨[11-13]（见图 13-2）。永久性终末小骨不同于齿突游离小骨，

因为该片段的尺寸较小,位于 TAL 上方。因此,虽然已经有由寰枢椎脱位引起的神经
缺陷病例的报道,但其实永久性终末小骨不太可能导致临床上显著的颈椎不稳定[11]。

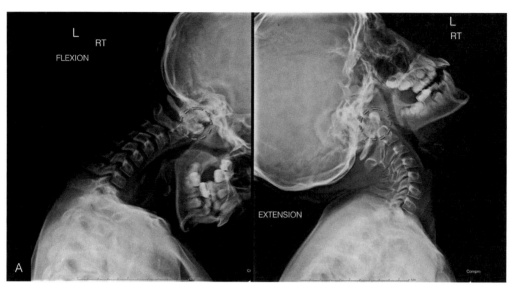

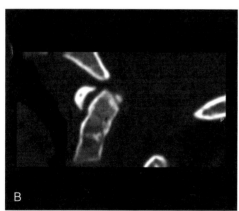

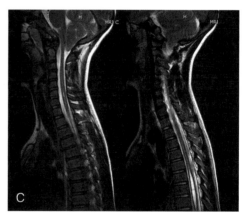

图13-2 图 A:屈曲和伸直位的影像学显示了1例永久性终末小骨患者的稳定的 ADI,并且没
有不稳定的证据。图 B:齿突的矢状切面显示持续的骨骺终止。图 C:T₂矢状位,显示涉及颈椎和胸
椎脊髓并伴有 Chiari 畸形的相关的空洞

另外,齿突游离小骨可以表现为齿突软骨闭合前发生的更早的骨折,或者表现为
软骨下骨化过程中的过度运动。Fielding 等[14]报道了35例口腔颌面部恶性肿瘤患
者,并假设创伤是其主要病因。有26例患者有颈部急性损伤史,其中9例患者因创伤
行放射检查而发现齿突游离小骨。Fielding 和他的同事推论,这是因为在创伤发生
后,将枕骨附着在齿突顶端的翼状韧带向颅侧牵拉,然后随着时间的推移,收缩的翼

状韧带从近端牵扯远端齿状体碎片,而翼状韧带由颈动脉近端动脉拱廊维持血液供应。无论病因如何,齿突游离小骨是一个独立的实体,这是其与终末小骨鉴别的关键,因为齿突游离小骨与寰枢椎不稳定相关。

齿突游离小骨分为两种解剖类型,即原位型和变异型。在原位型中,齿突仍然处于解剖位置,并与C_1的前弓一起移动。在变异型中,齿突则可能位于其他任何位置,并可能与斜坡融合(见图13-3)。两种类型都可能出现颈椎半脱位和不稳定。然而,颈椎不稳定通常与变异型的关联更大。

患者可能出现局部症状及神经系统的综合征,也可能无症状。局部症状包括高颈痛、颈部僵硬、颈部无力、头晕和斜颈;神经症状是由C_1—C_2的不稳定和移位引起的,轻微创伤可能与急性症状发作有关。Dai等[15]描述了44例齿突骨折患者中的30例患者神经系统检查结果,其中最常见的是伴有神经根症状的脊髓病(22例)。其他还包括单独的神经根病、脊髓病和脑神经麻痹。

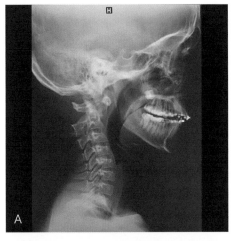
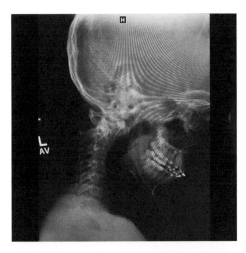
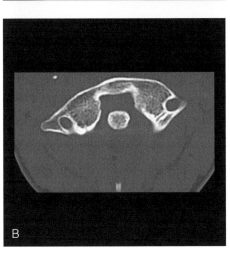
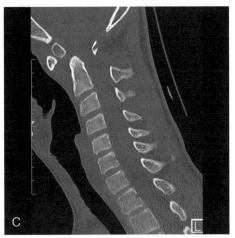

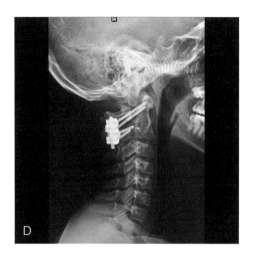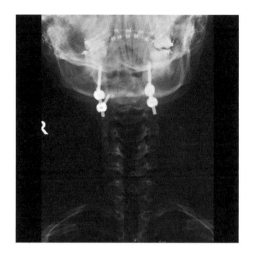

图13-3 图A：一名13岁男孩，出现轴向颈部疼痛和突然发生的感觉异常，随后上肢和下肢失去感觉，随后又自发消退。伸直和屈曲位影像学检查分别显示有7mm和11mm的寰椎间隙（Atlantodens intervals, ADIs）。图B：在ADI（虚线）水平切割的轴向CT上显示ADI异常。图C：矢状位CT表明，齿突位与寰椎关系密切，但远位段半脱位，与齿突不一致，提示这是一个齿突游离小骨。图D：由于C₁—C₂的不稳定性，所以给患者行C₁—C₂融合术。即使融合成功，该患者群体仍然应被禁忌从事接触和碰撞性质的运动

　　典型的齿突游离小骨通常可以被鉴别出来，并根据普通X线片检查结果能够准确诊断。但是若诊断有疑问或存在神经系统症状，就需要进行CT或MRI检查了。然而，这些静态成像模式都不能提供关于颈椎不稳定程度的明确信息；而在生理ROM拍摄的动态X线片中，实际的颈椎不稳定甚至经常被低估。

　　有报道称，先前未被诊断的齿突游离小骨患者的初始症状是轻微创伤后的猝死和严重的神经系统并发症。1989年，一名高中生足球运动员在头部扭伤后出现四肢瘫痪并需要呼吸机。创伤后拍摄的X线片显示其有明显的C₁—C₂不稳定的齿突游离小骨。因此，Torg和Ramsey-Emrhein[16]推荐把任何齿突异常（齿突游离小骨、齿突发育不全或齿状体发育不全）都认定为参与接触或碰撞性运动的绝对禁忌证。这些年轻的运动员，即使经过齿突的手术固定，也不能参与接触或碰撞性运动。

（三）Klippel-Feil综合征

　　Klippel-Feil综合征首次于1912年被描述，患者出现颈短、发际低、颈椎运动减少的体征。然而，50%以下的先天性颈椎融合患者也会同时出现这三种体征。相关病症还包括肾脏疾病、先天性心脏病和先天性脊柱侧凸。因此，这些患者应该由心脏病专家、肾病专家和儿科医生组成的多学科团队来管理。在Klippel-Feil综合征中，胚

胎时期颈椎体节段的分化失败导致多个颈椎的融合（见图13-4）。该疾病可出现的融合范围从2节颈椎到整个颈椎，甚至出现与上胸椎的融合[17]。

Klippel和Feil[18-19]最初将Klippel-Feil综合征分为三型，即Ⅰ型、Ⅱ型和Ⅲ型。在Ⅰ型中，整个颈椎多节段融合。在Ⅱ型中，只有两个椎骨融合。在Ⅲ型中，有Ⅰ型或Ⅱ型融合并伴有胸椎或腰椎的异常。最近又有新的分类方案被提出：Ⅰ型为单级融合，Ⅱ型包括多个不连续的融合椎骨，而Ⅲ型包括多个连续的融合节段[20]。

Pizzutillo[21]指出，先天性颈椎融合患儿很少发生神经系统后遗症或颈椎不稳。

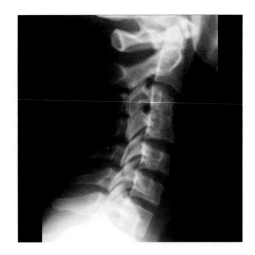

图13-4　Klippel-Feil综合征患者表现出轴下C_3和C_4椎骨先天融合。目前的建议指出，孤立的两个阶段的畸形可能不是重返运动的绝对禁忌。重返运动可能取决于融合阶段的不稳定因素等

然而，在文献中有90例以上的Klippel-Feil综合征患者伴有枕颈畸形、不稳定性及退行性神经系统疾病，包括进行性神经根型颈椎病、疼痛、痉挛和四肢瘫痪，甚至还有轻伤后猝死的报告。有趣的是，5~7个节段脊柱融合的患者没有神经系统损害的报告，但部分颈椎上段单一融合患者出现了不良的神经系统后遗症。

尽管缺乏文献支持，但多节段颈椎融合（即多于两个节段的融合）仍被认为是参与接触性运动的绝对禁忌证[16]。人们认为，脊柱力学的显著变化使得个体所承受的神经系统风险更多，同时增加发生退行性改变的风险。只要满足几个标准（见图13-5），一个或两个轴下节段融合的患儿就可以参加接触性运动。这些儿童必须具备全颈椎的方位运动，没有枕颈畸形，没有任何不稳定迹象，并且在X线片或MRI检查中未发现退行性改变。任何不稳定或退变因素和先天性下颈椎融合的存在都是接触性运动的绝对禁忌证（见表13-1）。此外，任何独立的枕颈融合或伴有其他颈椎异常的融合都是参加碰撞类体育活动的绝对禁忌证。

（四）寰枢椎不稳定和唐氏综合征

唐氏综合征是最常见的遗传性疾病，及发育障碍和智力低下的原因。唐氏综合征患者多伴有运动发育迟缓；然而，在发育成熟后，仍可能实现高难度的运动技能。唐氏综合征与各种肌肉骨骼问题有关，包括髌股关节不稳定及髋关节和足部疾病。

表13-1 禁忌重返体育运动的先天情况

先天情况	禁忌		
	无	相对	绝对
单节段 Klippel-Feil 畸形（除外寰枕关节）不伴有不稳定或者 MRI 检查的狭窄	×		
Torg 比值<0.8 的无症状个体	×		
先天寰枕融合		×	
影像学证明 C_1—C_2 过度活动并寰枢前间隙≥4mm（即非唐氏综合征的寰枢不稳患者）			×
多节段 Klippel-Feil 畸形			×
颅底凹陷症			×
Arnold-Chiari 畸形			×
齿突异常（齿突发育不全、发育不良或游离齿突）			×

Spitzer 等[22]于1961年首先描述了唐氏综合征患者存在颈椎不稳定。在寰枕关节和寰枢关节，颈椎不稳定和运动过度是常见的症状。因此，在对唐氏综合征患者进行 RTP 评估时，必须考虑颈椎的风险因素。

患有唐氏综合征的运动员发生由韧带极度松弛引起的枕颈和寰枢椎不稳定的概率为60%[23]。唐氏综合征患者寰枢椎不稳的发展过程，提示神经系统功能的恶化可能与寰枢椎不稳的影像学表现有关。Ferguson 等[24]分析了84例唐氏综合征患者 C_1—C_2 的关节屈曲和伸直位 X 线片，将其分为脱位型[寰枢关节间隙[Atlantodens intervals，ADI]≥4mm]

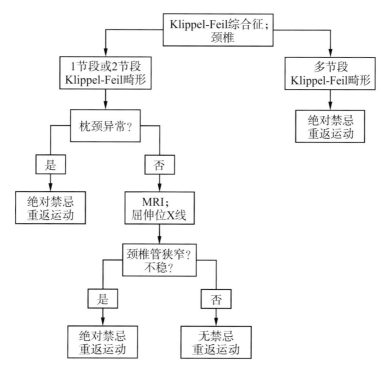

图13-5 Klippel-Feil 综合征和椎管狭窄患者的 RTP 算法，可通过屈曲和伸直位 X 线片以及 MRI 进行分析

和非脱位型。他们指出,关于两组患者之间神经系统的阳性表现,差异没有统计学意义。认为阳性神经系统表现和 ADI 异常不足以作为手术固定的指征。同样,唐氏综合征人群中 ADI 的增加与其他人群中神经损伤的增加并没有相关性。相反,已经证实 ADI 为 4～10mm 的唐氏综合征患者与 ADI 正常的氏综合征患者,神经损伤率相同。

需要注意的是,在颅骨底部以及寰枢椎部位相关的骨异常可能明显增加发生神经损伤的风险。唐氏综合征患者最常见的骨性异常包括齿突游离小骨、寰枢弓发育不良和基底内陷。矛盾的是,如果齿突缺失或断裂,那么发生神经损伤的风险似乎较低,因为上面的碎片与寰椎是一起连带的。对于齿突正常的寰枢椎不稳患者,颈椎弯曲位导致寰椎向前滑动,因此脊髓的可动空间(Space available for cord, SAC)减小了,同时寰齿间隙增加了[25]。

绝大多数唐氏综合征寰枢椎不稳定患者无症状。Pueschel 等[26]报道了 40 例唐氏综合征和相关的寰枢椎不稳(ADI≥5mm)患者。其中,85% 是无症状的,7 例有阳神经系统性表现,包括:锥体束征,四肢瘫、半身瘫或截瘫,肌肉无力,步态异常和走路困难。局部症状包括颈部疼痛、颈部 ROM 有限和斜颈。

经过特殊奥运会,唐氏综合征与神经损伤之间的关系已经向公众传播了。20 世纪 80 年代初,特殊奥运会提出,对于每个患有唐氏综合征的儿童,都需要对颈椎进行神经评估和检查[23,27]。不足的是,各个国家的指导方针和政策还没有完全建立,所以每个国家的执行频率是不同的。在一些国家,只需要进行一次初步检查;而在有些国家,要求每年检查。许多患者因为认知缺陷而并无法细微表述,因此每年重新进行一次评估是可取的。

一般的枕骨不稳定通常仅产生于高能量创伤之后(例如车辆碰撞)。然而,唐氏综合征人群存在枕颈关节的过度活动。大多数枕骨不稳定者是无症状的,通常在常规检查中偶然被发现。

关于唐氏综合征患者的影像学表现和颈椎完整性的确定,尽管已进行广泛的研究,但目前仍然存在许多争议。由于患者的认知功能受损和能力不足,所以通常难以获得足够理想的侧位 X 线片,特别是在屈伸视角的情况下。因此,图像可能低估了颈椎不稳定的存在,有些异常可能被错误地解释为正常[17]。若无法获得足够的 X 线片,则可以使用颈椎的 X 线透视影像。

在评估枕颈关节、ADI 和每个颈椎水平的同时,颈椎运动的影像学限制不适用于患有唐氏综合征的运动员,了解这一点也是至关重要的。唐氏综合征患者的颈椎表现为过度活动。然而,这并不一定意味着保护神经组织的结构完整性的丧失。大约 10%～30% 的唐氏综合征患者在侧位 X 线片上显示 ADI 增加。15% 的唐氏综合征患者

ADI＞4.5mm，但不到2%的患者会表现出任何神经损害症状[27]。学界普遍认为ADI＞10mm的唐氏综合征患者需要手术治疗。而ADI在4.5～10mm的患者需要更仔细地检查，建议这些患者避免潜水和足球等高风险运动。ADI≤4.5mm的患者可以参加完全无限制的活动（见图13-6和表13-2）。

Steel提出了"三分法则"帮助确定安全区域[28]。他把C_1的椎管分成1/3的齿突、1/3的脊髓和1/3的"无人区"。这个"无人区"代表了一个安全的区域，在这个安全的区域内可以发生没有神经损害的移位。他指出，当TAL失败时，从翼韧带可获得二次稳定。此外，Greenberg[29]还研究了与齿突位后面的矢状颈椎管直径有关的神经系统症状，也就是SAC。他确定，当SAC为14mm或更小时，肯定出现绳索压缩；而当SAC为15～17mm时，可能发生绳索压缩。他指出，在SAC达到18mm以上后，从未发生过神经功能障碍。最后，当出现症状和ADI＞10mm时，应考虑颈椎后路融合（见图13-7）。为此，可以有多种选择，并且应该基于患者的解剖结构和外科医生的专业知识（例如，C_1－C_2经关节螺钉，C_1－C_2螺杆构造）。

如果X线片显示在枕颈交界处存在过度运动，则必须完善病史和体格检查，以确保身体耐力没有变化，并评估运动和感觉功能。还应该获得脑干和颈椎的MRI。体

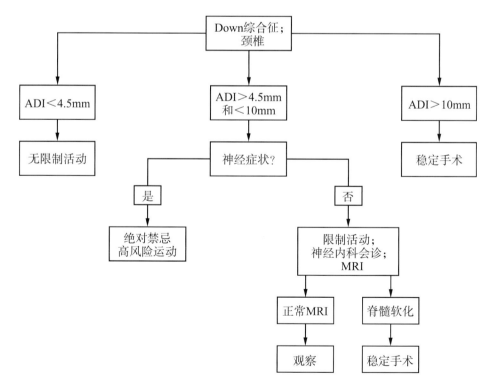

图13-6 唐氏综合征患者的重返运动（RTP）算法。ADI＝寰齿间隙

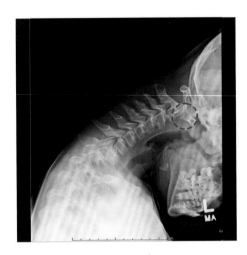

图13-7 屈曲为寰枢关节不稳定的唐氏综合征的患者,寰齿间距>10mm,脊髓间隙<14mm(红圈),是行融合手术的适应证患者

感诱发电位也是有必要的,以确定成像结果的临床意义。应该劝告这些患者避免翻滚、体操、碰撞和接触运动,但可以参加非接触运动。应该注意MRI结果上的脊髓损伤情况。如果在体检中发现任何异常情况,则应考虑手术以获得稳定。

具有先天性或发育性障碍的年轻运动员从体育活动中受益匪浅,应鼓励他们参与体育活动,但在参与前需要进行特殊风险因素的评估。最重要的是理智地评估这些患者,而不是过多地限制他们通过体育活动在心理和生理上获益。

表13-2 唐氏综合征的影像学指导方针

Ⅰ. ADI
A. ADI
i. <4.5mm:完全无限制地活动
ii. >4.5mm但是<10mm并且神经系统正常:限制高风险活动
iii. >4.5mm并且伴有神经系统缺陷:
1. 限制活动
2. 神经科会诊
3. MRI
a. 结果正常:观察
b. 脊髓信号改变:外科稳定手术
iv. >9.9mm:外科稳定手术
B. 寰枕活动度
i. 正常:完全无限制地活动
ii. 运动幅度>2mm但是神经系统正常:限制高风险活动
iii. 运动幅度>2mm并且伴有神经缺陷:
1. 限制活动
2. 神经科会诊
3. MRI
a. 结果正常:观察
b. 脊髓信号改变:外科稳定手术
C. 下颈椎退行性改变
i. 神经系统正常:观察
ii. 疼痛但是不伴有神经系统缺陷:对症治疗
iii. 神经缺陷:
1. 神经科会诊
2. 肌电图和神经传导速度检查
3. MRI
4. 间盘切除椎间融合术

ADI:Atlantodens interval,寰枢间隙;EMG:Electromyography,肌电图;NCV:Nerveconduction velocity,神经传导速度。
摘自Ashraf N, Hecht A. Congenital and developmental abnormalities of the cervical spine encountered in athletes. Semin Spine Surg, 2010, 22: 218-221.

参考文献

［1］ Hutzler Y, Bar-Eli M. Psychological benefits of sports for disabled people: a review. Scand J Med Sci Sports, 1993, 3: 217-228.

［2］ Jackson, RW, Davis GM. The value of sports and recreation for the physically disabled. Orthop Clin North Am, 1983, 14(2): 301-315.

［3］ WindWM, Schwend RM, Larson J. Sports for the physically challenged child. J Am Acad Orthop Surg, 2004, 12(2): 126-137.

［4］ Wills BP, Dormans JP. Nontraumatic upper cervical spine instability in children. J Am Acad Orthop Surg, 2006, 14(4): 233-245.

［5］ Smith JS, Shaffrey CI, Abel MF, et al. Basilar invagination. Neurosurgery, 2010, 66(3 suppl): 39-47.

［6］ Caetano De Barros M, Farias W, Ataíde L, et al. Basilar impression and Arnold-Chiari malformation. A study of 66 cases. J Neurol Neurosurg Psychiatry, 1968, 31(6): 596-605.

［7］ Goel A, Bhatjiwale M, Desai, K. Basilar invagination: a study based on 190 surgically treated patients. J Neurosurg, 1998, 88(6): 962-968.

［8］ Vaccaro AR, Klein GR, Ciccoti M, et al. Return to play criteria for the athlete with cervical spine injuries resulting in stinger and transient quadriplegia/paresis. Spine J, 2002, 2(5): 351-536.

［9］ Giacomini C. Sull esistenza dell os odontoideum nelluomo. Gior Accad Med Torino, 1886, 49: 24-28.

［10］ Schuler TC, Kurz L, Thompson DE, et al. Natural history of os odontoideum. J Pediatr Orthop, 1991, 11(2): 222-225.

［11］ Sherk HH, Nicholson JT. Rotatory atlanto-axial dislocation associated with ossiculum terminale and mongolism. A case report. J Bone Joint Surg Am, 1969, 51(5): 957-964.

［12］ Burke SW, French HG, Roberts JM, et al. Chronic atlantoaxial instability in Down syndrome. J Bone Joint Surg Am, 1985, 67(9): 1356-1360.

［13］ Liang CL, Lui CC, Lu K, et al. Atlantoaxial stability in ossiculum terminale. Case report. J Neurosurg, 2001, 95(1 suppl): 119-121.

［14］ Fielding JW, Hensinger RN, Hawkins RJ. Os odontoideum. Bone Joint Surg Am, 1980, 62(3): 376-383.

［15］ Dai L, Yuan W, Ni B, et al. Os odontoideum: etiology, diagnosis, and management. Surg Neurol, 2000, 53(2): 106-108, discussion 108-109.

［16］ Torg JS, Ramsey-Emrhein JA. Management guidelines for participation in collision activities with congenital, developmental, or postinjury lesions involving the cervical spine. Clin J Sport Med, 1997, 7(4): 273-291.

［17］ Guille JT, Sherk HH. Congenital osseous anomalies of the upper and lower cervical spine in children. J Bone Joint Surg Am, 2002, 84-A(2): 277-288.

［18］ Klippel M, Feil A. Anomalie de la colonne vertebrale par absence des vertebres cervicales, cage thoracique remontant jusqu'a la base du crane. Bull et Mem Soc Anat de Paris, 1912, LXXXVII: 185.

［19］ Feil A. L'absence et la diminution des vertebres cervicales (etude clinique et pathogenique): le syndrome de reduction numerique cervicale [thesis]. Paris, 1919.

[20] Samartzis DD, Herman J, Lubicky JP, et al. Classification of congenitally fused cervical patterns in Klippel-Feil patients: epidemiology and role in the development of cervical spine-related symptoms. Spine (Phila Pa 1976), 2006, 31(21): E798-E804.

[21] Pizzutillo PD. Klippel-Feil syndrome. The Cervical Spine Research Society Editorial Committee. The Cervical Spine, ed 2. St. Louis, CV Mosby, 1991: 258-268.

[22] Spitze, R, Rabinowitch JY, Wybar KC. A study of the abnormalities of the skull, teeth and lenses in mongolism. Can Med Assoc J, 1961, 84(11): 567-572.

[23] Pizzutillo PD, Herman MJ. Cervical spine issues in Down syndrome. J Pediatr Orthop, 2005, 25 (2): 253-259.

[24] Ferguson RL, Putney ME, Allen Jr BL. Comparison of neurologic deficits with atlanto-dens intervals in patients with Down syndrome. J Spinal Disord, 1997, 10(3): 246-252.

[25] Bedi A, Hensinger RN. Congenital anomalies of the cervical spine. Rothman Simeone The Spine, 2011, 6: 524-572.

[26] Pueschel SM, Herndon JH, Gelch MM, et al. Symptomatic atlantoaxial subluxation in persons with Down syndrome. J Pediatr Orthop, 1984, 4(6): 682-688.

[27] Bulletin SO. Participation by individuals with down syndrome who suffer atlantoaxial dislocation condition. Washington, DC: Special Olympics, 1983.

[28] Steel HH. Anatomical and mechanical considerations of the atlanto-axial articulations. J Bone Joint Surg Am, 1968, 50: 1481.

[29] Greenberg AD. Atlanto-axial dislocations. Brain, 1968, 91(4): 655-684.

第14章

颈椎退行性疾病和椎管狭窄

Kevin L. Ju, MD
John G. Heller, MD

张宁　译

■ 一、背　景

目前,运动医学和脊柱方面的文献大多集中在大学生和专业运动员的急性颈椎损伤,尤其是美式橄榄球和英式橄榄球运动员。然而,对年龄较大运动员的颈椎退变研究还相对比较缺乏。随着年龄的增加,整个脊柱的退行性改变(被称为脊椎关节病)越来越普遍,但通常不会影响年轻运动员。

颈椎病的发展被认为是颈椎退行性改变的自然结果,但至于运动员年轻时的颈椎重复负荷是否促进颈椎退行性改变及其长期后遗症的发展却不太清楚。一方面,Mundt 等[1]检查了举重运动员和其他参与非竞技运动(例如棒球、游泳、球拍类运动)的运动员,发现这些活动并没有使运动员发生颈椎或腰椎间盘突出的风险增加。另一方面,有文献表明,参加接触性运动的运动员,颈椎退行性改变会加速发展,这可能是因为反复负荷或未及时诊断而导致损伤[2-5]。对美式橄榄球和英式橄榄球运动员的一些研究发现,随着参加运动的年数增加,腰痛、椎间盘退变性疾病和小关节退变的发生风险也增加[2,6-7]。研究证明,足球运动员的头球反复创伤会使颈椎面临更大的早期退变的风险[8];其他有颈椎损伤风险的运动包括橄榄球、冰球、摔跤、滑雪、体操、跳水、撑竿跳;啦啦队也有发生颈椎损伤的风险[9]。

无论是精英运动员还是新进入运动项目的运动员,即使最初无症状,但随着时间的推移,颈椎退行性改变也会发生和积累。关于颈椎病的研究大多集中在中年或老年人身上,因为他们是倾向于发生退行性改变并有症状的人群。到65岁时,95%的中老年人有脊椎病[10]。Boden等[11]在经典研究中评估了从未有过任何腰痛、坐骨神经痛或神经源性跛行的67名患者,发现:在60岁以下的人中,MRI显示约25%有腰椎退行性改变;在60岁以上的人中,约60%有退行性改变。

Matsumoto等[12]进行了一项类似的研究,对无症状志愿者行颈椎MRI检查发现,退行性改变随着年龄的增长呈线性增加;在60岁以上的人群中,近90%有退行性改变。其他类似的研究也证实了X线平片和MRI上普遍显示颈椎退行性改变[13-14]。

随着年龄的增长,脊柱的结构自然会磨损。退变的过程开始于椎间盘,造成椎间盘高度的丢失并可能导致椎间盘膨出,黄韧带、钩椎关节和小关节融合,甚至失去正常的颈椎前凸和运动[15-18]。这些退行性改变可表现为轴性疼痛、神经根病、脊髓病或三者的组合。轴性疼痛是指涉及轴向颈椎或椎旁区域(或两者)的非放射性颈部疼痛。除了由颈椎扭伤和拉伤造成外,轴性疼痛还可由颈椎椎间盘突出症(椎旁神经支配)和小关节(由颈背支内侧分支支配)病变引起[19-20]。

神经根病通常指从颈部开始并且放射到手臂的疼痛,并且可能伴随受累神经根分布区的感觉或运动障碍。神经根压迫引起的神经根病,可能与椎间盘外侧的膨出或椎间孔狭窄,小关节囊的炎症,及小关节处的骨赘形成有关。

最后,脊髓型颈椎病(Cervical spondylotic myelopathy, CSM)是指与年龄相关的退行性改变导致脊髓压迫和功能障碍引起的中央颈椎管狭窄现象[21]。发育性狭窄(也称为先天性狭窄)也是脊髓型颈椎病的关键诱因[22-23]。C_3—C_7椎管的正中矢状径(Anteroposterior, AP)在成年人中正常为17~18mm,脊髓在同一维度上测量为10mm[24-25]。颈椎管管径小于13mm的患者被认为有发育性颈椎管狭窄[26]。这些患者的脊髓可用空间较小,因此更容易受到缩小椎管的退行性因素累积的影响[27]。这些退行性因素可以是静态的,例如退变性椎间盘突出、骨赘以及增厚的韧带,也可以是动态的。颈椎管狭窄的颈椎异常活动可导致慢性重复性的脊髓损伤,如骨刺的撞击或者病理性半脱位[22]。发育性颈椎管狭窄还有可能减小轻微创伤时脑脊液的缓冲作用,增加发生脊髓损伤的风险[28]。

颈椎管狭窄也可用Torg比值来量化,根据平面侧位X线片,将椎管矢状径(测量从椎板的前侧面到椎体后侧皮层的中间部分)除以椎体的矢状径[29]。Torg比值正常约为1.0;小于0.8表示颈椎管狭窄。然而,也有些研究质疑Torg比值对有较大椎体的运动员的适用性,因为其可能导致高假阳性率,因此预测准确性较差[30-31]。而且,Torg等[29]发表了关于用Torg比值来预测骨折或韧带不稳定与运动员脊髓损伤(Spinal cord injury, SCI)的严重程度相关性的研究,发现Torg比值并不能用来预测神经损伤或四肢瘫痪,但却被错误地用作颈椎管狭窄的筛查指标。事实上,Blackley等[32]证明了在CT扫描中测得的Torg比值与实际的管道直径相关的差异。MRI的广泛应用及其对脊髓的显像能力,使其成为疑似颈椎管狭窄患者的主要检查方式[33]。

颈椎管狭窄常被认为是颈脊髓神经失用症(Cervical cord neurapraxia, CCN)和颈髓损伤的一种危险因素[34-35]。CCN是在没有颈椎骨折或脱位的情况下,对颈髓造成压迫性或震荡性损伤的结果,并且可导致短暂的完全或部分的双侧运动或感觉丧失,时间持续数秒到36小时。CCN的发生是由于椎体后下缘和下椎板前缘的脊髓压迫[36],特别是当颈部过伸时,因为这使矢状面的椎管直径缩小了2mm[37]。因此,椎管直径较小的运动员可能因创伤使持续发生CCN的风险增加,特别当运动涉及颈部过度伸展时。一项涉及经历CCN的美国橄榄球运动员的回顾性研究显示,根据Torg比值,所有参与者都有发育性或获得性椎管狭窄[29]。

颈椎管狭窄可使无症状的运动员有发生CCN的风险,如果脊髓压迫足够严重并且持续足够长的时间,那么运动员的病情就有可能发展至脊髓病。当脊髓病是由颈椎管狭窄引起颈椎病的结果时,它就被称为CSM。脊髓病的早期临床表现通常是微妙的,症状的潜在发作常导致诊断的延迟。一项研究表明,脊髓病延迟诊断的平均时间为6.3年。其中,步态异常是研究队列中最早出现的一项症状[38]。除步态障碍外,脊髓病患者经常抱怨手部笨拙,手脚灵巧度或运动技巧下降。根据受影响的特定脊髓束,患者可能抱怨一侧上肢无力或感觉障碍(或两者兼有)。

关于CSM的自然病程,已进行了广泛的研究。Clarke和Robinson[39]跟踪了120例患者,其中75%的患者病情逐步恶化,病情还算稳定;20%的患者病情逐渐恶化并一直持续;5%的患者病情长期稳定但症状发作迅速。Lees和Turner[40]对44例患者进行了3~40年的随访并得出结论:CSM是一种持续时间长、有稳定的神经功能并混合症状进展发作的疾病。Nurick[41-42]对CSM自然病程的研究表明,轻度颈椎病没有随着时间的推移而明显恶化;而中、重度症状和60岁以上开始有症状的患者预后较差,保守治疗的改善率为30%~50%。一般来说,CSM表现为神经功能的缓慢恶化。最近关于CSM自然病程的文献回顾表明,在没有手术干预的情况下,20%~60%的轻度CSM患者的神经功能随着时间的推移而下降[43]。

二、诊断和治疗

退行性颈椎病患者常因颈部疼痛、手臂疼痛、无力或麻木而就诊。对他们的评估应该从全面的病史和体格检查开始。虽然最常见的原因是退行性病变,但如果需要与创伤、感染或肿瘤鉴别诊断,那么应尽快进行合适的检查。脊髓型颈椎病为临床诊断,还要通过影像学诊断来证明椎管狭窄和脊髓受损[44]。由于 CSM 为潜在发作,所以患者在疾病过程早期通常不知道细微的临床症状。有患者在注意到功能恶化时,往往会抱怨步态不平衡、运动技巧差、笨手笨脚(如无法系扣子,持物无力)[15]。患者症状也可以发展至上肢无力、麻木或感觉异常,但特定的神经系统变化可以很大,并且取决于受影响的特定脊髓束。大便或小便功能障碍在 CSM 中很少见,但在严重的情况下也可能出现。体格检查的典型结果是颈椎管狭窄水平的上运动神经元体征(即肌肉痉挛状态、反射亢进和阵挛)和在颈椎管狭窄水平以下的下运动神经元体征(即运动无力和反射减退)。然而,下肢没有反射亢进并不能排除诊断,因为其可以被伴随的腰椎管狭窄、糖尿病性神经疾病和其他疾病所掩盖。对于 CSM 患者,可以重点检查 Hoffman 征、倒置肱桡肌反射、伸肌跖反射(即巴宾斯基征)、小指逃避征、握力检查和 Lhermitte 征等[27,44-45]。病变高于 C₅ 节段的颈椎病可以导致"脊髓病变手",其中手部弥漫性麻木可与周围神经病变相混淆[45]。尽管脊髓病的早期表现可能是潜在的,但是不推荐用 X 线拍片或 MRI 常规筛选颈椎管狭窄[46-47]。对于体格检查有颈椎管狭窄和脊髓病变或有其病史的患者,常用的检查手段是 MRI,因为 MRI 能够直观显示神经结构和中央椎管或神经根管的狭窄程度。

至于 CSM 患者应该接受保守治疗还是手术治疗,需要综合考虑。要考虑的因素包括症状严重程度和患者症状的持续时间,脊髓受压的程度和累及数量,年龄,医疗合并症。对 CSM 的自然病程研究显示,轻度脊髓病患者病情长期稳定而没有快速进展,可以采取保守治疗并随访观察[39,40,42,48]。保守治疗的不良预后因素包括脊髓病变存在 6 个月或更长时间,压缩比(将横向矢状面直径除以横断面直径)接近 0.4[49],脊髓横断面面积小于 4mm²[50]。中度至重度脊髓病变和功能障碍患者若有这些因素,则症状不太可能消退,因此强烈建议对其手术治疗[48,51]。

手术干预的主要目的是通过脊髓减压来预防进一步的神经系统恶化,这可以经前路或后路手术来完成。如果脊髓压迫累及一个或两个节段,则常通过前路的手术方式解决;如果脊髓压迫累及三个或更多个节段,则常通过后路的手术方式解决。在选择前路减压手术时,如果有椎管压迫,则通常需要行颈前路颈椎间盘切除植骨融合术（Anterior cervical discetomy and fusion, ACDF）或颈椎前路椎体切除融合术（Anterior cervical corpectomy and fusion, ACCF）。后路减压可以选择椎板成形术或椎板切除术和融合术。除所涉及水平的数量之外，颈椎的矢状排列（特别是颈椎存在明显的后凸和程度）对做出采取前路、后路或前后路联合手术的决定是至关重要的[52]。

三、重返运动

关于在颈椎损伤或颈椎疾病后是否应该允许运动员重返运动（RTP）的问题，目前仍然存在争议。事实上，没有一个普遍认可的具体的指导和指南帮助体育组织对运动员在颈椎损伤后能否重返运动做出认定[53]。此外，关于重返运动的文献大多集中于参与碰撞性运动的大学生和职业运动员。鉴于CCN的高发性（每10万名大学运动员有2.05，2.05/10万）[54]，且没有被普遍认可的重返运动指导指南，所以大部分已发表的建议只是基于相对较少的回顾性研究，结合具有颈椎损伤治疗经验的专家意见。因此，为了讨论颈椎病引起的颈椎管狭窄患者的重返运动决策，我们不得不从现有文献中推断发育性颈椎管狭窄运动员的预后。

对CCN发作的运动员，即使神经功能快速恢复，症状完全消退，也仍然需要进行颈椎管狭窄的筛查。初始可以检查颈椎的X线片，还需要完成MRI检查。虽然CCN可能是由撞击或急性椎间盘突出的剪切震荡能量引起的，但是许多持续CCN的运动员其实有颈椎管狭窄的一些潜在成分，比如软骨组织或骨赘。在没有任何MRI信号改变或颈椎管狭窄的MRI证据的CCN发作之后，若运动员完全无症状，神经正常，并且已经恢复颈部的全范围运动，则可以重返运动。但是，如果运动员经历第二次CCN，那么即使没有颈椎管狭窄或脊髓损伤，也不应该被允许返回激烈运动。但是，他（或她）可以不受限制地参加非接触性运动[46]。此外，在CCN发作后，MRI上出现任何异常的脊髓信号都是绝对的禁忌。同样，脊髓病患者无论症状多么轻微，都不应该被允许参加接触性运动。关于在可识别的狭窄情况下发生CCN的运动员能否重返运动的问题，仍存在一些争议。一些研究者主张颈椎管狭窄本身就是碰撞性运动的禁忌[46]；但也有人认为这是学界相对禁忌证，应该考虑初始症状的严重程度、狭窄的严重程度和运动损伤的倾向[55]。鉴于脊髓损伤的严重性，我们推荐颈椎退行性病变患者可以考虑Torg等的建议。他们认为，持续发生CCN并有颈椎不稳，先天性颈椎管狭窄，或急性（椎间盘突出）或慢性颈椎退行性改变的运动员不应被允许重返碰撞性运动[29]。碰撞性运动包括美式橄榄球、英式橄榄球、摔跤、冰球、滑雪、撑竿跳和啦啦队。关于非碰撞性运动(如足球、棒球、篮球、马术运动)则没有好的研究数据支持。因此,我们建议对个人进行风险咨询,并让运动员决定是否愿意承担风险。最后,非碰撞性、非接触性运动发生灾难性脊髓损伤的风险较低。因此,经过适当咨询,在症状消退和神经功能恢复正常后,运动员可以考虑重新上场。如果解剖条件已经具备,则可以考虑是否重新上场(如修复椎间盘突出)。这种判断可能更加复杂,并受手术治疗的性质和所涉及的特定运动的影响。最终,运动员需要在耐心地仔细衡量可用信息和个人对风险的容忍度之后做出自己的决定,同时听取其他医生的建议。

四、病例1

一名男性高中生橄榄球运动员的左臂近端在15岁时,反复发生短暂的刺痛、麻木和无力。当时的脊柱影像学检查显示先天性椎管狭窄和由椎骨骨赘造成的左侧C_3/C_4椎间孔狭窄。他被建议避免接触性运动,不允许重返运动。到18岁时,他左侧近端手臂无力(三角肌和二头肌),伴有轻度疼痛和麻木(见图14-1)。MRI(见图14-

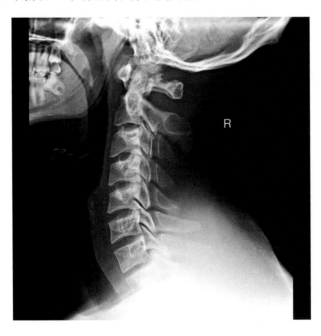

图14-1　病例1中所描述的男性患者在18岁时的X线颈椎侧位片,没有明显的异常,尽管他的Torg比值小于0.8

2)以及颈部脊髓造影和CT图像(见图14-3)证实其左侧C_3/C_4椎间孔狭窄加重及$C_4/$
C_5脊髓受压。他接受了C_3-C_7椎板成形术,其中C_3/C_4和C_4/C_5椎间孔扩大术解决了
先天性椎管狭窄和获得性椎间孔狭窄的问题。术后,他仍被建议避免碰撞性运
动。但因为他的椎管狭窄问题已经被解决了,所以他现在可能选择休闲篮球或其他
有潜在接触的运动。

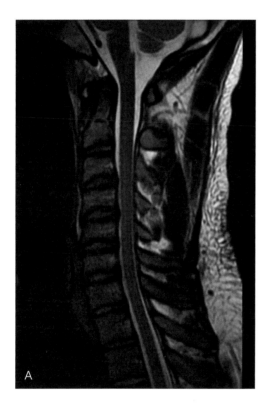

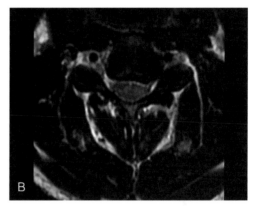

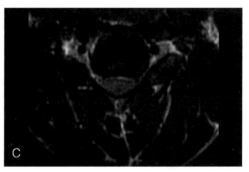

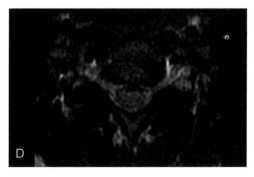

图14-2 图A:颈椎MRI矢状位T_2相显示
先天性椎管狭窄,这个最好用脊髓腹侧和背侧
脑脊液的缺失来评估。脊髓信号没有明显异
常。图B:C_3/C_4处的横断面T_2图像显示左侧椎间
孔严重狭窄和C_4神经根压迫。图C:C_4/C_5处的横
断面T_2图像显示由先天性狭窄和椎间盘病变引
起的轻度脊髓压迫。图D:C_5/C_6水平有正常的椎
间盘解剖结构,但仍然是先天性狭窄,脊髓周围
缺乏脑脊液

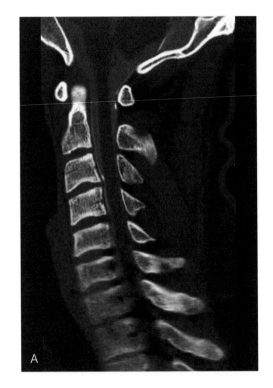

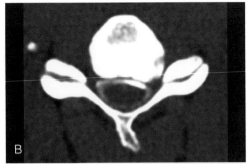

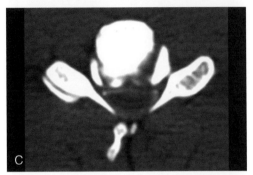

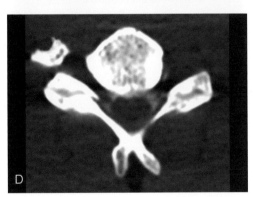

图 14-3　图 A：颈椎脊髓造影/CT 图像矢状面显示先天性狭窄，这个最好用脊髓腹侧和背侧脑脊液的缺失来评估。图 B：C₃/C₄ 处的横断面脊髓造影/CT 图像显示由椎骨骨赘（而不是椎间盘突出）造成的严重左侧椎间孔狭窄和 C₄ 神经根压迫。图 C：C₄/C₅ 处的横断面显示由先天性狭窄和椎间盘病变引起的轻度脊髓压迫。图 D：C₅/C₆ 水平具有正常的椎间盘解剖结构，但仍然是先天性狭窄的。但既没有脊髓受压，也没有神经根受压

▍ 五、病例 2

一名 30 岁的职业篮球运动员撞向另一名运动员，颈椎过度伸展。他瘫倒在地板上，在几乎完全恢复运动功能之前大约 7 分钟内没有移动任何肢体（见图 14-4A）。影像学检查未发现颈椎排列紊乱或动力不稳，但显示先天性颈椎管狭窄伴脊髓压迫和 Klippel-Feil 综合征，包括寰枕融合和 C₂—C₃ 的分节不全（见图 14-4B～D）。运动

员仍有轻微的残余神经性疼痛,最终被诊断为CCN,他接受了C₂"穹顶"椎板切除术和C₃—C₅椎板成形术(见图14-5)。运动员恢复比较顺利并达到客观标准,在术后6个月在进行适当的风险咨询后,他重返运动。

运动员必须了解他重返运动后若再发生脊髓损伤的严重性。如果他仍然感兴趣,那么他将在手术后6个月通过CT扫描来检查椎板成形术后所有骨质的愈合情况;用MRI来检查其脊髓(Spinal cord,SAC)恢复是否有足够的椎管空间;用过伸过屈位X线片来检查与术前图像相比的颈椎的运动范围,并且结果没有任何动态不稳的证据。

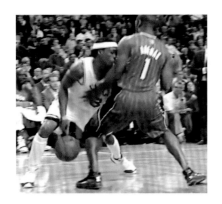
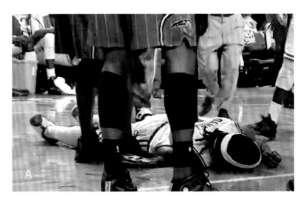

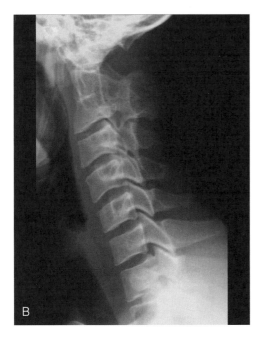
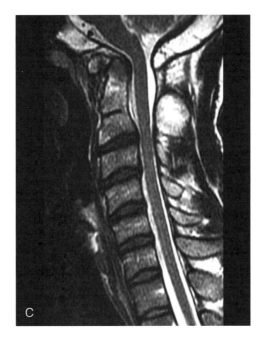

图14-4　图A:运动员在受到撞击的瞬间,颈椎过度伸展;在受到冲击的瞬间,运动员因颈髓损伤(CCN)而立即倒在球场上(照片已获许可)。图B和C:颈椎侧位X线片及MRI显示先天性颈椎管狭窄,以及Klippel-feil综合征的寰枕融合和C₂/C₃分节不全

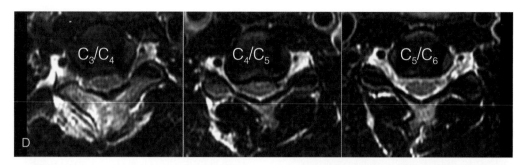

图 14-4(续) 图 D：C_3/C_4、C_4/C_5 和 C_5/C_6 椎间盘的图像，显示了其在受伤时潜在的脊髓压迫程度

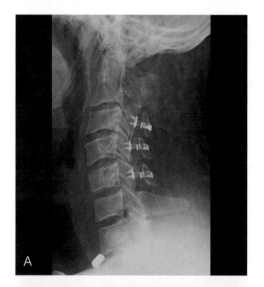

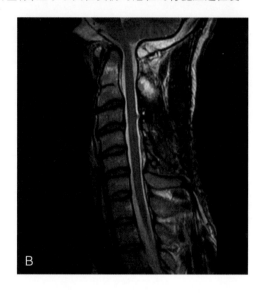

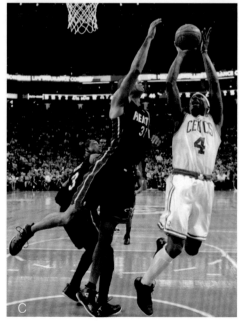

图 14-5 图 A：C_2"穹顶"椎板切除术和 C_3—C_5 椎板成形术后的侧位 X 线片。图 B：MRI 矢状面 T_2 加权相显示脊髓周围的空间已恢复正常。图 C：患者回国后参加全国篮球联赛季后赛（照片已获许可）

六、结 论

　　颈椎退变是衰老的自然现象,但有证据表明,接触性运动可能加速该过程。当进展比较严重时,这种退行性过程可能导致颈椎管狭窄,增加维持CCN或发展至脊髓病的风险。虽然颈椎管狭窄并不是参加接触性运动的绝对禁忌,但患有脊髓病的运动员不应该重返运动。同样,存在CCN并有颈椎管狭窄的患者也不应该重返接触性运动。然而,这些患者仍然可以参加非接触性运动,因为在非接触性运动中下发生脊髓损伤的灾难性风险比较罕见。在适当的手术治疗后,运动员在某些情况下愿意承担风险是重返运动的机会,但应该在充分知情和彻底咨询后,才能做出全面和明智的决定。

参考文献

[1] Mundt DJ, Kelsey JL, Golden AL. An epidemiologic study of sports and weight lifting as possible risk factors for herniated lumbar and cervical discs. Am J Sports Med, 1993, 21(6): 854-860.

[2] Scher AT. Premature onset of degenerative disease of the cervical spine in rugby players. S Afr Med J, 1990, 77(11): 557-558.

[3] Albright JP, Moses JM, Feldick HG, et al. Nonfatal cervical spine injuries in interscholastic football. JAMA, 1976, 236(11): 1243-1245.

[4] Berge J, Marque B, Vital JM, et al. Age-related changes in the cervical spines of front-line rugby players. Am J Sports Med, 1999, 27(4): 422-429.

[5] Hogan BA, Hogan NA, Vos PM, et al. The cervical spine of professional front-row rugby players: correlation between degenerative changes and symptoms. Ir J Med Sci, 2010, 179(2): 259-263.

[6] Gerbino PG, d'Hemecourt PA. Does football cause an increase in degenerative disease of the lumbar spine? Curr Sports Med Rep, 2002, 1(1): 47-51.

[7] Tall RL, DeVault W. Spinal injury in sport: epidemiologic considerations. Clin Sports Med, 1993, 12(3): 441-448.

[8] Kartal A, Yildiran I, Senköylü A, et al. Soccer causes degenerative changes in the cervical spine. Eur Spine J, 2004, 13(1): 76-82.

[9] Swartz EE, Boden BP, Courson RW, et al. National Athletic Trainers' Association position statement: acute management of the cervical spine-injured athlete. J Athl Train, 2009, 44(3): 306-331.

[10] Lawrence JS. Disc degeneration. Its frequency and relationship to symptoms. Ann Rheum Dis, 1969, 28(2): 121-138.

［11］ Boden SD, Davis DO, Dina TS, et al. Abnormal magnetic-resonance scans of the lumbar spine in asymptomatic subjects. A prospective investigation. J Bone Joint Surg Am, 1990, 72(3): 403-408.

［12］ Matsumoto M, Fujimura Y, Suzuki N, et al. MRI of cervical intervertebral discs in asymptomatic subjects. J Bone Joint Surg Br, 1998, 80(1): 19-24.

［13］ Gore DR, Sepic SB, Gardner GM. Roentgenographic findings of the cervical spine in asymptomatic people. Spine, 1986, 11(6): 521-524.

［14］ Nakashima H, Yukawa Y, Suda K, et al. Abnormal findings on magnetic resonance images of the cervical spines in 1211 asymptomatic subjects. Spine, 2015, 40(6): 392-398.

［15］ Heller JG. The syndromes of degenerative cervical disease. Orthop Clin North Am, 1992, 23(3): 381-394.

［16］ Fehlings MG, Tetreault L, Nater A, et al. The aging of the global population: the changing epidemiology of disease and spinal disorders. Neurosurgery, 2015, 77(suppl 4): S1-S5.

［17］ Baptiste DC, Fehlings MG. Pathophysiology of cervical myelopathy. Spine J, 2006, 6(6 suppl): 190S-197S.

［18］ Nouri A, Tetreault L, Singh A, et al. Degenerative cervical myelopathy: epidemiology, genetics, and pathogenesis. Spine, 2015, 40(12): E675-E693.

［19］ Bogduk N, Windsor M, Inglis A. The innervation of the cervical intervertebral discs. Spine, 1988, 13(1): 2-8.

［20］ Bogduk N, Marsland A. The cervical zygapophysial joints as a source of neck pain. Spine, 1988, 13(6): 610-617.

［21］ Ono K, Ota H, Tada K, et al. Cervical myelopathy secondary to multiple spondylotic protrusions: a clinicopathologic study. Spine, 1977, 2(2): 109.

［22］ White AA, Johnson RM, Panjabi MM, et al. Biomechanical analysis of clinical stability in the cervical spine. Clin Orthop Relat Res, 1975, (109): 85-96.

［23］ Epstein JA, Carras R, Hyman RA, et al. Cervical myelopathy caused by developmental stenosis of the spinal canal. J Neurosurg, 1979, 51(3): 362-367. doi: 10.3171/jns.1979.51.3.0362.

［24］ Edwards WC, LaRocca H. The developmental segmental sagittal diameter of the cervical spinal canal in patients with cervical spondylosis. Spine, 1983, 8(1): 20-27.

［25］ Nordqvist L. The sagittal diameter of the spinal cord and subarachnoid space in different age groups: a roentgenographic post-mortem study. Acta Radiol Diagn (Stockh), 1964, (suppl 227): 1-96.

［26］ Fujiwara K, Yonenobu K, Ebara S, et al. The prognosis of surgery for cervical compression myelopathy. An analysis of the factors involved. J Bone Joint Surg Br, 1989, 71(3): 393-398.

［27］ Bernhardt M, Hynes RA, Blume HW, et al. Cervical spondylotic myelopathy. J Bone Joint Surg Am, 1993, 75(1): 119-128.

［28］ Del Bigio MR, Johnson GE. Clinical presentation of spinal cord concussion. Spine, 1989, 14(1): 37.

［29］ Torg JS, Pavlov H, Genuario SE, et al. Neurapraxia of the cervical spinal cord with transient quadriplegia. J Bone Joint Surg Am, 1986, 68(9): 1354-1370.

［30］ Herzog RJ, Wiens JJ, Dillingham MF, et al. Normal Cervical spine morphometry and cervical spinal stenosis in asymptomatic professional football players: plain film radiography, multiplanar computed tomography, and magnetic resonance imaging. Spine, 1991, 16(6S): S178.

[31] Odor JM, Watkins RG, Dillin WH, et al. Incidence of cervical spinal stenosis in professional and rookie football players. Am J Sports Med, 1990, 18(5): 507-509.

[32] Blackley HR, Plank LD, Robertson PA. Determining the sagittal dimensions of the canal of the cervical spine. The reliability of ratios of anatomical measurements. J Bone Joint Surg Br, 1999, 81(1): 110-112.

[33] Cantu RC. Functional cervical spinal stenosis: a contraindication to participation in contact sports. Med Sci Sports Exerc, 1993, 25(3): 316-317.

[34] Eismont FJ, Clifford S, Goldberg M, et al. Cervical sagittal spinal canal size in spine injury. Spine, 1984, 9(7): 663-666.

[35] Matsuura P, Waters RL, Adkins RH, et al. Comparison of computerized tomography parameters of the cervical spine in normal control subjects and spinal cord-injured patients. J Bone Joint Surg Am, 1989, 71(2): 183-188.

[36] Penning L. Some aspects of plain radiography of the cervical spine in chronic myelopathy. Neurology, 1962, 12: 513-519.

[37] Murone I. The importance of the sagittal diameters of the cervical spinal canal in relation to spondylosis and myelopathy. J Bone Joint Surg Br, 1974, 56(1): 30-36.

[38] Sadasivan KK, Reddy RP, Albright JA. The natural history of cervical spondylotic myelopathy. Yale J Biol Med, 1993, 66(3): 235-242.

[39] Clarke E, Robinson PK. Cervical myelopathy: a complication of cervical spondylosis. Brain, 1956.

[40] Lees F, Turner JA. Natural history and prognosis of cervical spondylosis. Br Med J, 1963, 2 (5373): 1607.

[41] Nurick S. The pathogenesis of the spinal cord disorder associated with cervical spondylosis. Brain, 1972, 95(1): 87-100.

[42] Nurick S. The natural history and the results of surgical treatment of the spinal cord disorder associated with cervical spondylosis. Brain, 1972, 95(1): 101-108.

[43] Karadimas SK, Erwin WM, Ely CG, et al. Pathophysiology and natural history of cervical spondylotic myelopathy. Spine, 2013, 38(22 suppl 1): S21-S36.

[44] Crandall PH, Batzdorf U. Cervical spondylotic myelopathy. J Neurosurg, 1966, 25(1): 57-66.

[45] Ono K, Ebara S, Fuji T, et al. Myelopathy hand. New clinical signs of cervical cord damage. J Bone Joint Surg Br, 1987, 69(2): 215-219.

[46] Cantu RC. Stingers, transient quadriplegia, and cervical spinal stenosis: return to play criteria. Med Sci Sports Exerc, 1997, 29(7 suppl): S233-S235.

[47] Torg JS, Glasgow SG. Criteria for return to contact activities following cervical spine injury. Clin J Sports Med, 1991, 1(1): 12.

[48] LaRocca H. Cervical spondylotic myelopathy: natural history. Spine, 1988, 13(7): 854-855.

[49] Ogino H, Tada K, Okada K, et al. Canal diameter, anteroposterior compression ratio, and spondylotic myelopathy of the cervical spine. Spine, 1983, 8(1): 1-15.

[50] Law MD, Bernhardt M, White AA. Cervical spondylotic myelopathy: a review of surgical indications and decision making. Yale J Biol Med, 1993, 66(3): 165-177.

[51] Tetreault LA, Côté P, Kopjar B, et al. AOSpine North America and International Clinical Trial Research Network: a clinical prediction model to assess surgical outcome in patients with cervical

spondylotic myelopathy: internal and external validations using the prospective multicenter AOSpine North American and international datasets of 743 patients. Spine J, 2015, 15(3): 388-397.

[52] Suda K, Abumi K, Ito M, et al. Local kyphosis reduces surgical outcomes of expansive open-door laminoplasty for cervical spondylotic myelopathy. Spine, 2003, 28(12): 1258-1262.

[53] Kepler CK, Vaccaro AR. Injuries and abnormalities of the cervical spine and return to play criteria. Clin Sports Med, 2012, 31(3): 499-508.

[54] Boden BP, Tacchetti RL, Cantu RC, et al. Catastrophic cervical spine injuries in high school and college football players. Am J Sports Med, 2006, 34(8): 1223-1232.

[55] Torg JS, Ramsey-Emrhein JA. Management guidelines for participation in collision activities with congenital, developmental, or post-injury lesions involving the cervical spine. Clin Sports Med, 1997, 16(3): 501-530.

第15章

颈椎骨折和
脊髓损伤

Gregory D. Schroeder, MD
Tristan Fried, BS
Christie Stawicki, BA
Peter Deluca, MD
Alexander R. Vaccaro, MD, PhD, MBA

张宁　译

■ 一、引 言

　　在美国,每年有500多万名患者在运动性损伤后需要治疗[1],大部分患者只有挫伤、扭伤等轻微伤[2],其中2.4%的患者因脊髓损伤而被送往医院就医[2]。此外,在美国,体育事故是造成脊髓损伤的第四大病因,位列交通事故、高处坠落和暴力事故之后[3]。这些损伤常常与碰撞性运动有关,包括美式橄榄球[4-15]、冰球[16-17]、跳水[18-20]、滑雪[21-23]、摔跤[24]、英式橄榄球[25-30]、体操[31]、自行车赛[32]、篮球[33]、棒球[33]和马术比赛[34-35]。这些体育活动导致的脊髓损伤多发生于二三十岁的年轻人身上,且常是毁灭性的打击[16,33]。

　　在前面章节,我们已经介绍过不合并脊柱结构破坏的暂时性的神经损伤,如暂时的颈神经麻痹(针刺感或烧灼感)[36-37]和暂时的颈髓麻痹(暂时性的四肢瘫痪)[5]。在本章中,我们主要讨论由颈椎椎体、韧带或神经的结构破坏引起的颈髓损伤。

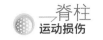

二、流行病学

由于全球范围内体育文化存在差异,所以在不同国家导致颈椎损伤的主要体育运动也是不同的。在美国,导致颈椎损伤的原因主要为美式橄榄球、摔跤和体操[33];而在加拿大,主要为冰球[16];在欧洲,则主要为英式橄榄球[25-30]。

随着对运动相关脊髓损伤认识的提高,我们改变了一些体育规则来保护运动员的安全。20世纪60年代,新型头盔出现后,美式橄榄球运动员在拦截时开始用他们的头盔(拦截摔人),导致运动员颈椎损伤和意外事故的发生率也提高了[38]。因此,在1976年,美式橄榄球改变规则,禁止拦截摔人这个犯规动作,严重颈椎损伤的发生率也显著下降了[38]。尽管如此,在美国橄榄球联盟里,颈椎损伤仍是最主要的中轴骨损伤。幸运的是,像颈椎骨折和脊髓损伤这样的严重损伤所占的比例还不到1%[9]。同样地,加拿大冰球爱好者协会禁止了运动员在背后推或者阻碍其他运动员的行为[39],冰球运动中脊髓损伤的发生率也降低了[16]。

美式橄榄球和冰球的运动损伤常发生于正规的练习与比赛中,在娱乐性的体育活动中也偶有颈椎损伤发生[18-20]。在全球各地,跳水都是脊髓损伤的常见原因。然而,这些损伤较少见于高水平的竞技运动员,而常常发生于业余运动员[18-20]。

三、常见的损伤机制

导致运动员颈椎骨折的常见机制如下。斜方肌和菱形肌强烈收缩可以导致轻微的棘突撕脱性骨折,但高能量的碰撞伤会在颈椎轴向上传输能量,导致完全性的脊髓损伤[5,7,27]。导致严重颈椎损伤的最主要机制为过屈、轴行压缩和过伸三种[12,39-49]。而且这些损伤主要发生于下颈椎;上颈椎损伤的发生率较低[5,7,16-17,20,27,30]。

颈椎过屈伤是由强烈的轴向负荷作用于轻度弯曲的颈椎导致的,是最常见的运动相关性颈椎损伤[5,50]。这是由于压缩性的负荷导致了颈椎椎体的骨折,随后牵张颈椎后方韧带复合体,导致后方韧带复合体被破坏[51]。相反,如果在颈椎处于垂直状态时暴露于轴向负荷,纯粹的压缩应力作用于颈椎椎体,那么可以导致椎体爆裂性骨折[53]。颈椎过伸伤则主要是由于运动员伸直的颈椎遭受了后方的直接暴力而发生的,这种暴力导致颈椎后方韧带复合体及颈椎前柱的拉伸性被破坏[53]。

四、脊柱的保护措施

若运动员可能存在颈椎损伤,则在其伤后需要对脊柱一直维持基本的保护措施。若运动员存在颈椎变软、疼痛或活动受限并伴有神经症状,则其颈椎需要被固定在中轴位上,并将其转移至硬板上。对于佩戴头盔的运动员,我们需要立即解开运动员的面罩以保证运动员呼吸道通畅,而对头盔的其他部件则不需要处理[38,50,53];若运动员正确地佩戴装备,则其头盔及肩垫可以使脊柱保持在中轴位上[54]。待脊柱的临时固定及评估完成后,需要及时地将其转移至脊髓损伤治疗中心,因为是否及时对脊髓进行减压可以直接影响脊髓神经功能的预后[55]。

五、上颈椎骨折

大部分体育活动导致的颈椎骨折发生于下颈椎,但也有许多不同类型的上颈椎骨折被报道[23,27,32]。Boden 等[5]报道了 196 例发生颈椎损伤的美国高中及大学生橄榄球运动员,其中有 9 例被诊断为单独的寰椎或者枢椎损伤。相对于下颈椎骨折,上颈椎骨折患者相对较少伴随神经损害,但也有 1/3 的患者有四肢瘫痪的症状。此外,该部位的脊髓损伤是毁灭性的,因为它可能抑制患者的呼吸功能。

相比于其他体育运动,山地自行车运动发生上颈椎骨折的风险更高。Dodwell 等[32]报道了 79 例与山地自行车运动有关的颈椎损伤病例,他们发现 17.7% 的骨折发生于上颈椎,其中几乎一半为齿突骨折。与橄榄球运动员一样,28% 上颈椎骨折的自行车运动员伴有神经损伤[32]。

对上颈椎骨折,需要根据不同的损伤情况,选择不同的治疗方案:对所有存在枕颈分离的损伤,都需手术治疗;而对大部分寰椎椎弓的骨折,可以选择保守治疗。对齿突骨折的治疗,需要根据骨折部位及骨折移位情况选择不同的方案:对 Ⅰ 型(尖部的撕脱)和 Ⅲ 型(骨折线累及椎体)骨折,通常可采用硬质颈托固定治疗[56]。同样地,因为绝大部分颈椎损伤的运动员为年龄不到 30 岁的年轻人,所以对这些 Ⅱ 型(齿突的基底部骨折)骨折患者,可以采取应用硬质颈托或者 halo 支具等非手术治疗方法[56]。然而,对骨折伴有神经功能损伤、骨折移位大于 5mm 或者成角大于 11° 的年轻运动员,有必要行齿突螺钉内固定术(见图 15-1)或后路寰枢椎融合术[56]。

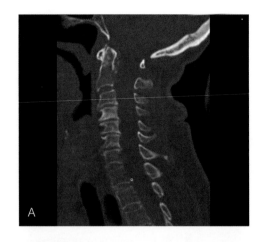

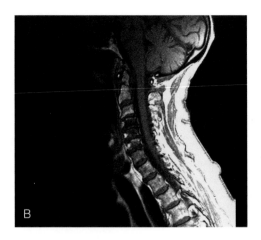

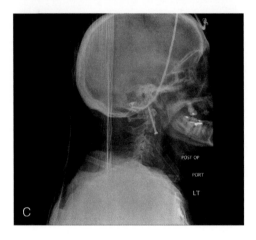

图 15-1　在一次山地自行车事故中,一名受伤的 45 岁男子的术前矢状面 CT(图 A)、术前矢状面 MRI(图 B)和术后侧位 X 线片(图 C)

六、颈椎过屈伤

　　颈椎过屈伤为最常见报道的运动相关性颈椎损伤[5,50]。在颈椎轻度弯曲时,一个巨大的轴向负荷使颈椎过度弯曲,可以导致颈椎后柱拉力性的破坏。在颈椎过屈伤中,有时可以见到椎体前下方有骨碎片,被称为经典的"泪滴样骨折"[5,50-51],但其损伤的严重程度主要是由后柱被破坏的情况决定的。后柱被破坏的情况包括从单独的韧带损伤到双侧小关节交锁[27]。

　　双侧关节交锁的运动员发生脊髓损伤的风险显著增加了。MacLean 和 Hutchison[27]报道,90%的双侧关节交锁运动员合并有脊髓损伤,而其他类型颈椎骨折运动员合并脊髓损伤的仅有 58%。一些学者提出假说,这种骨折类型常合并脊髓损伤是因为完整的关节结构阻止了交锁的关节自然复位,导致脊髓长期受压迫[1]。

在这些损伤发生时,最关键的是尽快地将患者运送至脊髓损伤治疗中心。对关节交锁的患者,需要立即予以牵引、Gardner-Wells钳或者手术治疗(见图15-2)[55]。对于颈椎过屈伤合并有神经损伤的患者,需要手术减压融合;但对于不合并神经损伤的患者,治疗方案的选择主要取决于后方韧带结构的完整性。对于神经功能良好但

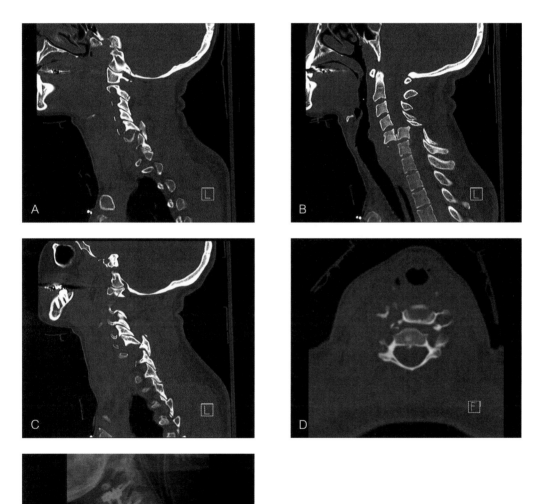

图15-2 在美式橄榄球比赛期间,一名完全性脊髓损伤的20岁男子的术前矢状面CT(图A—C)、水平面CT(图D)图像及术后侧位X线片(图E)

有颈椎后方韧带复合体破坏的患者,仍需要手术治疗以提高颈椎的稳定性。对于只有前方椎体压缩骨折但没有神经功能损害和后方韧带破坏的患者,可以根据其骨折损伤的性质予以硬质颈托固定治疗[57]。对于椎体骨折导致颈椎后凸的患者,特别是骨折部位包括颈 7 椎体的情况,手术治疗可能更有益。

即使没有发生急性的骨折,过屈伤的损伤机制也可以适用于在拦球时多次碰撞头盔的美式橄榄球运动员,导致"拦截摔者脊柱"[51]。重复的轴向负荷作用于弯曲的颈椎,会导致颈椎失去正常的颈椎前凸、椎体畸形和颈椎管狭窄[13]。有"拦截摔者脊柱"的运动员需要及时就诊,因为继续参与碰撞性的体育活动会提高他们将来发生严重神经损害的风险[12,13,58]。

七、爆裂性骨折

颈椎爆裂性骨折是运动员第二常见的颈椎骨折[27,32,50]。这种损伤是因为纯粹的轴向暴力作用于轴向垂直的颈椎上[53],随着椎间盘内压力的升高,椎体的前柱和中柱均被破坏[50]。当损伤很严重时,后移的骨折片可以导致脊髓受压迫。

在不同的文献报道中,颈椎爆裂性骨折伴神经损害的发生率是不同的。MacLean 和 Hutchison[27]报道了 36 例颈椎骨折的英式橄榄球运动员,其中 4 例为颈椎爆裂性骨折,但没有 1 例合并有神经功能损害。Dodwell 等[32]报道了 13 例颈椎爆裂性骨折的自行车手,其中 11 例合并有神经功能损害[32]。

因为颈椎爆裂性骨折不合并神经功能损害的情况比较常见,此时颈椎不稳,所以对所有有严重轴向暴力损伤的运动员,脊柱的保护措施是必需的。此外,应及时地将这些运动员送至就近的脊髓损伤治疗中心完成全面的影像学评估。对所有颈椎爆裂性骨折合并神经功能损害的运动员,应该尽早地减压、融合,来提高神经功能恢复的机会[55](见图 15-3)。与颈椎过屈伤相类似,对于颈椎爆裂性骨折不合并神经功能损害的患者,治疗方案主要取决于后方韧带复合体的完整性。对于大部分颈椎爆裂性骨折不合并神经功能损害的患者,其后方韧带复合体是完整的,可以不用手术治疗[59]。然而,如果后方韧带复合体有损伤,就会出现严重的颈椎不稳,那么手术治疗是不可避免的[57]。如果爆裂性骨折包括了颈 7 椎体,那么常常会导致颈椎后凸。这时,早期行手术治疗常比非手术治疗更好。

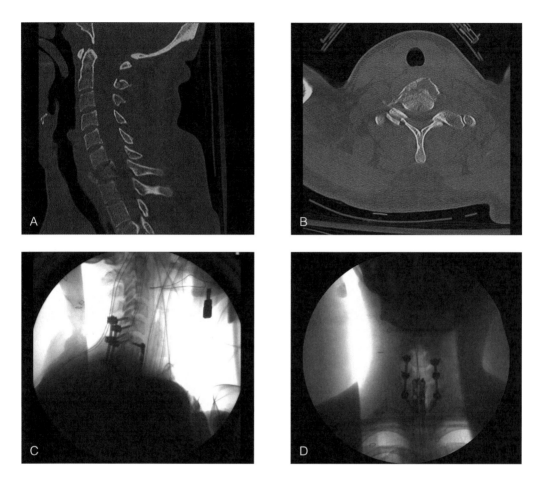

图 15-3 一名 25 岁的冰球运动员在头部跌倒后不完全性脊髓损伤的术前矢状面(图 A)和水平面 CT(图 B)图像,及术后 X 线片(图 C 和 D)

八、颈椎过伸伤

　　颈椎过伸伤是运动员较少发生但后果严重的颈椎骨折[11,30]。在这种损伤中,向后的暴力直接作用于头部前方,使前柱产生拉力性破坏,导致前纵韧带、纤维环被破坏,可伴有或者不伴有上一椎体前下方的撕脱性骨折[53]。在严重的损伤中,暴力可以破坏后方韧带复合体,上一椎体后移侵占椎管,导致脊髓的严重损伤[60]。

　　关于运动员发生颈椎过伸伤的文献报道较少。Shelly 等[30]报道了 3 名颈椎过伸伤合并脊髓损伤的英式橄榄球运动员,其中两名运动员在手术减压融合后有完全恢

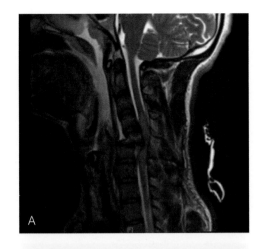
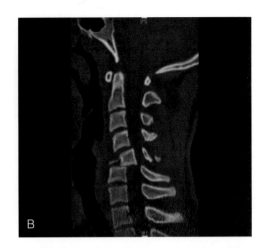
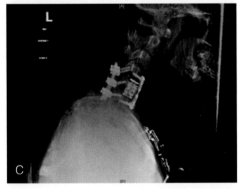

图 15-4　美国一名 19 岁的足球运动员
在练习期间发生完全脊髓损伤。图 A、B、C 分
别为术前矢状面 MRI 和 CT 图像，及术后侧位
X 线片

复的可能，但有一名运动员为永久性完全脊髓损伤。

　　对所有可能存在颈椎过伸伤的运动员，应该给予标准的脊柱保护措施，并及时将
其转运至脊髓损伤治疗中心。在损伤合并脊髓压迫时，公认应予以减压融合（见图
15-4）。而对颈椎过伸伤不合并神经功能损伤患者的理想治疗方案仍存在争议。对
于前纵韧带损伤不伴后方结构损伤的患者，也经常予以手术稳定[60]。

九、重返运动

　　尽管一些著名的脊柱外科医生在许多杂志上发表观点称，运动员在脊柱损伤后
回归体育运动是安全的[1,33,61-65]，但至今还没有足够的循证医学证据能够指导运动员
或者医生决定在颈椎骨折后什么时候返回赛场是安全的。此外，回归竞技性运动的
决定需要根据体育运动的需求做出个性化的调整，也需要考虑患者个性化的因素，例

如损伤的部位、严重程度、颈椎管是否存在狭窄和Klippel–Feil畸形。

尽管所有持续神经功能障碍或者脊髓损伤的患者不应该回到竞技性运动中,但对于不合并脊髓损伤的颈椎骨折患者,没有必要阻止其重返体育活动(见表15-1)。在回归体育活动前,需行充分的影像学检查,确定其骨折的愈合或者脊柱的融合情况[1]。此外,运动员的颈椎应该有完整的、无痛的活动度和受伤前的肌肉强度[1]。甚至在满足上述条件后,对其中一些运动员也不建议其重返体育运动。Kepler 和 Vaccaro[1]提出了运动员在颈椎骨折后重返体育运动的9个绝对禁忌证,并得到了广泛的支持。这9个绝对禁忌证包括寰枕融合术后,寰枢椎旋转固定或者不稳定,"拦截摔者脊柱",下颈椎不稳定,残留矢状序列不齐,椎管内椎体后缘占位,神经功能没有完全恢复,颈椎活动度减小及多于3个颈椎节段的融合。一些学者提出的其他禁忌证也得到了广泛的支持,包括已经愈合但仍有移位的上颈椎损伤,排除寰椎后弓骨折、轻度的枢椎压缩性骨折和稳定的棘突撕脱性骨折。枕颈部的韧带损伤导致枕颈持续不稳定也是患者重返接触性体育活动的禁忌证。已行两节颈椎融合的患者也是重返接触性体育活动的相对禁忌证[1]。相类似地,先天性上颈椎畸形的患者(如游离齿突患者)也不应该参加接触性体育活动。

表15-1 颈椎损伤后重新上场的绝对和相对禁忌证

损伤情况	重新上场的禁忌证	重新上场的标准
伴残余神经症状的任意骨折	绝对	不适用
伴先天性椎管狭窄的任意骨折	绝对	不适用
需要枕颈融合的任意骨折	绝对	不适用
需要寰枢融合的任意骨折	绝对	不适用
需要融合3个或更多节段的骨折	绝对	不适用
"拦截摔者脊柱"	绝对	不适用
轻度移位的寰椎骨折	相对	CT显示骨折已愈合;过伸过屈位X线片上颈椎无残余不稳定;颈椎的运动范围已恢复且无疼痛;颈部肌肉力量恢复到受伤前
枢椎压缩性骨折	相对	CT显示骨折已愈合;过伸过屈位X线片上颈椎无残余不稳定;颈椎的运动范围已恢复且无疼痛;颈部肌肉力量恢复到受伤前
保守治疗的其他上颈椎损伤	相对	CT显示骨折已愈合;椎管无骨性狭窄;过伸过屈位X线片上颈椎无残余不稳定;颈椎的运动范围已恢复且无疼痛;颈部肌肉力量恢复到受伤前

续表

损伤情况	重新上场的禁忌证	重新上场的标准
除寰枢固定以外的上颈椎固定手术	相对	CT显示骨折已愈合或关节融合;椎管无骨性狭窄;过伸过屈位X线片上颈椎无残余不稳定;颈椎的运动范围已恢复且无疼痛;颈部肌肉力量恢复到受伤前
单发的下颈椎压缩骨折	相对	CT显示骨折已愈合;过伸过屈位X线片上颈椎无残余不稳定;颈椎的运动范围已恢复且无疼痛;颈部肌肉力量恢复到受伤前
单发的下颈椎稳定爆裂骨折	相对	CT显示骨折已愈合;无骨折块的后移位;无颈椎矢状面明显不稳(与相邻的非受伤节段相比＞11°);过伸过屈位X线片上颈椎无残余不稳定;颈椎的运动范围已恢复且无疼痛;颈部肌肉力量恢复到受伤前
骨折线累及下颈椎的后部骨质(侧块或关节突)或韧带(不包括棘突或横突骨折)	相对	CT显示骨折已愈合或关节融合;椎管内无骨片;无颈椎矢状面明显不稳(与相邻的非受伤节段相比＞11°);手术融合不到3个节段;过伸过屈位X线片上颈椎无残余不稳定;颈椎的运动范围已恢复且无疼痛;颈部肌肉力量恢复到受伤前
下颈椎棘突骨折	不是	颈椎的运动范围已恢复且无疼痛;颈部肌肉力量恢复到受伤前;多发的邻近棘突骨折并不是进一步的禁忌证,但多发性骨折的存在可能需要更长的恢复时间,直到患者恢复完全无痛的运动范围
下颈椎横突骨折	不是	颈椎的运动范围已恢复且无疼痛;颈部肌肉力量恢复到受伤前

十、结　论

　　颈椎损伤在运动员中是相对常见的损伤,但在过去几十年中,发生严重骨折和脊髓损伤的运动员数量有所减少[8-9,16]。然而,尽管严重受伤的人数正在减少,但涉及体育赛事的医生应该保持警惕,因为任何受伤的运动员的颈椎都可能有外力传导,因此应对脊柱采取预防措施进行治疗,将颈椎放置在颈托中,并将受伤运动员转移到脊髓损伤治疗中心以迅速完成评估。

参考文献

［1］ Kepler CK, Vaccaro AR. Injuries and abnormalities of the cervical spine and return to play criteria. Clin Sports Med, 2012, 31(3): 499-508.

［2］ Nalliah RP, Anderson IM, Lee MK, et al. Epidemiology of hospital-based emergency department visits due to sports injuries. Pediatr Emerg Care, 2014, 30(8): 511-515.

［3］ National Spinal Cord Injury Statistical Center. Spinal cord injury: facts and figures. Available at: http://www.spinalcord.uab.edu. Accessed August 2014.

［4］ Albright JP, Moses JM, Feldick HG, et al. Nonfatal cervical spine injuries in interscholastic football. JAMA, 1976, 236(11): 1243-1245.

［5］ Boden BP, Tacchetti RL, Cantu RC, et al. Catastrophic cervical spine injuries in high school and college football players. Am J Sports Med, 2006, 34(8): 1223-1232.

［6］ Brigham CD, Adamson TE. Permanent partial cervical spinal cord injury in a professional football player who had only congenital stenosis. A case report. J Bone Joint Surg Am, 2003, 85-A(8): 1553-1556.

［7］ Drakos MC, Feeley BT, Barnes R, et al. Lower cervical posterior element fractures in the National Football League: a report of 2 cases and a review of the literature. Neurosurgery, 2011, 68(6): E1743-E1748, discussion E1748-E1749.

［8］ Gill SS, Boden BP. The epidemiology of catastrophic spine injuries in high school and college football. Sports Med Arthrosc, 2008, 16(1): 2-6.

［9］ Mall NA, Buchowski J, Zebala L, et al. Spine and axial skeleton injuries in the National Football League. Am J Sports Med, 2012, 40(8): 1755-1761.

［10］ Olson D, Sikka RS, Labounty A, et al. Injuries in professional football: current concepts. Curr Sports Med Rep, 2013, 12(6): 381-390.

［11］ Rihn JA, Anderson DT, Lamb K, et al. Cervical spine injuries in American football. Sports Med, 2009, 39(9): 697-708.

［12］ Torg JS, Guille JT, Jaffe S. Injuries to the cervical spine in American football players. J Bone Joint Surg Am, 2002, 84-A(1): 112-122.

［13］ Torg JS, Sennett B, Pavlov H, et al. Spear tackler's spine. An entity precluding participation in tackle football and collision activities that expose the cervical spine to axial energy inputs. Am J Sports Med, 1993, 21(5): 640-649.

［14］ Waninger KN. On-field management of potential cervical spine injury in helmeted football players: leave the helmet on! Clin J Sport Med, 1998, 8(2): 124-129.

［15］ Watkins RG. Neck injuries in football players. Clin Sports Med, 1986, 5(2): 215-246.

［16］ Tator CH, Provvidenza C, Cassidy JD. Spinal injuries in Canadian ice hockey: an update to 2005. Clin J Sport Med, 2009, 19(6): 451-456.

［17］ Wennberg RA, Cohen HB, Walker SR. Neurologic injuries in hockey. Neurol Clin, 2008, 26(1): 243-255, xi.

［18］ Aito S, D'Andrea M, Werhagen L. Spinal cord injuries due to diving accidents. Spinal Cord, 2005,

43(2): 109-116.

[19] Cusimano MD, Mascarenhas AM, Manoranjan B. Spinal cord injuries due to diving: a framework and call for prevention. J Trauma, 2008, 65(5): 1180-1185.

[20] Tator CH, Edmonds VE, New ML. Diving: a frequent and potentially preventable cause of spinal cord injury. Can Med Assoc J, 1981, 124(10): 1323-1324.

[21] Hubbard ME, Jewell RP, Dumont TM, et al. Spinal injury patterns among skiers and snowboarders. Neurosurg Focus, 2011, 31(5): E8.

[22] Kary JM. Acute spine injuries in skiers and snowboarders. Curr Sports Med Rep, 2008, 7(1): 35-38.

[23] Tarazi F, Dvorak MF, Wing PC. Spinal injuries in skiers and snowboarders. Am J Sports Med, 1999, 27(2): 177-180.

[24] Boden BP, Lin W, Young M, et al. FO. Catastrophic injuries in wrestlers. Am J Sports Med, 2002, 30(6): 791-795.

[25] Andrews J, Jones A, Davies PR, et al. Is return to professional rugby union likely after anterior cervical spinal surgery? J Bone Joint Surg Br, 2008, 90(5): 619-621.

[26] Fuller CW, Brooks JH, Kemp SP. Spinal injuries in professional rugby union: a prospective cohort study. Clin J Sport Med, 2007, 17(1): 10-16.

[27] MacLean JG, Hutchison JD. Serious neck injuries in U19 rugby union players: an audit of admissions to spinal injury units in Great Britain and Ireland. Br J Sports Med, 2012, 46(8): 591-594.

[28] Quarrie KL, Cantu RC, Chalmers DJ. Rugby union injuries to the cervical spine and spinal cord. Sports Med, 2002, 32(10): 633-653.

[29] Scher AT. Rugby injuries to the cervical spine and spinal cord: a 10-year review. Clin Sports Med, 1998, 17(1): 195-206.

[30] Shelly MJ, Butler JS, Timlin M, et al. Spinal injuries in Irish rugby: a ten-year review. J Bone Joint Surg Br, 2006, 88(6): 771-775.

[31] Momaya A, Rozzelle C, Davis K, et al. Delayed presentation of a cervical spine fracture dislocation with posterior ligamentous disruption in a gymnast. Am J Orthop (Belle Mead NJ), 2014, 43(6): 272-274.

[32] Dodwell ER, Kwon BK, Hughes B, et al. Spinal column and spinal cord injuries in mountain bikers: a 13-year review. Am J Sports Med, 2010, 38(8): 1647-1652.

[33] Bailes JE, Hadley MN, Quigley MR, et al. Management of athletic injuries of the cervical spine and spinal cord. Neurosurgery, 1991, 29(4): 491-497.

[34] Ball JE, Ball CG, Mulloy RH, et al. Ten years of major equestrian injury: are we addressing functional outcomes? J Trauma Manag Outcomes, 2009, 3: 2.

[35] Hamilton MG, Tranmer BI. Nervous system injuries in horseback-riding accidents. J Trauma, 1993, 34(2): 227-232.

[36] Clancy WG Jr, Brand RL, Bergfield JA. Upper trunk brachial plexus injuries in contact sports. Am J Sports Med, 1977, 5(5): 209-216.

[37] Shannon B, Klimkiewicz JJ. Cervical burners in the athlete. Clin Sports Med, 2002, 21(1): 29-35, vi.

[38] Bailes JE, Petschauer M, Guskiewicz KM, et al. Management of cervical spine injuries in athletes. J Athl Train, 2007, 42(1): 126-134.

[39] Tator CH, Provvidenza CF, Lapczak L, et al. Spinal injuries in Canadian ice hockey: documenta-

tion of injuries sustained from 1943 - 1999. Can J Neurol Sci, 2004, 31(4): 460-466.

[40] Burke DC. Hyperextension injuries of the spine. J Bone Joint Surg Br, 1971, 53(1): 3-12.

[41] Carvell JE, Fuller DJ, Duthie RB, et al. Rugby football injuries to the cervical spine. Br Med J (Clin Res Ed), 1983, 286(6358): 49-50.

[42] Dolan KD, Feldick HG, Albright JP, et al. Neck injuries in football players. Am Fam Physician, 1975, 12(6): 86-91.

[43] Edeiken-Monroe B, Wagner LK, Harris JH Jr. Hyperextension dislocation of the cervical spine. Am J Roentgenol, 1986, 146(4): 803-808.

[44] Funk FF, Wells RE. Injuries of the cervical spine in football. Clin Orthop Relat Res, 1975(109): 50-58.

[45] Melvin WJ, Dunlop HW, Hetherington RF, et al. The role of the faceguard in the production of flexion injuries to the cervical spine in football. Can Med Assoc J, 1965, 93(21): 1110-1117.

[46] Paley D, Gillespie R. Chronic repetitive unrecognized flexion injury of the cervical spine (high jumper's neck). Am J Sports Med, 1986, 14(1): 92-95.

[47] Silver JR. Injuries of the spine sustained in rugby. Br Med J (Clin Res Ed), 1984, 288(6410): 37-43.

[48] Tator CH, Edmonds VE. National survey of spinal injuries in hockey players. Can Med Assoc J, 1984, 130(7): 875-880.

[49] Wu WQ, Lewis RC. Injuries of the cervical spine in high school wrestling. Surg Neurol, 1985, 23 (2): 143-147.

[50] Banerjee R, Palumbo MA, Fadale PD. Catastrophic cervical spine injuries in the collision sport athlete, part 1: epidemiology, functional anatomy, and diagnosis. Am J Sports Med, 2004, 32(4): 1077-1087.

[51] Torg JS, Pavlov H, O'Neill MJ, et al. The axial load teardrop fracture. A biomechanical, clinical and roentgenographic analysis. Am J Sports Med, 1991, 19(4): 355-364.

[52] Allen BL Jr, Ferguson RL, Lehmann TR, et al. A mechanistic classification of closed, indirect fractures and dislocations of the lower cervical spine. Spine (Phila Pa 1976), 1982, 7(1): 1-27.

[53] Anderson A, Tollefson B, Cohen R, et al. A comparative study of American football helmet removal techniques using a cadaveric model of cervical spine injury. J Miss State Med Assoc, 2011, 52 (4): 103-105.

[54] Banerjee R, Palumbo MA, Fadale PD. Catastrophic cervical spine injuries in the collision sport athlete, part 2: principles of emergency care. Am J Sports Med, 2004, 32(7): 1760-1764.

[55] Fehlings MG, Vaccaro A, Wilson JR, et al. Early versus delayed decompression for traumatic cervical spinal cord injury: results of the Surgical Timing in Acute Spinal Cord Injury Study (STASCIS). PLoS One, 2012, 7(2): e32037.

[56] Hsu WK, Anderson PA. Odontoid fractures: update on management. J Am Acad Orthop Surg, 2010, 18(7): 383-394.

[57] Vaccaro AR, Hulbert RJ, Patel AA, et al. The subaxial cervical spine injury classification system: a novel approach to recognize the importance of morphology, neurology, and integrity of the discoligamentous complex. Spine (Phila Pa 1976), 2007, 32(21): 2365-2374.

[58] Torg JS, Sennett B, Vegso JJ, et al. Axial loading injuries to the middle cervical spine segment. An analysis and classification of twenty-five cases. Am J Sports Med, 1991, 19(1): 6-20.

[59] Dvorak MF, Fisher CG, Fehlings MG, et al. The surgical approach to subaxial cervical spine inju-

ries: an evidence-based algorithm based on the SLIC classification system. Spine（Phila Pa 1976）, 2007, 32（23）: 2620-2629.

［60］ Vaccaro AR, Klein GR, Thaller JB, et al. Distraction extension injuries of the cervical spine. J Spinal Disord, 2001, 14（3）: 193-200.

［61］ Cantu RC, Bailes JE, Wilberger JE Jr. Guidelines for return to contact or collision sport after a cervical spine injury. Clin Sports Med, 1998, 17（1）: 137-146.

［62］ Morganti C. Recommendations for return to sports following cervical spine injuries. Sports Med, 2003, 33（8）: 563-573.

［63］ Torg JS, Ramsey-Emrhein JA. Management guidelines for participation in collision activities with congenital, developmental, or postinjury lesions involving the cervical spine. Clin J Sport Med, 1997, 7（4）: 273-291.

［64］ Vaccaro AR, Klein GR, Ciccoti M, et al. Return to play criteria for the athlete with cervical spine injuries resulting in stinger and transient quadriplegia/paresis. Spine J, 2002, 2（5）: 351-356.

［65］ Zmurko MG, Tannoury TY, Tannoury CA, et al. Cervical sprains, disc herniations, minor fractures, and other cervical injuries in the athlete. Clin Sports Med, 2003, 22（3）: 513-521.

第三部分

胸腰椎

第16章

运动员下腰痛的发生率、伴有背痛或腿痛的运动员疾病的鉴别诊断和评估

Kenneth Nwosu, MD
Christopher M. Bono, MD

杨迪　李晓林　译

一、引言

　　下腰痛(Low back pain, LBP)是存在于人群中的一种常见疾病。据记载,其终生患病率为65%～80%。据报道,15%的美国人口长期遭受这种病痛的折磨[1],每年给美国造成841亿～6248亿美元不等的经济损失[2]。下腰痛在其他国家也有很高的发病率。Biering-Sørensen和Hilden[3]的报告显示,在丹麦30～40岁的人群中,40%～60%的人有过下腰痛的病史。一项研究表明,结合发病的因素,频繁的弯腰和扭转身体是造成背部损伤的最主要原因[4]。这种动作在大多数运动中普遍存在。正因为如此,这种疾病在运动员中就变得很常见了。举重时,突然间的发力以及侧弯和扭转身体都会导致下腰部的严重损伤[5]。总的说来,高尔夫球运动中的挥杆、棒球运动中的挥杆、体操运动员的落地、举重运动员的蹲举、拳击运动员的拳击、自行车运动员的弯腰屈髋屈膝或者芭蕾舞女演员的阿拉贝斯克舞姿中,下腰部承受的静态和动态应力以指数的形式增长[6]。事实上,下腰痛是职业运动员丧失比赛时间的最常见原因[7]。

在对运动员下腰痛的讨论中,把下腰痛描述成一种症状而不是诊断是很重要的,这可能受到很多因素的影响,包括运动竞赛[6]。在非运动员中,各种非机械因素(如焦虑、抑郁和应激性生活事件等)会导致下腰痛[8]。病例对照研究表明,社会心理因素对下腰痛的影响比机械因素的影响更大。然而,在运动员中,常常涉及机械因素,因为它们可以通过改变技术和训练方法来改变。此外,运动员,尤其是职业或竞技水平的运动员,由于有强烈的动力和既得利益(意志力和利益关系),所以尽管有痛苦,但他们仍重返运动。但是,运动员下腰痛在心理和情感上的负担不应被忽视和低估。

二、发病率

关于运动员下腰痛的发病率,公开发表的调查结果差别很大,这主要受运动种类、性别、训练强度、频率和技术的影响[9-11]。Keene 等[12]报道了4790名大学生运动员在观察10年后,有7%的人患有下腰痛,下腰痛的发病率在橄榄球、体操和摔跤运动员中是最高的。最常见的诊断是急性肌肉拉伤(59%)。相比之下,过度损伤是最不常见的(2%)。

(一)运动类型的影响

通过回顾研究发现,下腰痛的发病率在不同的运动和运动员中并不相同。Keene 和 Drummond[13]发现,橄榄球、体操和摔跤运动员的下腰痛发病率最高。Granhed 和 Morelli[11]发现,与举重运动员(23%)和对照人群(31%)相比,摔跤运动员(59%)的下腰痛发生率更高。普遍的观点认为,跑步由于反复的轴向载荷,会对腰椎造成损伤。实际上,跑步运动员的下腰痛发生率相对较低,从1.1%～22.5%不等[14]。此外,跑步者的退变性影像学改变不比非跑步者高[15]。

Ferguson 等[16]报道,大学生橄榄球队锋线位置的运动员下腰痛发生率较高,在1年内有50%的人由于下腰痛而寻求治疗,其中一半的人有峡部裂,16.5%的人有脊柱滑脱。这一现象可能与锋线运动员拦截暴摔动作造成腰椎结构反复载荷有关。其他需要腰部反复过伸的运动,例如体操、跳水以及排球,也可能与较高的下腰痛发生率相关[17]。Rossi 等[14]发现,竞技体操和跳水运动员的峡部裂发生率分别为32%和63%。

过伸并不是下腰痛发生的唯一机制。一些需要反复躯干旋转的运动,如网球、羽毛球、壁球以及高尔夫,也与下腰痛发生率较高有关。Spencer 和 Jackson[18]发现,90%的锦标赛高尔夫球手有背部损伤。Tall 和 Devault[19]报道,职业高尔夫球手的下腰痛发生率为29%。

下腰痛在运动员中非常普遍。尽管下腰痛患者有长期存在的影像学改变,但是在比赛时下腰痛好像没有成为运动员的主要疾病。例如,对先前运动员的研究表明,摔跤运动员的已愈合陈旧性骨折的再发生率较高,举重运动员的椎间盘高度明显下降。然而据报道,没有摔跤运动员在工作时被下腰痛所困扰,举重运动员只有5%在工作时被下腰痛所困扰,相比之下,非运动员对照人群却有70%在工作时被下腰痛所困扰[11]。

(二) 下腰痛伴下肢放射痛

无论是运动员还是非运动员,下腰痛经常伴有下肢放射痛,因为这是退变性疾病的一部分。椎间盘突出可以导致腰神经根的受压和刺激引起疼痛。下腰痛伴下肢放射痛(LBPLP)在总体人群中的发生率从1.2%到43%不等[20]。有关运动员下腰痛伴下肢放射痛发生率的文献较少。一项研究报道,在有下腰痛部分伴有下肢放射痛的奥林匹克比赛运动员中,单节段或多节段椎间盘突出的发生率为58%[21]。值得重视的是,在这项研究中,L_5/S_1椎间盘并不是最常受累的节段。

最近关于腰椎间盘突出伴有下肢放射痛的运动员治疗结果的报道虽然对发生率和普遍性的评估没有帮助,但是提示了它至少在某些程度上发生的频率[22]。此外,Hsu 等[22]报道,运动员对阳性结果的感知可能与非运动员不同。他们发现,在椎间盘突出伴有腰痛、下肢放射痛的运动员中,年龄是职业生涯长度的阴性预测因子,经验是临床结果的阳性预测因子。值得重视的是,美国橄榄球联盟(National Football League, NFL)运动员的外科治疗结果比其他运动员可能更积极[22]。

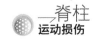

三、评估

(一)病　史

对运动员下腰痛的评估应从全面记录病史资料开始。必须记录症状开始和持续的时间。突然发作的症状提示急性的骨折或椎间盘突出,缓慢而不剧烈的症状则与椎间盘退变、峡部裂或者应力性骨折更相符。疼痛的位置也是需要记录的一项重要特征。局限在中线点的没有放射的疼痛与单个运动节段的功能障碍相一致,而弥散的多个节段的症状更提示肌肉的疼痛。疼痛诱发的方向性有助于鉴别椎间盘相关的疼痛,该疼痛因向前弯曲而加重;而后方复合体的疼痛(例如,关节突间部分或小关节)则因伸展而加重,因屈曲而缓解。应当记录运动的种类、场上的位置以及训练量,因为它们可能是下腰痛发作的影响因素。所谓的"红旗症状",例如发热、心神不安、体重减轻、神经系统障碍或者夜间痛,预示状况严重(例如感染或肿瘤),需要积极的诊断性影像学检查。

(二)体　检

运动员经常会出现两侧肌肉骨骼的不对称,脊柱也不除外。因此,体检时应观察运动员步态和静态姿势有无异常情况(见图16-1)。

对后方的检查应注意观察有无肩胛、躯干及骨盆的不对称。对侧方的检查应确认正常的脊柱曲度,包括适当的腰椎前凸和有无过度的胸椎后凸。

下一步,应观察运动员前屈、后伸及旋转运动。重要的是,骨盆在旋转时应保持固定,以使其与腰椎的运动分开。应该区分无痛的限制运动和疼痛的运动:无痛的限制运动意味着灵活性的丧失,疼痛的运动表明运动加载在疼痛发生器上。常规应进行神经根张力试验,包括直腿抬高试验和股神经牵拉试验。直腿抬高试验应在仰卧位进行;股神经牵拉试验应在俯卧位进行。通过实施一侧肢体站立过伸试验可以评估后方复合体结构可能的损伤(见图16-2)。应通过一些特殊试验来评估骶髂关节的稳定性,例如屈曲外展外旋试验(Flsxion abduction external rotcrtion, FABER)、Gaenslen试验和抗压试验。骶髂关节稳定性的改变可能是脊柱外源性下腰痛的原因。

应对称性地触诊棘突和椎旁肌肉有无压痛点。通过触诊棘突引起的压痛可以直

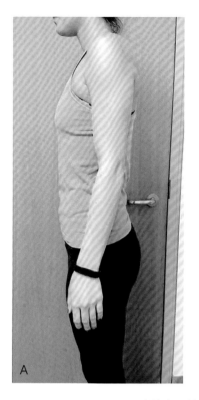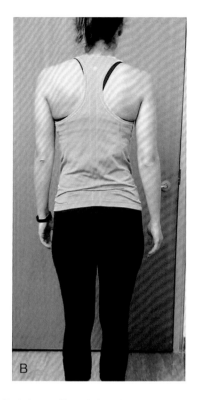

图16-1　正常静态冠状面姿势(A)和矢状面姿势(B)

接提示在运动节段局部的疼痛发生器,例如应力性骨折或椎间盘退变。触诊发现多节段的椎旁压痛与来源于肌肉的疼痛更相符。需要对双侧上下肢做一个详细的神经检查,必须包括对肌力、感觉和反射的评估。病理征,例如Babinski征、Hoffman征或4级以上的阵挛提示上运动单位神经元受累,需要进一步行颈椎或胸椎、头颅影像学检查。

(三) 影像学

　　除红旗症状外,运动员若有持续数周的下腰痛,则应该先行腰椎平片检查。虽然平片检查只能显示大体骨骼的改变,但是它能显示急性或慢性骨折、序列紊乱,例如脊柱滑脱。过届过伸位片能揭示动力性不稳定或峡部缺陷(见图16-3)。

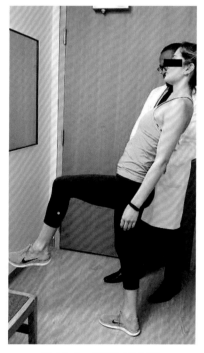

图16-2　单腿过伸试验

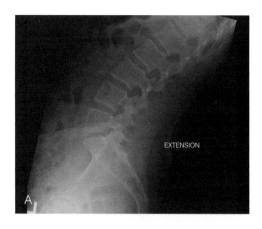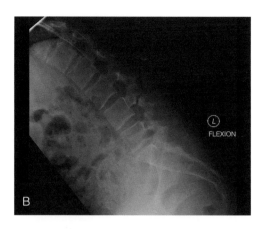

图16-3　主诉下腰痛的29岁竞技跳水运动员的过伸位X线片(图A),并不能清楚地显示任何可识别的结构异常。然而,过屈位X线片(图B)很清楚地揭示了L₄水平的峡部裂

　　如果疼痛持续时间超过6周且保守治疗无效,则需要行进一步的影像学检查。MRI是进一步影像学检查的一种选择,因为它能显示与下腰痛相关的一些情况,包括疲劳应力反应、椎间盘突出、椎间盘退变和脊柱滑脱。在有背痛或下肢放射痛的病例中,CT扫描也是非常有用的,它对已经形成的峡部裂更敏感。然而,由于CT检查有大量的射线照射,所以应该作为MRI检查不确定的或有禁忌证病例的选择。有研究报道,MRI对疑有峡部裂的诊断失败率低于10%。

　　应力反应是在骨折之前反复加载的骨内变化,其检测可能更困难。CT或平片无法检测出应力反应。但MRI或骨扫描对应力反应的检测很敏感。单光子发射计算机断层扫描(Single-photon emission computed tomography, SPECT)是放射性核素增强CT扫描,对腰椎的应力反应最敏感。在发生Frank应力性骨折之前,对应力反应的检测很重要,早期矫正固定和限制活动可以增强骨愈合,否则会导致骨折或慢性骨不连(例如峡部裂)。

　　从影像结果来判断下腰痛运动员的病情,需要考虑无临床症状的个体也可能存在腰椎退行性变化的情况。腰椎退变和下腰痛的共存并没有因果关系。相似地,椎间盘退变在运动员中非常常见,但是通常与下腰痛的存在或强度没有太大的关系。Videman等[9]发现,椎间盘退变的改变更多,但下腰痛在精英运动员中曾不常见。Swärd等[23]报道,36%～55%的运动员腰椎有影像学的异常,而36%的没有疼痛的运动员存在腰椎退变征象,42%的中度疼痛和57%的重度疼痛的运动员均有退行性改变。

四、鉴别诊断

对运动员下腰痛伴或不伴下肢放射痛的鉴别诊断包括很多情况(见表16-1)。重要的是,根据详细的病史和影像学表现,排除严重的脊柱问题,例如肿瘤和感染。此外,我们不能忽视那些可以表现为背部或下肢放射痛(或两者都有)的非脊柱的骨科问题。如髋部问题可以通过详细地检查髋部运动范围而排除。有关非骨科的诊断也必须考虑到,例如肾脏或卵巢的病理状态,因为它们经常会以背部疼痛伴或不伴有放射痛的形式出现。

表16-1 运动员持续下腰痛的鉴别诊断

脊柱疾病	非脊柱的骨科问题	非骨科疾病
肌肉拉伤或韧带扭伤	骶髂关节功能紊乱	盆腔内、妇产科疾病(如卵巢囊肿)
椎间盘退变性疾病	大粗隆滑囊炎	肾脏疾病
椎间盘突出(伴有神经根病)	髋关节内疾病(如盂唇撕裂、髋臼撞击症)	
峡部裂(没有滑移)	肌肉(如臀肌、近端腘绳肌)撕裂	
峡部裂性脊柱前移		
小关节突综合征		
骺环损伤(青少年)		
继发于骨盆损伤的下腰痛		
骶骨应力性骨折		
关节突应力性骨折		
急性创伤性腰椎骨折		
椎间盘炎或骨髓炎		
脊柱肿瘤		

(一)肌肉拉伤和韧带扭伤

肌肉拉伤是肌肉纤维破坏的结果,通常是在离心收缩期间发生的[6]。肌肉拉伤和棘间韧带损伤是运动员最常见的下腰痛的原因,可以发生于任何年龄和任何运动[24]。

一项对 4790 名背部损伤的运动员进行的回顾性研究表明,肌肉拉伤占 60%,比其他类型损伤的发生率都要高得多[13]。值得重视的是,与其他运动相比,肌肉拉伤经常发生于橄榄球和体操运动员中。可以预见的是,大多数损伤(64%)与任何影像学异常没有关系。

急性扭伤通常表现为局部或弥散性疼痛。疼痛在受伤 48h 后最为强烈,可能有相关的肌肉痉挛,几天后可能被局限化到一个触发点[13]。慢性扭伤是由肌肉损伤引起的持续性疼痛。在运动员体检时,受影响的肌肉有局部的压痛,并且弯曲时疼痛会加重,而神经检查的结果通常是正常的。

下腰部的拉伤和扭伤通常具有自限性。因为对竞技运动员的高要求和教练的可用性,所以非手术治疗可以在受伤后立即开始。这包括短时间的休息,然后是伸展和肌肉康复。如果疼痛时间持续超过 3 周,就需要行平片检查来排除潜在的结构性损伤。但像 MRI 等不太可能改变治疗方案;然而,当出现罕见的严重的持续疼痛时,它是有帮助的,因为它能显示肌腱连接处的水肿或出血,及伴或不伴有肉眼可见的肌肉撕裂[25]。

(二)椎间盘退变性疾病

腰椎退变会导致一系列的情况。关于发病机制,本章不深入讨论。竞技运动与腰椎退行性改变的高发率是相关联的[21,23]。然而,导致下腰痛的退变因果关系还不清楚[9,23,26-27]。无论如何,在运动员和非运动员中,椎间盘退变仍然是慢性、持续性下腰痛(伴有最轻程度的下肢放射痛)的罪魁祸首。目前,对椎间盘退变没有一个公认的定义,但其通常被称为椎间盘退变性疾病或椎间盘源性下腰痛。

关于运动员椎间盘源性下腰痛的发病率并不是很清楚。作者的观点是,它可能代表了很少一部分有慢性或复发性下腰痛的运动员。用椎间盘造影来确定是哪个(如果有椎间盘退变导致的下腰痛仍然是有争议的[28]。椎间盘退变性疾病的病史和体格检查特征包括屈曲和坐位疼痛加重,触诊棘突局部压痛以及神经根无张力征象。

(三)椎间盘突出

运动员的症状性椎间盘突出通常会导致背痛和下肢疼痛。人们普遍认为,下肢痛是由神经根的机械和(或)化学刺激造成的,在某些病例可能导致感觉和运动障碍[29-31]。典型的疼痛和感觉异常按皮肤节段呈发散状分布[24](图 16-4)。一般来说,下肢痛通常比下腰痛更麻烦。类似于椎间盘退变性疾病,背部疼痛通常位于中线,随腰部弯曲而加重,随伸展而减轻[32]。与椎间盘退变性疾病不同,腰椎间盘突出的运动员会出现直腿抬高试验阳性(L_4-S_1神经根)或股神经牵拉试验阳性(L_1-L_3神经根)[33]。对于腰椎间盘突出,健侧直腿抬高试验是有特殊意义的[33]。

　　磁共振成像是腰椎间盘突出的诊断方法。CT脊髓造影检查可能对有心脏起搏器或其他与MRI不相容的内植入物的患者有所帮助。类似于无症状个体的退行性变化的高发生率,无症状个体也可发现椎间盘突出[34]。因此,将受累侧皮肤和肌肉的症状与影像学结果联系起来是至关重要的,尤其在注射或手术等侵入性治疗之前。

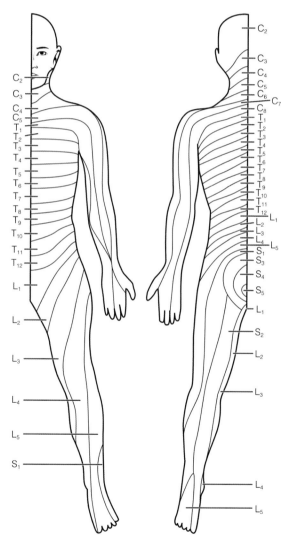

图16-4　人体上下肢体皮节(转载自 Rydevik B, Brisby H, Myers RR. The pathophysiology of Cervical and Lumbar Radiculopathy. In: Rao RD, Smuck M（eds）. Orthopaedic Knowledge Update Spine 4. Rosemont, IL, American Academy of Orthopaedic Surgeons, 2012: 44.）

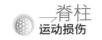
（四）峡部裂和脊柱滑脱

如前所述,脊柱峡部裂指的是上下关节突之间狭小部分的一个缺损,为慢性、不愈合应力性骨折的后遗症。人们普遍认为,橄榄球前锋、舞者、花样滑冰运动员和体操运动员中常见的脊柱反复伸展和扭转是峡部裂的一个诱发因素[35]。峡部裂性脊柱滑脱指的是有峡部裂水平的椎体相对于邻近下一椎体的向前滑脱。除主诉下腰痛外,根性(下肢)症状也很常见,通常位于L_5神经支配的皮肤。重度滑脱可以表现出明显的腰背部畸形[36-37]。据报道,在腰背部疼痛的运动员中,47％的人伴或不伴有滑脱的脊柱峡部裂[38]。受累运动员往往脊柱过度前凸,主诉隐匿发作与伸展相关的下腰痛和椎旁肌紧张[39]。在体检时,腰部过度伸展会引发疼痛,并在行单腿过伸试验时进一步加重(见图16-2)[40]。

（五）骶骨应力性骨折

骶骨应力性骨折的运动员可以表现出下腰部疼痛。虽然这些骨折已经在男性运动员中报道过,但它们更常见于女性运动员,特别是长跑运动员[41-42]。骶骨应力性骨折与女运动员的"恐怖三联征"相关,即闭经、进食障碍和骨质疏松。体格检查主要表现为FABER试验结果阳性,以及在髂后上棘内侧有触痛。在进行"跳跃试验"时,患者在同侧腿跳跃时会在应力性骨折一侧出现疼痛[42]。MRI或者放射性核素检查通常具有诊断性意义,因为它们已被证明与骨扫描一样敏感[41]。此外,它避免了骨扫描的辐射暴露。最初的治疗主要是休息和保护负重;症状开始减退后,运动员可以逐渐恢复完全负重;在经过一段时间的康复后,可以重返运动。

五、总 结

伴或者不伴有下肢疼痛的腰痛是竞技运动员成绩下降和运动时间变短的常见原因。其发病率和患病率受多种因素的影响,如运动类型、训练强度和场上位置。在评估运动员下腰痛时,常见的原因应该包括在鉴别诊断中。病史和体格检查的重要性不可低估,因为它有助于区分导致背痛的常见原因。需要强调的是,鉴于影像学表现上结构异常(如退行性改变和脊柱峡部裂)的发生率较高,在可能的情况下,需要通过确定导致疼痛的某个单发病变来决定最好的治疗方式。

参考文献

[1] Lawrence RC, Helmick CG, Arnett FC, et al. Estimates of the prevalence of arthritis and selected musculoskeletal disorders in the United States. Arthritis Rheum, 1998, 41: 778-799.

[2] Dagenais S, Caro J, Haldeman S. A systematic review of low back pain cost of illness studies in the United States and internationally. Spine, J 2008, 8: 8-20.

[3] Biering-Sørensen F, Hilden J. Reproducibility of the history of low-back trouble. Spine, 1984, 9: 280-286.

[4] Troup JD. Causes, prediction and prevention of back pain at work. Scand J Work Environ Health, 1984, 10: 419-428.

[5] Brown JR. Factors contributing to the development of low back pain in industrial workers. Am Ind Hyg Assoc J, 1975, 36: 26-31.

[6] Bono CM. Low-back pain in athletes. J Bone Joint Surg Am, 2004, 86(suppl A): 382-396.

[7] Bernstein RM, Cozen H. Evaluation of back pain in children and adolescents. Am Fam Physician, 2007, 76: 1669-1676.

[8] Frymoyer JW, Pope MH, Costanza MC, et al. Epidemiologic studies of low-back pain. Spine, 1980, 5: 419-423.

[9] Videman T, Sarna S, Battié MC, et al. The long-term effects of physical loading and exercise life-styles on back-related symptoms, disability, and spinal pathology among men. Spine, 1995, 20: 699-709.

[10] Hickey GJ, Fricker PA, McDonald WA. Injuries to elite rowers over a 10-yr period. Med Sci Sports Exerc, 1997, 29: 1567-1572.

[11] Granhed H, Morelli B. Low back pain among retired wrestlers and heavyweight lifters. Am J Sports Med, 1988, 16: 530-533.

[12] Keene JS, Albert MJ, Springer SL, et al. Back injuries in college athletes. J Spinal Disord, 1989, 2: 190-195.

[13] Keene JS, Drummond DS. Mechanical back pain in the athlete. Compr Ther, 1985, 11: 7-14.

[14] Rossi F. Spondylolysis, spondylolisthesis and sports. J Sports Med Phys Fitness, 1978, 18: 317-340.

[15] Hangai M, Kaneoka K, Hinotsu S, et al. Lumbar intervertebral disk degeneration in athletes. Am J Sport Med, 2009, 31: 149-155.

[16] Ferguson RJ, McMaster JH, Stanitski CL. Low back pain in college football linemen. J Sports Med, 1974, 2: 63-69.

[17] Curtis C, d' Hemecourt P. Diagnosis and management of back pain in adolescents. Adolesc Med

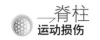

State Art Rev, 2007, 18: 140-164, x.

[18] Spencer CW, Jackson DW. Back injuries in the athlete. Clin Sports Mcd, 1983, 2: 191-215.

[19] Tall RL, DeVault W. Spinal injury in sport: epidemiologic considerations. Clin Sports Med, 1993, 12: 441-448.

[20] Konstantinou K, Dunn KM. Sciatica: review of epidemiological studies and prevalence estimates. Spine, 2008, 33: 2464-2472.

[21] Ong A, Anderson J, Roche J. A pilot study of the prevalence of lumbar disc degeneration in elite athletes with lower back pain at the Sydney 2000 Olympic Games. Br J Sports Med, 2003, 37: 263-266.

[22] Hsu WK, McCarthy KJ, Savage JW, et al. The professional athlete spine initiative: outcomes after lumbar disc herniation in 342 elite professional athletes. Spine J, 2011, 11: 180-186.

[23] Swärd L, Hellstrom M, Jacobsson B, et al. Back pain and radiologic changes in the thoraco-lumbar spine of athletes. Spine, 1990, 15: 124-129.

[24] Deyo RA, Rainville J, Kent DL. What can the history and physical examination tell us about low back pain? JAMA, 1992, 268: 760-765.

[25] Bennett DL, Nassar L, DeLano MC. Lumbar spine MRI in the elite-level female gymnast with low back pain. Skeletal Radiol, 2006, 35: 503-509.

[26] Lundin O, Hellström M, Nilsson I, et al. Back pain and radiological changes in the thoraco-lumbar spine of athletes. A long-term follow-up. Scand J Med Sci Sports, 2001, 11: 103-109.

[27] Kujala UM, Salminen JJ, Taimela S, et al. Subject characteristics and low back pain in young athletes and nonathletes. Med Sci Sports Exerc, 1992, 24: 627-632.

[28] Carragee EJ, Don AS, Hurwitz EL, et al. 2009 ISSLS Prize Winner: does discography cause accelerated progression of degeneration changes in the lumbar disc: a ten-year matched cohort study. Spine, 2009, 34: 2338-2345.

[29] Miyoshi S, Sekiguchi M, Konno S, et al. Increased expression of vascular endothelial growth factor protein in dorsal root ganglion exposed to nucleus pulposus on the nerve root in rats. Spine, 2011, 36: E1-E6.

[30] McCarron RF, Wimpee MW, Hudkins PG, et al. The inflammatory effect of nucleus pulposus. A possible element in the pathogenesis of low-back pain. Spine, 1987, 12: 760-764.

[31] Murphy DR, Hurwitz EL, Gerrard JK, et al. Pain patterns and descriptions in patients with radicular pain: does the pain necessarily follow a specific dermatome? Chiropr Osteopat, 2009, 17: 9.

[32] Young S, Aprill C, Laslett M. Correlation of clinical examination characteristics with three sources of chronic low back pain. Spine J, 2003, 3: 460-465.

[33] Vroomen PC, de Krom MC, Knottnerus JA. Diagnostic value of history and physical examination in patients suspected of sciatica due to disc herniation: a systematic review. J Neurol, 1999, 246: 899-906.

[34] Herzog RJ. The radiologic assessment for a lumbar disc herniation. Spine, 1996, 21(suppl): 19S-38S.

[35] Watkins RG. Lumbar disc injury in the athlete. Clin Sports Med, 2002, 21: 147-165, vii.

[36] Tsirikos AI, Garrido EG. Spondylolysis and spondylolisthesis in children and adolescents. J Bone Joint Surg Br, 2010, 92: 751-759.

［37］ Smith JA, Hu SS. Management of spondylolysis and spondylolisthesis in the pediatric and adolescent population. Orthop Clin North Am, 1999, 30: 487-499, ix.

［38］ Micheli LJ, Wood R. Back pain in young athletes. Significant differences from adults in causes and patterns. Arch Pediatr Adolesc Med, 1995, 149: 15-18.

［39］ Weiker GG. Evaluation and treatment of common spine and trunk problems. Clin Sports Med, 1989, 8: 399-417.

［40］ Kraft DE. Low back pain in the adolescent athlete. Pediatr Clin North Am, 2002, 49: 643-653.

［41］ Johnson AW, Weiss CB, Stento K, et al. Stress fractures of the sacrum. An atypical cause of low back pain in the female athlete. Am J Sports Med, 2001, 29: 498-508.

［42］ Delvaux K, Lysens R. Lumbosacral pain in an athlete. Am J Phys Med Rehabil, 2001, 80: 388-391.

第17章

未成年和成年运动员的峡部裂和脊柱滑脱

Rahul Basho, MD
Andre M. Jakoi, MD
Jeffrey C. Wang, MD

杨迪　译

一、引　言

　　运动员的肌肉骨骼系统常常接受反复的应力,因此要求更高。研究表明,30%的体育运动员在参与体育运动过程中经历过下腰痛[1-2]。在职业运动中,运动员失去上场时间的最常见原因就是下腰痛[3]。成年人和青少年运动员腰部损伤有所不同。约70%的青少年运动员腰部损伤发生在脊柱的后部结构;而成年运动员则更有可能是肌肉拉伤和椎间盘源性疾病[4]。

　　脊柱中特别容易受伤的解剖部位就是上下关节突间部分(见图17-1),也被称为峡部(希腊语中表示狭窄部分),它是连接椎体上下关节突的薄弱区域。这种关节突之间部分的缺损被称为脊柱峡部裂,不仅可以导致患者疼痛,而且有时候还会导致脊柱内部不稳定。这种不稳定被称为脊柱滑脱,是指一个椎体(希腊语中指脊柱前移)相对于另一个椎体的滑动(见图17-2)。由于上下关节突间部分的缺损而发生的脊柱滑脱,被称为峡部裂性滑脱。

椎弓崩裂是少数的随访时间足够长,并能深入了解其自然史的脊柱疾病之一。在20世纪50年代早期,Baker医生开展了一项用来确定峡部裂和脊柱滑脱自然史的前瞻性研究。研究对象为500名儿童,最后的随访报告时间为45年。数据显示,6岁时,峡部缺损的发生率为4.4%;成年后上升到6%,大部分病变发生在L_5水平[5]。该项研究也试图阐述峡部缺损发展为症状性脊柱滑脱的可能性。在30名有峡部缺损的儿童中,8名为单侧峡部缺损并且从未发展为脊柱滑脱。在有双侧峡部缺损的22名儿童中,除4名儿童外,其他儿童在他们的一生中均发生了一定程度的脊柱滑脱,但只有1名儿童在成年期有症状性滑脱进展。作者得出结论,认为发生这种情况的可能性为5%。脊柱滑脱进展最早发生于生命早期,随着生命发展的每个10年,脊柱滑脱进展会减少。没有1名患者在40岁以上发生脊柱滑脱。作者指出,患有峡部裂和低度脊柱滑脱的儿童和青少年不能参加竞技性运动的理由并不充足。

峡部骨折在普通人群的发生率为4%~6%,而在需要反复做过度伸展运动的运动员中发生率较高,例如举重、摔跤、体操和橄榄球[6-8]。一些研究发现,15%的大学生橄榄球运动员和11%的女子体操运动员

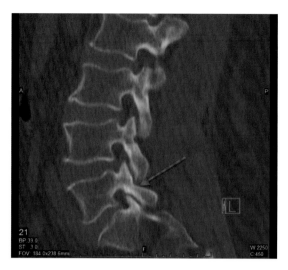

图17-1 椎弓峡部(转载自Oatis CA. Kinesiology.(ed 2). Philadelphia, PA: Lippincott Williams & Wilkins, 2008.)

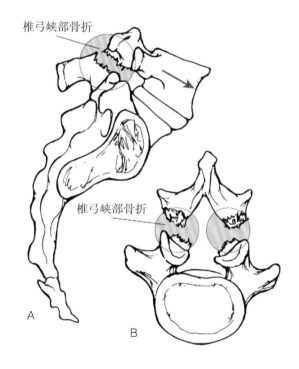

图17-2 椎弓峡部骨折进行性移位[转载自Egol K, Koval KJ, Zuckerman JD. Handbook of Fractures.(4ed). Philadelphia, PA: Lippincott Williams & Wilkins,2010.]

患有峡部裂[9-10]。关于峡部骨折的病因,有不同的理论。在运动员中,被广泛接受的理论是反复应力导致骨折。腰椎的伸展导致头侧椎体的下关节突挤压了尾侧椎体的峡部[11]。由此运动引起的400~600N的剪切力集中在整个峡部上,而在L_5处峡部的面积仅有$0.75cm^2$[12]。这种反复的应力可以导致峡部的应力性反应,如果不及时处理就会进一步发展为骨折[13]。应力反应、微骨折、明显骨折和脊柱滑脱被认为是关节突间部分过度损伤的渐进阶段[14]。

▌ 二、病 史

与成年人相比,骨骼未成熟的运动员的峡部缺损占腰椎损伤的百分比更高[15]。Hunter等[16]指出,在运动医学诊所中,18岁以下的腰背痛患者有47%发生峡部裂;而在21岁以上的成年人中,仅5%的患者发生类似的症状。骨骼未成熟的运动员通常会描述活动相关疼痛的病史,40%的运动员甚至会记得一件印象特别深刻的事[17]。成年运动员通常主诉下肢疼痛重于腰痛[18]。

▌ 三、体格检查

应该进行步态检查和详细的神经系统检查。典型表述是背痛,伸展时加重。表现为腰椎过度前凸和椎旁肌紧张。根性症状通常不存在,但可继发于缺损处纤维软骨组织过度生长使椎间孔缩小导致的神经根刺激。半脱位程度更严重的年轻患者可以呈现明显的步态。站姿检查(Stork test)是文献记载的唯一具有诊断意义的发现,即患者在以单侧肢体站立时伸展腰椎,腰部疼痛的再现表明了峡部的病变(图17-3)。然而,这个测试已被证明敏感性和特异性较低[19-20]。

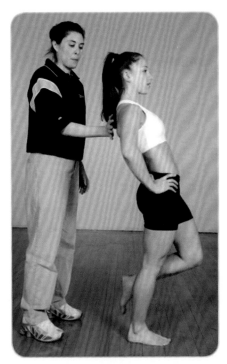

图17-3 站姿检查(转载自Anderson MK. Foundations of Athletic Training. Philadelphia, PA: Wolters Kluwer, 2017.)

四、影像学检查

（一）X 线平片

影像学检查用于诊断脊柱峡部裂，可以区分急性和慢性病变，指导治疗，评估愈合。最初的影像学检查由六个视图组成，即腰椎的前位、后位、侧位、过屈位、过伸位和斜位。在斜位片中，峡部显示为"苏格兰狗"的颈部，可见的骨折显示为通过该区域的透亮线。急性骨折通常表现为狭窄的和不规则的，而慢性骨折则表现为光滑的和圆钝的[1,22]。

Amato 等[23]研究证明，检测脊柱峡部裂的单一的最佳视角是平行侧位片。对84%的病例，单通过这种方式就可以做出诊断。但是，对于19%的病例，只能在斜位片上看到病变。在对1743名士兵的回顾性分析中，Libson 等[24]论证了20%的峡部裂病例仅在斜位片上可见峡部裂。基于这些研究，人们认为45°斜位片是放射检查峡部缺损所必需的。然而，它们不敏感，因为峡部倾斜于三个正交的平面[21]。当射线束与骨折平面相切时，骨折才能很好地显现。加之人们对辐射暴露的担忧，使得大家对通过斜位片来检测峡部裂的模式提出了质疑。Beck 等[25]论证了在检测儿童峡部缺损时，两个视角和四个视角 X 线平片检测的敏感性和特异性并没有显著的差异。他们强调，增加斜位片拍摄使患者受到的辐射剂量增加了75%，从两个视角的0.72mSV增加到四个视角的1.26mSV。尽管作者认为斜位片对单侧峡部缺损的患者确实有诊断价值，但是他们得出的结论是其诊断价值的获益并没有超出拍摄斜位片所增加的辐射和成本。在为青少年患者拍摄斜位片之前，临床医生必须重视病史和体格检查的结果。如果两个视角的检查没有显示出峡部缺陷的证据但临床上高度怀疑，那么就需要行更进一步的影像学检查。

（二）磁共振成像

在选择先进的成像检查方法及选择顺序方面，人们缺乏一致的意见。传统的 CT 扫描和单光子发射计算机断层扫描（Single-photon emission computed tomography，SPECT）已经被应用。因为担心辐射剂量，所以人们已经将 MRI 作为在普通 X 线平片之后首选的影像等检查方式，尤其在儿童群体。MRI 除没有辐射暴露外，还可以对椎间盘和神经结构进行详细的评估,并且可以提供关于骨折愈合的预后资料。Hollen-berg等[26]提出了一种MRI分类系统用于评估峡部应力损伤(见表17-1)。他们将MRI发现分为5个等级:0级是峡部正常,没有信号改变;1级显示峡部水肿但没有峡部裂;2级显示峡部水肿和不规则;3级显示峡部水肿伴有皮质破坏;4级显示峡部皮质破坏,但没有水肿。1~3级代表了峡部损伤的进展阶段,而4级损伤则提示峡部的慢性损伤伴假关节形成。

表17-1 Hollenberg等[26]对峡部应力损伤的分类

等 级	描 述	MRI特征
0	正常	骨髓信号正常,皮质边缘完整
1	应力反应	骨髓水肿,皮质边缘完整
2	不完全骨折	骨髓水肿,峡部皮质不完全骨折
3	完全活动性骨折	骨髓水肿,峡部皮质完全骨折
4	骨折不愈合	无骨髓水肿,峡部皮质完全骨折

改编自 Viroslav AB. Acute injuries of the lumbar neural arch in adolescents. MRI Web Clinic, March 2011. Available at: http://radsource.us/lumbar-neural-arch. Accessed September 16, 2016.

Sairyo等[27]还利用MRI检测皮质水肿,但主要关注峡部裂患者邻近峡部的椎弓根。在一项研究中,他们用CT扫描将脊柱峡部裂分为四类,即早期、晚期、进展期和终末期;然后进行MRI扫描,并且评估邻近峡部裂的椎弓根内是否存在高信号改变(High signal changes, HSC)。在早期和晚期患者中,100%的同侧椎弓根有HSC,进展期为50%,终末期为0。在保守治疗的患者中,MRI上有HSC的,79%显示骨愈合;但是HSC阴性的患者均未愈合。作者得出结论,邻近峡部的椎弓根存在HSC,可以帮助确定损伤的程度及愈合潜能。Sakai等[28]指出,邻近峡部裂椎弓根的HSC在MRI成像T_2加权上消失,表明骨折愈合。他们每个月对峡部裂患者进行MRI检查发现,依从性好的患者,椎弓根内的HSC在3个月时消失。他们推荐保守治疗患者在治疗第3个月时用MRI来评估治疗的效果。其他研究也显示了MRI作为第一线成像模式的有利结果。当然,必须承认CT扫描在描绘骨折大小和范围方面的优越性[29-30]。

(三) 单光子发射计算机断层扫描(SDECT)

对于持续疼痛的患者,尽管X线平片显示正常,但传统上仍然使用SPECT进行检查,因为它敏感性高。SPECT可以通过多个投影获取图像,从而创建横截面图像[31]（见图17-4）。其除了传统的闪烁扫描外,没有额外的辐射。骨折区域代谢活跃,同位素摄取增加,可以识别出在X线平片上由于其解剖学方向或者可能处于应力过程的早期阶段而不能发现的病变[32]。另外,利用SPECT可以鉴别急性病变和慢性不愈合。

SPECT的缺点在于特异性低,容易出现假阳性结果,并且无法鉴别峡部裂、小关节病和骨样骨瘤[32]。另外,5mSV的辐射剂量是相当大的,尤其对于儿童。再加上MRI更有优越性,所以人们淘汰了SPECT,不将其作为峡部裂的检查方式。当然,在MRI禁忌的情况下,它仍然可以提供有价值的诊断资料[26]。

（四）计算机断层(CT)扫描

CT扫描被认为是诊断脊柱峡部裂的"金标准",其可以提供优质的解剖细节,并可以帮助确认骨性愈合。SPECT和CT扫描的联合使用具有高度的特异性和敏感性,

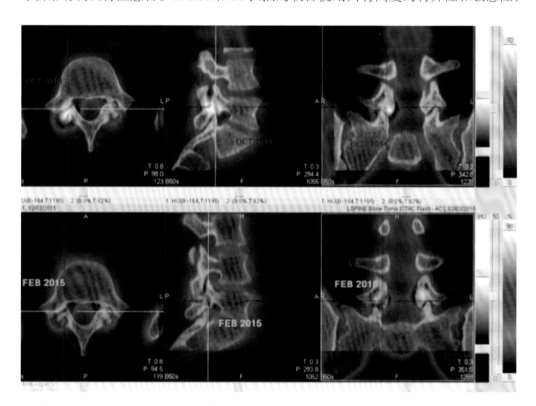

图17-4 单光子发射计算机断层扫描图显示急性峡部病变（来自Birch N, Harrison D. Minimally invasive surgical treatment of spondylolysis in sportsmen and sportswomen. Spinal Surgery News, March 23, 2016.）

并可以洞察预后。一个患者若是SPECT结果阳性、CT扫描阴性，那么可能是峡部的应力反应，骨愈合的预后是良好的。相反地，SPECT结果阴性和CT结果阳性可能表明慢性的骨不连接，愈合潜能差。尽管有这些优点，但是这两种检查对人体的辐射剂量仍然令人担忧，尤其对青少年运动员。Rush等[33]比较了MRI和CT对青少年峡部裂的诊断能力。他们的数据显示，在检测峡部损伤时，MRI的敏感度为92%。另外，MRI在9例CT扫描结果阴性的患者中发现了11个病灶，其中，7例为应力反应（1级），4例为Frank骨折（4级）。作者强烈推荐，MRI应作为评估青少年脊柱峡部裂的首选成像方式。

关于峡部裂评估影像学方法的选择，没有固定的模式。医生必须熟悉医院中可用的成像模式，并了解其局限性。关于MRI对峡部裂诊断能力的最初研究显示MRI敏感性和预测价值低[34]。然而，随着时间的推移，人们已经克服了这些限制，并且MRI还能显示神经结构、评估愈合、检测应力反应并提供预后数据，所有这些均没有辐射，使之成为高级成像方式的选择。作者认为，MRI应该成为峡部缺损诊断的一线高级成像方式。应该将CT扫描用于有MRI禁忌证的患者，或者用于那些有持续性症状和MRI检查结果模棱两可的情况，或者当需要确认骨折愈合时。SPECT扫描的作用已经变得很有限。当MRI禁忌并且需要区分慢性假关节和急性病变时，SPECT仍然是唯一的选择。

五、治疗和重返运动

有症状的运动员在诊断出峡部骨折或脊柱滑脱后，应该停止体育活动并开始保守治疗。保守治疗的最初目标是减轻痛苦。这需要运动员脱离运动并休息一段时间和在急性病变期用支具支撑来完成。但目前关于支具的类型或者保守治疗措施的持续时间没有达成共识。尽管缺乏明确的方案，但可以根据现有的文献提出循证医学建议。因为峡部损伤代表了一系列疾病，所以必须对每个运动员进行单独评估。治疗可能需要根据运动员的年龄和损伤的程度进行调整。急性峡部损伤的青少年患者可能更适合保守治疗。Sairyo等[35]进行了一项前瞻性的研究，评估硬质躯干支具对峡部缺损愈合的影响。作者指出，在他们的研究中发现，使用硬质支具人群的峡部骨折愈合率比软的束腰更高。基于这些发现，他们让患者使用硬的躯干支具。根据CT和MRI结果，将患者分为四组：早期组，进展期伴HSC组，进展期低信号组和终末组。

除支具支撑外,患者还被要求停止任何体育运动,并且每3个月进行一次CT扫描评估愈合情况。作者发现,早期组的愈合率为94%(3.2个月),进展期伴HSC组为64%(5.4个月),进展期伴低信号组为27%(5.7个月),终末组为0。该项研究明确了早期诊断和治疗的重要性。另外,它还对治疗持续的时间提供了一些建议:进展期支具固定时间(约6个月)几乎是早期(3个月)的两倍。

应该明确的是,虽然治疗持续的时间可能很长,但是大多数患者会响应保守治疗,并且在较高水平重返运动(Return toplay, RTP)。另外,治疗的最终目的是控制疼痛;即使骨折没有愈合,纤维连接也可以取得良好的临床效果[14]。

(一)急性病变

虽然关于使用支具和活动限制这两种治疗措施的随机比较研究缺乏,但多项研究已经证明专门使用支具一段时间的成功结果[14,35-36]。对于高级成像提示1级病变的患者,应该要求其开始为期3个月的支具治疗,每天佩戴23小时;对于高级成像提

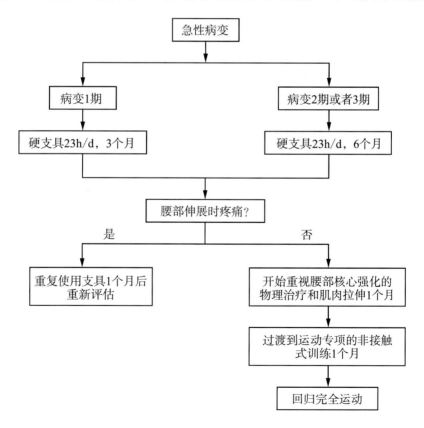

图 17-5 急性峡部病变的治疗流程

示 2 或 3 级病变的患者,应该要求其使用支具治疗持续 6 个月,每天佩戴 23 小时。脊柱反弓和脊柱前凸支具的研究都显示成功的结果[14,37],所以依从性比支架具的类型更重要。在结束 3～6 个月的支具治疗时,需要停止使用支具,检查患者日常活动的疼痛和腰椎伸展时的疼痛。如果疼痛仍然存在,则应继续使用支具治疗 1 个月后重新检查患者。如果没有疼痛,则应开始重视腰部核心强化的物理治疗。治疗 1 个月以后,无症状的患者应转为运动专项的非接触性训练,然后完全参与体育运动(见图 17-5)。

(二)慢性病变

保守治疗通常无法使慢性骨折(高级成像的第 4 期)愈合,但可以缓解疼痛并恢复体育活动。患者应该休息一段时间并停止活动,休息时间通常为 4～6 周;直至没有疼痛时,开始腰部核心强化的物理治疗。患者应在 1 个月后进行体育运动专项的非接触性训练,然后完全返回参与体育运动。如果在治疗过程中出现疼痛复发,则应限制活动并开始使用支具。使用支具的目的是通过限制峡部裂部位的活动来减轻疼痛。在开始物理治疗和继续上述方案前,应该佩戴支具 3 个月。

(三)手术治疗

对于持续 6 个月保守治疗却无效的顽固性疼痛、神经功能损害或者症状性脊柱滑脱进行性加重的患者,需要进行手术固定。如果患者出现 2 度或者更高程度的脊柱滑脱、椎板发育不良、滑脱水平椎间盘严重退变或年龄大于 20 岁,则都应排除直接修复峡部[15]。Ivanic 等[38]发现,在 20 岁以上直接行峡部修复术的患者中,假关节形成率较高,临床结果较差。修复技术包括从拉力螺钉固定、环扎钢丝到结合椎弓根螺钉和挂钩的混合构造。无论选择何种技术,保证术后效果的必要条件是对峡部缺损部位确切的骨移植和坚强固定。虽然数据有限,但现有的检测峡部修复术后运动员RTP 的研究显示结果良好[39-43]。至于什么时候让这些运动员恢复运动还没达成共识,但是大多数研究表示运动员在峡部修复术后 6 个月可以完全恢复运动。

通过融合以稳定脊柱滑脱的患者通常康复期较长,大约需要 12 个月以后才能恢复体育运动。但关于该部分患者的研究比接受峡部修复手术患者的研究更有限。Rubery 和 Bradford[44]对脊柱侧弯研究协会的调查显示,无论滑脱程度如何,51%～56%的外科医生允许患者在手术后 1 年返回接触性体育运动,如篮球和足球。影响RTP 决策的最重要因素是影像学表现和手术后的康复时间。该项研究将橄榄球和冰球归为碰撞性运动。只有27%～36%的外科医生允许患者在术后1年返回此类运动。在接受调查的外科医生中,有49%的医生反对或不允许程度低的脊柱滑脱患者参加碰撞性运动,58%的医生对程度高的脊柱滑脱患者也提出了同样的建议。体操、美式橄榄球、英式橄榄球、摔跤、举重、跳伞和蹦极是外科医生普遍不允许脊柱滑脱患者于腰椎融合手术后参与的运动[44]。Burnett等[45]发表了一篇文章,介绍了在他们机构中成功运行了20多年的运动员返回参加比赛的实践模式。作者指出,在腰椎融合术后,如果运动员没有疼痛并且没有致残的神经功能损害,X线平片提示融合,那么运动员可以重返接触性运动。任何需要重复手术或进行其他脊柱手术的运动员,都不能重返接触性体育运动[45](见图17-6)。

没有研究为运动员是否重返活动提供依据,但是经验丰富的临床医生应该能够基于可获得的数据制订治疗计划,为运动员恢复至受伤前的运动水平提供了最大的机会。因此,外科医生必须考虑到每个运动员的独特情况:受伤的性质,运动的要求以及解决病理状态所需的手术类型。

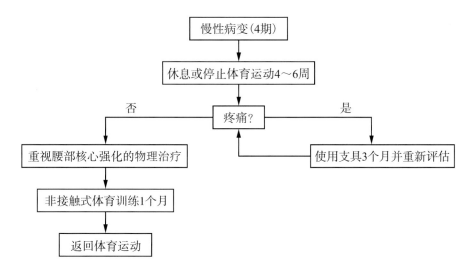

图17-6 慢性峡部病变的治疗流程

参考文献

［1］ Muschik M, Hahnel H, Robinson PN, et al. Competitive sports and the progression of spondylolisthesis. J Pediatr Orthop, 1996, 16: 364-369.

［2］ Recknagel S, Witte H. Landing after jumps: wrong technique promotes spondylolysis. Z Orthop Ihre Grenzgeb, 1996, 134: 214-218.

［3］ Daniels JM, Pontius G, El-Amin S, et al. Evaluation of low back pain in athletes. Sports Health, 2011, 3(4): 336-345.

［4］ Micheli LJ, Wood R. Back pain in young athletes. Significant differences from adults in causes and patterns. Arch Pediatr Adolesc Med, 1995, 149: 15-18.

［5］ Beutler W, Fredrickson BE, Murtlan A, et al. The natural history of spondylolysis and spondylolisthesis-45 year follow up evaluation. Spine, 2003, 28: 1027-1035.

［6］ Rossi F. Spondylolysis, spondylolisthesis and sports. J Sports Med Phys Fitness, 1978, 18: 317-340.

［7］ Wiltse L, Cirincione R. Spondylolysis in the female gymnast. Clin Orthop Relat Res, 1976, 117: 68-74.

［8］ Soler T, Calderon C. The prevalence of spondylolysis in the Spanish elite athlete. Am J Sports Med, 2000, 28: 57-62.

［9］ Jackson DW. Low back pain in young athletes: evaluation of stress reaction and discogenic problems. Am J Sports Med, 1979, 7: 364-366.

［10］ McCarroll JR, Miller JM, Ritter MA. Lumbar spondylolysis and spondylolisthesis in college football players. A prospective study. Am J Sports Med, 1986, 14: 404-406.

［11］ Farfan HF, Osteria V, Lamy C. The mechanical etiology of spondylolysis and spondylolisthesis. Clin Orthop Relat Res, 1976, 117: 40-55.

［12］ Kocher MS, Andersen J. Injuries and Conditions of the Adolescent Athlete. In: Fischgrund J, ed. Orthopaedic Knowledge Update 8. Rosemont IL, American Academy of Orthopaedic Surgeons, 2008.

［13］ Wiltse LL, Widell EH, Jackson DW. Fatigue fracture: the basic lesion in isthmic spondylolisthesis. J Bone Joint Surg Am, 1975, 57(1): 17-22.

［14］ Sys J, Michielsen J, Bracke P, et al. Nonoperative treatment of active spondylolysis in elite athletes with normal X-ray findings: literature review and results of conservative treatment. Eur Spine J, 2001, 10: 498-504.

［15］ Dunn IF, Proctor MR, Day AL. Lumbar spine injuries in athletes. Neurosurg Focus, 2006, 21: 1-5.

［16］ Hunter JS, Guin PD, Theiss SM. Acute lumbar spondylolysis in intercollegiate athletes. J Spinal Disord Tech, 2012, 25: 422-425.

［17］ el Rassi G, Takemitsu M, Woratanarat P, et al. Lumbar spondylolysis in pediatric and adolescent soccer players. Am J Sports Med, 2005, 33: 1688-1693.

［18］ Friberg S. Studies on spondylolisthesis. Acta Chir Scan, 1939, (suppl): 55.

［19］ Kobayashi A, Kobayashi T, Kato K, et al. Diagnosis of radiographically occult lumbar spondylolysis in young athletes by magnetic resonance imaging. Am J Sports Med, 2013, 41: 169-176.

［20］ Sundell CG, Jonsson H, Ådin L, et al. Clinical examination, spondylosis and adolescent athletes. Int J Sports Med, 2013, 34: 263-267.

［21］ Dunn AJ, Campbell RS, Mayor PE, et al. Radiological findings and healing patterns of incomplete stress fractures of the pars interarticularis. Skeletal Radiol, 2008, 37: 443-450.

［22］ Foreman P, Griessenauer C, Watanabe K, et al. L_5 Spondylosis/spondylolisthesis: a comprehensive review with an anatomic focus. Childs Nerv Sys, 2013, 29: 209-226.

［23］ Amato M, Totty WG, Gilula LA. Spondylolysis of the lunar spine: demonstration of defects and laminal fragmentation. Radiology, 1984, 153（3）: 627-629.

［24］ Libson E, Bloom RA, Dinari G, et al. Oblique lumbar spine radiographs: Importance in young patients. Radiology, 1984, 151（1）: 89-90.

［25］ Beck NA, Miller R, Baldwin K, et al. Do oblique views add value in the diagnosis of spondylosis in adolescents? J Bone Joint Surg Am, 2013, 95: e65（1-7）.

［26］ Hollenberg GM, Beattie PF, Meyers SP, et al. Stress reactions of the lumbar pars interarticularis: the development of a new MRI classification system. Spine, 2002, 27: 181-186.

［27］ Sairyo K, Katoh S, Takata Y, et al. MRI signal changes of the pedicle as an indicator for early diagnosis of spondylolysis in children and adolescents: a clinical and biomechanical study. Spine, 2006, 31: 206-211.

［28］ Sakai T, Sairyo K, Mima S, et al. Significance of magnetic resonance imaging signal change in the pedicle in the management of pediatric lumbar spondylolysis. Spine, 2010, 14: 641-645.

［29］ Masci L, Pike J, Malara F, et al. Use of the one-legged hyperextension test and magnetic resonance imaging in the diagnosis of active spondylolysis. Br J Sports Med, 2006, 40: 940-946.

［30］ Campbell RS, Grainger AJ, Hide IG, et al. Juvenile spondylolysis: a comparative analysis of CT, SPECT, and MRI. Skeletal Radiol, 2005, 34: 63-73.

［31］ Zukotynski K, Curtis C, Grant FD, et al. The value of SPECT in the detection of stress injury to the pars interarticularis in patients with low back pain. J Orthop Surg Res, 2010, 5: 13.

［32］ Papanicolaaou N, Wilkinson RH, Emans JB, et al. Bone scintigraphy and radiography in young athletes with low back pain. Am J Roentgenol, 1985, 145: 1039-1044.

［33］ Rush JK, Astur N, Scott S, et al. Use of magnetic resonance imaging in the evaluation of spondylolysis. J Pediatric Orthop, 2015, 35（3）: 271-275.

［34］ Leone A, Cianfoni A, Cerase A, et al. Lumbar spondylolysis: a review. Skeletal Radiol, 2011, 40: 683-700.

［35］ Sairyo K, Sakai T, Yasui N, et al. Conservative treatment of pediatric lumbar spondylolysis to achieve bone healing using a hard brace: what type and how long? J Neurosurg Spine, 2012, 16: 610-614.

［36］ Kurd MF, Patel D, Norton R, et al. Nonoperative treatment of symptomatic spondylolysis. J Spinal Disord Tech, 2007, 20: 560-564.

［37］ Blanda J, Bethem D, Moats W, et al. Defects of pars interarticularis in athletes: a protocol for nonoperative treatment. J Spinal Disord, 1993, 6（5）: 406-411.

［38］ Ivanic GM, Pink TP, Achatz W, et al. Direct stabilization of lumbar spondylolysis with a hook screw: mean 11-year follow-up period for 113 patients. Spine, 2003, 28: 255-259.

［39］ Brennan RP, Smucker PY, Horn EM. Minimally invasive image-guided direct repair of bilateral L-5 pars interarticularis defects. Neurosurg Focus, 2008, 25（2）: E13.

［40］ Debnath UK, Freeman BJ, Gregory P, et al. Clinical outcome and return to sport after the surgical treatment of spondylolysis in young athletes. J Bone Surg Joint Br, 2003, 85: 244-249.

[41] Hardcastle PH. Repair of spondylolysis in young fast bowlers. J Surg Joint Bone Br, 1993, 75: 398-402.

[42] Ranawat VS, Dowell JK, Heywood-Waddington MB. Stress fractures of the lumbar pars interarticularis in athletes: a review based on long-term results of 18 professional cricketers. Injury, 2003, 34: 915-919.

[43] Reitman CA, Esses SI. Direct repair of spondylolytic defects in young competitive athletes. Spine J, 2002, 2: 142-144.

[44] Rubery PT, Bradford DS. Athletic activity after spine surgery in children and adolescents: results of a survey. Spine (Phila Pa 1976), 2002, 27(4): 423-427.

[45] Burnett MG, Sonntag VK. Return to contact sports after spinal surgery. Neurosurg Focus, 2006, 21 (4): E5.

第18章

未成年和成年运动员的腰椎间盘突出症

Tyler J. Jenkins, MD
Wellington Hsu, MD

冯法博　译

一、引　言

　　竞技运动员背痛的发病率可高达30%[1-2]。当运动员出现下肢放射痛或背痛时，应考虑腰椎间盘突出症(Lumbar disk herniation, LDH)[3]。由于运动员接受严格的体育训练，所以此类人群发生LDH的概率更高[4]。虽然关于普通人群LDH的发生已有广泛研究，但关于运动员LDH的评估及治疗的研究却刚刚兴起。本章基于目前为止最权威的文献，重点讲述运动员LDH的病理解剖、临床评估和相应治疗。

二、病理解剖

　　凝胶状髓核通过纤维环发生破裂导致盘内容物移位超过椎间盘的周边边界，从而引起腰椎间盘突出症。由于后外侧椎间盘后纵韧带(Posterior longitudinal ligament, PLL)相对薄弱,所以此处最常发生椎间盘突出[5-6]。椎间盘突出会导致邻近神经根的刺激。

椎间盘突出症各不相同,与LDH相关的术语也随着时间的推移而发生了变化。椎间盘突出在整个人群中无处不在,常于无症状患者的MRI检查中被发现[7-8]。随着高级成像技术的不断使用,无症状椎间盘突出的发现导致了与LDH相关的术语范式的转变。目前,LDH主要描述有症状的病理性突出而不是单纯的椎间盘凸起[5]。

儿童发育后,椎间盘通过椎体血管扩散获得有限的营养供应[5-6]。随着时间的推移,血管的缺乏使得不可修复的椎间盘退化积累[5-6]。反复的扭转应变导致外层纤维环环中裂隙发展,并伴随着轴向负荷和前倾的椎间盘内压力的增加,最终可导致髓核突出[5-6]。腰骶椎由于屈曲、伸展和扭转时的范围较大,所以特别容易发生椎间盘突出[9]。

与临床最相关的LDH分类描述了突出的位置和解剖特点。解剖位置描述了突出的椎间盘与硬膜囊的关系,包括中央区、后外侧区、椎间孔区和椎间孔外区(即极外侧)(见图18-1)[5]。对LDH的解剖学描述可以包括突出、脱出和游离。在描述LDH时,要考虑的另一个重要因素是纤维环缺损的大小。纤维环缺损较大是腰椎间盘切除术后突出复发的一个高危因素[10]。

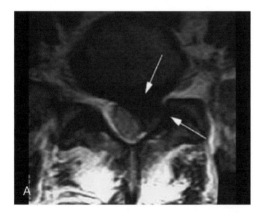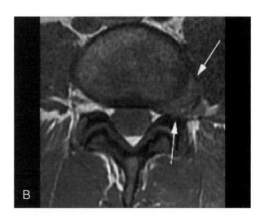

图18-1 L_4/L_5腰椎间盘突出。图A:T_2横断面显示一个常见的L_4/L_5后外侧椎间盘突出。由于对L_5走行神经根的刺激,患者表现为L_5神经根病。图B:T_1横断面显示L_4/L_5椎间盘极外侧突出。由于对L_4出口神经根的刺激,患者表现为L_4神经根病(摘自 Hsu WK. Lumbar degenerative disease. In: Orthopaedic Knowledge Update, Update 10. rosemont, IL: American Academy of Orthopaedic Surgeons, 2011)

与LDH相关的症状继发于神经根刺激。神经根刺激由化学炎症和机械压迫两条相互关联的途径引发。许多研究试图揭示症状学中的主导因素是哪种通路,但迄今尚无定论[11-15]。已有研究显示,髓核在暴露于神经根时会引发炎症级联反应[11-14]。

这种炎症级联反应导致神经根反应的起动和机械压迫引起的继发性超敏反应,使神经根局部缺血和刺激,从而进一步加剧了级联反应[5,11-15]。在该炎症周期中,最常见的细胞因子包括肿瘤坏死因子α、骨保护素、白细胞介素-6、前列腺素 E_2 和磷脂酶 A_2。

■ 三、临床表现 ───────────

典型的腰椎间盘突出症会导致皮节支配区的反射性疼痛,患者主诉疼痛、感觉异常、下肢无力。患者经历的独特疼痛模式取决于髓核突出的节段和位置。高达95%的LDH发生于 L_4/L_5 和 L_5/S_1 节段[16-17]。轴向背痛和牵涉痛也常见。这些腰背部症状,以及臀部和大腿后部疼痛继发于局部中胚层组织(即肌肉和韧带)的刺激,并且还可以提示脊神经背支受累。

对同时存在下肢疼痛和腰背部疼痛运动员的评估应该包括广泛的鉴别诊断。评估时,应排除常见的下肢运动损伤,包括原发性髋关节疾病、膝关节疾病、肌肉扭伤和韧带撕裂等。常见的运动员背部受伤包括肌肉拉伤、椎间盘退变性疾病加重、脊椎峡部裂等[18]。LDH的特异性表现包括下肢疼痛超过背部疼痛,疼痛随皮节分布而且随着Valsalva动作和前倾而加剧[19-20]。

应对所有患者进行完整的神经评估,包括感觉、肌肉力量和反射测试。皮肤表现异常、肌无力、反射减退均与LDH有关(见表18-1)。同侧直腿抬高试验阳性(Straight-legraise, SLR)对LDH的诊断敏感度高,但特异性差;对侧直腿抬高试验对LDH的阳性特异性高,但敏感度低[19-20]。对于影响 L_1—L_4 神经根的突出,也可以应用股神经牵拉试验。大腿前方神经根病的再发生是一个阳性的测试结果。

表18-1 腰椎间盘突出症的表现

节 段	神经根	感觉减退	肌力减退	反射减退
L_1–L_3	L_2, L_3	大腿前方	屈髋肌	无
L_3–L_4	L_4	小腿和足内侧	股四头肌 胫前肌	膝腱反射
L_4–L_5	L_5	小腿外侧,足背	拇长伸肌 趾长伸肌	无
L_5–S_1	S_1	小腿后方,足底	小腿三头肌	跟腱反射
S_2–S_4	S_2, S_3, S_4	会阴区	肛门、膀胱括约肌	提睾反射

应该排除与LDH相关的两种需急诊手术的情况,即马尾神经和脊髓圆锥综合征。这两种情况均可导致马鞍区麻痹、自主神经系统功能障碍(即溢流性尿失禁、阳痿)和腿部疼痛。在怀疑上述任何一种诊断时,应及时采取高级别的影像学手段辅助诊断。这两种情形异常紧迫,主要是因为若手术减压延迟常可导致不良后果[21]。

四、病例1

病例1:一名没有明显既往史的31岁女性运动爱好者到急诊室就诊。其有2天的严重腰背疼痛史,跑步后出现臀部麻木。在第2天进行单车训练后,她出现了会阴区麻木,并发生了大便失禁,这促使她至急诊室就诊。体格检查显示肛周感觉下降,无直肠括约肌主动收缩,但双侧下肢肌力有5级。急诊先进行无增强的MRI检查。矢状面和横断面T_2加权MRI显示巨大的L_5/S_1椎间盘突出(见图18-2)。她被紧急送到手术室行椎板切开术和椎间盘切除术。术后随访显示,大小便失禁和根性疼痛的症状缓解;马鞍区麻木仍然存在,但较术前有所缓解。

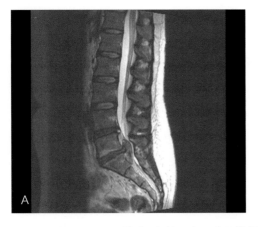 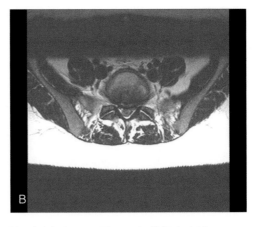

图18-2　MRI检查,矢状面(图A)和横断面(图B)T_2加权MRI显示L_5/S_1椎间盘突出

(一)影像学

通过腰骶椎脊柱平片,可以排除与运动员神经根性疼痛相关的病理改变[22]。通过非特异性现象,如椎间盘高度丢失、腰椎前凸丢失和真空现象等,可以确定发病前的情况[5,22]。通过非对比MRI扫描,可以对神经根和软组织进行评估[23]。无症状

LDH的高发生率说明了将临床症状和体格检查与MRI上观察到的病理征象联系起来的重要性[7,24]。如果有MRI禁忌证,则可以行CT脊髓造影来显现神经结构的受压情况[5,23]。

在更复杂的情况下,可以用椎间盘的无血管的特征来区分不同的病理情况。静脉造影与MRI或CT脊髓造影相结合可使血管结构增强显像。对于手术治疗后复发性神经根病患者,通过对比的MRI可以辨别复发性椎间盘突出(没有增强)与术后瘢痕组织(增强),也可以用来说明神经压迫的罕见原因,如肿瘤和血管畸形[4,21]。

(二)非手术治疗

对于普通人群来说,了解LDH自然史是很有帮助的,90%以上的患者在症状出现后6周内接受保守治疗,症状有改善[25]。82%的篮球、美式橄榄球、棒球和曲棍球专业运动员可以在接受LDH治疗后返回运动[4]。保守治疗主要包括早期活动、心理支持、抗炎药物治疗、物理治疗和硬膜外类固醇注射。这些保守治疗的措施都没有改变LDH的自然史,而是改善症状,进而使神经根病自然消退。

医生应通过向患者解释LDH的自然史和良好的预后来为患者提供心理支持,设定恢复的期望并重申恢复过程,研究已证明这是有益的[5]。抗炎药物可以通过减少炎症细胞因子的产生,来帮助缓解症状。口服皮质类固醇虽然长期以来被主张用于治疗急性神经根病,但最近的一项临床随机试验证实,与安慰剂相比,它可能没有什么益处[26]。然而,口服皮质类固醇可能是缓解急性神经根性疼痛症状的有效药物。对于以腰痛为唯一症状的运动员来说,口服皮质类固醇的效果要差得多。只有在患者因为严重疼痛而活动受限时,才酌情使用麻醉药品。医生必须权衡麻醉药品滥用的可能性。

物理治疗通常也被用于LDH的保守治疗[27-28]。治疗方案主要集中在核心肌群加强,腰背肌加强和屈伸活动锻炼上。已有文献报道,对患有LDH的运动员进行分阶段康复的方案与椎间盘突出物吸收的自然进程相关[29]。特别是,随着症状的消退,增加椎间盘应力(旋转和屈伸)的动作将被逐渐纳入日常的康复计划[29]。

硬膜外类固醇注射(Epidural steroid injections, ESI)是严重症状患者除手术治疗外的替代选择。某些患者可能经历几个月的临时症状改善,并且有50%的患者可能可以避免手术[30-31]。一项研究表明,在美国国家橄榄球联盟(NFL)运动员中,经ESI治疗的LDH运动员重返运动率为89%,平均输球场次只有0.6场[32]。

五、病例2

病例2：一名33岁男性Cross-fit运动员，因左下肢疼痛2周来就诊。患者于坐位和Valsalva动作时，疼痛加重。初诊医生给予适当剂量的甲泼尼龙口服，患者疼痛未能缓解。患者已经开始物理治疗，但表示患者目前的疼痛影响工作。体格检查显示左足背伸肌力4级，疼痛放射到左足背，同侧和对侧直腿抬高试验阳性。矢状面（见图18-3A）和横断面（见图18-3B）T₂加权的MRI显示左侧L₄—L₅侧隐窝部位的后外侧椎间盘突出压迫L₅神经根，而在矢状MRI上看到的其他节段的椎间盘隆起与其症状无关。患者接受硬膜外类固醇注射治疗；至2周后随访时，症状已基本缓解。在恢复无痛的腰椎全方位运动，并且神经损害缓解和疼痛消失之后，患者已返回Cross-fit训练。

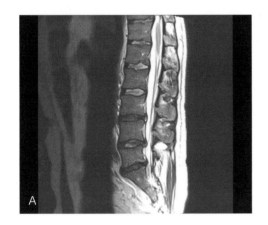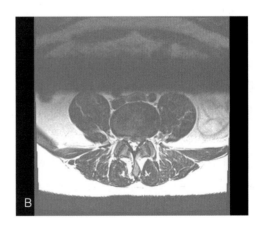

图18-3 矢状面（图A）和横断面（图B）T₂加权MRI显示

手术治疗

椎板切除联合椎间盘切除术可作为LDH的手术方案。普通人群LDH术后的临床效果良好，满意率为90%，工作回归率为75%[31,33]。因为受训练需求和比赛日程的限制，所以将这些数据外推至高水平的运动员是比较困难的。在考虑给运动员行手术治疗时，主治医生必须考虑每个病例的特殊情况。微创技术可能使运动员更快地返回赛场，但迄今没有研究来支持这一点。

对已有文献进行系统回顾分析发现，75%～100%的运动员在腰椎间盘切除术后

成功地重返运动[34]。运动员椎间盘切除术后的平均RTP时间为2.8～8.7个月。成功
重返运动的运动员的职业生涯长度为2.6～4.8年[34]。《职业运动员脊柱建议》的结论
是,在所有项目的运动员中,保守治疗和手术治疗对RTP、职业比赛以及治疗后的职
业生涯时间的影响没有显著性差异。年轻和有经验的运动员在赛场上表现更好。
Watkins等[35]发表了最大样本的单一系列专业运动员的研究,由单一外科医生实施显
微腰椎间盘切除术以治疗症状性LDH。在该研究中,89%的专业运动员能够在接受
显微腰椎间盘切除术后RTP,其中72%的患者在6个月内恢复运动[35]。最近的一项
荟萃分析评估了558名精英运动员在症状性LDH显微切除术后的RTP情况,83.5%
的精英运动员在接受单节段显微腰椎间盘切除术后能够达到RTP[36]。此外,荟萃分
析还显示,显微腰椎间盘切除术与非手术治疗之间的RTP概率无显著性差异,提示在
运动季节可采取更积极的治疗方法[36]。

在安排运动员时,也应考虑具体运动和运动员所处位置的固有差异。由于所处
位置的关系,美式橄榄球的门卫发生LDH的风险较高,因为其脊柱受到的屈曲和轴
向负荷更高。一项队列研究表明,接受手术治疗LDH的NFL门卫的RTP概率(80.8%)
高于非手术治疗者(28.6%)[36]。值得注意的是,13.5%(7/52)的接受手术的门卫需要
翻修再次减压,其中85.7%(6/7)的运动员成功返回赛场[37]。类似的是,美国国家冰
球联盟运动员的LDH后RTP率为82.1%,在RTP概率和比赛表现上,保守治疗组与
手术治疗组间也没有显著性差异[38]。

值得注意的是,与其他运动的运动员相比,职业棒球运动员显示出不同的发展进
程。与非手术组相比,手术组棒球运动员的恢复时间明显延长(3.6个月 $vs.$ 8.7个月
着),职业生涯明显缩短(分别为233场和342场, $P=0.08$)[39]。这些差异的一个可能
的解释就是这项运动所特有的投掷和击球的每日旋转扭矩需求较高。在使用反射运
动标记的生物力学研究中,每次运动中投手和击球手的轴向旋转值均超过45°,这相
当于每个椎间盘节段至少承受1.5°的旋转[40]。

以躯干强化为主要步骤的脊柱术后康复可以缩短康复时间[41-42]。研究表明,更
强有力的术后治疗可以减轻失能和疼痛,同时改善比赛成绩[41-42]。运动员对康复的
遵从应当至少与手术一样重要。RTP标准应该按运动员、运动项目及受伤方式进行
个体化。一般来说,运动员术前症状必须有所改善,全方位运动恢复,并在返回比赛
前成功地完成结构性康复计划[43]。

六、病例3

病例3：一名21岁的大学生摔跤手因右下肢放射性疼痛2个月来就诊。他表示，他的队医给他开了两倍标准剂量的口服甲泼尼龙，并联合物理治疗和硬膜外注射类固醇治疗。他的症状阻碍了训练。离他最后一个大学赛季开始的时间还有6个月。体格检查发现，他的右足底感觉减退，但下肢全部的肌力都为5级。T_2加权矢状位和轴位MRI显示L_5/S_1椎间盘右后外侧突出压迫右侧S_1神经根（见图18-4）。由于赛季的时间安排和保守治疗失败而无法接受训练，患者接受了L_5/S_1的显微椎间盘切除术。在完成正规的物理治疗后，他能够回到最后一个大学赛季，实现无痛的腰椎全方位运动。

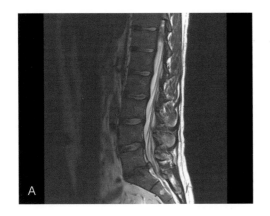
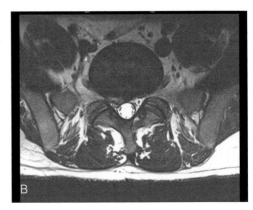

图18-4　T_2加权矢状位（A）和轴位（B）MRI显示L_5/S_1椎间盘右后外侧突出压迫右侧S_1神经根

中央型腰椎间盘突出症

尽管LDH典型的临床表现为神经根症状，但是大的中央椎间盘突出可以表现为不同的症状。在这种情况下，运动员可能只有轴向腰背痛。这些患者对治疗医生有独特的挑战，因为椎间盘源性疼痛有不可预测的自然史。治疗方式以非手术治疗为主，许多针对运动员的长期轴性腰背痛治疗方案包含物理疗法。核心肌群加强、腰椎动力化和生物心理社会支持相结合，有望达到良好的治疗效果[44]。

对于腰背痛的中央型腰椎间盘突出症运动员，手术治疗只能用于保守治疗失败、无法恢复运动的患者。其严格的标准包括：机械性腰背痛，影像学检查证实为单节段椎间盘退行性改变，非手术治疗至少持续12个月且无效，有与影像学表现相符的局部中线脊柱压痛。手术治疗的相对禁忌证包括麻醉药物滥用、吸烟和患者不切实际的期望。即使有适应证,手术治疗轴性疼痛后运动员RTP是否能恢复到术前表现水平也是难以预测的。

有几项研究调查了手术治疗运动员腰背痛的效果。Schroeder等[45]报道了单节段融合治疗8名专业曲棍球运动员腰椎间盘突出症的手术效果。8名曲棍球运动员全部返回赛场,且4年后仍然活跃在比赛中。该研究还显示,这些曲棍球运动员每个赛季的比赛次数或比赛前后的表现分数没有显著性差异。但他们的研究样本量小,不足以下定论[45]。在另一项研究中,Schroeder等[46]也报道了两名NFL运动员尽管进行了腰椎融合,但在职业生涯中他们仍然参加了很多比赛。目前的文献确实说明腰椎融合不一定是RTP的禁忌证,仍需要进一步的研究来确定手术治疗精英运动员腰背痛的适应证和长期结果。

七、病例4

病例4:一名19岁的大学生篮球运动员因急性发作性腰痛2周来就诊。他表示,腰痛症状影响了他的赛场表现。体格检查发现了随轴向负荷加重的脊柱中线压痛。他的下肢肌力有5级,没有任何神经放射性疼痛的表现。影像学显示L_5/S_1节段的早期椎间盘退变;腰椎MRI显示在L_5/S_1节段巨大的中央椎间盘突出,椎间盘退行性改变(见图18-5)。他接受保守治疗1个月,症状没有改善。他在接受保守治疗的同时接受了积极的物理治疗,并在最初症状出现4个月后,腰痛症状接近完全缓解。

青少年腰椎间盘突出症

腰椎间盘突出症在儿童和青少年人群中罕见[47]。对任何出现背部和放射性腿下肢疼痛的儿童,都应考虑该诊断。事实上,诊断常见延迟,因为医生经常不考虑这个诊断。这类人群的椎间盘突出往往不适合保守治疗,但仍应首先尝试非手术治疗[48]。在保守治疗失败的患者中,椎板切开术和骨赘切除术成为再次治疗的选择[47]。90%的儿科患者在术后1年仅有轻微疼痛或无疼痛反应[48]。但是,远期随访数据表明,只有80%的手术治疗儿科患者能够在10年内避免再次手术[49]。

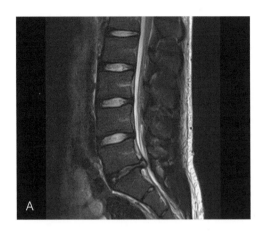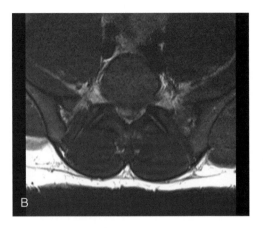

图18-5 影像学显示 L_5/S_1 节段的早期椎间盘退变（图 A）；腰椎 MRI 显示在 L_5/S_1 节段巨大的中央椎间盘突出，椎间盘退行性改变（图 B）

八、结　论

　　运动员在出现腿部和背部疼痛时，应考虑 LDH 的可能。其疼痛症状是由突出的髓核超出了椎间盘的边界，刺激神经根引起的。LDH 的自然病史是 6 周内症状改善，这对大多数运动员是有利的。保守治疗主要有抗炎药物使用、物理治疗和硬膜外类固醇注射，可作为初始治疗。对于保守治疗未能改善或神经功能损害进展的运动员，手术治疗是一种可行的选择。针对职业运动员的研究表明，与接受保守治疗的同龄人相比，接受手术治疗的运动员可以获得有利的结果。因此，应根据具体情况对运动员进行评估，以确定运动员的症状是否能够缓解，是否能够进行全方位的运动，并在返回赛场之前顺利完成康复计划。

参考文献

［1］ Clinical Standards Advisory Group. Back Pain and Epidemiology Review: the Epidemiology and Cost of Back Pain. London: Her Majesty's Stationary Office, 1994.

［2］ Dreisinger TE, Nelson B. Management of back pain in athletes. Sports Med, 1996, 21(4): 313-320.

［3］ Baker RJ, Patel D. Lower back pain in the athlete: common conditions and treatment. Primary Care, 2005, 32（1）: 201-229.

［4］ Hsu WK, McCarthy KJ, Savage JW, et al. The Professional Athlete Spine Initiative: outcomes after lumbar disc herniation in 342 elite professional athletes. Spine J, 2011, 11（3）: 180-186.

［5］ Herkowitz HN. International Society for Study of the Lumbar Spine: The Lumbar Spine. 3ed. Philadelphia, PA: Lippincott Williams & Wilkins, 2004.

［6］ Herkowitz HN, Rothman RH, Simeone FA. Rothman-Simeone, The Spine. 5ed. Philadelphia: Saunders Elsevier, 2006.

［7］ Boos N, Rieder R, Schade V, et al. 1995 Volvo Award in clinical sciences. The diagnostic accuracy of magnetic resonance imaging, work perception, and psychosocial factors in identifying symptomatic disc herniations. Spine, 1995, 20（24）: 2613-2625.

［8］ Fraser RD, Sandhu A, Gogan WJ. Magnetic resonance imaging findings 10 years after treatment for lumbar disc herniation. Spine, 1995, 20（6）: 710-714.

［9］ Weinstein PR. Anatomy of the Lumbar Spine, 2ed. New York: Raven Press, 1993.

［10］ McGirt MJ, Eustacchio S, Varga P, et al. A prospective cohort study of close interval computed tomography and magnetic resonance imaging after primary lumbar discectomy: factors associated with recurrent disc herniation and disc height loss. Spine, 2009, 34（19）: 2044-2051.

［11］ Brisby H, Olmarker K, Larsson K, et al. Proinflammatory cytokines in cerebrospinal fluid and serum in patients with disc herniation and sciatica. Eur Spine J, 2002, 11（1）: 62-66.

［12］ Nishimura K, Mochida J. Percutaneous reinsertion of the nucleus pulposus. An experimental study. Spine, 1998, 23（14）: 1531-1538, discussion 1539.

［13］ Olmarker K, Brisby H, Yabuki S, et al. The effects of normal, frozen, and hyaluronidase-digested nucleus pulposus on nerve root structure and function. Spine, 1997, 22（5）: 471-475, discussion 476.

［14］ Olmarker K, Rydevik B. Selective inhibition of tumor necrosis factor-alpha prevents nucleus pulposus-induced thrombus formation, intraneural edema, and reduction of nerve conduction velocity: possible implications for future pharmacologic treatment strategies of sciatica. Spine, 2001, 26（8）: 863-869.

［15］ Yabuki S, Kikuchi S, Olmarker K, et al. Acute effects of nucleus pulposus on blood flow and endoneurial fluid pressure in rat dorsal root ganglia. Spine, 1998, 23（23）: 2517-2523.

［16］ Deyo RA, Weinstein JN. Low back pain. N Engl J Med, 2001, 344（5）: 363-370.

［17］ Weinstein JN, Lurie JD, Tosteson TD, et al. Surgical versus nonoperative treatment for lumbar disc herniation: four-year results for the Spine Patient Outcomes Research Trial（SPORT）. Spine, 2008, 33（25）: 2789-2800.

［18］ d' Hemecourt PA, Gerbino PG 2nd, Micheli LJ. Back injuries in the young athlete. Clin Sports Med 2000, 19（4）: 663-679.

［19］ Andersson GB, Deyo RA. History and physical examination in patients with herniated lumbar discs. Spine, 1996, 21（24 suppl）: 10S-18S.

［20］ Gregory DS, Seto CK, Wortley GC, et al. Acute lumbar disk pain: navigating evaluation and treatment choices. Am Fam Physician, 2008, 78（7）: 835-842.

［21］ Srikandarajah N, Boissaud-Cooke MA, Clark S, et al. Does early surgical decompression in cauda

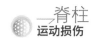

equine syndrome improve bladder outcome? Spine, 2015, 40(8): 580-583.

［22］ Scientific approach to the assessment and management of activity- related spinal disorders. A monograph for clinicians. Report of the quebec task force on spinal disorders. Spine, 1987, 12(7 suppl): S1-S59.

［23］ Jarvik JG, Deyo RA. Diagnostic evaluation of low back pain with emphasis on imaging. Ann Intern Med, 2002, 137(7): 586-597.

［24］ Jensen MC, Brant-Zawadzki MN, Obuchowski N, et al. Magnetic resonance imaging of the lumbar spine in people without back pain. N Engl J Med, 1994, 331(2): 69-73.

［25］ Lively MW, Bailes JE Jr. Acute lumbar disk injuries in active patients: making optimal management decisions. Phys Sportsmed, 2005, 33(4): 21-27.

［26］ Goldberg H, Firtch W, Tyburski M, et al. Oral steroids for acute radiculopathy due to a herniated lumbar disk: a randomized clinical trial. JAMA, 2015, 313(19): 1915-1923.

［27］ Luijsterburg PA, Verhagen AP, Ostelo RW, et al. Effectiveness of conservative treatments for the lumbosacral radicular syndrome: a systematic review. Eur Spine J, 2007, 16(7): 881-899.

［28］ Luijsterburg PA, Lamers LM, Verhagen AP, et al. Costeffectiveness of physical therapy and general practitioner care for sciatica. Spine, 2007, 32(18): 1942-1948.

［29］ Vangelder LH, Hoogenboom BJ, Vaughn DW. A phased rehabilitation protocol for athletes with lumbar intervertebral disc herniation. Int J Sports Phys Ther, 2013, 8(4): 482-516.

［30］ Pinto RZ, Maher CG, Ferreira ML, et al. Epidural corticosteroid injections in the management of sciatica: a systematic review and meta-analysis. Ann Intern Med, 2012, 157(12): 865-877.

［31］ Buttermann GR. Treatment of lumbar disc herniation: epidural steroid injection compared with discectomy. A prospective, randomized study. J Bone Joint Surg Am, 2004, 86-A(4): 670-679.

［32］ Krych AJ, Richman D, Drakos M, et al. Epidural steroid injection for lumbar disc herniation in NFL athletes. Med Sci Sports Exerc, 2012, 44(2): 193-198.

［33］ Weinstein JN, Lurie JD, Tosteson TD, et al. Surgical vs nonoperative treatment for lumbar disk herniation: the Spine Patient Outcomes Research Trial (SPORT) observational cohort. JAMA, 2006, 296(20): 2451-2459.

［34］ Nair R, Kahlenberg CA, Hsu WK. Outcomes of lumbar discectomy in elite athletes: the need for high-level evidence. Clin Orthop Relat Res, 2015, 473(6): 1971-1977.

［35］ Watkins RG, Hanna R, Chang D, et al. Returnto-play outcomes after microscopic lumbar diskectomy in professional athletes. Am J Sports Med, 2012, 40(11): 2530-2535.

［36］ Overley SC, McAnany SJ, Andelman S, et al. Return to play in elite athletes after lumbar microdiskectomy: a meta-analysis. Spine (Phila Pa 1976), 2016, 41(8): 713-718.

［37］ Weistroffer JK, Hsu WK. Return-to-play rates in National Football League linemen after treatment for lumbar disk herniation. Am J Sports Med, 2011, 39(3): 632-636.

［38］ Schroeder GD, McCarthy KJ, Micev AJ, et al. Performance-based outcomes after nonoperative treatment, discectomy, and/or fusion for a lumbar disc herniation in National Hockey League athletes. Am J Sports Med, 2013, 41(11): 2604-2608.

［39］ Earhart JS, Roberts D, Roc G, et al. Effects of lumbar disk herniation on the careers of professional baseball players. Orthopedics, 2012, 35(1): 43-49.

［40］ Fleisig GS, Hsu WK, Fortenbaugh D, et al. Trunk axial rotation in baseball pitching and batting.

Sports biomechanics. Sports Biomech, 2013, 12（4）: 324-333.

[41] Danielsen JM, Johnsen R, Kibsgaard SK, et al. Early aggressive exercise for postoperative rehabilitation after discectomy. Spine, 2000, 25（8）: 1015-1020.

[42] Manniche C, Skall HF, Braendholt L, et al. Clinical trial of postoperative dynamic back exercises after first lumbar discectomy. Spine, 1993, 18（1）: 92-97.

[43] Li Y, Hresko MT. Lumbar spine surgery in athletes: outcomes and return-to-play criteria. Clin Sports Med, 2012, 31（3）: 487-498.

[44] Stuber KJ, Bruno P, Sajko S, et al. Core stability exercises for low back pain in athletes: a systematic review of the literature. Clin J Sport Med, 2014, 24（6）: 448-456.

[45] Schroeder GD, McCarthy KJ, Micev AJ, et al. Performance-based outcomes after nonoperative treatment, discectomy, and/or fusion for a lumbar disc herniation in National Hockey League athletes. Am J Sports Med, 2013, 41（11）: 2604-2608.

[46] Schroeder GD, Lynch TS, Gibbs DB, et al. Pre-existing lumbar spine diagnosis as a predictor of outcomes in National Football League athletes. Am J Sports Med, 2015, 43（4）: 972-978.

[47] Lavelle WF, Bianco A, Mason R, et al. Pediatric disk herniation. J Am Acad Orthop Surg, 2011, 19（11）: 649-656.

[48] Kumar R, Kumar V, Das NK, et al. Adolescent lumbar disc disease: findings and outcome. Childs Nerv Syst, 2007, 23（11）: 1295-1299.

[49] Papagelopoulos PJ, Shaughnessy WJ, Ebersold MJ, et al. Long-term outcome of lumbar discectomy in children and adolescents sixteen years of age or younger. J Bone Joint Surg Am, 1998, 80（5）: 689-698.

第19章

运动员腰椎间盘退变性疾病和腰椎管狭窄症

Heath P. Gould, BS
Colin M. Haines, MD
William J. Kemp, MD
Timothy T. Roberts, MD
Thomas Mroz, MD

冯法博　译

一、病因学

　　参加运动是早年发生腰椎间盘退变的独立危险因素[1]。多项研究表明,运动员的脊柱退行性改变比非运动员更为常见[2-6]。此外,运动员的椎间盘退变往往比非运动员更为严重,其中58%的运动员椎间盘退行性改变被归为严重退化[7]。运动员腰椎间盘退变风险增加的主要原因可能是腰椎反复受到长时间的应力。与普通人群相比,运动员通常会经受一些非常规体位,承受超生理负荷,因此,这些个体对腰椎间盘退变有独特的易感性,其中又以L_4/L_5和L_5/S_1节段最常受累[8-9]。然而,对于运动员和非运动员的流行病学资料必须谨慎解释和比较。普通人群可能由于各种原因会过度报告疼痛和损伤;但运动员相反,经常隐瞒报告所出现的症状[10-11]。运动员的患病率统计也可能被"健康工作者效应"所歪曲,这是因为流行病学调查通常只研究现役运动员,而忽视了因伤害而终止参与比赛的运动员[12]。

　　运动员损伤的类型和严重程度因年龄而异[13]。大多数成年运动员的腰部损伤与肌肉劳损和椎间盘源性疾病有关,70%的青少年腰椎损伤发生在后方结构。Micheli和Wood[13]在100名年轻运动员和100名非运动员成年人中检查了腰痛原因的几种可能。与48名成年参与者相比,只有11名青少年参与者患有椎间盘退变性疾病引起的腰痛。在同一研究中,与6名成年人相比,没有青少年由椎管狭窄引起腰痛。Orchard等[14]后来证实了这一点,他们报道腰骶段L_5和S_1神经压迫与运动员年龄增加之间存在相关性。

与腰椎间盘退变发生率较高有关的运动包括需要反复过度伸展,轴向负荷或跳跃,扭转或直接接触等的运动[15-16]。体操尤其与腰椎退行性改变密切相关。Sward等[17]的一项具有里程碑意义的MRI研究显示,男性体操运动员的椎间盘退变率为75%,而对照组为31%。Goldstein等[18]随后进行了一项MRI研究,进一步将体操运动员分为准精英级、精英级和奥运级别。该研究报告他们腰椎异常的患病率分别为9%、43%和63%,这表明竞技水平可能与腰椎异常的风险呈正相关。

除体操外,精英举重也与腰椎间盘退变密切相关。MRI可为举重运动员的腰椎间盘退变提供早期证据。这通常发生于男子举重的前10年和女子举重的前20年。到40岁时,80%的男性举重运动员和65%的女性举重运动员会出现腰椎退行性改变[19]。举重者发生L_1—L_3椎间盘退行性变化的概率最高;足球运动员发生从L_4—S_1椎间盘病变的概率最高[20]。

有几个团队研究了美式橄榄球对腰椎的影响。Semon和Spengler[21]报道,27%的美式橄榄球运动员出现了背痛,包括50%的内线运动员。在一项生物力学研究中,Gatt等[22]得出结论,美式橄榄球对抗对腰椎的平均负荷超过引起椎间盘病理变化的最低阈值。考虑到这些研究,Gerbino和d'Hemecourt[23]对文献进行了回顾,并明确地断定,从事美式橄榄球运动会增加运动员发生腰椎退行性改变的风险。

此外,与腰椎间盘退变相关的运动还包括滑冰、高尔夫、网球和潜水[2,24-26]。相比之下,与对照组相比,舞蹈和长跑与运动员腰椎间盘退变的关联较小[12,27]。

二、椎间盘病理学

（一）椎间盘退变的机制

椎间盘退变的过程通常逐渐发生，严重程度差异很大（见图19-1～图19-3）。退变初期，椎间盘的内层开始减弱和分离。这会造成同轴的纤维环撕裂，使外层的应力增加。在这种增加的应力下，外层可能分离并产生椎间盘的径向撕裂。当外层撕裂时，这些层中的神经末梢可能传递组织伤害性疼痛引发腰背痛。然后，内层与髓核分开。随后的轴向载荷将髓核移动到纤维环的最薄弱区域。如果该循环完成，那么髓核突出将发生于这个最薄弱的部位。髓核突出将启动炎性反应，可以刺激硬膜、后纵韧带和神经根[28]。在大多数情况下，纤维环撕裂会逐

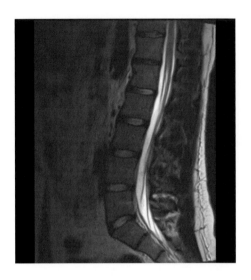

图 19-1 T_2 加权 MRI 显示 L_5/S_1 椎间盘轻度退变。T_{12}/L_1 椎间盘也表现为"黑椎间盘"

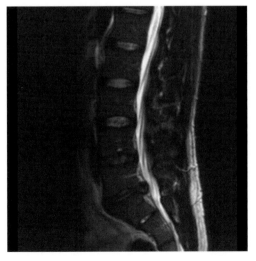

图 19-2 T_2 加权 MRI 显示 L_5/S_1 椎间盘中度退变

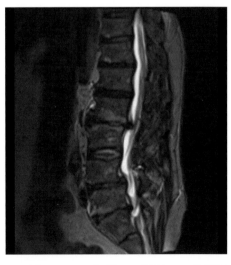

图 19-3 T_2 加权 MRI 显示 L_5/S_1 椎间盘严重退变

渐愈合,但椎间盘不会恢复此前的生物力学功能。椎间盘内肉芽组织的形成可能引发椎间盘源性疼痛。

了解椎间盘退变背后的生物力学功能是有意义的。作用于脊椎的力主要有3种,即压缩力、剪切力和扭转力。压缩力和剪切力的组合在纤维环上产生牵张应力,在神经弓上产生剪切应力。在运动过程中,作用于 L_3/L_4 椎间盘的垂直压缩力:打高尔夫球可达到7500N[29],划艇可达到6100N[30]。在 L_4/L_5 椎间盘上,足球抢断时的垂直压缩力可达8600N[22];在举重时,垂直压缩力可达17000N[31]。因为身体的重心位于脊柱的前方,所以脊柱也受到扭转应力[25]。扭矩 (τ) 可以通过方程 $\tau = rF\sin\theta$ 来计算,其中,F 为体重,r 为身体重心到脊柱的距离,θ 为轴向力相对于脊柱的角度(通常为90°)。竖脊肌和腰背筋膜通常抵抗这种扭矩。在对方程施加异常的应力时,椎间盘可能发生纤维环撕裂。

(二)老龄运动员的椎间盘退变

随着椎间盘的老化,它经历了一系列的组分变化。随着年龄的增加,髓核失水,含水量从婴儿时期的90%下降到70岁时的70%[32];蛋白聚糖的丧失和2型胶原纤维密度的增加,导致椎间盘抗张强度降低和相应地不能均匀分布负荷。12岁以后,椎间盘变得无血管化,营养通过终板的扩散发生。而随着年龄增长,软骨终板逐渐钙化,营养扩散到髓核中心变得越来越困难[33]。另外,老年人的椎间盘内氧气含量较低,这导致椎间盘内乳酸形成增加和pH值相应降低[34]。

椎间盘组分的改变,例如水合作用减少、蛋白多糖减少和2型胶原蛋白增加,都是椎间盘正常老化的特征[35-37]。正常老化不同于退化过程(见表19-1),其可以被描述为从椎间盘退变性疾病到小关节关节炎和椎管狭窄的一个范围。这种退化过程是老年人腰痛和腿痛最常见的原因,这种退变在运动员中经常加速[38]。

椎间盘是包括脊柱运动节段的三关节复合体的一部分。椎间盘退变性疾病主要以造成纤维环撕裂的形式对椎间盘造成损伤,导致运动节段的力学改变。这导致对小关节面的应力分布增加,使小关节容易发生骨关节炎[34]。Butler等[39]利用MRI检查了41个存在小关节退变的椎体节段,发现40个节段存在椎间盘退变,表明在老年运动员中,椎间盘退变性疾病先于小关节骨关节炎发生。

表19-1　正常老化和椎间盘退变

改变类型	正常老化	椎间盘退变
生化(Oegema[34])	蛋白聚糖降低； 水合作用丧失； 2型胶原蛋白减少	蛋白聚糖降低； 过渡区丧失(在髓核和纤维环间)
组织学(Boos等[63], Coventry等[64])	主要是肥大的软骨细胞增生； 细胞外基质黏液变性； 颗粒样变； 边缘新生血管化	纤维环：沿着撕裂和裂缝侵入血管，结缔组织网被玻璃胶原纤维替代； 髓核：脊索细胞聚集体的残基被增殖的软骨细胞替代；纤维组织替代髓核
大体病理(Hadjipavlou等[65])	纤维环和髓核界限不清； 髓核变硬、干燥、颗粒化； 纤维环的胶原片厚度增加，日益纤维化	椎间盘高度降低； 纤维环径向撕裂(裂隙)； 骨赘形成； 椎间隙塌陷
放射学(Shao等[66], Sether等[67], Modic等[48])	X线：椎间盘高度增加，椎体凹陷减小，骨赘增加； MRI：椎间盘中央区域信号减低	X线：椎间隙变窄，邻近椎体硬化，椎间盘钙化，气体积聚(真空椎间盘)； MRI：Modic 1,2,3型改变

随着运动员年龄的增长，椎间盘退变性疾病也可能进展为椎管狭窄。如前所述，椎间盘退变性疾病可导致椎间盘失水和蛋白聚糖的严重丧失。这些变化在髓核中特别严重，会导致髓核缓冲压力的能力下降。即使没有髓核突出，椎间盘退变性疾病和关节小关节炎也可以单纯地通过韧带肥厚、小关节囊和下关节突导致狭窄。这种退行性改变进展的结果是压迫中央的硬膜和侧方的神经根[40]。

三、诊　断

（一）临床表现

腰椎间盘退变临床症状的进展伴随着三个阶段，即椎间盘退变性疾病、小关节关节炎和椎管狭窄。椎间盘退变性疾病的特征是疼痛由纤维环撕裂和髓核失水引起。运动员的典型表现为背部痉挛和疼痛，这种症状往往会随着运动的进行而恶化，因为运动会给椎间盘施加过高的压力[41]。这种初始疼痛通常归因于支配椎间盘外层的窦椎神经。患者也可能诉及由直腿抬高引起的腿痛和痉挛引起的椎旁压痛；晨起时,疼痛可能更为常见,因为长时间仰卧位睡眠会发生椎间盘的肿胀[42]。

椎间盘退变的第二阶段以小关节损伤为特征,典型的表现为骨关节炎。与在椎间盘退变性疾病中观察到的屈曲引起的疼痛相反,小关节损伤的疼痛是由在延伸和旋转操纵中发生的小关节损伤引起的[41]。运动员也可能主诉在小关节旁边的棘上区的压痛,稍微偏向中线。这个退化阶段经常会出现腿部疼痛。运动员常主诉一种局限于腰骶部位、臀部和大腿上部的深在的、暗沉的疼痛。有症状患者可能报告由于过度伸展等异常刺激而导致腿部疼痛的发生率增加。

椎管狭窄是椎间盘退变的最后阶段。虽然经常与轴向背痛共存,但是运动员通常主诉局限于沿皮节分布的神经根症状,其中 L_5 和 S_1 神经根最常受累[38]。椎管狭窄可能由椎间盘退变引起,也可能先天性发生(见图 19-4)。先天性腰椎管狭窄症是椎间盘损伤的重要预后因素。存在先天性狭窄的运动员不太可能通过非手术治疗方案达到症状缓解。这些人可能更需要手术干预,且更可能出现术后并发症,如硬膜外血肿[41]。典型的椎管狭窄症状随屈曲动作(会造成椎管和神经根管的狭窄)而加重。除根性疼痛之外,神经源性跛行也可以继发于椎管狭窄。神经源性跛行是对优秀运动员进行手术的最强指征。除非出现严重的间歇性跛行症状,否则应尽一切努力避免对运动员人群行手术干预。

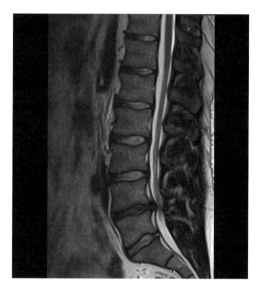

图 19-4 T_2 加权 MRI 显示下先天性腰椎管狭窄和 $L_4/_5$ 椎间盘轻度退变。

(二)体格检查

虽然腰椎间盘退变并没有一个特异的体征来确定诊断,但详细的体格检查是有意义的[43]。在检查时,运动员可能呈现减痛步态:如果有椎间盘突出,运动员可能从有症状的一侧向对侧倾斜,以打开椎间孔,减轻神经根的压力。接近症状水平的触诊可能引起患者疼痛,并且在髂骨、髂腰韧带或骶髂关节上也可能存在感觉过敏。如果退行性病变进展,运动员可能报告因脊柱伸展而加重的小关节触痛。

必须进行详尽的神经系统检查。对所有下肢肌力必须分级,并记录每个皮节的疼痛模式或感觉减退。应评估膝腱反射和跟腱反射,并与对侧进行比较。如果出现任何跛行迹象,特别在老年运动员中,那么应区分神经源性或血管源性。神经源性跛行的特征性疼痛和感觉异常往往从近端开始,向远端移动,随脊柱的屈曲而改善,但可能需要30分钟或更长时间[38]。相反,血管源性跛行的特征是疼痛从远端扩展到近端,并可通过休息迅速缓解。Dyck 和 Doyle[44]的自行车测试能够区分两种可能的跛行病因,但椎管狭窄患者在症状出现之前往往需要骑得更久。

(三)影像学表现

在怀疑运动员存在椎间盘退变时,放射学研究评估可以发挥关键的作用。

X线平片可以显示牵张性骨赘、椎间高度的降低和受累椎间盘邻近椎体的骨硬化[45-46]。由于受累椎间盘和邻近椎体间主要累积氮气,所以X线平片上也可能出现"真空现象"[47]。

MRI既可以帮助诊断椎间盘退变,也可以帮助对椎间盘退变进行分期。通过T_2加权的图像,可以直接观察到纤维环的撕裂和任何相关的组织肥大。由于伴随椎间盘退化而失去水合作用,所以MRI图像通常具有"黑椎间盘"的表现[46]。骨髓和终板的改变在T_2加权模型上也可能是明显的,Modic[48]等对其进行了分类(见表19-2)[48]。炎症和水肿时水含量增加,T_1加权MRI上的低信号和T_2加权MRI上的高信号表明1型Modic改变。2型改变指的是脂肪侵入椎体,以T_1和T_2加权MRI高信号显示。3型改变表示骨硬化,在T_1和T_2加权MRI上表现为低信号。随着椎间盘退变进入晚期,矢状和轴位图像变得特别有用。这些观点可以揭示椎管狭窄的特征性表现,包括椎间孔开放减少、椎管面积的缩小,以及黄韧带和小关节囊的肥大[40]。

椎间盘造影是X线平片和MRI的补充检查手段,用于检查节段的椎间盘退变的进展,但这个方法充满争议,因为它是一项有创操作,且假阳性率较高[49]。

表19-2 Modic改变

类 型	关键特点	T_1信号强度	T_2信号强度
1	纤维组织的炎症和水肿	低	高
2	终板内和终板下的脂肪沉积	高	高或等信号
3	骨硬化	低	低

▍ 四、治 疗

（一）非手术治疗

非手术治疗是椎间盘退变的主要治疗方法，可以使大多数运动员达到症状缓解的目的。急性发作时，运动员可能需要放弃练习和比赛。应根据需要口服非甾体类抗炎药（NSAIDs），短期内可能需要更强的镇痛药，特别是运动员因疼痛而睡眠中断的情况。早期的物理治疗应该在可以耐受的情况下，以保持核心肌群的加强和灵活性为开端。腰骶紧身胸衣和矫形器没有显示对椎间盘源性疼痛的益处[50-51]。尽管这些装置在限制运动的极限方面是成功的，但它们也可能导致肌肉消瘦，这对竞技运动员来说可能是显而易见的障碍。

腰围和腰骶支具对椎间盘源性疼痛没有益处[52]。这些装置尽管在限制运动范围方面是有益的，但它们也可能导致肌肉失用，这对竞技运动员来说显然是不利的。

DePalma 和 Bhargava[52]概述了椎间盘源性腰痛运动员的治疗方案。一线治疗包括物理治疗，即动态稳定和核心肌群的调理。这些方法减小了患者病变椎间盘前部的剪切和扭转应力。二线治疗包括经椎间孔硬膜外注射类固醇，应在症状发作后不久施用，以最大限度达到积极的治疗效果。三线治疗包括手术干预。

（二）手术治疗

保守治疗失败的腰椎间盘退变的运动员若出现椎管狭窄，则应该接受手术治疗。手术治疗的适应证包括：影像学检查阳性伴机械性腰痛；尽管接受非手术治疗，但4～6个月内持续出现症状；脊柱中线局部压痛与影像学上椎间盘退变的节段相对应[15]。

在对运动员进行手术干预时，必须考虑几个术前变量，必须考虑运动员的年龄和水平。对专业运动员的治疗可能不同于中年的业余运动员，但业余运动员的短期和长期手术治疗效果也必须得到评估，进而接受与专业运动员不同的治疗。专业运动员的职业和经济前景都取决于最终是否能重返赛场。最后，运动员生活质量提高的需求与普通人群不同。尽管"良好"的手术结果往往足以改善普通人群的生活质量，但对于一名需要重返运动（RTP）的竞技运动员可能并不够[53]。

　　如果需要手术,手术减压可能更可取。这可以通过标准的开放手术在受累的节段上进行椎间盘切除术或椎板切除术来实现。在过去的10年中,微创方法实现了相同的减压效果,且复发率更低,手术效果更好。微创和开放手术之间的对比研究显示,微创手术通常麻醉类药物使用较少,住院时间较短。然而,长期的临床结果已证明,手术效果是相同的。目前,关于运动员的最佳手术方法尚缺乏文献。无论采用何种技术,注意避免过度的结构性切除对预防医源性不稳定至关重要,特别是对高水平运动员。针对运动员的手术减压效果通常是很好的,在适当减压的同时,脊柱稳定性没有受到损害,他们的制动时间也较短,RTP较早。但与普通人群相比,运动员术后返回竞技体育可能增加发生腰背痛的风险或加速退行性改变[54]。对于因腰椎退变性疾病、椎间盘疾患和椎管狭窄接受了减压手术的患者,术后随访至关重要。如果有减压手术史的运动员如果出现急性发作性腰背痛,则应评估其是否出现椎间盘突出以及是否存在峡部不连。

　　如果发现某些情况(最常见的是脊椎滑脱),则可考虑在运动员的治疗中采用减压和脊柱融合术[55]。融合术后康复的过程较长,往往不被运动员所耐受[46]。有几项研究报道了融合术后运动员的术后结果。Schroeder等[56]报道了87名有融合术史的冰球运动员的成绩。在这项研究中,31名运动员接受非手术治疗,48名接受椎间盘切除术,8名接受单节段融合术。在能够RTP时,腰椎融合术组没有显示出每个赛季参赛场次或者参赛成绩的下降。重要的是,研究中所有运动员都有腰椎间盘突出症。因此,这些结果是否可外推至椎间盘退变性疾病是不确定的。

　　Wright等[57]报道了从450名脊椎外科医生处调查得到资料,分别有80%和62%的高中和大学生运动员在脊柱融合术后重新上场。但是,只有18%的专业运动员在腰椎融合术后成功地恢复了术前的比赛水平。

　　在美国,对普通人群和运动员采取人工椎间盘置换术仍然存在争议。腰椎间盘置换术的适应证是孤立性椎间盘源性疼痛,然而该病变非常难以诊断。Siepe等[58]报道了对39名人工椎间盘置换术后运动员进行随访的结果。与术前相比,患者视觉模拟评分和Oswestry功能障碍腰痛评分均得到显著改善;94.9%的运动员重新参加比赛,84.6%的运动员受伤状态得到显著改善。然而,外科医生普遍认为在运动员广泛接受腰椎间盘置换术之前,需要进行更多高质量的研究。

五、重返运动

（一）康　复

Cooke 和 Lutz[59]详细介绍了广泛应用于腰痛运动员的五阶段康复计划。第一阶段康复需要短暂的休息，通常为 48～72 小时，在此期间应开始给予非甾体抗炎药和进行早期保护下的活动。第二阶段康复涉及动态脊柱稳定练习，强调腹部和腰部肌肉伸展，还可以进行等长练习。一旦能可靠地达到脊柱的中立位置并保持，运动员就可以进行第三阶段的康复。该阶段的康复应从扩展运动开始逐步进行练习。第四阶段需要强化训练和个体化运动训练。第五阶段包括保持性练习，以防 RTP 后疼痛复发。

（二）术后恢复比赛

关于重返赛场的指南，医生之间的争论很激烈。尽管缺乏标准，但大多数专家认为受伤运动员在达到一系列条件之前不应该重返竞技体育运动[60]。首先，运动员必须有充足的时间恢复，并保证不会发生复发性伤害。其次，运动员必须在达到受伤前运动范围和强度的活动时无痛感。再者，运动员应证明能够展现体育特有的动作，并能在接近伤前水平的运动强度下竞技[61-62]。

根据退化的严重程度和使用的治疗方式，医生还必须考虑其他变量。如果患者接受了脊柱融合术，那么需要通过临床表现或影像学手段证实骨质愈合状态。而运动员在体育活动之前必须有足够的残余屈伸活动度[40]。在与患病的运动员讨论 RTP 时，医生必须告知运动员，参加竞技运动可能加速退化过程[54]。

（三）预　防

虽然椎间盘退变进展难以阻止，但症状的复发可以延迟或预防。在 RTP 时，运动员应该对训练方案和个人技术进行综合评估。椎间盘退变运动员应该保持正常的核心强化和柔韧性锻炼计划，应勤加锻炼，拉伸肩胛肌、股四头肌、腘绳肌、小腿肌群及髋部的屈肌和伸肌。重要的是，运动员必须认识并感知自己的身体情况变化。医生必须教导患者认识伤害的警示标志,并适当降低其训练水平[38]。对于腰椎间盘退变并且随后进行治疗的运动员患者,采取这些措施是为了确保达到尽可能好的治疗结果,并增加患者恢复到受伤前运动状态的可能性。

▌ 六、总　结

　　腰椎间盘退变和椎管狭窄会对运动员的职业产生深远的影响。这种疾病在整个体育界盛行,影响青少年和老年运动员。通过充分地了解病史,进行有效的体格检查和影像学检查,外科医生可以识别此类疾病,选择适当的治疗方法。另外,医生可以进行适当的宣教,以延缓疾病进展。如果保守治疗不成功,那么为了充分缓解症状并恢复基础活动,需行脊髓减压和融合手术。结合对疾病的了解,外科医生可以更好地治疗这些患者,并通过有效的保守治疗或手术治疗,帮助他们安全地重返赛场。

▌ 参考文献

［1］ Barile A, Limbucci N, Splendiani A, et al. Spinal injury in sport. Eur J Radiol, 2007, 62(1): 68-78.

［2］ Baranto A, Hellstrom M, Nyman R, et al. Back pain and degenerative abnormalities in the spine of young elite divers: a 5-year follow-up magnetic resonance imaging study. Knee Surg Sports Traumatol Arthrosc, 2006, 14: 907-914.

［3］ Bennett DL, Nassar L, Delano MC. Lumbar spine MRI in the elite-level female gymnast with low back pain. Skeletal Radiol, 2006, 35: 503-509.

［4］ Hangai M, Kaneoka K, Hinotsu S, et al. Lumbar intervertebral disk degeneration in athletes. Am J Sports Med, 2009, 37(1): 149-155.

［5］ Hellstrom M, Jacobsson B, Sward L, et al. Radiologic abnormalities of the thoraco-lumbar spine in athletes. Acta Radiologica, 1990, 31(2): 127-132.

［6］ Sward L, Hellstrom M, Jacobsson BO, et al. Back pain and radiologic changes in the thoraco-lumbar spine of athletes. Spine (Phila Pa 1976), 1990, 15: 124-129.

［7］ Ong A, Anderson J, Roche J. A pilot study of the prevalence of lumbar disc degeneration in elite athletes with lower back pain at the Sydney 2000 Olympic Games. Br J Sports Med, 2003, 37: 263-266.

［8］ Baker RJ, Patel D. Lower back pain in the athlete: common conditions and treatment. Prim Care

Clin Office Pract, 2005, 32: 201-229.

［9］ Sassmannshausen G, Smith BG. Back pain in the young athlete. Clin Sports Med, 2002, 21: 121-132.

［10］ Trainor TJ, Trainor MA. Etiology of low back pain in athletes. Curr Sports Med Rep, 2004, (3): 41-46.

［11］ Lundin O, Hellstrom M, Nilsson I, et al. Back pain and radiological changes in the thoraco-lumbar
spine of athletes. A long-term follow-up. Scand J Med Sci Sports, 2001, 11(2): 103-109.

［12］ Capel A, Medina FS, Medina D, et al. Magnetic resonance study of lumbar disks in female danc-
ers. Am J Sports Med, 2009, 37(6): 1208-1213.

［13］ Micheli LJ, Wood R. Back pain in young athletes. Significant differences from adults in causes
and patterns. Arch Pediatr Adolesc Med, 1995, 149: 15-18.

［14］ Orchard JW, Farhart P, Leopold C. Lumbar spine region pathology and hamstring and calf injuries
in athletes: is there a connection? Br J Sports Med, 2004, 38(4): 502-504.

［15］ Bono CM. Low-back pain in athletes. J Bone Joint Surg Am, 2004, 86: 382-396.

［16］ Trainor TJ, Wiesel SW. Epidemiology of back pain in the athlete. Clin Sports Med, 2002, 21: 93-103.

［17］ Sward L, Hellstrom M, Jacobsson B, et al. Disc degeneration and associated abnormalities of the
spine in elite gymnasts: a magnetic resonance imaging study. Spine (Phila Pa 1976), 1991, 16
(4): 437-443.

［18］ Goldstein JD, Berger PE, Windler GE, et al. Spine injuries in gymnasts and swimmers. An epide-
miologic investigation. Am J Sports Med, 1991, 19(5): 63-468.

［19］ Miller JA, Schmatz C, Schultz AB. Lumbar disc degeneration: correlation with age, sex, and spine
level in 600 autopsy specimens. Spine (Phila Pa 1976), 1988, 13(2): 173-178.

［20］ Videman T1, Sarna S, Battie MC, et al. The long-term effects of physical loading and exercise life-
styles on back-related symptoms, disability, and spinal pathology among men. Spine (Phila Pa
1976), 1995, 20(6): 699-709.

［21］ Semon RL, Spengler D. Significance of lumbar spondylolysis in college football players. Spine
(Phila Pa 1976), 1981, 6(2): 172-174.

［22］ Gatt CJ Jr, Hosea TM, Palumbo RC, et al. Impact loading of the lumbar spine during football
blocking. Am J Sports Med, 1997, 25(3): 317-321.

［23］ Gerbino PG, d'Hemecourt PA. Does football cause an increase in degenerative disease of the lum-
bar spine? Curr Sports Med Rep, 2002, 1(1): 47-51.

［24］ Horne JW, Cockshott P, Shannon HS. Spinal column damage from water ski jumping. Skeletal Ra-
diol, 1987, 16(8): 612-616.

［25］ Watkins RG, Dillin WH. Lumbar spine injury in the athlete. Clin Sports Med, 1990, 9(2): 419-
448.

［26］ Alyas Faisal, Michael Turner, David Connell. MRI findings in the lumbar spines of asymptomatic,
adolescent, elite tennis players. Br J Sports Med, 2007, 41(11): 836-841.

［27］ Schmitt H, Dubljanin E, Schneider S, et al. Radiographic changes in the lumbar spine in former
elite athletes. Spine (Phila Pa 1976), 2004, 29(22): 2554-2559.

［28］ Kang JD, Stefanovic-Racic M, McIntyre LA, et al. Toward a biochemical understanding of human
intervertebral disc degeneration and herniation: contributions of nitric oxide, interleukins, prosta-
glandin E2, and matrix metalloproteinases. Spine (Phila Pa 1976), 1997, 22(10): 1065-1073.

［29］ Hosea TM, Gatt CJ, McCarthy KE, et al. Analytical computation of rapid dynamic loading of the lumbar spine. Trans Orthop Res Soc, 1989, 14: 358.

[30] Hosea TM, Hannafin JA. Rowing injuries. Sports Health, 2012, 4(3): 236-245.

[31] Cholewicki J, McGill SM, Norman RW. Lumbar spine loads during the lifting of extremely heavy weights. Med Sci Sports Exerc, 1991, 23(10): 1179-1186.

[32] Lees A, McCullagh PJ. A preliminary investigation into the shock absorbency of running shoes and shoe inserts. J Hum Move Stud, 1984, 10(2): 95-106.

[33] Hassler O. The human intervertebral disc. A microangiographical study on its vascular supply at various ages. Acta Orthop Scand, 1969, 40(6): 765.

[34] Oegema TR Jr. Biochemistry of the intervertebral disc. Clin Sports Med, 1993, 12(3): 419-439.

[35] Adams P, Eyre DR, Muir H. Biochemical aspects of development and ageing of human lumbar intervertebral discs. Rheumatol Rehabil, 1977, 16(1): 22-29.

[36] Eyre DR. Biochemistry of the intervertebral disc. Int Rev Connect Tissue Res, 1979, 8: 227-291.

[37] Gower WE, Pedrini V. Age-related variations in proteinpolysaccharides from human nucleus pulposus, annulus fibrosus, and costal cartilage. J Bone Joint Surg Am, 1969, 51(6): 1154-1162.

[38] Hackley DR, Wiesel SW. The lumbar spine in the aging athlete. Clin Sports Med, 1993, 12(3): 465-468.

[39] Butler D, Trafimow JH, Andersson GB, et al. Discs degenerate before facets. Spine (Phila Pa 1976), 1990, 15(2): 111-113.

[40] Graw BP, Wiesel SW. Low back pain in the aging athlete. Sports Med Arthrosc Review, 2008, 16(1): 39-46.

[41] Watkins RG. Lumbar disc injury in the athlete. Clin Sports Med, 2002, 21(1): 147-165.

[42] Nachemson A. Towards a better understanding of lowback pain: a review of the mechanics of the lumbar disc. Rheumatol Rehabil, 1975, 14(3): 129-143.

[43] Schwarzer AC, Aprill CN, Derby R, et al. The prevalence and clinical features of internal disc disruption in patients with chronic low back pain. Spine (Phila Pa 1976), 1995, 20(17): 1878-1883.

[44] Dyck P, Doyle JB Jr. "Bicycle test" of van Gelderen in diagnosis of intermittent cauda equina compression syndrome: case report. J Neurosurg, 1977, 46(5): 667-670.

[45] Sward L. The thoracolumbar spine in young elite athletes. Current concepts on the effects of physical training. Sports Med, 1992, 13(5): 357-364.

[46] Lawrence JP, Greene HS, Grauer JN. Back pain in athletes. J Am Acad Orthop Surg, 2006, 14(13): 726-735.

[47] Resnick D, Niwayama G, Guerra J Jr, et al. Spinal vacuum phenomena: anatomical study and review. Radiology, 1981, 139(2): 341-348.

[48] Modic MT, Steinberg PM, Ross JS, et al. Degenerative disk disease: assessment of changes in vertebral body marrow with MR imaging. Radiology, 1988, 166(1 Pt 1): 193-199.

[49] Carragee EJ, Tanner CM, Khurana S, et al. The rates of false-positive lumbar discography in select patients without low back symptoms. Spine (Phila Pa 1976), 2000, 25(11): 1373-1380, discussion 1381.

[50] Deyo RA. Conservative therapy for low back pain: distinguishing useful from useless therapy. JAMA, 1983, 250(8): 1057-1062.

[51] Million R, Nilsen KH, Jayson MI, et al. Evaluation of low back pain and assessment of lumbar

corsets with and without back supports. Ann Rheum Dis, 1981, 40(5): 449-454.

[52] DePalma MJ, Bhargava A. Nonspondylolytic etiologies of lumbar pain in the young athlete. Curr Sports Med Rep, 2006, 5(1): 44-49.

[53] Day AL, Friedman WA, Indelicato PA. Observations on the treatment of lumbar disk disease in college football players. Am J Sports Med, 1987, 15(1): 72-75.

[54] Micheli LJ. Sports following spinal surgery in the young athlete. Clin Orthop Relat Res, 1985, (198): 152-157.

[55] Herkowitz HN, Kurz LT. Degenerative lumbar spondylolisthesis with spinal stenosis. A prospective study comparing decompression with decompression and intertransverse process arthrodesis. J Bone Joint Surg, 1991, 73(6): 802-808.

[56] Schroeder GD, McCarthy KJ, Micev AJ, et al. Performance-based outcomes after nonoperative treatment, discectomy, and/or fusion for a lumbar disc herniation in National Hockey League athletes. Am J Sports Med, 2013, 41(11): 2604-2608.

[57] Wright A, Ferree B, Tromanhauser S. Spinal fusion in the athlete. Clin Sports Med, 1993, 12(3): 599-602.

[58] Siepe CJ1 Wiechert K, Khattab MF, et al. Total lumbar disc replacement in athletes: clinical results, return to sport and athletic performance. Eur Spine J, 2007, 16(7): 1001-1013.

[59] Cooke PM, Lutz GE. Internal disc disruption and axial back pain in the athlete. Phys Med Rehabil Clin North Am, 2000, 11(4): 837-865.

[60] Burgmeier RJ, Hsu WK. Spine surgery in athletes with low back pain-considerations for management and treatment. Asian J Sports Med, 2014, 5(4): e24284.

[61] Eddy D, Congeni J, Loud K. A review of spine injuries and return to play. Clin J Sport Med, 2005, 15(6): 453-458.

[62] Krabak B, Kennedy DJ. Functional rehabilitation of lumbar spine injuries in the athlete. Sports Med Arthrosc, 2008, 16(1): 47-54.

[63] Boos N, Weissbach S, Rohrbach H, et al. Classification of age-related changes in lumbar intervertebral discs: 2002 Volvo Award in basic science. Spine (Phila Pa 1976), 2002, 27(23): 2631-2644.

[64] Coventry MB, Ghormley RK, Kernohan JW. The intervertebral disc: its microscopic anatomy and pathology. J Bone Joint Surg, 1945, 27(3): 460-474.

[65] Hadjipavlou AG, Tzermiadianos MN, Bogduk N, et al. The pathophysiology of disc degeneration. Bone Joint J, 2008, 90(10): 1261-1270.

[66] Shao Z, Rompe G, Schiltenwolf M. Radiographic changes in the lumbar intervertebral discs and lumbar vertebrae with age. Spine (Phila Pa 1976), 2002, 27(3): 263-268.

[67] Sether LA, Yu S, Haughton VM, et al. Intervertebral disk: normal age-related changes in MR signal intensity. Radiology, 1990, 177(2): 385-388.

第20章

梨状肌综合征、骶骨应力性骨折和髋臼盂唇疾病

Diana Patterson, MD
Brian Neri, MD
Alexis Chiang Colvin, MD

曹杨　译

一、引言

下腰部疼痛,无论是慢性还是急性,都是从外科专家到初级护理人员最常面临的问题之一。当成年人或青少年运动员出现腰背部疼痛时,在脊柱或周围肌肉组织中可能不能发现病变。髋关节发生病理变化,经常表现为脊柱的疼痛,这是医生易混淆症状的根源,从而延误治疗时机,阻碍运动员活动或运动的恢复。骨盆带和髋部的一些病变可以有腰背部疼痛的症状,与腰椎病变非常相似。在年轻运动员中,最常见的几种病症有应力性骨折、梨状肌综合征和股骨-髋臼撞击综合征(Femoroacetabular impingement, FAI)。

■ 二、梨状肌综合征

（一）病例介绍

患者,女性,35岁,右腰背部和臀部疼痛,并且间歇性放射至右腿的后侧。该症状始于几个月前,最初是在做瑜伽运动某些旋转姿势时出现,停止瑜伽运动后,症状有所改善,但后来在长距离行走后开始出现疼痛和神经根刺激症状。患者最近换了一份工作,需要久坐,但由于背部和腿部疼痛,所以长时间坐着越来越困难。患者左侧肢体无疼痛症状,无发烧、发冷和体重减轻。患者没有进行任何治疗。在体格检查时,患者有坐骨大切迹触痛,直腿抬高试验轻度阳性,髋关节外旋外展时疼痛明显,没有感觉和运动功能的缺失。影像学检查正常。

（二）病　因

几十年来,梨状肌综合征已经成为一个临床难题。1928年,Yeoman[1]最早提出了梨状肌纤维化可导致坐骨神经痛。1947年,Robinson[2]正式定义了"梨状肌综合征",并设定了六条诊断特点:骶髂或臀部外伤史;坐骨切迹和梨状肌疼痛,蔓延至腿部,影响行走;在弯腰或抬重物时,疼痛加剧;梨状肌出现明显的软组织团块;Lasègue征阳性;臀部肌肉萎缩。

梨状肌起始于S_2—S_4的前侧,出坐骨切迹,止于股骨大转子上缘中后部(见图20-1)。在髋关节伸直位时,它起外旋作用;在髋关节屈曲时,它起外展作用。坐骨神经(L_4—S_1)出坐骨切迹,位于梨状肌的前或下是最常见的。解剖学上的研究证明了这种正常的解剖学变化,例如,高位分支位于梨状肌上方或下方,或者一根神经穿过分裂成两瓣的梨状肌[3]。对尸体的研究表明,94%的梨状肌和坐骨神经解剖位置正常,最常见的变化是腓总神经高位分支和胫神经分支位于分瓣的梨状肌下方[4](见图20-2)。其他出坐骨切迹的结构也可能受梨状肌病变的影响,包括臀上动脉(梨状肌上方),臀下动脉和神经,阴部神经和阴部内血管,以及股后皮神经。

这些症状被认为是由梨状肌压迫坐骨神经造成的。一些医生认为任何没有明显的椎间盘源性病因的坐骨神经痛均是由梨状肌综合征所导致的。任何病变或肿块压迫近端坐骨神经,如子宫内膜异位症、血肿、骨化性肌炎、肿瘤或血管异常,都可导致

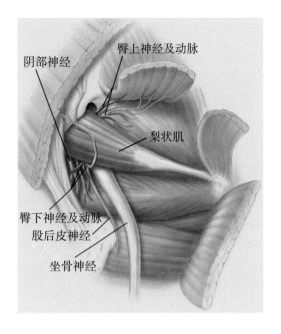

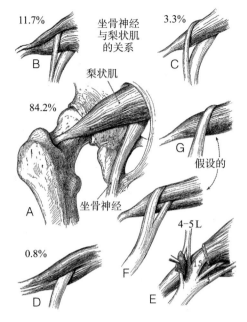

图 20-1　在正常情况下,坐骨神经出梨状肌下的坐骨切迹。臀上神经和动脉出口于梨状肌上方。臀下神经、动脉和阴部神经与坐骨神经伴行,出口于梨状肌下方。未标识的是阴部内动脉到闭孔内肌的神经,股后皮神经到股方肌的神经,所有均出口于梨状肌下方(转载自 Byrd JWT. Piriformis syndrome. Op Tech Sports Med, 2005, 13: 71-79.)

图 20-2　图A～G,六种不同的坐骨神经或其分支的排列,及与梨状肌的关系。按频率顺序排列;这个百分比是基于对120例病例的研究得出的发病率。F和G是假设的;其他的是真实的病例。E为骨盆视图,其他为臀部视图。图A:梨状肌下面,神经未分支穿出坐骨大孔。图B:神经分支在肌肉近端穿过肌肉间及肌肉下方。图C:分支位于未分裂的梨状肌的上方和下方。图D:神经未分支穿过梨状肌近端两瓣之间。图E:为图D的一种变异。图F:假设在梨状肌近端上方和两瓣之间的神经分支。图G:假设未分支的神经位于未分瓣的梨状肌上方(转载自 Beaton Le, Anson bJ. The relation of the sciatic nerve and its subdivisions to the piriformis muscle. Anat Rec, 1937: 70: 1-5.)

梨状肌综合征的症状[5]。学术报告显示,0.33%～6%的下腰痛和神经根症状被过度诊断和忽略[6-7]。病因研究发现,女性的发病率比男性高,其比率在有些研究报告中甚至高达6:1[8]。

梨状肌综合征最常见的原因是外伤,要么是急性血肿,要么是创伤后瘢痕形成,还有梨状肌过度使用综合征或解剖学变异[2,9]。Benson和Schutzer[9]报道的一系列梨状肌综合征患者都是在明确的臀肌打击后才出现症状。在本系列病例中,所有患者都有坐骨神经肌电图异常,这些异常能通过手术得到解除。梨状肌过度使用论的专家认为,在行走的周期中,梨状肌始终处于紧张状态,导致其过度增生肥大或痉挛[10]。同样地,Fishman和Schaefer[11]提出,梨状肌综合征是坐骨神经的一种功能性障碍,只有在腿或臀部处于特定位置时才会发生。对于一些久坐的个体,梨状肌综合征产生的主因被认为是长时间坐在坚硬的表面上,因此被称为"钱包神经炎"[12]。梨状肌解剖结构的变异可能使神经更容易受到压迫;但据记录,解剖变异患者的梨状肌综合征发生率并不高于解剖正常者[13]。

(三) 诊断和决策

梨状肌综合征可能是急性的,特别是外伤或内伤,如过度使用或压迫型。患者描述有臀部或髋关节后侧的疼痛(或两者皆有),不同的神经根症状,及难以忍受的久坐导致的疼痛。在一项研究中,95%的患者出现臀部疼痛(比下腰痛更常见),97%的患者在坐位时疼痛会加重[14]。远端神经根症状与坐骨神经的分布通常一致,但运动和反射的缺失并不常见。此外,一些患者会有排便时的疼痛,而女性患者则主诉性交困难。

没有单一的物理检查可以帮助确诊梨状肌综合征。触诊肌腹可引起局部压痛或神经根症状复发,可能出现香肠状的包块。这个部位的疼痛与大转子或骶髂关节上的臀大肌的止点病变不同[15]。梨状肌的触诊应该直接在髋关节后面靠近坐骨切迹处进行。这与大转子疼痛综合征(Greater trochanteric pain syndrome, GTPS)的疼痛位置不同,该疼痛点位于大腿侧方髋关节外侧的大转子表面(见图20-3)。

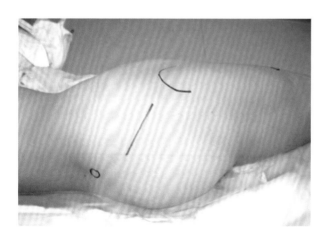

图20-3 标记梨状肌的切口位置及其与大转子和髂后上棘的关系(转载自 Byrd JWT. Piriformis syndrome. Op Tech Sports Med, 2005, 13: 71-79.)

许多研究主张通过直肠或盆腔检查从内部对坐骨切口进行触诊[8]。梨状肌综合征的症状经常复发,如果在这些检查中没有出现疼痛,那么应该重新考虑诊断是否正确。

有些患者直腿抬高试验为阳性,但这更有可能是由腰椎神经根刺激引起的。在对梨状肌综合征的系统性回顾中,只有31%的人出现直腿抬高试验阳性[14]。在梨状肌综合征患者人群中,没有研究报道交叉直腿抬高试验情况[16]。63％的患者表现为 Freiberg 征阳性，即髋关节伸直内旋位对抗髋关节外旋时有疼痛[10]。30％～74％的患者出现步行试验阳性，即髋关节屈曲或坐位对抗髋关节外展（即外旋）时出现疼痛[7,14]。牵拉梨状肌，髋关节屈曲90°内旋被动内收可能引起疼痛症状。可以出现 Beatty 试验阳性，即患者患侧在上侧卧时，屈曲和抬高患侧会出现疼痛[10]。这些测试持续至少1分钟才出现症状，类似于腕管综合征的腕掌屈试验[5]。

梨状肌综合征没有独特的影像学表现，建议常规行平片检查以排除其他病变。可以通过 MRI 来排除肿块病变的影响。应行腰椎的全面检查，特别是在有运动缺失的情况下，以排除来源于腰椎的问题。神经诊断研究表明，延长的 H 反射的潜伏期可能是梨状肌综合征的一种表现[13]。这些都是在髋关节屈曲、外展和内旋的情况下进行的[14]。如果发现了传导异常，那么臀上神经应该正常，因为该神经从梨状肌上方的切迹发出[9]。

（四）治 疗

保守治疗是疑诊梨状肌综合征的首选方案。主要的保守治疗包括生活方式和活动的改变及抗炎药物的使用。针对梨状肌的背部和髋部的理疗是有效的。如果这些非手术治疗措施的效果有限或无效，那么下一步可局部注射麻醉剂、皮质类固醇或者两者结合。药物注射可以在超声、计算机断层扫描或肉眼直视下完成。也有多种通过解剖标志进行注射的技术[13,15]。但是尸体研究表明，解剖标识注射技术的准确率只有30％，而超声引导下注射的准确率可达95％[17]。研究表明，79％的患者在经皮质类固醇注射治疗后，疼痛减轻至少50％[12]。一些研究证实，这种诊断性注射治疗是有效的[15]。最近，有关于注射肉毒杆菌的报道，特别对于有持续性症状的病例[18-20]。在 Michel 等[19]的一项研究中，经6周康复治疗无效的患者，77％经过3次肉毒素 A 注射而获得了很好的疼痛缓解。一项小型试验比较了对难治性患者注射肉毒杆菌与注射皮质类固醇的效果，结果显示在12周时，注射肉毒杆菌者的疼痛有明显缓解，功能也有了明显改善[20]。

梨状肌的手术松解也可用于治疗顽固性症状。在手术前，诊断必须明确，排除其他原因。手术效果可能很好，但如果有其他的病变，症状可能不能完全缓解。手术通常从后侧入路，松解在大转子上的梨状肌止点，暴露肌肉；必要时松解神经，切除肌腱的近端残端。症状的改善可以是即时的，也可能在几周内逐渐显现。据已发表的文献，该治疗的结果总体上是好的，但这些都是样本量较小的文献报道[9,13,15]，没有统一标准或结果评分。大多数报告显示,手术能治疗梨状肌综合征的有效率为59%～69%[16,21]。未来的研究要对手术组和非手术组的结果评分进行标准化,以便更好地解释和比较诊断、病因和结果的数据。

三、骶骨应力性骨折

（一）病例介绍

患者,女性,40岁,主诉背部疼痛逐渐加重,在活动时尤其跑步时更为严重。患者是一名跑步爱好者,最近因决定参加马拉松比赛而增加了训练量,否认有任何神经根症状。患者尝试过按摩疗法,但由于背部比较敏感而无法忍受按摩,未行进一步诊疗。患者否认既往有创伤、烧伤、体重明显减轻等病史,骨盆和腰椎影像学检查未见异常。

（二）病　因

在被确定为过度使用的伤害中,应力性骨折占了很大的比例;而在所有受伤的人群中,该比例高达15%[22]。在运动人群中,骶骨应力性骨折的发生率越来越高。对高水平的竞技运动员和"周末运动员",应该保持高度的临床怀疑。最常见的是胫骨、腓骨和跖骨的应力性骨折,骨盆应力性骨折仅占1%～7%[23]。田径和长跑是发生应力性骨折的最常见运动,此外还有网球、体操和其他重复高强度活动的运动。军事受训人员,特别是女性新兵,占所有应力性骨折患者的22%[24]。

应力性骨折是由反复进行低强度运动而造成的骨质损伤,而非直接导致骨折[25]。1989年,Volpin第一个描述了骶骨应力性骨折[26]。目前,关于造成应力性损伤的根本原因仍在讨论中。超负荷理论认为,肌肉的反复收缩会导致肌肉在骨骼上止点的应力,削弱骨骼抵抗机械力的能力[27]。该理论在非负重活动应力性骨折中得到支持。再者,疲劳理论认为,在活动中,长时间的疲劳会降低骨骼对抗外力的能力,从而导致骨骼的负荷分布异常而应力集中[28]。在承受新的额外应力之前,骨骼微损伤的积累是无法修复的。在女运动员三联征中——饮食障碍、闭经和骨质疏松症,理论上由于雌激素减少及骨密度降低而增加了反复应力损伤的风险。

骶骨是骨盆的主体部分,在重力作用及肌肉收缩时承受人体轴向骨骼的重复应力[29]。双下肢不等长会导致跨越步态和髋部及腰椎的不对称活动。这些活动也可导致应力性骨折,但这并没有在生物力学研究中得到充分的证实[30]。肌肉的失衡会导致应力的异常转移,并增加发生应力性骨折的风险[31]。大量研究表明,应力性骨折与训练强度的改变或增加有关系[32-33]。在骨盆应力分析研究中,女性的平均体重指数为21,平均年龄为20岁,每周跑25~33英里[29]。有闭经史和应力性骨折史是骨骶应力性骨折发生的危险因素。

骶骨应力性骨折可在三个解剖区中单发或多发。Ⅰ区为骶骨外侧至骶孔,包括骶骨岬;Ⅱ区为骶孔区;Ⅲ区为中央骶管。Ⅰ区骨折可导致 L_5 神经根症状,因为其走行于骨盆边缘。Ⅱ区和Ⅲ区骨折导致神经根症状的概率分别为28%和57%。Ⅲ区骨折还可表现为马尾综合征[35]。

(三) 诊断和决策

通常情况下,患者会主诉非特异性的下腰部、臀部或髋关节疼痛。临床上应重点询问患者既往活动史,妇女月经史是否正常,以及饮食营养状况[33-34]。在少数情况下,检查患者可发现神经根放射痛症状。在检查时,许多患者会出现骶骨或骶髂关节中线处的触痛。FABER 实验时,髋关节弯曲腿部外展外旋,会使伤侧疼痛,但这一体征也可以作为骶髂关节病变的指标[36]。Hopping 试验测试会使单腿跳的同一侧产生疼痛[37],与 Flamingo 试验测试作用一样[36]。疼痛时间和特征因人而异,从局部特异性疼痛开始,到长期范围不明确的疼痛。鉴别诊断包括肌肉损伤,椎间盘退变性疾病,脊柱滑脱,骶髂关节损伤,感染,或由臀部、泌尿生殖系统或胃肠道引起的疼痛。

诊断较差,尤其对近期出现症状的患者[32]。影像学变化包括早期阶段微小的影像学变化或后期的骨膜反应[38]。经过几周休息后,反复影像学检查可以显示与骶髂关节平行的骨痂形成或骨膜的垂直带[39]。目前,MRI 作为影像学检查的金标准,可见各种损伤,包括软组织肿胀、皮质水肿、骨小梁水肿或者明显的骨折线[38]。MRI 是对这类骨折的最佳影像学检查方法。Fredericson 等[40]的胫骨应力性骨折 MRI 分级已被应用于骶骨骨折:1级损伤仅在 T_2 加权像上见轻度骨髓或骨膜水肿,T_1 上不可见;2级损伤为在抑脂 T_2 上可见中度骨髓或骨膜水肿,T_1 上不可见;3级损伤为严重的骨髓或骨膜水肿,在 T_2 和 T_1 上都可见;4级损伤为在3级损伤的基础上可见骨折线。核素骨扫描对骨转换敏感,在症状出现后72小时内就可以呈阳性。然而,核素摄取增加并不能明确诊断骨折,在肿瘤、感染、关节炎或代谢缺陷中也可见核素摄取增加。CT扫描比骨骼扫描更具有特异性,而且更敏感[41],但这没有得到所有医生的认可[22]。如果怀疑有代谢性骨病或"女性运动员三联征",那么需要进行额外的检查,包括促甲状腺激素、钙、磷酸盐、碱性磷酸酶、甲状旁腺激素、维生素D水平以及肝功能等实验室检查[22]。

（四）治　疗

保守治疗包括休息制动、非甾体抗炎药的使用以及循序渐进的康复锻炼。最初阶段需要限制负重,直到疼痛减轻;适当进行功能锻炼,避免患肢受力。休息数周后,可进行低强度或正常活动,例如骑自行车或游泳。此后,开始加强对核心力量及臀部的物理康复治疗。恢复时间通常总共为4～8周[42]。在治疗后,可以达到同水平运动员的效果,有时需要在训练康复阶段进行调整以防止复发,例如增加交叉训练的比例或改变训练技术。

（五）骨盆和髋臼应力性骨折

除上述诊断以外,还应考虑骨盆其他解剖部位的应力性骨折,如耻骨支和髋臼,特别在芭蕾舞者和体操运动员中。骶骨的异常负荷会导致骨质变弱,且由于反复的冲击,骨折通常不能完全愈合。此外,为了保持体型,参加这些运动的男性和女性运动员通常有营养不良的情况。

耻骨联合应力性骨折患者的慢性疼痛集中在耻骨联合或腹股沟区域,在跑步或踢腿时加重[43]。男性受试者可能主诉有腹痛、阴囊疼痛及会阴区疼痛。造成这种损伤的原因有腹直肌、内收肌和股薄肌薄弱或不平衡。在检查时,在耻骨联合上方用力,患者会感到耻骨联合或肌肉附着处有明显压痛。

耻骨支及髋臼的应力性骨折也存在长期隐痛,多位于腹股沟、会阴、臀部及大腿,所涉及的部位有直接的触痛;负重时明显跛行,可能减小同侧髋关节的运动范围(Rcmge of motion, ROM)。

与骶骨骨折一样,MRI可帮助确诊髋臼应力性骨折(见图20-4),治疗上通常采取保守治疗,治疗时间为7～12周[44]。

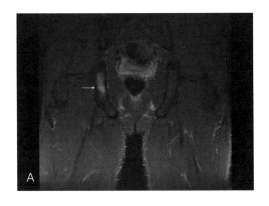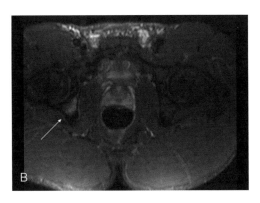

图20-4　图A:骨盆T$_2$加权冠状位,显示骨水肿,与后侧髋臼的应力性骨折一致(箭头)。图B:同一病灶的T$_2$加权轴位,箭头指示应力性骨折的骨水肿

四、股骨髋臼撞击和髋臼唇撕裂

(一)病例介绍

患者,男性,24岁,职业冰球运动员,下背部疼痛限制了他参加冰球比赛的能力。患者追述,从高中开始就有腰背部和腹股沟疼痛,需要一段时间才能恢复,这种情况被认为是重新出现肌肉拉伤。他回忆说,冰球教练和体能教练说他"臀部很紧"。此外,几个月前,在他被选中进入一场特别的比赛中后,疼痛加剧了。多年来,他一直在尝试理疗和核心疗法,但疼痛仍未消除。他现在参加所有的滑冰活动都会有疼痛感,甚至长时间坐着或站着都不舒服。

(二)病　因

髋臼唇的损伤可以是孤立的,也可能有潜在的病理变化。在髋关节发育不良和不稳定、体育活动、创伤或创伤性退变中,唇线是髋关节稳定和力分布的关键[45-47]。髋臼唇的破坏增加了软骨的压迫和接触应力,改变了关节力线,理论上加速了骨关节炎的发生[45,48]。公认的髋部和腹股沟疼痛的病因有:股骨髋臼撞击伤(Femoroacetabular impingement, FAI),在股骨头颈交界处与髋臼边缘骨质增生形成病理性连接(轮型撞击）；髋部和股骨之间的撞击（钳夹型撞击）；或两者都有（混合撞击）。轮型撞击在软骨唇交界处形成的剪力，导致病理性分层。钳夹型撞击多继发于髋臼过深、髋臼前凸或髋臼后倾，撞击髋臼唇会导致髋臼撕裂[49]（见图20-5）。

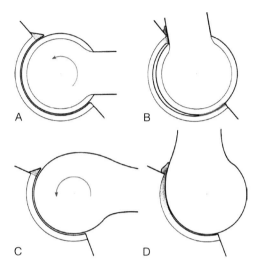

图20-5　股骨髋臼撞击伤（FAI）关节损伤模式图解。图A：钳夹型FAI持续前侧覆盖引起线性碰撞，导致（图B）髋臼唇破碎和对侧后方的软骨损伤。图C：在轮型FAI中，股骨头颈交界处靠近髋臼，导致（图D）剪切髋臼上唇及对周围软骨的损伤（转载自 Lavigne M, Parvizi J, Beck M, et al. Anterior femoroacetabular impingement. part I. Techniques of joint pre-serving surgery. Clin Orthop Relat Res, 2004, 418: 71.）

股骨髋臼撞击症通常归因于青少年和成年运动员的特发性解剖变异[50]。在某种程度上，导致股骨头上骨骺周围不规则骨生长的发育过程[51]。前瞻性研究显示，在青年运动员中，阿尔法角会随着年龄的增加而增加；股骨头颈交界处的影像测量出现过度生长，代表股骨头的球度丧失[52-53]。因为人们在低龄时更多地参与体育运动，所以对任何腰痛患者的鉴别诊断均应包括FAI。在职业运动员中，行骨盆前后位及蛙位侧位检查，有72％的男性和50％的女性足球运动员在影像学上被诊断为FAI[54]。

（三）诊断和决策

FAI的临床表现有：在患者运动时，重复深度屈曲，屈曲内收；伸直外展髋关节导致股骨头轮型撞击病变；髋臼的钳夹型撞击病变，使髋部及周围软组织过度受力。

FAI患者可能述及有导致疼痛的损伤，但这种损伤更有可能是数月到数年的漫长过程造成的。经典的疼痛部位位于腹股沟或大腿的前侧，但也可在髋部侧方或臀部[49-50]。大多数报告称，长期坐着或进行深度屈曲会加重患者的疼痛。患者可能偶尔主诉有机械症状,如咔嗒声和交锁感。FAI和髋臼唇病变患者的运动范围通常是受限的,特别是髋关节的内旋[56]。当前撞击试验(Ganz test)阳性时,屈曲内收内旋(Flexion-adduction-internal rotation, FLAIR)可引出腹股沟前侧疼痛。与骶髂关节异常或梨状肌综合征有轻微不同,FAI的FABER测试是将踝关节置入对侧膝关节上,通过测量膝关节外侧的距离和检查表的距离来评估运动的限制程度[57]。往膝关节内注射利多卡因可以鉴别病变在关节内还是关节外。一项研究发现,膝关节内注射麻醉剂是有效的,其用于诊断关节内病变的准确率达90%[58]。

影像学诊断通常包括标准的骨盆前后位片,交叉表位或邓恩侧位,以及剖面视图。骨盆前后位片用于测量关节间隙、中心边缘角和Sharp角(见图20-6)。如果显示髋臼过深、髋臼前突或髋臼向后的交叉征状,就能确诊为钳夹型撞击症。交叉横向大致评估为α角,这是头颈偏移的一种诊断[59]。经典的轴向MRI显示,它已经外推和可用于髋关节侧位成像;α角大于42°提示头颈畸形。

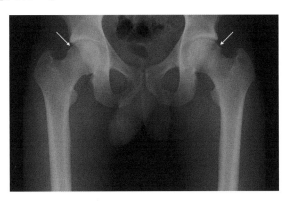

图20-6　髋关节前后位片显示,双侧轮状病变在股骨头颈交界处(箭头)

MRI是诊断髋臼唇撕裂和其他关节或软组织病变的一种选择。然而,荟萃分析显示,对于髋臼唇撕裂的诊断,MRI的敏感性和特异性分别为66%和79%。MR关节造影不仅有优越的诊断准确性,并且对于髋臼盂唇病变,其敏感性和特异性分别为87%和64%[60]。

(四)治 疗

最初可进行为期6周的保守治疗,包括非甾体抗炎药的使用、物理治疗和活动调整[61]。如果患者有FAI或髋臼唇撕裂,临床和影像学诊断明确,保守治疗无效,那么就应该行手术治疗[52]。通过开放性手术脱位或关节镜检查,可行骨成形术和髋臼内切术治疗FAI病灶。虽然这两种方法已被证实在FAI和盂唇损伤的治疗中是成功的,但关节镜疗法更受欢迎,因为其并发症发病率较低。其他的方法也可以采用,如延长髂腰肌/髂胫束、切除大转子的滑囊或修复臀上病变。术后,早期的ROM已经被证明减少了粘连的形成。康复过程从恢复ROM,到轻度强化,最终恢复功能性活动[52,62]。大多数运动员可在6周内参加体育专业活动;可在术后3~6个月后重返运动[62]。

五、大转子疼痛综合征

（一）病例介绍

患者，50岁，女性，右侧髋关节进行性疼痛3个月。患者不记得有过任何刺激行为，但疼痛一直在加重。由于疼痛，她无法右侧卧位睡觉，且在行走时疼痛会加重。影像学检查否定了关节炎。她尝试了物理疗法。她认为是侧方的疼痛导致的跛行。

（二）病　因

据报道，大转子疼痛综合征（Greater trochanteric pain syndrome, GTPS）指慢性的外侧髋关节痛和大转子区压痛。据报道，其发病率为1.8‰～5.6‰[63]。女性比男性更容易被确诊，男女比率达1：（3～4）[64-66]。侧方髋关节疼痛曾被普遍诊断为大转子滑囊炎。但最近的研究显示，其有更广泛的潜在原因，包括外展肌（臀中肌和小肌）的腱鞘病变或撕裂，髂胫束（Iliotibial band, ITB）增厚。事实上，像髋部骨性关节炎一样，髋外侧疼痛会降低患者的生活质量[67]。

转子周围空间的表层是由阔筋膜张肌（Tensor fascia lata, TFL）、臀大肌和ITB形成的一种纤维肌鞘。最大的止点止于股骨ITB的后端和后外侧（见图20-7）。TFL将

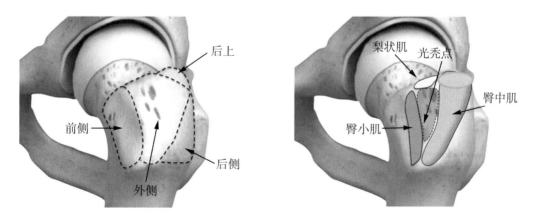

图20-7　大转子周围解剖。臀中肌包括肌腱的后部，止于大转子的后上部分以及侧面，位于股骨近端光秃的大转子外侧。臀小肌的肌腱止于大转子的前部。阔筋膜覆盖臀中肌和大转子滑囊。臀中肌和臀小肌滑囊附着在各自的肌腱上（转载自 Thaunat M, Noel E, Nove-Josserland L, et al. Endoscoping management of gluteus medius tendon tears. Sports Med Arthrosc Rev, 2016, 24: 11-18.）

止于ITB的前面。在此基础上,有3~4个滑囊位于大转子上,起缓冲作用,并提供了覆盖结构或潜在的中小的平滑运动[68]。其中最大的一种是由股骨形成的,位于臀大肌和臀中肌肌腱之间的肌下肌囊,它是GTPS常见的疼痛来源[69]。因此,臀中肌肌腱在大转子上有两处止点,分别位于上面和侧面:较厚的也是主要的部分,止于后上面;薄的侧方片状连接到外侧转子,可见侧面光秃区[70]。最小的肌腱位于内侧,止于侧面。臀中肌和臀小肌被称为"臀部的肌腱套"[71]。在运动和行走过程中,它们将股骨头固定在髋臼中,而内侧肌腱的垂直拉力帮助外展[72]。

大转子滑囊炎是指转子周围滑囊的炎症。其被认为是由大转子反复摩擦引起的,继发于过度使用、步态模式改变或创伤。然而,最近的影像学研究显示,有症状的患者很少有真正的滑囊炎。在影像学上更常见底面局部的撕裂、全层肌腱的变性及髂胫束的增厚。这些撕裂的原因被认为是慢性的运动性肌腱病变、肌腱套的退行性撕裂[71,73]。钙化的肌腱炎或钙沉积,可以在X线平片或超声中见到,也是疼痛的来源。尽管GTIS的诊断和治疗方案已经得到了改善,但GTPS仍然经常被忽略、忽视或未经治疗。

(三)诊断与决策

患者会出现髋关节外侧疼痛症状,可向腹股沟、腿外侧或近侧臀部放射。腰椎病变的患者可能有无力,感觉异常,至膝关节的神经根症状,或直腿抬高试验阳性。GTPS患者的疼痛是机械性的,负重时加重,在肌腱承受直接压力或刺激时复发。疼痛加重的因素可包括侧弯、患侧在下睡觉、久坐等。应询问患者的髋关节手术史或治疗史。经检查,当患者侧卧时,臀部屈曲外展0°或45°可以引起疼痛症状[74],强迫外展和拉伸也会引起疼痛症状。Lequesne测试可以评估抵抗髋关节屈曲90°时的疼痛[75]。许多患者如果有外展肌肌腱损伤,就会有摇摆步态——躯干向疼痛的一侧倾斜,而对侧骨盆的凹陷则是对同侧外展肌无力的代偿[76]。

对髋关节侧方疼痛的鉴别诊断包括关节内来源的疾病,如臼唇撕裂、FAI、髋关节发育异常、韧带损伤、软骨损伤或关节游离体。关节外的疾病可能包括骨盆或坐骨结节应力性骨折和梨状肌综合征。与髋关节无关的疾病包括痛经、腰椎神经根病或脊柱强直[77]。

要排除关节内骨性病变,如退行性关节炎、FAI或髋关节发育不良,则必须使用标准的髋关节放射片。转子比髂嵴外侧更突出可能是GTPS的一个潜在危险因素[78]。在一项MRI对比研究中,X线片上大转子表面不规则度与外展肌腱的变化有90%的相关性[79]。MRI 一直被用于评估内、外软组织结构。真正的滑囊炎是在大转子周围的炎症。肌腱变性的特征是增厚的肌腱 T_2 系列上信号增强[80]。肌腱收缩是全层撕裂的证据,而部分撕裂则通常表现为肌腱的表面不连续[77]。臀中肌肌腱病变常与腱筋膜的肥厚有关,与对侧相比明显增大[81]。MRI 也擅长于评估肌肉质量;与肩部类似,脂肪变性和萎缩预示手术结果糟糕。尽管如此,在 MRI 上仍有一些撕裂被漏诊的情况。在某些情况下,很难区分局部厚度的撕裂和单纯的肌腱病变[75,82]。

MRI 作为一种高级成像选择,被越来越多地加入超声成像中,这无疑是最有利的选择。Long 等[83]报道,在 877 个转子超声中,真正的滑囊炎只有 20%。50% 的人患有臀肌肌腱炎,0.5% 有肌腱撕裂,28.5% 有增厚的 ITB。如果疼痛位置是确定的,那么对病灶进行触诊,或者同时进行治疗性注射,超声可以提供动态检查。系统性回顾显示,超声检查对外展肌腱病变的敏感性为 79%～100%,对外展肌腱病变预后的预测真实性为 95%～100%[84]。

(四)治 疗

GTPS 的传统治疗方法是非手术治疗,主要包括抗炎药物使用、物理治疗和激素注射。最近,已经在尝试超声和体外冲击波疗法,治疗效果都很好。在接受注射剂、冰、热和超声波治疗的小样本量病例研究中,66% 的人能够恢复运动,83% 的人能够在 3 个月内恢复劳动密集型工作[85-86]。对使用皮质类固醇注射剂的系统性回顾显示,与基线活动相比,使用类固醇药物治疗的效果提高了 49%～100%。其在标准和超声引导下注射是同样有效的。24 例病例接受额外的冲击波治疗,与休息治疗、非甾体抗炎药治疗和注射治疗相比,其在 1、3 和 12 个月的治疗中表现出疼痛的缓解和功能的改善[86]。在与冲击波的直接比较中,仅类固醇注射在 1 个月时表现最佳,但冲击波在 15 个月时取得了优异的效果[64]。其他注射方案,像注射富含血小板的血浆(platelet rich plasma, PRP),仍在研究中。PRP 的实用性在理论上是因为它在其他慢性疾病中的应用,但效果是有限的。

手术治疗是最近出现的,而且只推荐给那些非手术治疗 6～12 个月后失败的患者[85]。Brooker[87]于 1979 年报道了对单纯转子滑囊炎患者行保留或未保留 ITB 的滑囊切除术。目前,在内窥镜下也可以进行滑囊切除术,也可以完成内窥镜下 ITB 切除[64]。在一项小的研究中,患者在 1 年内甚或更长的随访时间内表现良好,很少复发[88]。

对于部分或全层外展肌撕裂的患者,可进行开放或内镜修复。在转子上钻孔的开口缝合锚孔修补术在术后 1～5 年内,其 Harris 评分显著提高,这就意味着其可以与全髋关节置换术相媲美[89]。在小样本量的研究中,内镜修补术也有良好的效果,可以减轻患者疼痛,提高活动强度[90]。如果肌腱缩回,不能再修复,则可以用同种异体肌腱来修复[89,91],或者用股外侧肌修复外展肌腱的缺损[92],或将臀大肌和TFL转移到转子上[93]。

六、总 结

综上所述,许多腰背部疼痛的情况诊断不明,尤其在病史不完整、体格检查或影像学评估的情况下。年轻运动员的背部疼痛可以观察到骶骨或骨盆应力性骨折,以及梨状肌综合征。一个完整的体格检查会引导检查者进行正确的影像学检查或其他研究以确保诊断。对有持续性或特异性症状但放射影像学检查正常者,需要进一步检查。梨状肌综合征可表现为持续的臀部疼痛和神经根型症状,而没有明显的椎间盘源性原因。骶骨、骨盆和髋臼的应力性骨折也可以表现为局部或模糊的疼痛,且随着运动的增加而加重。髋臼唇病理改变或FAI的患者在最初的活动中主诉腹股沟和背部疼痛,导致患者只能站着而不敢坐着。大转子疼痛综合征会导致髋关节外侧的疼痛。所有患者在手术和保守治疗的情况下都能很好地被诊断和治疗。重要的是,脊柱专家、骨科医生和初级保健医生能发现除脊柱之外症状的潜在原因。

参考文献

[1] Yeoman W. The relation of arthritis of the sacroiliac joint to sciatica, with an analysis of 100 cases. Lancet, 1928, 212(5492): 1119-1123.

[2] Robinson DR. Pyriformis syndrome in relation to sciatic pain. Am J Surg, 1947, 73(3): 355-358.

[3] Beaton LE, Anson BJ. The relation of the sciatic nerve and of its subdivisions to the piriformis muscle. Anat Rec, 1937, 70(1): 1-5.

[4] Natsis K, Totlis T, Konstantinidis GA, et al. Anatomical variation between the sciatic nerve and piriformis muscle: a contribution to surgical anatomy in piriformis syndrome. Surg Radiol Anat, 2014, 36(3): 273-280.

[5] Cass SP. Piriformis syndrome: a cause of nondiscogenic sciatica. Curr Sports Med Rep, 2015, 14(1): 41-44.

［6］ Bernard TN Jr, Kirkaldy-Willis WH. Recognizing specific characteristics of non-specific low back pain. Clin Orthop Relat Res, 1987, (217): 266-280.

［7］ Pace JV, Nagle D. The piriformis syndrome. West J Med, 1976, 124(6): 435-439.

［8］ Durrani Z, Winnie AP. Piriformis muscle syndrome: an underdiagnosed cause of sciatica. J Pain Symptom Manage, 1991, 6(6): 374-379.

［9］ Benson ER, Schutzer SF. Posttraumatic piriformis syndrome: diagnosis and results of operative treatment. J Bone Joint Surg Am, 1999, 81(7): 941-949.

［10］ Jankovic D, Peng P, van Zundert A. Brief review: piriformis syndrome: etiology, diagnosis and management. Can J Anaesth, 2013, 60(10): 1003-1012.

［11］ Fishman LM, Schaefer MP. The piriformis syndrome is underdiagnosed. Muscle Nerve, 2003, 28 (5): 646-649.

［12］ Parziale JR, Hudgins TH, Fishman LM. The piriformis syndrome. Am J Orthop (Belle Mead NJ), 1996, 25(12): 819-823.

［13］ Fishman LM, Dombi GW, Michaelsen C, et al. Piriformis syndrome: diagnosis, treatment, and out-come—a 10-year study. Arch Phys Med Rehabil, 2002, 83(3): 295-301.

［14］ Hopayian K, Song F, Riera R, et al. The clinical features of the piriformis syndrome: a systematic review. Eur Spine J, 2010, 19(12): 2095-2109.

［15］ Byrd JWT. Piriformis syndrome. Op Tech Sports Med, 2005, 13: 71-79.

［16］ Deville WL, Van Der Windt DA, Dzaferagic A, et al. The test of Lasegue: systematic review of the accuracy in diagnosing herniated discs. Spine (Phila Pa 1976), 2000, 25(9): 1140-1147.

［17］ Finnoff JT, Hurdle MFB, Smith J. Accuracy of ultrasound-guided versus fluoroscopically guided contrastcontrolled piriformis injections: a cadaveric study. J Ultrasound Med, 2008, 27(8): 1157-1163.

［18］ Lang AM. Botulinum toxin type B in piriformis syndrome. Am J Phys Med Rehabil, 2004, 83(3): 198-202.

［19］ Michel F, Decavel P, Toussirot E, et al. Piriformis muscle syndrome: diagnostic criteria and treat-ment of a monocentric series of 250 patients. Ann Phys Rehabil Med, 2013, 56(5): 371-383.

［20］ Yoon SJ, Ho J, Kang HY, et al. Low-dose botulinum toxin type A for the treatment of refractory piriformis syndrome. Pharmacotherapy, 2007, 27(5): 657-665.

［21］ Miller TA, White KP, Ross DC. The diagnosis and management of piriformis syndrome: myths and facts. Can J Neurol Sci, 2012, 39(5): 577-583.

［22］ Hosey RG, Fernandez MM, Johnson DL. Evaluation and management of stress fractures of the pel-vis and sacrum. Orthopedics, 2008, 31(4): 383-385.

［23］ Snyder RA, Koester MC, Dunn WR. Epidemiology of stress fractures. Clin Sports Med, 2006, 25 (1): 37-52, viii.

［24］ Shaffer RA, Rauh MJ, Brtxlinc SK, et al. Predictors of stress fracture susceptibility in young re-cruits. Am J Sports Med, 2006, 34(1): 108-115.

［25］ Martin AD, McCulloch RG. Bone dynamics: stress, strain, and fracture. J Sports Sci, 1987, 5(2): 155-163.

［26］ Volpin G, Milgrom C, Goldsher D, et al. Stress fractures of the sacrum following strenuous activi-ty. Clin Orthop Relat Res, 1989, (243): 184-188.

［27］ Stanitski CL, McMaster JH, Scranton PE. On the nature of stress fractures. Am J Sports Med, 1978, 6(6): 391-396.

［28］ Puddu GC, Guglielmo C, Alberto S, et al. Stress fractures. In: Harries M, Williams C, Standish W, et al. eds. Oxford Textbook of Sports Medicine, 2ed, vol. Oxford: Oxford University Press, 1998: 650-657.

［29］ Lin JT, Lane JM. Sacral stress fractures. J Womens Health (Larchmt), 2003, 12(9): 879-888.

［30］ Micheli LJ, Curtis C. Stress fractures in the spine and sacrum. Clin Sports Med, 2006, 25(1): 75-88, ix.

［31］ Hameed F, McInnis K. Sacral stress fracture causing radiculopathy in a female runner: a case report. PM R, 2011, 3(5): 489-491.

［32］ Fredericson M, Salamancha L, Bealieu C. Sacral stress fractures, tracking nonspecific pain in distance runners. Phys Sportsmed, 2003, 31(2): 31-42.

［33］ Yeager KK. Agostini R, Nauiv A, et al. The female athlete triad: disordered eating, amenorrhea, osteoporosis. Med Sci Sports Exerc, 1993, 25(7): 775-777.

［34］ Miller C, Major N, Toth A. Pelvic stress injuries in the athlete: management and prevention. Sports Med, 2003, 33(13): 1003-1012.

［35］ Jones JW. Insufficiency fracture of the sacrum with displacement and neurologic damage: a case report and review of the literature. J Am Geriatr Soc, 1991, 39(3): 280-283.

［36］ Bono CM. Low-back pain in athletes. J Bone Joint Surg Am, 2004, 86-A(2): 382-396.

［37］ Delvaux K, Lysens R. Lumbosacral pain in the athlete. Am J Phys Med Rehabil, 2001, 80(5): 388-391.

［38］ Fredericson M, Moore W, Biswal S. Sacral stress fractures: magnetic resonance imaging not always definitive for early stage injuries: a report of 2 cases. Am J Sports Med, 2007, 35(5): 835-839.

［39］ Cooper KL, Beabout JW, Swee RG. Insufficiency fractures of the sacrum. Radiology, 1985, 156 (1): 15-20.

［40］ Fredericson M, Bergman AG, Hoffman KL, et al. Tibial stress reaction in runners: correlation of clinical symptoms and scintigraphy with a new magnetic resonance imaging grading system. Am J Sports Med, 1995, 23(4): 472-481.

［41］ Haun DW, Kettner NW, Yochum TR, et al. Sacral fatigue fracture in a female runner: a case report. J Manipulative Physiol Ther, 2007, 30(3): 228-233.

［42］ Raasch WG, Hergan DJ. Treatment of stress fractures: the fundamentals. Clin Sports Med, 2006, 25(1): 29-36, vii.

［43］ Miller C, Major N, Toth A. Pelvic stress injuries in the athlete: management and prevention. Sports Med, 2003, 33(13): 1003-1012.

［44］ Kahanov L, Eberman LE, Games KE, et al. Diagnosis, treatment and rehabilitation of stress fractures in the lower extremity in runners. Open Access J Sports Med, 2015, 6: 87-95.

［45］ Ferguson SJ, Bryant JT, Ganz R, et al. The influence of the acetabular labrum on hip joint cartilage consolidation: a poroelastic finite element model. J Biomech, 2000, 33(8): 953-960.

［46］ Ferguson SJ, Bryant JT, Ganz R, et al. An *in vitro* investigation of the acetabular labral seal in hip joint mechanics. J Biomech, 2003, 36(2): 171-178.

［47］ Kelly BT, Weiland DE, Schenker M, et al. Arthroscopic labral repair in the hip: surgical technique and review of the literature. Arthroscopy, 2005, 21(12): 1496-504.

［48］ McCarthy JC, Noble PC, Schuck MR, et al. The role of labral lesions to development of early degenerative hip disease. Clin Orthop Relat Res, 2001, (393): 25-37.

［49］ Ganz R, Parvizi J, Beck M, et al. Femoroacetabular impingement: a cause for osteoarthritis of the hip. Clin Orthop Relat Res, 2003, (417): 112-120.

［50］ Philippon M, Schenker M. Arthroscopy for the treatment of femoroacetabular impingement in the athletes. Clin Sports Med, 2006, 25(2): 299-308, ix.

［51］ Siebenrock K, Wahab K, Werlen S, et al. Abnormal extension of the femoral head epiphysis as a cause of cam impingement. Clin Orthop Relat Res, 2004, (418): 54-60.

［52］ Philippon M, Ejnisman L, Ellis H, et al. Outcomes 2 to 5 years following hip arthroscopy for femoroacetabular impingement in the patients aged 11 to 16 years. Arthroscopy, 2012, 28(9): 1255-1261.

［53］ Philippon M, LaPrade R, Briggs K, et al. Screening of asymptomatic elite youth hockey players: clinical and MRI exam. Br J Sports Med, 2011, 45: 322.

［54］ Gerhardt MB, Romero AA, Silve HJ, et al. The prevalence of radiographic hip abnormalities in elite soccer players. Am J Sports Med, 2012, 40(3): 584-588.

［55］ Philippon MJ. New frontiers in hip arthroscopy: the role of arthroscopic hip labral repair and capsulorrhaphy in the treatment of hip disorders. Instr Course Lect, 2006, 55: 309-316.

［56］ Martin RL, Enseki KR, Draovitch P, et al. Acetabular labral tears of the hip: examination and diagnostic challenges. J Orthop Sports Phys Ther, 2006, 36(7): 503-515.

［57］ Philippon MJ, Briggs KK, Johnston TL, et al. Clinical presentation of femoroacetabular impingement. Knee Surg Sports Traumatol Arthrosc, 2007, 15(8): 1041-1047.

［58］ Byrd JW, Jones KS. Diagnostic accuracy of clinical assessment, magnetic resonance imaging, magnetic resonance arthrography, and intra-articular injection in hip arthroscopy patients. Am J Sports Med, 2004, 32(7): 1668-1674.

［59］ Clohisy JC, Carlisle JC, Beaule PE, et al. A systematic approach to the plain radiographic evaluation of the young adult hip. J Bone Joint Surg Am, 2008, 90(suppl 4): 47-66.

［60］ Smith TO, Hilton G, Toms AP, et al. The diagnostic accuracy of acetabular labral tears using magnetic resonance imaging and magnetic resonance arthrography: a meta-analysis. Eur Radiol, 2011, 21(4): 863-874.

［61］ Philippon M, Yen YM, Briggs K, et al. Early outcomes after hip arthroscopy for femoroacetabular impingement in the athletic adolescent patient: a preliminary report. J Pediatr Orthop, 2008, 28(7): 705-710.

［62］ Wahoff M, Ryan M. Rehabilitation after hip femoroacetabular impingement arthroscopy. Clin Sports Med, 2011, 30(2): 463-482.

［63］ Lievense A, Bierma-Zeinstra S, Schouten B, et al. Prognosis of trochanteric pain in primary care. Br J Gen Pract, 2005, 55(512): 199-204.

［64］ Rompe JD, Segal NA, Cacchio A, et al. Home training, local corticosteroid injection, or radial shock wave therapy for greater trochanter pain syndrome. Am J Sports Med, 2009, 37(10): 1981-1990.

[65] Anderson TP. Trochanteric bursitis: diagnostic criteria and clinical significance. Arch Phys Med Rehabil, 1958, 39(10): 617-622.

[66] Segal NA, Felson DT, Torner JC, et al. Greater trochanteric pain syndrome: epidemiology and associated factors. Arch Phys Med Rehabil, 2007, 88(8): 988-992.

[67] Fearon AM, Cook JL, Scarvell JM, et al. Greater trochanteric pain syndrome negatively affects work, physical activity and quality of life: a case control study. J Arthroplasty, 2014, 29(2): 383-386.

[68] Williams BS, Cohen SP. Greater trochanteric pain syndrome: a review of anatomy, diagnosis and treatment. Anesth Analg, 2009, 108(5): 1662-1670.

[69] Woodley SJ, Mercer SR, Nicholson HD. Morphology of the bursae associated with the greater trochanter of the femur. J Bone Joint Surg Am, 2008, 90(2): 284-294.

[70] Robertson WJ, Gardner MJ, Barker JU, et al. Anatomy and dimensions of the gluteus medius tendon insertion. Arthroscopy, 2008, 24(2): 130-136.

[71] Bunker TD, Esler CN, Leach WJ. Rotator-cuff tear of the hip. J Bone Joint Surg Br, 1997, 79(4): 618-620.

[72] Gottschalk F, Kourosh S, Leveau B. The functional anatomy of tensor fasciae latae and gluteus medius and minimus. J Anat, 1989, 166: 179-189.

[73] Kagan A. Rotator cuff tears of the hip. Clin Orthop Relat Res, 1999, (368): 135-140.

[74] Lequesne M. From "periarthritis" to hip "rotator cuff" tears: trochanteric tendinobursitis. Joint Bone Spine, 2006, 73(4): 344-348.

[75] Thaunat M, Noël E, Nové-Josserand L, et al. Endoscopic management of gluteus medius tendon tears. Sports Med Arthrosc, 2016, 24(1): 11-18.

[76] Domb BG, Brooks AG, Byrd JW. Clinical examination of the hip joint in athletes. J Sport Rehabil, 2009, 18(1): 3-23.

[77] Redmond JM, Chen AW, Domb BG. Greater trochanteric pain syndrome. J Am Acad Orthop Surg, 2016, 24(4): 231-240.

[78] Viradia NK, Berger AA, Dahners LE. Relationship between width of greater trochanters and width of iliac wings in tronchanteric bursitis. Am J Orthop (Belle Mead NJ), 2011, 40(9): E159-E162.

[79] Steinert L, Zanetti M, Hodler J, et al. Are radiographic trochanteric surface irregularities associated with abductor tendon abnormalities? Radiology, 2010, 257(3): 754-763.

[80] Kingzett-Taylor A, Tirman PF, Feller J, et al. Tendinosis and tears of gluteus medius and minimus muscles as a cause of hip pain: MR imaging findings. Am J Roentgenol, 1999, 173(4): 1123-1126.

[81] Sutter R, Kalberer F, Binkert CA, et al. Abductor tendon tears are associated with hypertrophy of the tensor fasciae latae muscle. Skeletal Radiol, 2013, 42(5): 627-633.

[82] Cvitanic O, Henzie G, Skezas N, et al. MRI diagnosis of tears of the hip abductor tendons (gluteus medius and gluteus minimus). Am J Roentgenol, 2004, 182(1): 137-143.

[83] Long SS, Surrey DE, Nazarian LN. Sonography of greater trochanteric pain syndrome and the rarity of primary bursitis. Am J Roentgenol, 2013, 201(5): 1083-1086.

[84] Westacott DJ, Minns JI, Foguet P. The diagnostic accuracy of magnetic resonance imaging and ultrasonography in gluteal tendon tears: a systematic review. Hip Int, 2011, 21(6): 637-645.

［85］ Lustenberger DP, Ng VY, Best TM, et al. Efficacy of treatment of trochanteric bursitis: a systematic review. Clin J Sport Med, 2011, 21(5): 447-453.

［86］ Furia JP, Rompe JD, Maffulli N. Low-energy extracorporeal shock wave therapy as a treatment for greater trochanteric pain syndrome. Am J Sports Med, 2009, 37(9): 1806-1813.

［87］ Brooker AF Jr. The surgical approach to refractory trochanteric bursitis. Johns Hopkins Med J, 1979, 145(3): 98-100.

［88］ Fox JL. The role of arthroscopic bursectomy in the treatment of trochanteric bursitis. Arthroscopy, 2002, 18(7): E34.

［89］ Davies JF, Stiehl JB, Davies JA, et al. Surgical treatment of hip abductor tendon tears. J Bone Joint Surg Am, 2013, 95(15): 1420-1425.

［90］ McCormick F, Alpaugh K, Nwachukwu BU, et al. Endoscopic repair of full-thickness abductor tendon tears: Surgical technique and outcome at minimum of 1-year follow-up. Arthroscopy, 2013, 29(12): 1941-1947.

［91］ Fehm MN, Huddleston JI, Burke DW, et al. Repair of a deficient abductor mechanism with Achilles tendon allograft after total hip replacement. J Bone Joint Surg Am, 2010, 92(13): 2305-2311.

［92］ Betz M, Zingg PO, Peirrmann CW, et al. Advancement of the vastus lateralis muscle for irreparable hip abductor tears: clinical and morphological results. Acta Orthop Belg, 2012, 78(3): 337-343.

［93］ Whiteside LA. Surgical technique: transfer of the anterior portion of the gluteus maximus muscle for abductor deficiency of the hip. Clin Orthop Relat Res, 2012, 470(2): 503-510.

第21章

老龄运动员的
腰椎疾患

Gordon R. Bell, MD

徐晖 译

■ 一、引　言

　　尽管身体衰退是老龄化进程的一部分,但每个人衰老的速度各不相同,并可能受长期久坐和缺乏运动的生活方式的影响[1]。1900—1988年,西方工业化国家人们平均预期寿命的增加超过60%,从47岁增加到75岁。此外,老年人比例增长更快,1960—1990年,85岁以上的老年人增加了232%,而30年间总人口仅仅增长了39%。目前,25%以上人口的年龄超过55岁[2]。

　　许多肌肉骨骼的生理变化与老龄化相关(见表21-1)。以肌肉强度为例,30岁时到峰值强度;50～70岁时,每10年下降约15%;至70岁时,下降了30%。所有肌肉骨骼解剖结构的老化影响见表21-1。随着年龄的增长,肌肉骨骼会受到一系列潜在的异常影响。

　　在解剖学上,腰椎退行性变始于前方的椎间盘(纤维环和髓核),其次涉及后部结构(小关节)。随着纤维环裂缝的出现和髓核中蛋白多糖含量的减少,椎间隙继而变

表21-1　肌肉骨骼的老化表现

区　域	老化的影响	保护性修正或治疗
骨骼	骨干"骨化"骨密度逐渐丢失	经常锻炼； 均衡饮食； 维生素D和补钙； 激素疗法（女性）； 药物治疗（如双膦酸盐）
韧带和肌腱	纤维顺应性降低； 韧带和肌腱的刚度下降； 灾难性故障的易感性增加； 糖胺聚糖浓度降低； 胶原纤维束厚度减少； 血管分布减少	经常锻炼； 锻炼前伸展
关节软骨	硫酸软骨素浓度相对降低； 硫酸角质素增加（非骨关节炎）； 软骨软化（累积损伤）	特定区域的全层软骨微骨折； 不稳定软骨病变的清除*； 氨基葡萄糖和硫酸软骨素的给予*； 黏性透明质酸盐的补充*
骨骼肌	肌肉减少症； Ⅰ型和Ⅱ型肌纤维丢失减少； 单个肌纤维的体积损失； 进行性肌肉去神经支配； 线粒体体积减小； 胶原蛋白含量增加； 退行性超微结构改变； 肌肉灵活性降低	经常锻炼，肌肉训练； 锻炼前伸展； 荷尔蒙补充剂*； 营养补充剂*

*经验性常规使用有效，但长期使用的有效性尚不明确。
转载自：Chen AL, Mears SC, Hawkins RJ. Orthopaedic Care of the aging athlete. JAAOS, 2005, 13（6）：407－416.

窄，黄韧带张力下降并出现皱褶，小关节处亦出现继发退行性改变。这些变化的净效应是椎管容积因黄韧带的皱褶和增厚以及后方小关节病变而逐渐变窄。

　　椎管变窄可能出现症状，也可能不出现症状。当症状发生时，它们可以表现为腰痛、神经根痛或两者兼有。神经根痛症状部分是机械性的，是由周围退行性变导致椎管狭窄而压迫神经所致。尽管腰椎退变引起的老化症状对每个人都有显著的影响，但对于习惯于非常活跃的生活方式的人（如前运动员），则会产生深远的影响。

　　关于老龄运动员腰椎失调的讨论包括无数的潜在的概念和问题。

　　首先，腰椎疾病可能包含一系列的病症，包括：内源性腰痛，其他非脊柱原因引起的腰背痛（例如髋关节疾病和其他器官原因），神经根综合征（例如椎间盘突出和椎管狭窄)以及椎体压缩性骨折(Vertebral compression fracture, VCF)。

其次,关于老化的定义,我们需要单独讨论。例如,已知老龄化与活动减少和肌张力减退有关,特别是Ⅱ型(快速收缩)肌纤维减少[3]。已有证据表明,35岁以后个体的肌肉总量以每年1.25%的速度减少,70岁以后这一过程将进一步加速[4]。此外,女性比男性更容易老化。关于脊柱,随着年龄的增长,个体脊柱疾病通常更为常见,无论他们是前运动员还是非运动员,这是退行性改变的发展和骨量减少的结果。

第三,"运动员"是什么意思。这是否意味着积极参与运动或仅仅是指前运动员?"老龄运动员"是指一个活跃的职业运动员进入他或她职业生涯的暮年,还是指一个仍然在周末坚持运动锻炼的活跃个体,或是一个身体活跃、年逾古稀的进行温和有氧运动的个体?"大师"通常用于指定年龄超过35岁,一般大于50岁的运动员[4]。此外,体育运动种类繁多,假设前职业冰球运动员和前长跑运动员在以后的生活中遭遇脊柱疾患的概率相同可能是不合理的。更进一步而言,重量训练是许多运动和训练中常见的部分。但要确定临床症状或影像学改变是重量训练的结果还是由实际运动本身所致的,还是有困难的。

最后,必须区分脊柱退变的放射学证据与临床症状。随着年龄的增长,个体腰椎退行性改变无处不在,不管有无临床症状,无论个人是否是运动员。在一般人群中,这种影像学表现与症状之间几乎没有关系,因为这种情况与年龄相关,而与症状存在与否无关。尽管一些数据表明,从事某些运动的运动员发生退行性变化和背痛的可能性比一般人群更大,但这些信息在前运动员和老年运动员中很难获得。除运动员脊柱放射性退行性改变的问题之外,还存在脊柱骨密度(Bone mineral density, BMD)问题,以及老龄运动员的骨密度值是否与VCF风险相关等问题。

如果不考虑其他非脊柱的但有背痛的疾病,那么就无须讨论背痛与脊柱疾病的关系了。在老年人(包括老年运动员)尤其如此,其他肌肉骨骼疾病(如髋关节炎)也可能导致类似的背部疼痛(见表21-2)[5]。应该指出的是,并非所有的列入表21-2的诊断都可以引起表中所列临床症状,如腰椎移行椎导致的中轴下腰痛。

表21-2　运动员腰痛的鉴别诊断

诊　断	病　情
腰部僵硬	运动导致腰椎或椎旁疼痛
退行性椎间盘疾病	坐位或负重时的中线腰痛
腰椎移行椎	中线下腰痛
腰椎滑脱	中线和椎旁机械性疼痛

续表

诊　　断	病　　情
外伤性骨折	损伤节段的中线疼痛
椎间盘突出	疼痛、麻木和无力,并放射至腿部
腰椎管狭窄	腰背、臀部和腿部疼痛,屈曲改善
马尾综合征	伴有肠和膀胱功能障碍的根性症状和鞍区麻木
脊柱感染	持续的腰痛伴发热、寒战、盗汗,近期有感染或牙科手术史
肿瘤	夜间疼痛,发热,年龄较大(年龄>60岁),体重减轻
腹腔或盆腔疾病	折磨人的非机械性疼痛,肠胃不适
肾脏疾病或结石	绞痛,肠胃不适
髋关节炎	腹股沟疼痛,旋转或负重疼痛
骶髂关节病变	臀部和髂后上棘区疼痛,伴有负重疼痛
腹主动脉瘤	折磨人的持续性的腹部到后背的疼痛
转载自: Truumees E. Low back pain in the aging athlete. Semin Spine Surg, 2010, 22(4): 222–233.	

二、运动员腰背痛的流行病学

　　我们需要记住,腰痛是一种症状而不诊断,这很重要。在很多情况下,导致背痛的病理实际上是未知的,而且没有具体的诊断可以辨别出来。这通常是没有多大意义的,因为背痛通常是一种自限性疾病[6]。在西方国家,大约80%～90%的成年人有腰痛。虽然大部分研究集中于职业负荷,而非与运动有关的负荷,但已有研究表明重度身体负荷与背部症状和退行性改变之间存在关联。职业负荷与脊柱运动负荷存在明显差异,其中一个重要因素可能是负荷的持续时间和频率。如Lundin 等[7]所指出的,运动员背痛和普通人群背痛之间的比较是困难的,原因有很多,包括两组在动机、疼痛感知、易感性和身体活动方面的差异。另外,在运动员中的相对轻微的疼痛可能比非运动员显得更重要,因为运动员的表现可能因为轻微的疼痛而受到影响。相反,一些运动员可能忽略一些会妨碍非运动员日常活动的痛苦[8]。总的来说,对于运动与腰背痛之间的关系仍存在争议[9]。

在对 70 岁以上的丹麦双胞胎人群的研究中,激烈体育锻炼对老年人的保护作用得到了证实[10]。虽然这项研究在年老运动员中并不特别,但发现更频繁和激烈的体力活动(包括超过 30min 的散步或骑自行车,运动或跳舞)发生背痛的风险显著低于没有体力活动或剧烈活动较少的老年人。在运动员中,有关背部疼痛的数据尚无定论。一些研究报告指出,年轻运动员的腰痛发生率可超过 75%[11-17]。腰背痛的发生率受性别、年龄、运动、训练技术的类型和强度以及其他因素的影响。例如,据报道,腰痛比较常见于某些特定的运动,特别是与负重相关的运动,如摔跤和体操运动。Swärd 等[12]报道,在对 142 名精英运动员组别的研究中,体操运动员、摔跤运动员、足球运动员和网球运动员的胸腰椎影像学异常的发生率为 36%～55%。在一项研究中,与对照组相比,摔跤运动员和优秀体操运动员的背痛发生率分别有 69% 和 85%[12,18]。其他研究也报道,体操运动员[13,15]、足球运动员[16,17]和摔跤运动员[7]的腰痛发生率在 25%～75%。这些研究通常代表现役运动员的情况,但他们的研究结果是否也适用于老龄运动员还是未知的。

Videman 等[19]则报道了竞技与背痛相关性相反的观点,他们在对前精英运动员的回顾性调查问卷研究中发现,前精英运动员发生腰痛的风险较对照组低,发生率分别为 29% 和 44%。研究中,前运动员的平均年龄从 55.3 岁(前足球运动员)到 59.8 岁(射击运动员)。这种差异在耐力运动、短跑、游戏体育、摔跤和拳击方面均具有统计学意义。此外,各运动组的前运动员坐骨神经痛的发生率的差异没有统计学意义。这项研究得出的结论是,没有证据支持坐骨神经痛或椎间盘突出与体育运动的重负荷之间有关联。

一项对 287 例腰椎间盘突出症运动员的病例对照流行病学研究也报道了类似的结果[20]。该研究观察了多种运动发生腰椎间盘突出症的相对风险,包括棒球或垒球、高尔夫球、游泳、有氧、潜水、慢跑、球拍、举重和保龄球运动。研究并没有专门针对老龄运动员,只有 38% 的参与者年龄大于 40 岁。研究发现,除保龄球之外,其他所有运动项目发生腰椎间盘突出症的相对危险度大约为 1.0 或更小。保龄球运动显示了与腰椎间盘突出症的弱相关性(相对危险度为 1.27),这也许与该运动需要同时弯曲和扭转相关。这项研究是为数不多的关于运动与椎间盘突出症之间关系的研究。

三、运动员影像学异常

MRI影像学检查显示，无症状人群脊柱异常是常见的，并随着年龄的增长而增加[21-22]。正是在这样的背景下，老龄运动员的影像学异常必须被观察和评估。对40岁以上无症状的活跃男性进行的一项小型研究发现，其退化的发生率与其他人群相似[23]。还应该指出，大多数研究报告的是现役运动员而不是年老运动员。然而，据推测，在年轻运动员中发现的退行性改变会持续存在并可能继续发展，并且与对照组相比，其退行性改变发生频率增加的情况可以持续到晚年。一些研究已经证明，现役运动员的放射学检查异常的风险较高。Videman 等[19]的研究报道称，精英运动员背部疼痛较对照组少；在一些运动员中，脊柱退行性改变则更为常见，其中包括橄榄球运动员的下腰椎和举重运动员的全脊椎柱，而射击运动员和赛跑运动员发生的退变最少。Granhed 和 Morelli[24]也报道了同样的结果，队列研究表明，退役的重量级举重运动员发生脊柱退行性改变的概率增加，但背痛的发生率没有增加。Swärd 等[12]报道了Schmorl 结节、椎间盘高度降低和异常椎体形态与背痛之间的强相关性。尽管运动员Schmorl 结节的位置在终板前部，比对照组中的非运动员发生更频繁，但这些影像学表现与 Scheuermann 病一致。作者得出的结论是，这种影像学结果高度表明体育活动与背痛之间存在因果关系。

在另一项研究中，Swärd 等[18]回顾了24名优秀男子体操运动员的 MRI 检查结果，并与16名非运动员对照人群进行了比较，结果显示运动员在影像学上呈现的椎间盘退变率为75%，明显高于对照人群（31%）。作者认为，他们发现体操运动员椎体异常的形态代表椎体生长的紊乱，提示创伤是椎间盘前方退变的主要病因，背痛的比例更高（79%）。

一项研究观察了70名前职业橄榄球运动员的腰椎影像学变化，并将其与59名男性对照组进行比较[25]。结果发现，前橄榄球运动员的腰椎活动度降低，腰椎骨赘增多，前锋位置运动员的椎间盘高度降低。这种变化是由前锋位置运动员的脊柱负荷增加所致的。

有些运动对脊柱退行性改变的影响似乎比其他运动更显著。在对7个不同田径项目的159名准精英男子运动员进行的一项研究中发现，投掷运动员（铅球运动员、铁饼运动员和标枪运动员）和跳高运动员的脊柱退行性改变的发生率明显高于马拉松和跑步运动员，尤其在 L_5-S_1 节段[26-27]。然而，有趣的是，各组之间在主观评估腰痛方面的差异没有统计学意义。作者假设，腰椎过度伸展和旋转是导致这些变化的原因,并进一步指出这也可以解释在观察到的投掷运动员中发现峡部缺陷的高风险。

文献证明,在运动员中,比一般人群更常见的影像学异常是椎弓根峡部裂和脊柱裂。普通人群的脊柱滑脱发生率约为6%,运动员发生脊柱滑脱的风险约为普通人的2～3倍[28-29]。峡部缺陷在某些项目的运动员中更为常见,如体操、摔跤和跳水[13-14]。举例来说,举重运动员峡部缺陷的发生率为15%～31%[24,30]。在这方面,还必须考虑许多运动的训练(包括举重训练)。因此,在某些体育项目(如橄榄球)中发生峡部缺陷的可能性也反映了这种举重训练活动的影响。脊柱滑脱对年老运动员的长期影响尚不完全清楚。然而,与非运动员一样,与脊柱滑移相关的椎间盘塌陷会导致椎间孔狭窄并使个体处于根性症状的风险中。

影像学变化与运动员症状之间的关系还不完全清楚。在对包括摔跤、体操、足球和网球运动在内的173名运动员和非运动员进行的12～15年随访之后发现,运动员的影像学异常明显多于对照组[7]。另外,影像学异常与背部疼痛之间没有相关性,背痛与峡部裂或腰椎滑移之间也缺乏相关性。

对71名男性运动员(举重运动员、摔跤运动员、冰球运动员和定向运动员)和21名非运动员对照者进行一项15年随访发现,78%的运动员和38%的非运动员对照者报告了目前或既往有背痛病史[31]。在最终的随访中,71%的运动员和75%的非运动员对照者报告有背痛。在观察期开始和结束时,背部疼痛在冰球运动员中更为常见。令人感兴趣的是,所有运动员均在MRI上发现退行性疾病的高发生率,特别是举重运动员和冰球运动员。尽管退行性改变的进展几乎是普遍的,但是在12～15年的随访期间,MRI新发现病例并不常见。

在老年运动员中常见的髋关节紊乱和脊柱疾病并存的问题也可能影响年轻运动员。在老年运动员中,这些症状和体征可能提示髋关节骨性关节炎和椎管狭窄;而对于年轻运动员,则提示髋关节盂唇撕裂和腰椎间盘突出症,症状和体征通常有很多重叠。腹股沟区疼痛是髋关节炎的主要症状之一,亦可见于40%的腰椎管狭窄患者,关键是要找出哪些问题是症状的真正根源,因为退行性疾病在老龄患者中非常常见。即使是最有经验的临床医生,体格检查和病史也可能成为挫折的根源。一名58岁的女性前职业网球运动员,主诉腰痛,臀部和腹股沟疼痛,大腿疼痛放射到膝盖上。患者有腰椎滑脱、椎管狭窄(见图21-1A和图21-1B)和髋关节骨性关节炎(见图21-1C)的影像学证据。在短期抗炎药物治疗失败之后,她接受了透视下行右侧髋关节造影加封闭术(见图21-1D),症状即刻缓解。髋部封闭注射用于诊断髋关节是否为疼痛的来源,特异性为100%,敏感性超过90%,封闭效果持续6天;接着,患者接受全髋关节置换术,重返网球场。

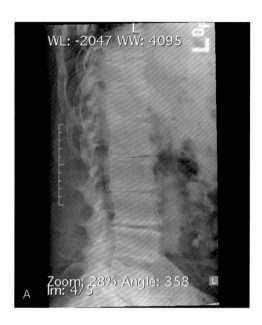

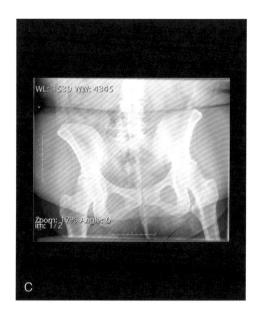

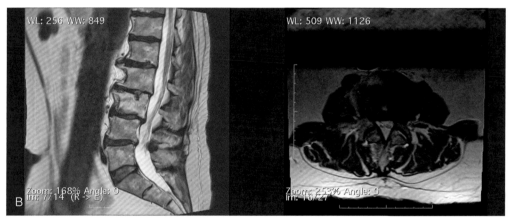

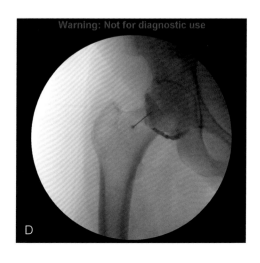

图21-1 A,矢状位X线片显示广泛的退行性改变。B,矢状(左)和轴位(右)T₂加权MRI显示轻到中度的椎管狭窄,L₃—L₄最严重。C,骨盆正位X线平片显示右侧髋关节轻度至中度骨关节炎。D,麻醉关节造影证实造影剂和药物的关节腔内蔓延

关键是通过关节腔封闭而不是通过脊柱封闭或脊柱手术来确定她的疼痛来源。如果关节腔封闭无效,那么我们可以把注意力集中在脊柱疾病来源的疼痛上。对颈椎病和肩关节疾病亦可以采用同样的范式。

四、运动员的骨密度

关于竞技体育活动对骨密度影响的报道不尽相同。尽管骨骼对机械应力的反应是真实的(Wolff 定律),但是不清楚哪些活动对椎骨强度有最大的益处,这种活动的效果是否降低了发生椎体压缩性骨折的风险,以及老年运动员在停止竞技体育活动之后,活动的效果是否持续有积极作用[32-33]。大多数研究是在运动员而不是前运动员中研究某些活动对骨密度的影响。例如,有几项研究报道,撑竿跳高运动员、跳远运动员和三级跳远运动员的腰椎骨密度高于耐力运动员,如马拉松运动员或跑步运动员[34-35]。这可能反映了某些运动对脊柱施加较高的机械应力,或这与这些运动需要较高的肌肉力量相关,因为较高的肌肉力量与较强的骨骼相关。一项研究比较了9项不同运动中的106名运动员的9个不同解剖部位的骨密度,及15名年龄相匹配的对照参与者的骨密度,并且发现体育活动对骨密度的有益作用体现在位点特异性(负重的)和广泛性(不负重的外周或轴向位点)上[35]。特定位点包括投掷运动员上肢和跑步者腿部,这些部分的骨密度较高。然而,橄榄球运动员的骨密度在所有被研究的运动员中是最高的,全部9个解剖部位的骨密度都高于对照参与者。值得注意的是,与年龄相匹配的对照参与者相比,一些活动(健身、骑自行车和划船)未能明显增加BMD。该研究的结论是,高负荷、身体接触和旋转运动使身体在负荷部位的骨密度比其他不负重的轴向和周边部位更高。

一些研究也表明,剧烈的身体活动对BMD的保护作用在运动员退役后仍然发挥[36-39]。在一项对退役至少10年的前橄榄球运动员的研究中发现,其腰椎和其他负重部位(如股骨颈和转子,胫骨远端和跟骨)的骨密度显著高于常人。这种影响与退役后的年限有关,但与年龄本身无关。在一项对现役女性高级橄榄球运动员和对照人群的研究中也发现了类似的情况[40]。该研究将现役女性高级橄榄球运动员的全身、腰椎和股骨近端骨密度与对照组进行比较。研究发现,与对照组相比,运动员的股骨近端骨密度比腰椎骨密度或全身骨密度显著增加。其他研究也表明,体育运动对骨密度的长期有益效应是自限性的,大约在65岁时就消失了[37-38]。

并非所有剧烈的体育运动都会对骨密度产生长期的有益效应。一项对年轻和年长的男性自行车运动员的研究显示,与年轻选手和对照者相比,年长自行车运动员的骨密度显著降低[41]。这项研究得出的结论是,尽管这些训练有素的运动员的身体健康程度很高,但实际上他们可能面临发生骨质疏松的风险。该作者团队后续的一项类似研究表明,高竞技水平的男性大师级自行车运动员的骨密度显著低于非运动员对照者[42]。进行体重训练或某种形式冲击练习的骑自行车运动员的骨密度比那些没有进行上述训练者丢失得少。与非运动员对照者相比,更多的自行车运动员达到了骨量减少和骨质疏松症的标准。作者发出警告,骨密度减小使得自行车运动员在骑车摔倒之后发生骨折的风险升高。

另一项研究比较了男性(65名受试者)和女性(44名受试者)耐力跑步者(比马拉松距离少3千米)与对照组的骨密度[43]。虽然跑步者髋部BMD正常,但其中1/3以上的人的腰椎BMD低于参考值。每周两次的耐力训练似乎为男性跑步运动员的腰椎“T值”提供了一些保护。对104名精英运动员和79名健康对照者进行的一项研究发现,参加竞技运动与全身或局部BMD无关,但与年龄、性别、体重、维生素D和钙摄入量相关[44]。

另一项研究着眼于长期参与常规运动对腰椎和股骨颈骨骼大小、质量、强度和BMD的影响。它得出的结论是,参与常规运动对骨骼大小、质量和强度有一定的作用,但对骨密度没有影响[45]。另一项研究报告针对参加过2005年全美老年奥运会跑步和游泳项目的65岁以上高级运动员,则持相反观点。该研究发现,跑步者的全身骨密度显著高于对照者,且略高于游泳者[46]。

很少有研究检测体育运动对增加BMD的潜在临床效果,即骨折风险降低。针对前男性运动员的一项研究报告称,在运动员退役5年后,运动可降低未来发生骨折的风险[47]。这项研究测量了97名年轻男性运动员和48名对照参与者的BMD,并在5年后重复测量,那时有55名运动员已经退役。尽管退役的运动员丢失的BMD比现役运动员要多,但退役运动员的BMD仍高于对照人群。此外,运动员比年龄匹配的对照参与者更少发生骨折。在另一项比较400名退役运动员和800名对照参与者的研究中发现,前运动员脆性骨折和桡骨远端骨折的发生率低于对照参与者[47]。因此,尽管运动对骨密度的有益作用随着时间的推移而减小,但运动对骨折的预防仍然有保护作用。

一项对35445名瑞典军人进行的为期35年的大型随访研究发现,身体素质或力量最好的前10%的军人比最后10%的军人发生骨折的风险显著降低[48]。虽然这项研究并没有专门研究体育活动或骨密度,但它确实证实了力量和健身对骨骼健康的长期有益效果,这可以通过随后降低的骨折风险来得到衡量。

五、结 论

某些运动似乎与腰椎和胸腰段的影像学退行性改变有相关性,尤其田径和投掷运动。而影像学退行性改变与背部症状(特别是背痛)有无相关性,则是完全不同的情况。事实上,大多数研究似乎表明,这种相关性不存在或者充其量是微不足道的。有关腰椎间盘突出症和腰椎管狭窄症等其他背部病症的资料很少,但运动与腰椎间盘突出症之间似乎没有显著的相关性。

运动对 BMD 的影响至少部分取决于运动的类型。投掷运动员、撑竿跳高运动员、跳远运动员和三级跳远运动员的 BMD 都高于耐力运动员。耐力运动对 BMD 的影响似乎可以通过定期(每周两次)的阻力训练得到加强。BMD 增加是否降低脊柱发生骨折的风险尚不清楚,但似乎是有可能的。

因此,总的来说,体育运动对背部症状似乎没有长期的不利影响,尽管一些运动与未来退行性改变的发展可能存在相关性,但实际上,与对照组相比,一些运动有可能减轻老年运动员的症状。

参考文献

[1] Chen AL, Mears SC, Hawkins RJ. Orthopaedic care of the aging athlete. J Am Acad Orthop Surg, 2005, 13(6): 407-416.

[2] U.S. Department of Commerce, Bureau of the Census: Current Population Reports. Statistical Abstract of the United States. Washington, DC, US Government Printing Office, 2001: 42.

[3] Foster C, Wright G, Battista RA, et al. Training in the aging athlete. Curr Sports Med Rep, 2007, 6(3): 200-206.

[4] Borg-Stein J, Elson L, Brand E. The aging spine in sports. Clin Sports Med, 2012, 31(3): 473-486.

[5] Truumees E. Low back pain in the aging athlete. Semin Sports Surg, 2010, 22(4): 222-233.

[6] Wiesel S, Feffer H, Borenstein D. Evaluation and outcome of low-back pain of unknown etiology. Spine (Phila Pa 1976), 1988, 13(6): 679-680.

[7] Lundin O, Hellström M, Nilsson I, et al. Back pain and radiological changes in the thoraco-lumbar spine of athletes. A longterm follow-up. Scand J Med Sci Sports, 2001, 11: 103-109.

[8] Lawrence JP, Greene HS, Grauer JN. Back pain in athletes. J Am Acad Orthop Surg, 2006, 14(13): 726-735.

[9] Bono CM. Low-back pain in athletes. J Bone Joint Surg Am, 2004, 86-A(2): 382-396.

［10］ Hartvigsen J, Christensen K. Lifestyle protects against incident low back pain in seniors: a popula-tion-based 2-year prospective study of 1387 Danish twins aged 70 — 100 years. Spine（Phila Pa 1976）, 2007, 32（1）: 76-81.

［11］ Graw BP, Wiesel SW. Low back pain in the aging athlete. Sports Med Arthrosc Rev, 2008, 16（1）: 39-46.

［12］ Swärd L, Hellström M, Jacobsson B, et al. Back pain and radiologic changes in the thoraco-lumbar spine in athletes. Spine（Phila Pa 1976）, 1990, 15（2）: 124-129.

［13］ Jackson D, Wiltse L, Cirincoine R. Spondylolysis in the female athlete. Clin Orthop Rel Res, 1976, 117: 68-73.

［14］ Jackson D. Low back pain in young athletes: evaluation of stress reaction and discogenic prob-lems. Am J Sports Med, 1979, 7: 364-346.

［15］ Szot Z, Boron Z, Galaj Z. Overloading changes in the motor system occurring in elite gymnasts. Int J Sports Med, 1985, 6: 36-40.

［16］ Ferguson RJ, McMaster JH, Stanitski CL. Low back pain in college football linemen. J Sports Med, 1974, 2: 63-69.

［17］ Semon R, Spengler D. Significance of lumbar spondylolysis in college football players. Spine（Phi-la Pa 1976）, 1981, 2: 172-174.

［18］ Swärd L, Hellström M, Jacobsson B, et al. Disc degeneration and associated abnormalities of the spine in elite gymnasts: a magnetic resonance imaging study. Spine（Phila Pa 1976）, 1991, 16（4）: 437-443.

［19］ Videman T, Sarna S, Crites Battie M, et al. The longterm effects of physical loading and exercise lifestyles on back-related symptoms, disability, and spinal pathology among men. Spine（Phila Pa 1976）, 1995, 20（6）: 699-709.

［20］ Mundt DJ, Kelsey JL, Golden AL, et al. An epidemiologic study of sports and weight lifting as pos-sible risk factors for herniated lumbar and cervical discs. Am J Sports Med, 1993, 21（6）: 854-860.

［21］ Boden SD, Davis DO, Dina TS, et al. Abnormal magnetic-resonance scans of the lumbar spine in asymptomatic subjects. A prospective investigation. J Bone Joint Surg, 1990, 72: 403-408.

［22］ Jensen MC, Brant-Zawadzki MN, Obuchowski N, et al. Magnetic resonance imaging of the lumbar spine in people without back pain. N Engl J Med, 1994, 331（2）: 69-73.

［23］ Healy JF, Healy BB, Wong WHM, et al. Cervical and lumbar MRI in asymptomatic older male life-long athletes: frequency of degenerative findings. J Comput Assist Tomogr, 1996, 20（1）: 107-112.

［24］ Granhed H, Morelli B. Low back pain among retired wrestlers and heavyweight lifters. Am J Sports Med, 1988, 16: 530-533.

［25］ Ozturk A, Ozkan Y, Ozdemir RM, et al. Radiographic changes in the lumbar spine in former profes-sional football players: a comparative and matched controlled study. Eur Spine J, 2008, 17（1）: 136-141.

［26］ Schmitt H, Brocai DRC, Carstens C. Long-term review of the lumbar spine in javelin throwers. J Bone Joint Surg, 2001, 83-B（3）: 324-327.

［27］ Schmitt H, Dubljanin E, Schneider S, et al. Radiographic changes in the lumbar spine in former elite athletes. Spine（Phila Pa 1976）, 2004, 29（22）: 2554-2559.

［28］ Rossi F. Spondylolysis, spondylolisthesis and sports. J Sports Med and Phys Fitness, 1978, 18（4）:

317-340.

[29] Billings RA, Burry HC, Jones R. Low back injury in sport. Rheumatol Rehabil, 1977, 16(4): 236-240.

[30] Kotani T, Ichikava N, Wakabayashi W. Studies of spondylolysis found among weight lifters. Br J Sports Med, 1971, 6: 4-8.

[31] Baranto A, Hellström M, Cederlund CG, et al. Back pain and MRI changes in the thoraco-lumbar spine of top athletes in four different sports: a 15-year follow-up study. Knee Surg Sports Traumatol Arthrosc, 2009, 17(9): 1125-1134.

[32] Wolff J. Das Gesetz der Transformation der Knochen (The Law of Bone Transformation). Berlin, Hirschwald, 1892.

[33] Frost HM. Bone Remodeling and its Relationship to Metabolic Bone Diseases. Springfield, IL, Thomas, 1973.

[34] Schmitt H, Friebe C, Schneider S, et al. Bone mineral density and degenerative changes of the lumbar spine in former elite athletes. Int J Sports Med, 2005, 26(6): 457-463.

[35] Nevill AM, Holder RL, Stewart AD. Do sporting activities convey benefits to bone mass throughout the skeleton? J Sports Sci, 2004, 22(7): 645-650.

[36] Uzunca K, Birtane M, Durmus-Altun G, et al. High bone mineral density in loaded skeletal regions of former professional football (soccer) players: what is the effect of time after active career? Br J Sports Med, 2005, 39(3): 154-157.

[37] Karlsson MK, Hasserius R, Obrant KJ. Bone mineral density in athletes during and after career: a comparison between loaded and unloaded skeletal regions. Calcif Tissue Int, 1996, 59(4): 245-248.

[38] Karlsson MK, Johnell O, Obrant KJ. Is bone mineral density advantage maintained long-term in previous weight lifters? Calcif Tissue Int, 1995, 57(5): 325-328.

[39] Nilsson M, Ohlsson C, Eriksson AL, et al. Competitive physical activity early in life is associated with bone mineral density in elderly Swedish men. Osteoporos Int, 2008, 19(11): 1557-1566.

[40] Duppe H, Gardsell P, Johnell O, et al. Bone mineral density in female junior, senior and former football players. Osteoporos Int, 1996, 6(6): 437-441.

[41] Nichols JF, Palmer JE, Levy SS. Low bone mineral density in highly trained male master cyclists. Osteoporos Int, 2003, 14(8): 644-649.

[42] Nichols JF, Rauh MJ. Longitudinal changes in bone mineral density in male master cyclists and nonathletes. J Strength Cond Res, 2011, 25(3): 727-734.

[43] Hind K, Truscott JG, Evans JA. Low lumbar spine bone mineral density in both male and female endurance runners. Bone, 2006, 39(4): 880-885.

[44] McCrory JL, Salacinski AJ, Hunt Sellhorst SE, et al. Competitive athletic participation, thigh muscle strength, and bone density in elite senior athletes and controls. J Strength Cond Res, 2013, 27(11): 3132-3141.

[45] Daly RM, Bass SL. Lifetime sport and leisure activity participation is associated with greater bone size, quality and strength in older men. Osteoporos Int, 2006, 17(8): 1258-1267.

[46] Velez NF, Zhang A, Stone B, et al. The effect of moderate impact exercise on skeletal integrity in master athletes. Osteoporos Int, 2008, 19(10): 1457-1464.

［47］Nordström A, Karlsson C, Nyquist F, et al. Bone loss and fracture risk after reduced physical activity. J Bone Miner Res, 2005, 20（2）: 202-207.

［48］Nordström P, Sievänen H, Gustafson Y, et al. High physical fitness in young adulthood reduces the risk of fractures later in life in men: a nationwide cohort study. J Bone Miner Res, 2013, 28（5）: 1061-1067.

第22章

运动员胸背部损伤及疼痛综合征

Tanvir Chouchri, MD
Haroon Flaz Chouchri, MD
JulianE, Bailes, Jr, MD

缪锦浩　陈宇　译

■ 一、引　言

　　评估与处理运动员胸背部疼痛及胸椎和胸椎旁损伤需要了解该区域的解剖特点和损伤类型。与脊柱的其他部位相比,由于胸背部周围的解剖结构为胸椎提供了额外的支撑,所以胸椎损伤的概率要低得多。胸椎损伤可表现为轻微的骨骼肌拉伤或扭伤,也可能表现为严重的骨折、结构性损伤或者脊髓受压引起神经功能障碍。如果对这类损伤缺乏认识以及正确的评估和治疗,那么可能导致严重的甚至永久性的功能障碍。

　　然而,胸椎邻近区域的肺脏及心血管结构使得这类损伤的处理更具挑战性。可能是因为其发生率较低且局部解剖复杂,所以较之脊柱其他部位,胸椎损伤的指南和治疗策略较为缺乏,对胸椎损伤的处理多数基于其他脊柱损伤采用的治疗路径以及治疗团队的经验。

　　本章着眼于胸椎的解剖特点、损伤类型及胸椎损伤的评估与处理,对运动员胸椎和胸椎旁损伤以及疼痛综合征做一综述。

二、概述和流行病学

（一）解剖学

胸椎由 12 个椎节构成，各自与相连的肋骨形成肋椎关节和肋横突关节。肋骨、肋间韧带、椎旁肌肉组织及胸骨形成了增强胸椎稳定性的"第四柱"[1-5]。这个强大的胸廓保护了神经、心脏、肺和血管等重要结构，是评估和处理胸椎损伤时需要重点考虑的因素。

由于胸椎与相邻脊柱节段的活动度存在相对差异，所以颈胸段及胸腰段交界区脊柱发生损伤的概率较高。颈胸段易发生损伤的原因在于该段包括了支配上肢功能的重要神经结构（低位颈神经根和臂丛）；而胸腰段交界区易发生损伤的原因在于胸椎下端的浮肋稳定性较低，以及关节突的方向由中胸椎的冠状位移行为腰椎的矢状位而导致抗前屈力下降。

由于椎体前部高度较低（与后部相比），所以正常胸椎曲度为轻至中度的后凸（正常范围为 20°～45°）。随着年龄的增加（尤其是 40 岁以上的女性），脊柱退行性改变以及休门氏病（Scheuerman's disease）等会导致胸椎后凸角度增加[6-7]。胸椎侧弯的发生人数约占总人数的 2%～3%，特别多见于处于生长期的青少年。其通常没有症状，仅需随访观察，少数需要采取干预措施。这些胸椎解剖和序列方面的特点，以及整体健康状况和骨密度等，都是处理运动员胸椎损伤时需要考虑的因素。

（二）运动员胸背痛

胸背痛在普通人群中也较为常见；因此，当运动员出现这类损伤时，也并非必须治疗[8]。至今几乎没有关于胸背痛在运动员与普通人群之间比较的正式研究。Jonasson 等[9]分析了胸背痛在潜水、举重、摔跤、曲棍球及定向运动等领域高水平运动员中的发生率。该研究发现在过去一年中，运动员胸背痛的发生率（33%）与对照组相同，虽然在前一周内运动员组的发生率略高（22% vs. 17%），但其差异并没有统计学意义。正如本章后续所讨论的，胸背痛原因复杂，脊柱、椎旁及胸部等各种病变均可引起胸背痛。此外，一些颈椎及腰椎疾病也会由于各种肌肉骨骼的原因而表现为胸背痛。例如，颈椎后凸可由于曲度代偿及肌肉紧张，表现为上胸部疼痛；同样地，腰椎前凸的丢失可造成平衡中心前移，也会导致胸背部肌肉疼痛。

（三）运动员胸椎退变

运动员在参与运动后可因脊柱退行性改变加速或多处小伤病的日积月累而出现影像学上的变化[10-11]。在接触性及非接触性运动中，脊柱退行性改变的情况均有增加。Healy 等[12]还发现，职业运动员比业余运动员更容易出现严重退变。已有一些研究对运动员胸椎退行性改变进行了研究，但大多关注下胸椎以及腰椎。在一项针对顶尖滑雪运动员胸腰椎的研究中，Rachbauer 等[13]发现大约50%的跳台滑雪和高山滑雪运动员以及36%的越野滑雪运动员有椎体或者终板损伤的影像学表现，而这两比例在同年龄段对照组中不到20%。同样地，Daniels 等[14]发现青少年越野赛车手的胸椎退变发生率是同年龄段对照组的两倍。Baranto 等[15-16]研究了职业运动员的背部疼痛及胸腰椎退变情况，他们也发现运动员胸腰椎疼痛及退行性改变的发生率高于非运动员对照组。有意思的是，一项随访了15年的影像学研究（平均年龄40岁）提示，绝大多数影像学异常表现出现在研究早期（患者平均年龄为26岁），作者认为运动员更容易在生长高峰期或邻近期间出现脊柱退行性改变。

（四）胸椎损伤类型

在运动员中，大多数胸背部损伤与钝力或反复碰撞相关。穿透性创伤虽不常见，但可出现在击剑、标枪、撑竿跳和滑雪等某些特定运动中[17-21]。作为评估胸背痛的一部分，临床医生应牢记症状可能与脊柱、椎旁或者周围结构（例如心脏、肺和大血管）相关。在伤后或潜在损伤的检查期间，各种不同项目的运动员可见包括心绞痛、心肌炎、心肌梗死和肺栓塞在内的严重危及生命或致命的病情[22-29]。Soundappan 等[30]关于儿科运动相关性气胸的研究发现，该病的表现是非特异性的，少有甚至没有任何迹象。

胸椎及椎旁损伤可以用受累的结构和区域以及损伤特征，如结构不稳或神经功能障碍等来定义。胸椎损伤可以根据特定的部位或解剖结构损伤的类型进行分类，尽管一些损伤明显涉及多个结构。椎旁损伤较为常见，通常表现为软组织损伤，例如浅表擦伤或挫伤，或者从拉伤到撕裂等不同程度的肌肉损伤[31-32]。胸椎韧带（如棘间韧带、棘上韧带和肋椎韧带等）损伤可出现明显疼痛，若疼痛范围广泛，则可危及胸椎的稳定性。椎旁肌、菱形肌及背阔肌的负荷过度可出现扳机点或导致附着点疼痛。

胸椎间盘突出可导致局部疼痛，及神经根受压引起的放射痛或脊髓受压引起的神经功能障碍。在已发表的研究中,胸椎间盘突出的发病率从千分之一到百万分之一不等。在一项尸检研究中,无症状的胸椎间盘突出在影像学上的发生率为11%～13%。在另一项CT造影研究中,其发生率为13%～15%,但在MRI研究中却高达37%[33-35]。引起症状的胸椎间盘突出比颈与腰椎间盘突出相对少见。在针对美国国家橄榄球联盟(NFL)运动员椎间盘突出的回顾性研究中,Gray等[36]发现在275例椎间盘突出患者中,椎间盘突出位于胸椎的仅有1.5%(4例),而位于颈椎、腰椎的分别为22.2%(61例)和76.4%(210例)。

尽管胸椎椎间盘在运动性损伤后可呈急性病表现,但其更多时候与慢性病变相关(见图22-1)[32-40]。胸椎的反复损伤,尤其是过度载荷和应力,可导致椎间盘纤维环破损及胸椎间盘突出。同样,慢性的轻微不稳定可导致胸椎病变,其涵盖了多种退变

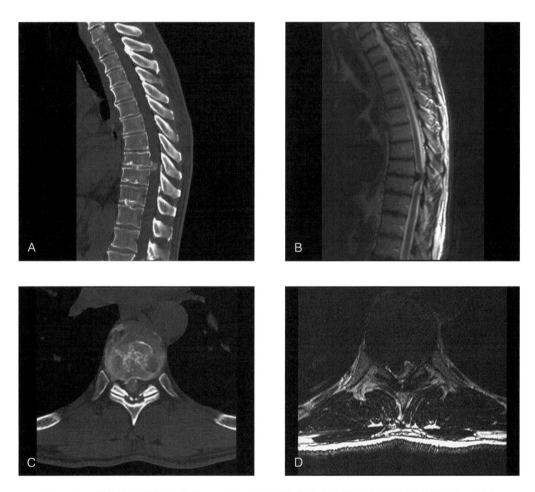

图22-1　慢性胸椎椎间盘钙化。一名60岁男性前职业体操运动员(奥运会选手),由于T_9/T_{10}椎间盘偏右侧突出并钙化而出现脊髓型症状。经讨论方案后,对该患者实施了后外侧经椎弓根减压。图A:矢状位CT;图B:矢状位T_2加权MRI;图C:轴位CT;图D:轴位T_2加权MRI

表现,包括椎间盘膨出、骨赘形成和后纵韧带增厚。胸椎间盘突出和退变都可导致脑脊液间隙消失以及神经根或脊髓受压。

　　胸椎骨折可累及前方结构(椎体)、后方结构(如棘突、横突、椎板或关节突),或两者均有累及[41]。胸椎骨折的类型包括压缩性骨折、爆裂性骨折,以及复杂损伤导致的半脱位、后凸、旋转及分离畸形(见图22-2)[42]。压缩性骨折通常与屈曲应力相关,表现为椎体前部损伤,而中柱及后方附件保持完好;当中柱也受到损伤时,那么该骨折可被认为是爆裂性骨折。在一些爆裂性骨折中,椎体后部可突入椎管导致神经损伤。

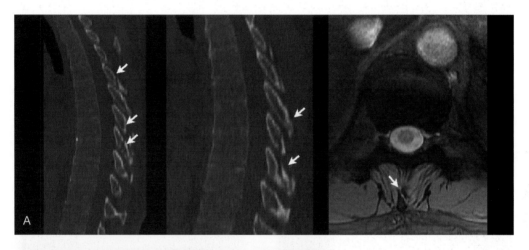

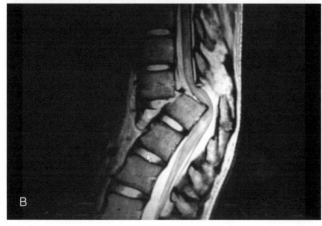

图 22-2　胸椎骨折可以出现较轻的棘突骨折或严重的伴脊髓损伤的骨折脱位。图 A:某 40 余岁男性自行车手因自行车事故导致多发性损伤的矢状位 CT 和横断位 MRI。图 B:某青少年体操运动员因体操受伤后出现脊髓损伤的矢状位 MRI

　　对于任何脊柱骨折,重要的是评估是否存在或潜在椎体不稳定或神经损伤。当存在后凸时,脊柱向前成角可导致脊髓受压于突出的骨块或椎间盘。伴有旋转和分离的骨折则更有可能合并韧带损伤。Chance 骨折多见于牵张损伤,通常在同一平面上从前至后损伤并累及三柱(见图22-3)[43]。对这些结构性骨折类型的区分对于指导治疗有重要的意义,这将在本章后续内容中讨论。

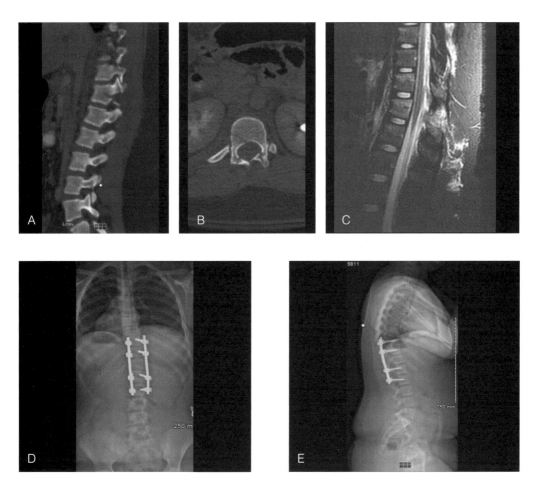

图 22-3 13岁女孩摩托车事故后出现 Chance 骨折。术前矢状位(图 A)和轴位(图 B)CT。矢状位 MRI(图 C)及 T_{10}—L_2 后路固定术后正位(图 D)和侧位(图 E)片

三、损伤评估

胸背部外伤后,首先应评估由失稳或神经损伤导致(或可能导致)的严重危及生命的状况和创伤。与其他创伤类似,对胸背部损伤的评估需考虑范围内已有症状的创伤以及周边可能潜在的隐匿性损伤。在完成病史询问及体格检查后,应采取恰当的诊断性检查以明确损伤特征(见表 22-1)。

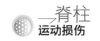

表22-1 运动员胸背痛损伤的评估及初步处理

急性胸背部损伤	现场	ABCs[气道(Airway),呼吸(Breathing),循环(Circulation)]
		全身创伤和脊柱创伤的初步评估及筛查
		脊柱保护措施
		一般查体及神经系统专科检查评估
		病史,时间,机制,症状,其他因素
		对患者进行评估和治疗——场边、赛场医疗站与急诊部
		目标:复苏,稳定患者,开始伤情评估,使患者迅速而安全地得到最佳处置
	急诊部或医院	ABCs,全身创伤评估和脊柱保护措施已经基本完成,但仍需谨慎,不可臆断
		病史,时机,机制,症状,其他因素
		目标是直接进行检查以最好地评估胸部症状,确定症状来源(脊柱、椎旁或其他)
急性胸背部症状的门诊评估		ABCs,创伤评估,脊柱保护措施已经基本完成
		评估神经功能障碍情况,排除胸段脊髓损伤
		胸椎MRI(当MRI无法进行时可考虑行CT或脊髓造影),胸椎CT检查
		目标是评估可能需要进行干预的压迫和不稳
无神经功能障碍的急性或慢性胸背部疼痛		通过适当的检查排除非脊柱病因(如肺栓塞、心肌梗死)
		排除椎旁肌肉、骨骼病因(如肋骨骨折、肌肉拉伤、软组织挫伤)
		适当评估胸椎损伤病因
		如怀疑骨折,适当进行X线、CT和MRI检查

（一）急性胸背部损伤处置路径

对急性胸背部损伤的初步评估通常在现场进行,应遵循标准的创伤处理规范[如高级创伤生命支持(Advanced trauma life support, ATLS)]。在整个评估及转运过程中,需对潜在的脊柱损伤及椎体失稳采取预防措施,直至患者经过临床或影像学检查排除了脊柱失稳。对意识丧失或呼吸停止的运动员需要维持或恢复足够的通气及循环。少数情况下,胸前区的钝性损伤可导致心搏骤停,这类严重心律失常的死亡率较高[24-25]。这种情况在棒球、武术等其他有潜在胸部钝性伤风险的运动中已有报道。

心搏骤停后应快速进行心脏除颤,可提高存活率。穿透性损伤或一些钝性损伤(如某些肋骨骨折)可能导致心脏压塞或气胸,这些损伤或需要采取救生措施(如心包穿刺或胸腔引流)。

运动员如出现急性脊髓功能障碍(如不全瘫或全瘫,感觉障碍平面或大小便功能障碍),需要即刻进行影像学检查评估潜在的脊髓压迫或脊柱失稳,以便于实施急诊减压或稳定手术。急性心肺或神经系统功能障碍的运动员通常需要快速转运至医院进行诊断评估和确切的处理。在完成初步的评估并采取稳定措施后,进行胸背部损伤的诊断性检查,具体取决于症状的性质和严重程度。根据具体情况,诊断性检查可包括X线平片和CT,必要时可进行MRI扫描。

(二) 慢性胸背部损伤处置路径

对慢性胸背部损伤和症状的评估通常没有急性损伤那么急迫。不过,临床医生应牢记,运动员的胸背部症状也可能反映了与外伤无关的潜在严重病情。在运动员出现胸痛症状时,肺栓塞、心绞痛或冠状动脉疾病,或心肌炎、气胸等均可能被误诊为轻微或隐匿性损伤。广泛的脊柱失稳虽然并不常见于慢性损伤,但也可能出现稳定性降低并需要治疗的情况。与急性损伤类似,对慢性胸背部损伤的诊断性检查取决于症状的性质和严重程度,但通常包括MRI扫描。对于慢性症状,X线平片与CT扫描并不常用,必须权衡其价值与电离辐射风险的利弊。

(三) 诊断依据

对胸椎的评估应首要考虑其结构性损伤和神经压迫。若意识清醒的患者在出现剧烈的急性局部疼痛或者脊柱触诊时有局部压痛,则应被高度怀疑存在骨折。根据损伤的程度或机制,当有神经功能障碍以及局部压痛怀疑存在胸背部骨折时,需通过X线平片及CT检查进一步明确。当患者存在胸骨、肋骨或者脊柱其他部位骨折时,应考虑其同时伴有胸椎损伤的可能性较大。神经压迫通常表现为相应的神经根或脊髓功能障碍,并且可发生于无明显骨折的情况。胸椎神经根性症状可出现沿胸背部支配区域放射的疼痛或麻木,通常沿着相应肋缘下绕到外侧再到前胸壁。因此,胸椎神经根性症状可与心脏或其他内脏疾病的症状相混淆。巨大的椎间盘突出及硬膜囊血肿也可出现于没有相关脊柱骨折时。此外,如脊柱裂或严重椎管狭窄等原先已存在但未被发现的病情也可能出现加重。对任何可疑的或记录在案的神经功能障碍都需要进行神经系统评估。当神经系统检查受到意识障碍、镇静作用、剧烈疼痛、血流动力学不稳定或其他相关损伤的限制时,应对神经损伤可能已经发生的情况保持适当警惕。这些患者的情况可能出现急剧恶化并且不可逆转,所以应考虑进行MRI检查,并关注病情的随时变化。

（四）鉴别诊断

当怀疑存在脊柱骨折时(如中线区域局部的急性疼痛、压痛点、台阶感及畸形),X线平片是首选的检查。与CT扫描相比,X线平片成像迅速且价格低廉,能显示大多数明显的胸背部骨折,且辐射剂量小。然而,也有一些胸椎骨折在X线平片上不能很好地显示,例如在颈胸段以及上胸椎区域,局部复杂的解剖结构可干扰成像[44]。

当怀疑有脊柱骨折但X线平片检查无法进行,结果可疑或者依据不足时,应当进行CT检查。有矢状位及冠状位重建序列的CT扫描是大多数骨折诊断和分类的金标准。MRI成像可用于评估椎间盘、神经根和脊髓压迫以及软组织异常。胸椎脊髓损伤(Spinal cord injuries, SCIs)引起的神经功能障碍通常包括在损伤平面以下基于脊髓损伤性质的不同形式的麻木与无力。大小便功能障碍(失禁或潴留)以及胸背部感觉障碍平面的出现提示病情有明显的恶化,并需要进行MRI检查(当MRI无法进行或者存在禁忌时,可进行CT脊髓造影)。

四、治 疗

（一）一般原则

急性胸背部外伤可导致结构性损伤的骨折,或者脊髓、神经根损伤引起的神经功能障碍。若未能及时发现并治疗这些损伤(有时需手术),则可能导致永久性功能障碍。然而,大多数胸背部损伤较为轻微,可以采取保守治疗。对脊柱以外的胸背部损伤(如心、肺)的处理需遵循创伤救护标准(在本章未述及其细节)。我们将对运动员中更常见的脊柱外伤的治疗要点进行综述。其主要目标是将继发损伤最小化,并尽快为患者创造有利于恢复的最佳时机。

如何判断运动员受伤后何时恢复参加体育活动是一个重要的问题,但往往很有挑战性,而且有时存在争议[45-49]。运动员在严重受伤后,重返运动(Return to play, RTP)也许不太可能也不可取。幸运的是,多数运动员在损伤后,有希望RTP。其一般可逐步恢复训练,待症状消失后再参加比赛。尽管有一些文献泛泛地讨论了脊柱手术后RTP,但几乎没有专门关于胸椎手术后RTP的正式研究。所有的RTP决策都需要通过个体化的风险与获益分析找到一个平衡的方法,这不仅包括恢复运动的能力,而且还有承受再次受伤的能力。显然,以运动为生的职业运动员必须承担一定的风险压力,而医生的职责是给予他们充分的宣教和指导。

(二) 椎旁浅表软组织损伤

不累及深部脊柱的软组织损伤及椎旁骨骼肌损伤(如挫伤和肌肉拉伤)非常常见。其诊断一般基于临床表现,当怀疑存在隐匿的深部损伤时,通常需要进一步检查以排除。临床医生应考虑到一些罕见的损伤类型,包括肋骨应力性骨折及"滑动肋骨"综合征等[50-51]。对这些损伤,几乎都可采取对症处理等非手术治疗,如制动、冰敷或热疗、理疗、胸背部稳定性训练、疼痛介入治疗等。在症状缓解之后,运动员的RTP是在无神经功能障碍或结构性隐患的前提下,遵照医嘱逐步增加活动量的一个过程。在恢复过程中,若症状无缓解或者加重,则需再次进行临床评估和检查(如影像学检查)。这类损伤的长期影响一般较为少见。有肌肉损伤的运动员相对容易再次受伤,但强化肌肉训练可以预防损伤复发或进展。

(三) 胸椎间盘突出

由于胸廓的整体解剖结构提高了胸椎的稳定性,所以与脊柱其他部位的突出相比,胸椎间盘突出较为少见[36]。当出现胸椎间盘突出时,其主要症状是脊髓压迫引起的神经功能障碍或神经根受压导致的放射痛。胸段脊髓受压可以表现为疼痛、麻木和无力等各种症状的组合;典型表现有Brown-Séquard综合征(脊髓半切综合征)以及损伤平面以下不同程度的神经功能障碍,可包括大小便功能障碍。由于胸椎神经根(T_1除外)一般不涉及主要的肢体功能,因此胸椎神经根受压通常可引起放射痛而没有明显的神经功能障碍。T_1/T_2椎间盘突出可导致T_1神经根受累[52]。也有报道称,当由臂丛神经变异出现T_2—T_3支配区受累时,可导致手部无力[53]。中胸椎间盘突出相对较少,出现时通常伴有严重创伤(急性)或脊柱退行性病变(慢性)。下胸椎间盘突出通常位于T_{10}—T_{12}区域,可有类似于马尾综合征的表现。

与脊柱其他部位一样,对胸椎间盘突出的处理通常可以采取各种形式的非手术治疗,如理疗、镇痛等。随着时间的推移,一些椎间盘可以回纳,并转为无症状或持续无症状[54]。当疼痛持续存在时,有3级证据支持可采取硬膜外注射。对胸椎间盘突出引起的顽固性症状也可能需要手术减压[55-56]。同样,在任何时候,若出现神经系统问题,则需要考虑手术干预。胸椎间盘突出引起的急性或慢性(如脊髓型症状)SCI通常需要手术干预以促进恢复,并防止进一步的损害。与之类似,对伴有明显脊髓受压影像学表现的(有时伴有脊髓信号改变)巨大的椎间盘突出也需要考虑手术。当需要进行手术时,首要目标是对脊髓或神经根(或同时)进行安全且充分的减压。各类手术的入路选择大致可分为前路或侧后方。

尽管一些医生主张同一入路可治疗大多数甚至全部病例,但更多的医生根据损伤特点来选择手术方式。前路手术适合突出较大的、靠中线或钙化的椎间盘。偏一侧的软性椎间盘突出则更适合后路手术,该方式可以避免胸椎前入路相关的一些并发症。不论是源自损伤本身的椎体不稳还是手术入路引起的椎体不稳,需要兼顾的目标都是将其固定。

是否RTP需要根据运动员逐渐恢复活动时症状的改善情况以及对比赛的耐受力来决定。在恢复过程中,若症状无缓解或者加重,则需进行进一步的检查(如影像学检查)。虽然胸椎间盘突出比脊柱其他部位的突出少见,但一项关于NFL运动员椎间盘突出的研究发现其与RTP时间的长短相关[36]。

由于胸椎有潜在的不稳定或者退行性改变的加快,所以胸椎间盘突出的运动员更易于出现迟发性退变。此外,一些运动员在发生胸椎间盘突出时未被发现,直到后期被证实时突出已非常明显。

（四）胸椎骨折

通过病史询问(如疼痛、损伤机制)和体征(如压痛点、台阶感)检查,可发现是否发生了胸椎骨折。放射性检查用于明确诊断和分类,以利于进一步处理。传统的X线平片早已被用于胸椎骨折的初步诊断。X线平片在需要迅速评估脊柱序列以及骨折可能时仍有一定的价值。然而,CT的灵敏度及特异性更好,为脊柱骨折的诊断及分类提供了金标准。MRI不常用于诊断脊柱骨折,但它非常有利于评估一些胸椎骨折的重要特征。根据X线平片来鉴别诊断急性或者陈旧性胸椎骨折较为困难。目前,MRI是最常用的鉴别新鲜骨折的技术手段。新鲜骨折的征象是STIR(Short tau inversion recovery)序列上出现骨髓水肿的高信号。同时,MRI还可用于评估韧带和脊髓损伤,以及椎管及神经孔的病情。

对胸椎骨折的处理主要根据其不稳定情况及神经系统问题来进行。多数横突、棘突、椎板、关节突骨折以及椎体撕脱骨折是稳定的,可以采取对症治疗等非手术处理方式。椎体压缩性骨折一般也不出现急性的失稳,但应监测(临床、影像学或同时)其可能的进展。根据骨折的性质以及运动员在运动中所承受力量的预期,建议在RTP之前进行CT检查。椎体爆裂性骨折需与压缩性骨折区别对待。多年来,对椎体爆裂性骨折的处理主要基于Denis三柱理论[57]以及AO分型[58],但两者均有不足。2005年,Vaccaro等[59]推出了胸腰椎损伤分类及严重程度(Thoracolumbar Injury Classification and Severity, TLICS)分级系统,该系统已成为广泛应用的胸腰椎骨折分级系统(见表22-2)。TLICS分级系统根据三个亚组的分数来计算,并纳入了对后方韧带复合体完整性的评估(通常根据MRI检查结果)。TLICS分级系统已被证明有助于判断患者是否具备手术指征,但并不指明采取何种手术入路,而留待外科医生抉择。无论采用何种分级系统,主要的治疗原则取决于椎体的稳定性和神经功能障碍的程度[60]。对不稳定骨折,通常需要采取脊柱器械实施融合手术以实现稳定。手术目的包括神经减压和恢复序列及稳定。根据损伤类型及术者的经验,可选择前路、后路或者联合入路手术。

对于采取非手术治疗的稳定骨折,RTP取决于骨折的愈合情况(通常根据影像学表现)和逐步恢复活动时症状的改善情况,以及基于运动性质而定的比赛承受力。对于裂纹骨折或者非结构性损伤,比如横突或棘突骨折,经过6周的治疗,有时需使用支具,应能使健康的运动员恢复除特别剧烈活动以外的一切活动。运动员在稳定骨折完全愈合后,可恢复所有活动,并

表22-2 胸腰椎损伤分类及严重程度(Thoracolumbar Injury Classification and Severity, TLICS)分级系统

分 值	损伤特点
骨折形态	
1	压缩性骨折
2	爆裂性骨折
3	旋转损伤
4	牵张分离损伤
神经功能状态	
1	神经功能完好
2	神经根损伤或完全脊髓损伤
3	马尾神经损伤或不完全脊髓损伤
后方韧带复合体损伤状况	
0	无损伤
2	可疑损伤
3	损伤

各部分的分值相加,总分介于1至10分。治疗指导建议如下。
1~3分:保守治疗(如支具)。
4分:由外科医生酌情处理(没有明确的治疗建议)。
5~10分:减压和稳定手术治疗。
SCI=脊髓损伤

根据RTP流程在适当的监测下参加比赛。出现不稳定骨折的运动员通常需要手术干预,应该有个体化的RTP考量,而且在他们能安全地RTP之前通常需要较长的愈合时间。在恢复过程中,若症状无缓解或者加重,则需进行进一步检查(如影像学复查),但需权衡电离辐射的风险(尤其是CT扫描)与临床价值。对于在接触性运动中再次受伤可能性较大的运动员,应在RTP后建议定期随访并进行影像学检查,以判断损伤是否确已痊愈(如水肿消退)。

胸椎骨折后的远期顾虑可包括骨不连、再次骨折和损伤部位融合后交界区骨折或者退变。有时,运动员需要再次手术解决这些问题,以达到固定效果、改善序列或止痛的目的(见图22-4)。

(五)胸椎脊髓损伤

急性胸椎SCI患者一般显而易见,会出现明显的运动(下肢瘫)或感觉障碍(通常伴有部分或完全的平面)。其大小便功能可能受影响,必须进行评估。起初,下肢反射通常无法引出。美国脊髓损伤协会(American Spinal Injury Association, ASIA)评级量表广泛应用于损伤的归类,并可有效预测长期结果(见表22-3)。慢性SCI(例如脊髓病)有时难以诊断并可能与先天性或退行性因素(如椎间盘突出或退变)相关。慢性脊髓功能障碍患者可表现出与急性损伤相类似的症状,但一般程度稍轻并出现反射亢进。对于所有这些损伤,重要的是判断可能导致脊髓损伤的即刻原因,如骨折、脊髓压迫、椎体不稳和(或)血肿。神经源性脊髓损伤(包括脊髓牵张)属于SCI范畴的一部分,通常是一过性的且没有相关骨折或压迫。

表22-3 美国脊柱损伤协会(ASIA)评级量表

等　级	功能状态
A	损伤平面以下(包括肛门区域)运动和感觉功能完全丧失
B	损伤平面以下残留部分感觉(包括肛门感觉)
C	损伤平面以下残留一部分肌肉运动,但50%不能对抗重力
D	损伤平面以下多数肌肉(>50%)功能保留,并可以对抗重力
E	所有神经功能恢复

若确定存在急性神经压迫,则及时的手术减压仍是首选的治疗,有时需兼顾纠正序列及畸形。可以考虑将大剂量甲泼尼龙以及低温(局部或全身)等辅助治疗与手术联合应用,以改善疗效。与所有治疗方法一样,术前必须仔细权衡风险收益比。一些

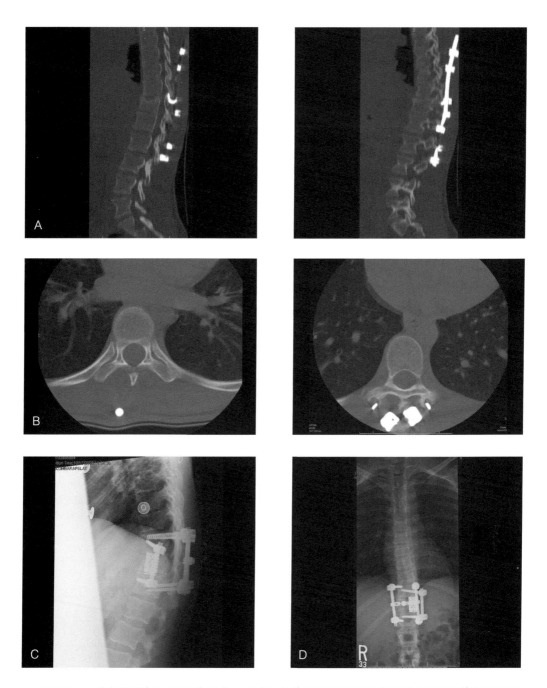

图22-4 胸椎爆裂性骨折翻修手术。19岁女性优秀短跑运动员在训练中因向后摔倒导致T_{12}爆裂性骨折。患者在外院接受后路T_8—L_3钩棒固定手术治疗,但随后表现出越来越严重的机械性疼痛,伴有进行性后凸、不稳和近端固定失败。再次对患者行T_{12}椎体切除及T_{11}—L_1前后联合融合内固定术。图A:术前矢状位CT;图B:术前轴位CT;图C:术后侧位X片;图D:术后正位X片

新的药物以及干细胞和雪旺氏细胞移植尚处于积极的探索中,但还不是公认的治疗方法。目前,对所有这些辅助治疗尚缺乏高等级的循证医学支持,其使用也不统一且常有争议。

何时RTP需要根据逐渐恢复活动和比赛时功能的改善情况,不仅取决于运动员的功能恢复情况,而且还要看承受运动风险的能力,具备可接受的较低的再次受伤的风险。

胸椎SCI之后的长期预后取决于损伤的严重程度。虽然晚期可能有一些神经功能改善,但由于中枢神经系统固有的生物学特性,所以恢复的程度常是有限的。对于反复神经源性损伤(有时称为脊髓震荡)潜在的长期影响仍需要进一步研究。

五、结 论

对运动员胸椎及椎旁损伤的评估及处理需要了解其特殊的局部解剖及损伤形式,可能危及生命的心血管及肺部疾病虽然少见,但必须加以考虑。一般来说,椎旁损伤可以通过非手术治疗完全恢复运动。胸椎间盘突出可有急性或慢性表现,有时因神经症状加重或反复而需要进行手术。反复的创伤可导致或促进胸椎退行性疾病,更常见于高强度运动。稳定的胸椎骨折需要一定时间的恢复才能达到愈合,但不需要手术治疗,通常可完全恢复运动。不稳定骨折一般需要内固定手术达到稳定,恢复的周期更长,且不能确保能否完全恢复运动。对大多数运动员来说,通过准确的诊断和处理,未累及神经的胸背部损伤多数可以完全恢复并RTP。

六、致 谢

感谢Asim Choudhri博士审阅手稿,对放射学问题提出意见及为图22-2B及图22-3做出相关工作。

■ 参考文献

［1］ Watkins R, Watkins R, Williams L, et al. Stability provided by the sternum and rib cage in thoracic spine. Spine, 2005, 30(11): 1283-1286.

［2］ Oda I, Abumi K, Cunningham BW, et al. An *in vitro* Human cadaveric study investigating the biomechanical properties of the thoracic spine. Spine, 2002, 27: E64-E70.

［3］ Oda I, Abumi K, Lu D, et al. Biomechanical role of the posterior elements, costovertebral joints, and rib cage in stability of the thoracic spine. Spine, 1996, 21: 1423-1429.

［4］ Panjabi MM, Brand RA, White AA. Mechanical properties of the human thoracic spine: as shown by threedimensional load-displacement curves. J Bone Joint Surg, 1976, 58(suppl A): 642-652.

［5］ Panjabi MM, Hausfeld JN, White AA. A biomechanical study of the ligamentous stability of the thoracic spine in man. Acta Orthop Scand, 1981, 52: 315-326.

［6］ Fon GT, Pitt MJ, Thies AC. Thoracic kyphosis: range in normal subjects. Am J Roentgenol, 1980, 134: 979-983.

［7］ Damborg F, Engell V, Andersen M, et al. Prevalence, concordance, and heritability of scheuermann kyphosis based on a study of twins. J Bone Joint Surg Am, 2006, 88: 2133-2136.

［8］ Tall RL, DeVault W. Spinal injury in sport: epidemiologic considerations. Clin Sports Med, 1993, 12: 441-448.

［9］ Jonasson P, Halldin K, Karlsson J, et al. Prevalence of joint-related pain in the extremities and spine in five groups of top athletes. Knee Surg Sports Traumatol Arthrosc, 2011, 19: 1540-1546.

［10］ Fukuta S, Miyamoto K, Iwata A, et al. Unusual back pain caused by intervertebral disc degeneration associated with Schmorl node at $Th_{11/12}$ in a young athlete, successfully treated by anterior interbody fusion: a case report. Spine, 2009, 34(5): E195-E198.

［11］ Videman T, Battie MC, Gibbons LE, et al. Lifetime exercise and disk degeneration: an MRI study of monozygotic twins. Med Sci Sports Exerc, 1997, 29(10): 1350-1356.

［12］ Healy JF, Healy BB, Wong WH, et al. Cervical and lumbar MRI in asymptomatic older male lifelong athletes: frequency of degenerative findings. J Comput Assist Tomogr, 1996, 20: 107-112.

［13］ Rachbauer F, Sterzinger W, Eibl GP. Radiographic abnormalities in the thoracolumbar spine of young elite skiers. Am J Sports Med, 2001, 29(4): 446-449.

［14］ Daniels DJ, Luo TD, Puffer R, et al. Degenerative changes in adolescent spines: a comparison of motocross racers and age-matched controls. J Neurosurg Pediatrics, 2015, 15: 266-271.

［15］ Baranto A, Hellstrom M, Cederlund CG, et al. Back pain and MRI changes in the thoraco-lumbar spine of top athletes in four different sports: a 15 year follow-up study. Knee Surg Sports Traumatol Arthrosc, 2009, 17: 1125-1134.

［16］ Baranto A, Hellstrom M, Nyman R, et al. Back pain and degenerative abnormalities in the spine of young elite divers. Knee Surg Sports Traumatol Arthrosc, 2006, 14(9): 907-914.

［17］ Khan N, Husain S, Haak M. Thoracolumbar injuries in the athlete. Sports Med Arthrosc, 2008, 16(1): 16-25.

［18］ Lundin O, Hellstrom M, Nilsson I, et al. Back pain and radiological changes in the thoraco-lumbar

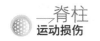

spine of athletes. A long-term follow-up. Scand J Med Sci Sports, 2001, 11: 103-109.

[19] McDonagh D, Zideman D. Thoracic injuries. In: IOC Manual for Emergency Sports Medicine. Hoboken, NJ: Wiley-Blackwell, 2015: 142-156.

[20] Boden BP, Pasquina P, Johnson J, et al. Catastrophic injuries in pole-vaulters. Am J Sports Med, 2001, 29(1): 50-54.

[21] Boden BP, Boden MG, Peter RG, et al. Catastrophic Injuries in pole vaulters: a prospective 9-year follow-up study. Am J Sports Med, 2012, 40(7): 1488-1494.

[22] Wasfy MM, Baggish A. Chest pain in athletes from personal history section (medical causes). Curr Sports Med Rep, 2015, 14(3): 248-252.

[23] Lolay GA, Abdel-Latif AK. Trauma induced myocardial infarction. Int J Cardiol, 2016, 203: 19-21.

[24] Maron BJ, Gohman T, Kyle SB, et al. Clinical profile and spectrum of commotio cordis. JAMA, 2002, 287(9): 1142-1146.

[25] Lucena JS, Rico A, Salguero M, et al. Commotio cordis as a result of a fight: report of a case considered to be imprudent homicide. Forens Sci Int, 2008, 177(1): 1-4.

[26] Ahmadi H, Shirani S, Yazdanifard P. Aortic dissection type 1 in a weightlifter with hypertension: a case report. Cases J, 2008, 1(1): 99.

[27] Kahanov L, Daly T. Bilateral pulmonary emboli in a collegiate gymnast: a case report. J Athl Train, 2009, 44(6): 666-671.

[28] Landesberg WH. Pulmonary embolism in a female collegiate cross-country running presenting as nonspecific back pain. J Chiropr Med, 2012, 11: 215-220.

[29] Hsing DD, Madikians A. True-true, unrelated: a case report. Pediatr Emerg Care, 2005, 21(11): 755-759.

[30] Soundappan SVS, Holland AJA, Browne G. Sports-related pneumothorax in children. Pediatr Emerg Care, 2005, 21(4): 259-260.

[31] Keene JS, Albert MJ, Springer SL, et al. Back injuries in college athletes. J Spinal Disorders, 1989, 2(3): 190-195.

[32] Khadavi MJ, Fredericson M. Chest pain in athletes from personal history section (musculoskeletal causes). Curr Sports Med Rep, 2015, 14(3): 252-254.

[33] Mirkovic S, Cybulski GR. Thoracic Disc Herniations. In: Garfin SR, Vaccaro AR, eds. Orthopaedic Knowledge Update V. Rosemont, IL: American Academy of Orthopaedic Surgeons, 1996.

[34] Awwad EE, Martin DS, Smith KR Jr, et al. Asymptomatic versus symptomatic herniated thoracic discs: their frequency and characteristics as detected by computed tomography after myelography. Neurosurgery, 1991, 28(2): 180-186.

[35] Wood KB, Garvey TA, Gundry C, et al. Magnetic resonance imaging of the thoracic spine. Evaluation of asymptomatic individuals. J Bone Joint Surg Am, 1995, 77(11): 1631-1638.

[36] Gray BL, Buchowski JM, Bumpass DB, et al. Disc herniations in the national football league. Spine, 2013, 38(22): 1934-1938.

[37] Bartlett GR, Robertson PA. Acute thoracic disc prolapsed with paraparesis following a rugby tackle: a case report. N Z Med J, 1994, 107(973): 86-88.

[38] Baranto A, Borjesson M, Danielsson, et al. Acute chest pain in a top soccer player due to thoracic disc herniation. Spine, 2009, 34(10): E359-E362.

［39］ Davies PR, Kaar G. High thoracic disc prolapse in a rugby player: the first reported case. Br J Sports Med, 1993, 27(2): 177-178.

［40］ Jamieson DR, Ballantyne JP. Unique presentation of a prolapsed thoracic disk: Lhermitte's symptom in a golf player. Neurology, 1995, 45(6): 1219-1221.

［41］ Olivier EC, Muller E, Janse van Rensburg DC. Clay-shoveler fracture in a paddler: a case report. Clin J Sport Med, 2016, 26(3): e69-e70.

［42］ Menzer H, Gill GK, Paterson A. Thoracic spine sportsrelated injuries. Curr Sports Med Rep, 2015, 14(1): 34-40.

［43］ Boham M, O'Connell K. Unusual mechanism of injury resulting in a thoracic chance fracture in a rodeo athlete: a case report. J Athl Train, 2014, 49(2): 274-279.

［44］ De Jonge MC, Kramer J. Spine and sport. Semin Musculoskelet Radiol, 2014, 18(3): 246-264.

［45］ Abla AA, Maroon JC, Lochhead R, et al. Return to golf after spine surgery. J Neurosurg Spine, 2011, 14: 23-30.

［46］ Burnett MG, Sonntag VKH. Return to contact sports after spinal surgery. Neurosurg Focus, 2006, 21(4): 1-3.

［47］ Eck JC, Riley LH. Return to play after lumbar spine conditions and surgeries. Clin Sports Med, 2004, 23: 367-370.

［48］ Eddy D, Congeni J, Loud K. A review of spine injuries and return to play. Clin J Sport Med, 2005, 15: 453-458.

［49］ Huang P, Anissipour A, McGee W, et al. Return-to-play recommendations after cervical, thoracic, and lumbar spine injuries: a comprehensive review. Sports Health, 2016, 8(1): 19-25.

［50］ Gerrie BJ, Harris JD, Lintner DM, et al. Lower thoracic rib stress fractures in baseball pitchers. Physician Sportsmed, 2015, 26: 1-4.

［51］ Kingsley RA. A little-known cause of chest pain in a 14-year-old athlete. J Pediatric Health Care, 2014, 28(6): 555-558.

［52］ Foss-Skiftesvik J, Hougaard MG, Larsen VA, et al. Clinical reasoning: partial Horner syndrome and upper right limb symptoms following chiropractic manipulation. Neurology, 2015, 84(21): e175-e180.

［53］ Kuzma SA, Doberstein ST, Rushlow DR. Postfixed brachial plexus radiculopathy due to a thoracic disc herniation in a collegiate wrestler: a case report. J Athl Train, 2013, 48(5): 710-715.

［54］ Wood KB, Blair JM, Aepple DM, et al. Natural history of asymptomatic thoracic disc herniations. Spine, 1997, 22(5): 525-529.

［55］ Kaye AD, Machikanti L, Abdi S, et al. Efficacy of epidural injections in managing chronic spinal pain: a best evidence synthesis. Pain Physician, 2015, 18: E939-E1004.

［56］ Manchikanti L, Cash KA, McManus CD, et al. Thoracic interlaminar epidural injections in managing chronic thoracic pain: a randomized, double-blind, controlled trial with a 2-year follow-up. Pain Physician, 2014, 17: E327-E338.

［57］ Denis F. The three column spine and its significance in the classification of acute thoracolumbar spinal injuries. Spine, 1983, 8(8): 817-831.

［58］ Reinhold M, Audige L, Schnake KJ, et al. AO Spine injury classification system: a revision proposal for the thoracic and lumbar spine. Eur Spine J, 2013, 22(10): 2184-2201.

［59］ Vaccaro AR, Lehman RA, Hurlbert RJ, et al. A new classification of thoracolumbar injuries: the importance of injury morphology, the integrity of the posterior ligamentous complex, and neurologic status. Spine, 2005, 30(20): 2325-2333.

［60］ Hitchon PW, Abode-Iyamah K, Dahdaleh NS, et al. Non-operative management in neurologically intact thoracolumbar burst fractures: clinical and radiographic outcomes. Spine, 2016, 41(6): 483-489.

第四部分

脑震荡

第23章

脑震荡：
概述—争议

Vin Shen Ban, MA, MB
BChir, MRCS, MSc AFHEA
Richard G. Ellenbogen, MD
H. Hunt Batjer, MD, FACS

陈垍航　译

一、引　言

　　根据1991年美国健康访谈调查，每年约有30万美国人遭受运动相关的脑震荡[1]。基于之前有些因素没有被考虑进去，该数字可以外推到160万～380万[2]。据美国疾病控制和预防中心（Centers for Cisease Control and Prevention, CDC）估计，在2001—2009年，19岁或更低年龄的创伤性脑损伤（Traumatic Brain Injury, TBI）相关的急诊患者每年平均有173285例[3]，2001年有153375例，到2009年增至248418例。真正的脑震荡的发病率是难以确定的，这与脑震荡的诊断缺乏客观的标准有关[4]，因此在各报道中都不尽相同[5]。此外，大多数疑似脑震荡的患者不倾向于到急诊科就诊，而是自己诊断或者至他们的初级家庭医生的诊室就诊。急诊部门就诊人数增加的趋势可能与脑震荡诊断标准更清晰和公开，以及媒体对脑震荡及其对运动员健康的长期影响的关注有关[6-10]。扩大服务及教育活动，特别是在互联网和纸质媒体上的报道，也为提高公众对脑震荡症状和体征的认知发挥了一部分作用[11-13]。

在过去5年中,以"脑震荡"为关键字发表的同行审查的文章数量以指数形式增长(见图23-1)。这反映了无论是科学界还是公共大众都日益关注该主题[8]。对脑震荡和创伤性脑损伤的研究已经跨越了从实验室到临床的整个范围,越来越多的大规模方案尝试连接两端[14-15]。在分子水平上,科学家们已经为我们提供了关于脑震荡神经代谢级联反应的系统性综述[16]。与这本书的整体目的相一致,我们在本章中主要关注脑震荡的诊断和处理等实践方面的内容,这与关心学生和精英运动员的临床医生密切相关。

"脑震荡"这一术语与轻度创伤性脑损伤(mild TBI, mTBI)经常互相代替使用[4]。脑震荡是TBI的一种形式,只是较为轻微。mTBI的名称可能引起误导,因为有一小部分mTBI可能存在严重的后遗症。

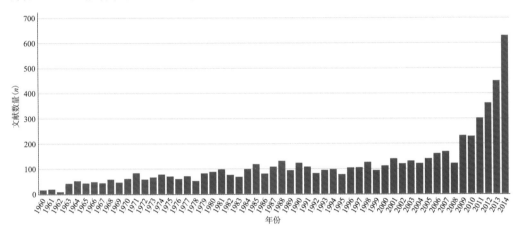

图23-1　在Medline上以"脑震荡"为检索词检索的每年发表文献的数量(至2014年末为止)

二、颈椎、前庭损伤与脑震荡的区别

与运动相关的头部打击常常会同时将力量转移到颈椎[17-18]。在颈椎损伤的章节中讨论过,运动员可能经历从颈痛、眩晕、认知障碍到头痛等的一系列症状。这些颈椎过度屈伸损伤综合征(Whiplash-associated disorders, WAD)通常伴有脑震荡[19-21],并且两者的损伤机制通常是相同的[17-18],提示脑震荡可能不是单纯的大脑现象[22]。如果这确实是真的,也就是说如果脑震荡是WAD颈椎损伤的至少一部分的症状,就会对这类患者的处理有重要的提示作用。WAD的治疗方法包括主动制动、注射治疗(类固醇、肉毒素)、操纵技术以及射频神经切断术[23-24]；而对目前脑震荡的治疗方案是休息或主动康复[4]。

单纯从症状来区分头部损伤和颈椎损伤是较为困难的[19]。创伤的机制通常可以被目击到，并且患者能够清晰地表达自己的症状，这会使诊断和治疗更加明确和直接。当存在任何疑问时，最好对是否有脊柱和头部损伤都保留怀疑的态度。因此，标准的预防措施应该是在移动运动员以进行进一步评估前，固定颈椎。在经过初步调查之后，医生可以进一步采集病史和评估颈椎情况(详见第9～15章)。

（一）争　议

尽管关于脑震荡的文献越来越多，但关于其定义、诊断、治疗和预后等仍然充满争议。很多学会和团体发表了他们关于运动相关脑震荡的指南和推荐，包括美国神经学会、美国运动医学会、国际运动脑震荡大会及脑创伤基金会等[27]。West 和 Marion 对这些指南做了详细的比较[28]。

在该部分中（包括第23～28章），我们回顾了目前相关知识和实践的状况，并强调了争议的部分。为了便于引用，本部分中的章节根据运动员脑震荡之后事件发生的时间顺序进行编排。所有作者都是其领域内的顶尖专家，他们在各自章节中给出了权威的概述。你会发现他们也是之前提到的指南的制订者。需要强调的是，在脑震荡领域中还有很多的未知，然而要在这些章节里囊括所有我们所知道的也是不可能的。因此，我们的主要目的是强调与运动相关脑震荡患者临床实践相关的内容，这也是医疗专家关心的内容。

（二）定义、诊断和赛场评估

在脑震荡处理路径中，诊断是第一步。在第24章中，Stan Herring 医生和他的同事们回顾了目前被认可的诊断标准的组成部分（包括通常报道的症状和物理征象），并讨论了经常使用的评估工具的作用，还包括对赛季前、赛场上和场边的评估。接着，Leigh Weiss 和 Ronnie Barnes 录制了视频来展示在赛场如何评估疑有脑震荡的运动员。视频对一些关键要素和工具进行了回顾，包括 Maddock 的问卷，运动性脑震荡评估工具 3（Sport·Concussion Assessment Tool 3, SCAT3），美国国家橄榄球联盟（National·Football league, NFL）场边评估（通过与未通过标准，症状量表，脑震荡标准化评估[Standardized Assessment of Concussion, SAC]，记忆回顾），颈椎和神经学检查，平衡测试,以及上肢协调性测试。

目前,对脑震荡的客观性诊断方法正在研究中。对生物标记物的研发也越来越受到重视。要研发一种既能预测脑震荡易感性,又能作为诊断标准一部分的生物标记物[29]。已经研究的生物标志物有S100β[30-41],胶质原纤维酸性蛋白(Glial-fibrillary acidic protein, GFAP)[34,37,39-42],神经特异性烯醇[35-38],载脂蛋白E4[43-45],神经丝轻链蛋白[40-42],乙型淀粉样蛋白[39,42],tau蛋白,脑源性神经营养因子(Brain-derived neurotrophic factor, BDNF)[37,49],肌酸激酶[34,38],心脏型脂肪酸结合蛋白(Heart-type fatty acid binding protein, h-FABP)[37,41],催乳素[13],皮质醇[38],以及白蛋白。与每种生物标志物相关的引用数量提供了频率的一个相对指标,但绝不是全面的。大多数研究为小的初步研究,有一些证据互相矛盾和冲突,还不足以支持临床应用。

影像学技术代表了在脑震荡领域令人感兴趣的另外一个子集。因为脑震荡被认为是功能性损伤,而不是结构性损伤,所以功能性影像技术[比如传统CT、MRI以及弥散张量成像(Diffusion tensor imagin, DTI)]已经主要被用来排除任何的结构性损伤[46](比如硬膜下或硬膜外血肿、脑挫伤、胶质囊肿)。以功能MRI(fMRI)为代表的功能性影像技术已经展示出广阔的前景[47]。有些研究已经展示了一定的fMRI信号异常与脑震荡症状严重性以及恢复时间之间的相关性[48-49]。其他功能性影像技术,如正电子发射断层成像术(Positron emission tomography, PET)和单光子发射计算机断层成像术(Single-photon emission CT, SPECT)需要静脉注射放射性示踪剂,因此风险大于可能的收益。对于脑震荡而言,所有的功能性影像技术目前都还仅仅用于实验研究。

(三)短期预后和重返运动

在第25章中,Dr. Putukian给我们梳理了在诊断脑震荡之后的处理顺序。她讨论了最初的处理策略,并让我们了解她平常是怎么进行评估的。接着是重返运动协议的概念,包括对于一些异常的、伴有令人担忧特点的可能延迟重返运动时间的案例,她是怎么做的。偶尔地,对运动员进行影像学检查作为脑震荡病情检查的一部分,可能会有附带的发现。Dr. Putukian考虑了影响她对患者进行影像学检查及转诊的因素。她在章节总结中还强调了性别在脑震荡中的作用。

(四)神经心理学测试

神经心理学测试已经演变为完整地评估脑震荡的一个部分[50]。在第26章中,

Dr. Michael McCrea和他的同事们描述了神经心理学家在运动性脑震荡中的作用。神经心理学测试列表日益增多，了解这些测试各自的优势和缺陷可以更好地指导在具体情况下测试的选择。

目前，对基线神经心理学测试存在争议[4,51]。McCrea等回顾了支持和反对基线测试的论证，还有基于人口的正常数据来比较的其他可选的方法，强调了围绕着神经心理学测试数据解释的问题，并且在章节结尾讨论了神经心理学测试在小儿人群中的使用和解释。

（五）脑震荡后综合征

尽管大多数成年人的脑震荡症状能在7～10天内缓解[4]，但仍有一小部分患者有延长的症状，导致所谓的脑震荡后综合征[52]。该主题由Dr. Javier Cárdenas在第27章讨论。他阐明了脑震荡后的症状与脑震荡后综合征的区别；讨论了与脑震荡后综合征相关的各种不同的症状，包括物理的（包括睡眠干扰）、行为的、认知的症状；并阐述了脑震荡后综合征，特别是儿童脑震荡后综合征的危险因素，以及其处理（包括药物的使用）。

需要注意的是，与其他成年人相比，年轻的大学生运动员从脑震荡中完全恢复需要更长的时间（2～3周）[53]。相似的是，青少年运动员（比如15岁以下的）完全恢复可能需要3周或更长时间[54]。这可能是因为大脑神经元在发育中形成不完全髓鞘[55]。

（六）长期后遗症

在第28章中，Drs. Mitch Berger和Rajiv Saigal回顾性分析了运动性反复轻微创伤性脑损伤的已知和未知的长期后遗症。在他们的回顾性分析中，作者检查了主要的问题，比如哪些危险因素导致了某些人发展至长期的后遗症，而其他人则没有？反复脑创伤有多危险？对于脑震荡的运动员来说，什么时候RTP是安全的？这些仍然存在的重要的、未解答的问题确定了将来的研究方向并指导治疗推荐。

（七）与慢性创伤性脑病的关系

创伤性脑损伤的长期影响受到了科学界和媒体的密切关注。慢性创伤性脑病（Chronic traumatic encephalopathy, CTE）是一项需要深度研究和讨论的主题。CTE这一术语曾经与拳击手痴呆[56-57]或拳击手脑病综合征[58]是同一个意思,是限于拳击手的一种情况,指拳击手经受反复多次的头部击打后出现的构音障碍和锥体束障碍,伴或不伴有认知衰退[59-60]。在拳击手退休后检测10~20年,当其存在认知功能衰退时,与一种被认为是非进展性的总体临床综合征相关[60]。一些团队发表了现代CTE的组织病理学病例系列[61-63],与之前描述的经典版本相区别[59]。现代CTE,就像McKee[61]、Omalu[62]和Hazrati[63]团队报道的那样,显示更多神经精神病学(抑郁、偏执、激动、社交退缩、攻击性)和行为的症状,伴有进行性认知衰退和痴呆[59,64]。

Gardner等[59]在一项综述中对经典和现代CTE进行了比较。主要的批评者们认为前述的现代CTE的研究存在病例选择偏倚和叠加效应[65-66],因此否认该团队得出的结论。他们认为,这些病例存在的其他神经退行性疾病过程混淆了研究团队的发现(比如阿尔茨海默病、额颞叶痴呆、路易小体痴呆、帕金森病及正常老化),其还包括了太广泛的精神病学症状,从而可以被归于其他神经退行性疾病,还有神经退行性病变的多因素特质(比如酒精或药物滥用)。因为在一些衰老研究中,神经病理学与临床发现之间似乎有一定程度的不一致,所以我们赞同Gardner及其同事们的观点,即把临床表现与之前的临床病理学发现相关联来做出现代CTE的假设(不是诊断)应该相当谨慎。在任何病例中,一个真正的CTE诊断仍然应该来自于尸体解剖室[59]。

(八)未来创伤性脑损伤研究的方向

目前,尽管我们对脑损伤尤其脑震荡的研究已经取得了很大的进展,但仍然有许多工作要做。我们在前面脑震荡的诊断和定义中简单提到过,目前尚缺乏清楚、客观的脑损伤的分类方法,导致多异质性内表型的比较,如同一个同质个体。在文献中经常发现关于脑震荡的最好的治疗方法[67-68]及多变预后模型[69]的冲突性证据,至少也可以部分地用这一点来解释。

目前,脑震荡研究的其他主要障碍是缺乏单一的可信的可以反映脑震荡恢复情况的结局指标[69]。作为一种功能性病变(而不是结构性的),缺陷可以很微小而难以客观地评估。国家神经病和脑卒中协会(The National Institue of Neurological Disorders and Stroke, NINDS)发表了一份关于TBI(特别是关于脑震荡的亚组)的常见数据元件(Common data elements, CDEs)清单[70-71]。这份清单包括了185个结局测量工具,这些工具被分为24个子域(见表23-1)。某些测量工具,比如格拉斯哥昏迷量表和残疾评定量表,是相当粗糙的。其他的,比如创伤性脑损伤多维度生活质量(Traumatic brain injury multidimensional quality of life, TBI-QOL)和神经行为症状目录,依靠患者自己的报告，较为主观。从一个患者的所有子域中获得数据也是不可能的。然而只关注部分又有可能导致结果的偏倚。如果有客观、可信、快速实行的结局指标测定形成，那么脑震荡的研究可以从本质上获益。

目前，脑震荡的研究应该聚焦于更好地定义脑震荡的内表型及结局指标测量。我们需要有充分的初步研究数据，通过前瞻性纵向研究来支持未来随机对照研究的患者选择和治疗组设计，而不是直接做另一个随机对照试验。为此，田纳西脑损伤和修复协会（The Texas Institute of Brain Injure and Repair, TIBIR）已经启动了一项大规模的、多中心前瞻性脑震荡研究[72]。随着新收集的信息数据增多，研究将会按阶段铺开，并逐步发展。

表23-1　国家神经病和脑卒中协会关于脑震荡研究的常见数据元件的结局测量子域清单

日常活动度	耳聋和交流障碍	语言和交流	脑震荡后相关综合征
全球结果	症状有效性努力	军事研究	精神和心理状态
适应性日常生活技能	家庭和环境	患者自诉结果	社会认知
行为功能	健康经济学测量	感知类和特定疾病健康相关的生活质量	社会参与角色和社会竞争力
认知活动受限	婴幼儿测量	生理功能	运动相关研究

三、预　防

脑震荡的预防比治疗更有效，这可能是不言而喻的。由于在大学球场曾发生一系列猝死事件，所以美式橄榄球运动在20世纪初几乎被禁止。为了使比赛变得更安全，西奥多·罗斯福总统主导了一些会议，最终改变了规则，并成立了美国大学运动协会，随后改名为全美大学体育协会（National Collegiate Athletic Association, NCAA）。从那时起，许多规则改变开始实施以防止损伤的发生，并开创了传球比赛[73]。在更近的年代，在NFL中点球人墙距离移动5码已经使脑震荡的发生率降低了40%。美式橄榄球中有一项改变，即建立头盔标准和规则，来使对抗头向下的碰撞，有效降低了脑震荡和颈部损伤的发生率[74]。

在美式橄榄球运动之外，规则和指南的改变已经帮助运动员减少了在运动中头部损伤的次数。研究已发现，头盔的应用能减少娱乐性滑雪和滑雪板运动员头部损伤的次数[75]。在2006年足球世界杯比赛中,争顶头球时肘击对手的行为被明令禁止。肘击对手在优秀足球运动员头部损伤事件中曾经占到40%[76]。在规则改变之后,2006年足球世界杯中发生头部损伤和脑震荡的例数(13例头部损伤,1例脑震荡)明显少于2002年足球世界杯(25例头部损伤,4例脑震荡)[77]。在2014年足球世界杯中,虽然发生了5例脑震荡,但没有1例是因为肘击造成的。

尽管篮球最初是一种无冲撞的运动,但发生脑震荡的频率也较高。直到最近,在NBA西区决赛第四场金州勇士队对休斯敦火箭队的比赛中,勇士队斯蒂芬·库里的摔伤引发了一些关于NBA中脑震荡的争论[78-81]。这位2014—2015年赛季最有价值运动员尝试封盖特雷沃·阿里扎的投篮,但却被阿里扎闪过并绊倒。库里似乎肩胛骨着地,枕部受到顺势冲击,一直在地上躺了几分钟。他最终可以起来并走向更衣室,但据报道似乎仍伴有眩晕。勇士队将这次事件定性为"挫伤",库里在剩下的第二节比赛中一直坐在替补席上。接着,库里完成了SCAT,恢复清醒后在第三节重新回到场上。但与他平时的状态相差甚远,在剩下的比赛中仅仅11投4中(36.3%)。而在这之前,他的赛季平均命中率为48.7%[82]。

鉴于这一场比赛是NBA西部决赛七场季后赛中最精彩的一场,并且勇士队大比分3∶0领先,失去他们的当家球星令勇士队很担忧。一个脑震荡的诊断让库里休战5~7天,甚至可能错过第一场总决赛。目前,NBA脑震荡协议流程中不需要独立的医生来批准疑诊脑震荡的运动员重返运动[83]。该处理方法可能造成球队最佳利益与运动员最佳利益的冲突。NFL许多年前就已经授权委托独立的神经病学顾问来决定运动员是否可以重返运动,就是为了消除这种可能潜在的冲突[84]。

休斯敦火箭队避免了被横扫,在2天后第五场的第四节,"水花兄弟"的另一位克雷·汤普森意外地被膝盖顶到耳朵而受伤,巧合的是肇事者又是特雷沃·阿里扎[85]。汤普森被送回更衣室,评估排除脑震荡,并回到了替补席上。当他打算回到场上时,他受伤的耳朵开始大量流血,导致他再次回到更衣室进行缝合。勇士队继续进行比赛并赢下了第五场,从而晋级NBA总决赛。汤普森回到队伍进行庆祝,但开始呕吐并且无法开车回家。第2天,医生对他再次进行评估并正式诊断为脑震荡。6天后,他被批准出战NBA总决赛的揭幕战。这一系列的事件使得NBA运动员协会重新审视其脑震荡的处理流程[86]。

四、主 张

2009年，Lystedt法律在华盛顿州通过，这是一个刺激又创新的倡导和实现年轻运动员安全的方法。这项法律主要有三条使学生运动员受益。

（1）教育：在国家批准的体育场馆中参与体育运动的所有年轻运动员需要接受脑震荡诊断和风险的教育。

（2）主张：所有疑有脑震荡的年轻运动员都要立即停止比赛，同一天内不能重新返回赛场。

（3）重新回到赛场：年轻运动员在遭受脑震荡后要重回赛场需要得到精通脑震荡治疗的医疗保障专家的批准[87-89]。Zackery Lystedt 因为在遭受脑震荡后过早地回到了赛场，导致颅内出血（双侧硬膜下血肿）。

用立法阻止重返运动来最大化预防脑震荡还有很长一段路要走，且仅仅这样还是不够的[12]。根本上来说，运动员、家长和教练的思维模式和态度的改变才是处理脑震荡的驱动力[11,90]。对教练、家长和运动员关于脑震荡的教育也是这部法律的组成部分。自那以后，全美50个州及哥伦比亚地区在 Jeffmiller 和 NFL 的帮助下通过了这部法律[91]。CDC 和其他组织在教育方面所做的努力，已经在提高运动员、家长和教练关于脑震荡的认知方面发挥了巨大的作用[92]。熟悉脑震荡诊断标准和当地重返运动协议标准，使家长和队友能够帮助确认哪些运动员需要进行专业的评估，特别是在比较缺乏队医和视频回放等资源的高中和大学里。作为教育的一部分，重要的是要让每一个人理解，与肩部或腿部损伤不同，头部或脊柱损伤不能带伤上阵。在体育运动中，医疗健康和安全问题总是要高于竞技问题。安全有效地处理脑震荡问题需要所有相关团队的努力，包括运动员、家庭成员、教练、学校领导、运动协会、临床医生和立法者。

参考文献

［1］ Sosin DM, Sniezek JE, Thurman DJ. Incidence of mild and moderate brain injury in the United States, 1991. Brain Inj, 1996, 10(1): 47-54.

［2］ Langlois JA, Rutland-Brown W, Wald MM. The epidemiology and impact of traumatic brain injury:

a brief overview. J Head Trauma Rehabil, 2006, 21（5）: 375-378.

［3］ Centers for Disease Control and Prevention. Nonfatal traumatic brain injuries related to sports and recreation activities among persons aged / 19 years—United States, 2001－2009. MMWR Morbid Mortal Wkly Rep, 2011, 60（39）: 1337-1342.

［4］ McCrory P, Meeuwisse WH, Aubry M, et al. Consensus statement on concussion in sport: the 4th International Conference on Concussion in Sport held in Zurich, November 2012. J Am Coll Surg, 2013, 216（5）: e55-e71.

［5］ McCrea M, Hammeke T, Olsen G, et al. Unreported concussion in high school football players: implications for prevention. Clin J Sports Med, 2004, 14（1）: 13-17.

［6］ Borland CL. Retirement: is 24 too late to stop football brain damage? NBC News. Available at: http: //www.nbcnews.com/health/health- news/borland- retirementbrain- damage- tk- n325866. Accessed June 9, 2015.

［7］ Belson K. Brain trauma to affect one in three players, N.F.L. agrees. The New York Times. Available at: http: //www.nytimes.com/2014/09/13/sports/football/actuarialreports-in-nfl-concussion-deal-are-released.html?_r 0. Accessed June 9, 2015.

［8］ NFL Brain Injuries. Huffington Post. Available at: http: //www.huffingtonpost.com/news/nfl- brain-injuries. Accessed June 9, 2015.

［9］ Guskiewicz KM, Marshall SW, Bailes J, et al. Association between recurrent concussion and late-life cognitive impairment in retired professional football players. Neurosurgery, 2005, 57（4）: 719-726, discussion 719-726.

［10］ Guskiewicz KM, Marshall SW, Bailes J, et al. Recurrent concussion and risk of depression in retired professional football players. Med Sci Sports Exerc, 2007, 39（6）: 903-909.

［11］ Chrisman SP, Schiff MA, Chung SK, et al. Implementation of concussion legislation and extent of concussion education for athletes, parents, and coaches in Washington State. Am J Sports Med, 2014, 42（5）: 1190-1196.

［12］ Rivara FP, Schiff MA, Chrisman SP, et al. The effect of coach education on reporting of concussions among high school athletes after passage of a concussion law. Am J Sports Med, 2014, 42（5）: 1197-1203.

［13］ Sullivan SJ, Schneiders AG, Cheang CW, et al. "What's happening?" A content analysis of concussion-related traffic on Twitter. Br J Sports Med, 2012, 46（4）: 258-263.

［14］ TRACK-TBI. Available at: http: //tracktbi.ucsf.edu. Accessed June 23, 2015.

［15］ CENTER-TBI. Available at: https: //www.center-tbi.eu. Accessed June 23, 2015.

［16］ Giza CC, Hovda DA. The new neurometabolic cascade of concussion. Neurosurgery, 2014, 75（suppl 4）: S24-S33.

［17］ Cooper MT, McGee KM, Anderson DG. Epidemiology of athletic head and neck injuries. Clin Sports Med, 2003, 22（3）: 427-443, vii.

［18］ Torg JS, Vegso JJ, O'Neill MJ, et al. The epidemiologic, pathologic, biomechanical, and cinematographic analysis of football-induced cervical spine trauma. Am J Sports Med, 1990, 18（1）: 50-57.

［19］ Leddy JJ, Baker JG, Merchant A, et al. Brain or strain? Symptoms alone do not distinguish physiologic concussion from cervical/vestibular injury. Clin J Sports Med, 2015, 25（3）: 237-242.

［20］ McCrea M, Guskiewicz KM, Marshall SW, et al. Acute effects and recovery time following concussion in collegiate football players: the NCAA Concussion Study. JAMA, 2003, 290（19）: 2556-2563.

［21］ Spitzer WO, Skovron ML, Salmi LR, et al. Scientific monograph of the Quebec Task Force on Whiplash-Associated Disorders: redefining "whiplash" and its management. Spine, 1995, 20（8 suppl）: 1S-73S.

［22］ Leslie O, Craton N. Concussion: purely a brain injury? Clin J Sports Med, 2013, 23（5）: 331-332.

［23］ Verhagen AP, Scholten-Peeters GG, van Wijngaarden S, et al. Conservative treatments for whiplash. Cochrane Database Syst Rev, 2007（2）: CD003338.

［24］ van Suijlekom H, Mekhail N, Patel N, et al. 7. Whiplash-associated disorders. Pain Pract, 2010, 10（2）: 131-136.

［25］ Giza CC, Kutcher JS, Ashwal S, et al. Summary of evidencebased guideline update: Evaluation and management of concussion in sports: report of the Guideline Development Subcommittee of the American Academy of Neurology. Neurology, 2013, 80（24）: 2250-2257.

［26］ Harmon KG, Drezner J, Gammons M, et al. American Medical Society for Sports Medicine position statement: concussion in sport. Clin J Sports Med, 2013, 23（1）: 1-18.

［27］ Carney N, Ghajar J, Jagoda A, et al. Concussion guidelines step 1: systematic review of prevalent indicators. Neurosurgery, 2014, 75（suppl 1）: S3-S15.

［28］ West TA, Marion DW. Current recommendations for the diagnosis and treatment of concussion in sport: a comparison of three new guidelines. J Neurotrauma, 2014, 31（2）: 159-168.

［29］ Papa L, Ramia MM, Edwards D, et al. Systematic review of clinical studies examining biomarkers of brain injury in athletes after sports-related concussion. J Neurotrauma, 2015, 32（10）: 661-673.

［30］ Otto M, Holthusen S, Bahn E, et al. Boxing and running lead to a rise in serum levels of S-100B protein. Int J Sports Med, 2000, 21（8）: 551-555.

［31］ Dietrich MO, Tort AB, Schaf DV, et al. Increase in serum S100B protein level after a swimming race. Can J Appl Physiol, 2003, 28（5）: 710-716.

［32］ Mussack T, Dvorak J, Graf-Baumann T, et al. Serum S-100B protein levels in young amateur soccer players after controlled heading and normal exercise. Eur J Med Res, 2003, 8（10）: 457-464.

［33］ Stalnacke BM, Tegner Y, Sojka P. Playing ice hockey and basketball increases serum levels of S-100B in elite players: a pilot study. Clin J Sports Med, 2003, 13（5）: 292-302.

［34］ Hasselblatt M, Mooren FC, von Ahsen N, et al. Serum S100beta increases in marathon runners reflect extracranial release rather than glial damage. Neurology, 2004, 62（9）: 1634-1636.

［35］ Stalnacke BM, Tegner Y, Sojka P. Playing soccer increases serum concentrations of the biochemical markers of brain damage S-100B and neuron-specific enolase in elite players: a pilot study. Brain Inj, 2004, 18（9）: 899-909.

［36］ Stalnacke BM, Ohlsson A, Tegner Y, et al. Serum concentrations of two biochemical markers of brain tissue damage S-100B and neurone specific enolase are increased in elite female soccer players after a competitive game. Br J Sports Med, 2006, 40（4）: 313-316.

［37］ Zetterberg H, Tanriverdi F, Unluhizarci K, et al. Sustained release of neuron-specific enolase to serum in amateur boxers. Brain Inj, 2009, 23（9）: 723-726.

［38］ Graham MR, Myers T, Evans P, et al. Direct hits to the head during amateur boxing is associated with a rise in serum biomarkers for brain injury. Int J Immunopathol Pharmacol, 2011, 24（1）: 119-

125.

［39］ Neselius S, Zetterberg H, Blennow K, et al. Olympic boxing is associated with elevated levels of the neuronal protein tau in plasma. Brain Inj, 2013, 27(4): 425-433.

［40］ Zetterberg H, Jonsson M, Rasulzada A, et al. No neurochemical evidence for brain injury caused by heading in soccer. Br J Sports Med, 2007, 41(9): 574-577.

［41］ Neselius S, Brisby H, Theodorsson A, et al. CSF-biomarkers in Olympic boxing: diagnosis and effects of repetitive head trauma. PloS One, 2012, 7(4): e33606.

［42］ Zetterberg H, Hietala MA, Jonsson M, et al. Neurochemical aftermath of amateur boxing. Arch Neurol, 2006, 63(9): 1277-1280.

［43］ Kristman VL, Tator CH, Kreiger N, et al. Does the apolipoprotein epsilon 4 allele predispose varsity athletes to concussion? A prospective cohort study. Clin J Sports Med, 2008, 18(4): 322-328.

［44］ Tierney RT, Mansell JL, Higgins M, et al. Apolipoprotein E genotype and concussion in college athletes. Clin J Sports Med, 2010, 20(6): 464-468.

［45］ Terrell TR, Bostick RM, Abramson R, et al. APOE, APOE promoter, and Tau genotypes and risk for concussion in college athletes. Clin J Sports Med, 2008, 18(1): 10-17.

［46］ Davis GA, Iverson GL, Guskiewicz KM, et al. Contributions of neuroimaging, balance testing, electrophysiology and blood markers to the assessment of sport-related concussion. Br J Sports Med, 2009, 43(suppl 1): i36-i45.

［47］ Chen JK, Johnston KM, Frey S, et al. Functional abnormalities in symptomatic concussed athletes: an fMRI study. NeuroImage, 2004, 22(1): 68-82.

［48］ Chen JK, Johnston KM, Collie A, et al. A validation of the post concussion symptom scale in the assessment of complex concussion using cognitive testing and functional MRI. J Neurol Neurosurg Psychiatry, 2007, 78(11): 1231-1238.

［49］ Lovell MR, Pardini JE, Welling J, et al. Functional brain abnormalities are related to clinical recovery and time to return-to-play in athletes. Neurosurgery, 2007, 61(2): 352-359, discussion 359-360.

［50］ Echemendia RJ, Iverson GL, McCrea M, et al. Role of neuropsychologists in the evaluation and management of sport-related concussion: an inter-organization position statement. Clin Neuropsychol, 2011, 25(8): 1289-1294.

［51］ Echemendia RJ, Iverson GL, McCrea M, et al. Advances in neuropsychological assessment of sport-related concussion. Br J Sports Med, 2013, 47(5): 294-298.

［52］ Morgan CD, Zuckerman SL, Lee YM, et al. Predictors of postconcussion syndrome after sports-related concussion in young athletes: a matched case-control study. J Neurosurg Pediatr, 2015, 15(6): 589-598.

［53］ Cancelliere C, Hincapie CA, Keightley M, et al. Systematic review of prognosis and return to play after sport concussion: results of the International Collaboration on Mild Traumatic Brain Injury Prognosis. Arch Phys Med Rehabil, 2014, 95(3 suppl): S210-S229.

［54］ Babcock L, Byczkowski T, Wade SL, et al. Predicting postconcussion syndrome after mild traumatic brain injury in children and adolescents who present to the emergency department. JAMA Pediatr, 2013, 167(2): 156-161.

［55］ Mayer AR, Ling JM, Yang Z, et al. Diffusion abnormalities in pediatric mild traumatic brain injury. J Neurosci, 2012, 32(50): 17961-17969.

[56] Corsellis JA, Bruton CJ, Freeman-Browne D. The aftermath of boxing. Psychol Med, 1973, 3(3): 270-303.

[57] Roberts GW, Allsop D, Bruton C. The occult aftermath of boxing. J Neurol Neurosurg Psychiatry, 1990, 53(5): 373-378.

[58] Martland HS. Punch drunk. JAMA, 1928, 91(15): 1103-1107.

[59] Gardner A, Iverson GL, McCrory P. Chronic traumatic encephalopathy in sport: a systematic review. Br J Sports Med, 2014, 48(2): 84-90.

[60] McCrory P. Sports concussion and the risk of chronic neurological impairment. Clin J Sports Med, 2011, 21(1): 6-12.

[61] McKee AC, Stern RA, Nowinski CJ, et al. The spectrum of disease in chronic traumatic encephalopathy. Brain, 2013, 136(Pt 1): 43-64.

[62] Omalu B, Bailes J, Hamilton RL, et al. Emerging histomorphologic phenotypes of chronic traumatic encephalopathy in American athletes. Neurosurgery, 2011, 69(1): 173-183, discussion 183.

[63] Hazrati LN, Tartaglia MC, Diamandis P, et al. Absence of chronic traumatic encephalopathy in retired football players with multiple concussions and neurological symptomatology. Front Hum Neurosci, 2013, 7: 222.

[64] Davis GA, Castellani RJ, McCrory P. Neurodegeneration and sport. Neurosurgery, 2015, 76(6): 643-656.

[65] Solomon GS, Sills A. Chronic traumatic encephalopathy and the availability cascade. Physician Sportsmed, 2014, 42(3): 26-31.

[66] Barr WB. An evidence based approach to sports concussion: confronting the availability cascade. Neuropsychol Rev, 2013, 23(4): 271-272.

[67] Comper P, Bisschop SM, Carnide N, et al. A systematic review of treatments for mild traumatic brain injury. Brain Inj, 2005, 19(11): 863-880.

[68] Snell DL, Surgenor LJ, Hay-Smith EJ, et al. A systematic review of psychological treatments for mild traumatic brain injury: an update on the evidence. J Clin Exp Neuropsychol, 2009, 31(1): 20-38.

[69] Silverberg ND, Gardner AJ, Brubacher JR, et al. Systematic review of multivariable prognostic models for mild traumatic brain injury. J Neurotrauma, 2015, 32(8): 517-526.

[70] Hicks R, Giacino J, Harrison-Felix C, et al. Progress in developing common data elements for traumatic brain injury research: version two—the end of the beginning. J Neurotrauma, 2013, 30(22): 1852-1861.

[71] NINDS: NINDS Common Data Elements 2012, 2.0: Available at: http://www.commondataelements.ninds.nih.gov/tbi.aspx#tab Data_Standards. Accessed June 17, 2015.

[72] North Texas Sports Concussion Registry: Available at: http://www.utsouthwestern.edu/research/brain-injury/research/con-tex.html. Accessed June 23, 2015.

[73] National Football Leauge: Evolution of the rules: from hashmarks to crackback blocks. Available at: http://www.nfl.com/news/story/0ap1000000224872/article/evolutionof-the-rules-from-hashmarksto-crackback-blocks. Accessed June 18, 2015.

[74] Levy ML, Ozgur BM, Berry C, et al. Birth and evolution of the football helmet. Neurosurgery,

2004, 55（3）: 656-661, discussion 661-652.

［75］ Haider AH, Saleem T, Bilaniuk JW, et al. Eastern Association for the Surgery of Trauma Injury ControlViolence Prevention C: an evidence-based review: efficacy of safety helmets in the reduction of head injuries in recreational skiers and snowboarders. J Trauma Acute Care Surg, 2012, 73 （5）: 1340-1347.

［76］ Andersen TE, Arnason A, Engebretsen L, et al. Mechanisms of head injuries in elite football. Br J Sports Med, 2004, 38（6）: 690-696.

［77］ Junge A, Dvorak J. Football injuries during the 2014 FIFA World Cup. Br J Sports Med, 2015, 49 （9）: 599-602.

［78］ Davison A. How did Stephen Curry not get a concussion? Medical expert explains. Available at: http: //www.sportingnews.com/nba/story/2015-05-26/stephen-curryhead-injury-contusion-concussion-protocol-warriorsrockets-game-4. Accessed June 2, 2015.

［79］ Press A. Why Stephen Curry is so sure he doesn't have a concussion. New York Post. Available at: http: //nypost.com/2015/05/26/why-stephen-curry-is-so-sure-he-doesnthave-a-concussion. Accessed June 2, 2015.

［80］ Boren C. Stephen Curry's scary fall raises concussion questions in NBA. The Washington Post. Available at: http: //www.washingtonpost.com/blogs/early-lead/wp/2015/05/26/stephen-currys-scary-fall-raises-concussionquestions-in-nba. Accessed June 2, 2015.

［81］ Amick S. Klay Thompson's uncertain status highlights lack of understanding on concussions. USA Today. Available at: http: //www.usatoday.com/story/sports/nba/playoffs/2015/06/02/klay-thompson-jeffrey-kutcherconcussion-nba-finals-warriors/28314221/. Accessed June 23, 2015.

［82］ NBA.com: Stats. Available at: http: //stats.nba.com/game/#!/0041400314/?ID 3&StartRange 14400& EndRange 28800&RangeType 2. Accessed June 23, 2015.

［83］ National Basketball League: NBA Concussion Protocol. Available at: http: //www.nba.com/official/concussion_policy_summary.html. Accessed June 23, 2015.

［84］ Bradley B. Independent concussion specialists ready to work NFL sidelines. Available at: http: //www.nfl.com/news/story/0ap1000000237739/article/independent-concussionspecialists-ready-to-work-nfl-sidelines. Accessed June 24, 2015.

［85］ Cacciola S. Warriors' Klay Thompson Has a Concussion and Is Indefinitely Sidelined. The New York Times. Available at: http: //www.nytimes.com/2015/05/30/sports/ basketball/klay-thompson-does-have-a-concussion-thewarriors-say.html?_r 0. Accessed June 2, 2015.

［86］ Dubow J. NBPA set to investigate league's concussion protocol. Available at: http: //www.nba.com/2015/news/06/02/nbpa-to-investigate-leagues-concussion-protocol.ap/index.html?cid nba.2013. Accessed 06/03/2015.

［87］ Zackery Lystedt law. In: State W, ed. RCW 28A.600.190. Available at: http: //apps.leg.wa.gov/rcw/default.aspx?cite 28A.600.1902009.

［88］ Ellenbogen RG. Concussion advocacy and legislation: a neurological surgeon's view from the epicenter. Neurosurgery, 2014, 75（suppl 4）: S122-S130.

［89］ Ellenbogen RG, Berger MS, Batjer HH. The National Football League and concussion: leading a culture change in contact sports. World Neurosurgery, 2010, 74（6）: 560-565.

［90］ McKinlay A, Bishop A, McLellan T. Public knowledge of "concussion" and the different terminology used to communicate about mild traumatic brain injury（MTBI）. Brain Inj, 2011, 25（7-8）: 761-766.

［91］ National Conference of State Legislatures. Traumatic brain injury legislation. Available at: http: // www.ncsl.org/research/health/traumatic-brain-injury-legislation.aspx. Accessed June 25, 2015.

［92］ Centers for Disease Control and Prevention. CfDCaP. Heads Up. Available at: http: //www.cdc.gov/ headsup. Accessed June 18, 2015.

第24章

运动性脑震荡的定义、初步诊断及赛场评估

Leah G. Concannon, MD
Brian C. Liem, MD
Stanley A. Herring, MD
Video Authors: Ronnie Barnes, ATC
Leigh J. Weiss, ATC

孔明祥　朱丹杰　译

一、引　言

运动性脑震荡占高中和大学生运动员运动损伤的5%～18%[1-3],每年约有160万～380万例运动相关的脑震荡病例[4]。运动性脑震荡的年发生率明显上升,但一些人认为这一趋势是由运动员和医务人员的认知度提高和报告增加所导致的[5]。在高中和大学生橄榄球运动员中,脑震荡的发生率最高,平均发生率约为0.60‰[2,5-7]。在关于高中和大学生橄榄球运动员的一项研究中,有14.7%的运动员在同一赛季中遭受了两次损伤[6]。在高中生女子运动员中,足球运动员的脑震荡发生率最高[2,5]。尽管足球的脑震荡发生总次数最多,但女大学生足球运动员的运动性脑震荡发生率高于大学生橄榄球运动员的运动性脑震荡总发生率(0.63‰ vs. 0.61‰)[2]。

■ 二、定 义

运动性脑震荡的定义不断演变。2012年，在苏黎世举行的第四届运动性脑震荡国际会议上，脑震荡被描述为创伤性脑损伤的一部分，其定义为由生物化学作用引起的影响大脑的复杂病理生理过程[8]。以下四个关键特征有助于进一步明确该定义。

1. 可能由于头部、脸部、颈部或身体的直接打击，"冲击"的力量传递到头部。

2. 神经功能的短暂性损伤迅速发作，自发消退，但可能在数分钟至数小时后进展。

3. 损伤主要是功能性的而不是结构性的，神经影像学检查结果通常正常。

4. 脑震荡导致一系列临床和认知症状。这些症状通常在连续进程中缓解，但有些人的病程可能更长[8]。

■ 三、诊 断

脑震荡仍然是一个临床诊断。对脑震荡的评估包括对损伤机制的认识、症状评估、认知功能评估和平衡测试。筛查性神经检查和体格检查也可用于排除其他伤害，包括更严重的脑损伤。由于脑震荡在很大程度上是一种功能障碍，包括CT和MRI在内的影像学检查结果通常是正常的，但这并不能排除脑震荡[9]。CT可用于确诊急性期确定颅内出血或颅骨骨折[10]。在亚急性期，MRI可能可以更好地发现弥漫性轴索损伤的证据。有前景的成像方式有磁共振波谱、弥散张量成像和功能磁共振成像，可能检测到急性期细微的神经病理变化，但仍需要进一步的研究以确定其在临床上的应用[11]。

疑有脑震荡的运动员可能显示以下一项或多项要素：①症状；②体征；③行为改变；④睡眠障碍；⑤认知障碍。

（一）症 状

脑震荡的症状可分为三大类，即躯体症状、认知症状和情感症状。最常见的躯体症状是头痛，其发生率在运动员人群调查中高达80%～90%[6,12]。其他躯体症状包括恶心、头晕、视力模糊、疲劳和颈部疼痛。认知症状可能有精力集中和记忆困难、混乱、感觉"模糊"和迟缓。运动员也可能有情绪变化,及烦躁和焦虑等情感症状。

(二)体 征

体征可能包括意识丧失(Loss of conscious ness, LOC)和失忆,但重要的是要注意LOC对于脑震荡的诊断不是必需的。研究表明,只有4%～8%的被诊断为脑震荡的运动员患有LOC[6,12]。关于LOC与症状持续时间的相关性尚存在不一致的证据[13-14]。

(三)行为改变

行为改变(如烦躁不安或情绪低落)在一名运动员中可能显而易见。Kontos等[2,7]的一项研究发现,高中和大学生运动员在受伤后出现抑郁症状比基线显著性增加,有的甚至在伤后第14天才出现[15]。

(四)睡眠障碍

睡眠障碍在运动员中是常见的,这可能是由神经生理损伤引起的。一项针对脑震荡患者与只有骨伤的患者的比较研究显示,脑震荡患者更容易出现入眠困难、频繁觉醒、睡眠时间延长和白天嗜睡,其差异有统计学意义[16]。

(五)认知功能损伤

认知功能损伤经常出现在运动员身上。受影响最大的神经认知功能领域包括注意力和集中力、短期记忆力、处理速度和解决问题的能力[17]。研究表明,认知功能恢复通常在3～7天内[18]。然而,在18%的运动员中,恢复期可以持续到7天以上[19]。重要的是要注意,在某些情况下,认知功能恢复可能在症状消除后2～3天内才能达到[19]。因此,在决定重返运动(RTP)时,不能只依赖运动员的症状报告。脑震荡的标准化评估(Standardized Assessment of Concussion, SAC)是经过验证的一个辅助工具,用于立即评估疑诊脑震荡运动员的认知功能[20]。它包括方向评估、即时记忆、注意力集中和延迟回忆。

（六）评估工具

2013年发布的运动性脑震荡评估工具第3版（Sports Concussion Assessment Toll-version 3, SCAT3）是用于帮助评估以上所有内容的标准化工具，是2009年发布的SCAT2的更新版本（见图24-1～图24-4）[21]。针对12岁以下儿童的单独SCAT3也已经出版，以解决儿童与成年人相比症状报告方面的差异（见图24-5～图24-8）[22]。SCAT3综合了多个脑震荡评估指标，包括格拉斯哥昏迷量表评分、改良Maddock定向问卷、脑震荡症状检查表、评估认知的脑震荡标准化评估（Standardized Assessment of Concussion, SAC）、颈部检查、改良平衡误差评分系统（Modified Balance Error Scoring System, mBESS）和协调测试。完成SCAT3调查需要大约8～10分钟，通常在赛场边或更衣室内进行。将各种脑震荡评估结合为一个工具，目的是提高脑震荡诊断的敏感性和特异性。有研究发现，SCAT2在使用74.5分的临界值时，对脑震荡的灵敏度和特异性分别为83%和91%[23]。然而，关于SCAT3和儿童版SCAT3还没有发表类似的研究。如果可以，应该对场边的SCAT3（与赛季前）进行比较评估。

美国橄榄球联盟（NFL）场边脑震荡评定工具类似于SCAT3，其附加成分为6个"未通过"的标准（见图24-9）[24]。这些标准并不仅仅特定用于橄榄球运动，还可用于其他任何运动。如果运动员出现表24-1中所列出的6项"未通过"标准中的任何一项，则推测其还存在脑震荡，并应在同一比赛或者训练中让其延迟重返运动。

表24-1 NFL"未通过"标准[24]

意识丧失
混乱
失忆
症状检查表中的新症状
异常神经检查结果
症状进展或恶化

（七）平衡障碍

在运动性脑震荡后，平衡障碍也经常被报道[25-27]。平衡测试结果通常在3天后恢复正常[28]。评估工具包括感觉整合测试（Sensory Orgaization Test, SOT）、BESS和mBESS。SOT通过6种不同的条件，分3次，用测力板技术来评估总体平衡和性能[29-30]。虽然这是一种有效和可靠的工具，但并不实用于场边。BESS是在一个简单快速（5～7分钟）的测试中，测量运动员在两种不同表面（硬泡沫和软泡沫）上的平衡性，以及在非惯用脚上的3种不同的姿势。同时，运动员闭上眼睛，将手放在髋部，将每个姿势保持20秒。成绩是通过指定的一个动作的错误来评估的（例如：手抬离髂嵴、迈步、绊倒、摔倒、睁眼、将髋部外展30°、抬起前脚或脚跟、保持在测试位置大于5秒），每个姿

SCAT3™

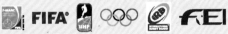 FIFA® ○○○ F=EI

Sport Concussion Assessment Tool – 3rd Edition
For use by medical professionals only

Name	Date/Time of Injury: Date of Assessment:	Examiner:

What is the SCAT3?[1]

The SCAT3 is a standardized tool for evaluating injured athletes for concussion and can be used in athletes aged from 13 years and older. It supersedes the original SCAT and the SCAT2 published in 2005 and 2009, respectively[2]. For younger persons, ages 12 and under, please use the Child SCAT3. The SCAT3 is designed for use by medical professionals. If you are not qualified, please use the Sport Concussion Recognition Tool[1]. Preseason baseline testing with the SCAT3 can be helpful for interpreting post-injury test scores.

Specific instructions for use of the SCAT3 are provided on page3. If you are not familiar with the SCAT3, please read through these instructions carefully. This tool may be freely copied in its current form for distribution to individuals, teams, groups and organizations. Any revision or any reproduction in a digital form requires approval by the Concussion in Sport Group.
NOTE: The diagnosis of a concussion is a clinical judgment, ideally made by a medical professional. The SCAT3 should not be used solely to make, or exclude, the diagnosis of concussion in the absence of clinical judgement. An athlete may have a concussion even if their SCAT3 is "normal".

What is a concussion?
A concussion is a disturbance in brain function caused by a direct or indirect force to the head. It results in a variety of non-specific signs and/or symptoms (some examples listed below) and most often does not involve loss of consciousness. Concussion should be suspected in the presence of **any one or more** of the following:

- Symptoms (e.g., headache), or
- Physical signs (e.g., unsteadiness), or
- Impaired brain function (e.g. confusion) or
- Abnormal behaviour (e.g., change in personality).

SIDELINE ASSESSMENT

Indications for Emergency Management
NOTE: A hit to the head can sometimes be associated with a more serious brain injury. Any of the following warrants consideration of activating emergency procedures and urgent transportation to the nearest hospital:

- Glasgow Coma score less than 15
- Deteriorating mental status
- Potential spinal injury
- Progressive, worsening symptoms or new neurologic signs

Potential signs of concussion?
If any of the following signs are observed after a direct or indirect blow to the head, the athlete should stop participation, be evaluated by a medical professional and **should not be permitted to return to sport the same day** if a concussion is suspected.

Any loss of consciousness?	Y N
"If so, how long?"	
Balance or motor incoordination (stumbles, slow/laboured movements, etc.)?	Y N
Disorientation or confusion (inability to respond appropriately to questions)?	Y N
Loss of memory:	Y N
"If so, how long?"	
"Before or after the injury?"	
Blank or vacant look:	Y N
Visible facial injury in combination with any of the above:	Y N

1 Glasgow coma scale (GCS)

Best eye response (E)

No eye opening	1
Eye opening in response to pain	2
Eye opening to speech	3
Eyes opening spontaneously	4

Best verbal response (V)

No verbal response	1
Incomprehensible sounds	2
Inappropriate words	3
Confused	4
Oriented	5

Best motor response (M)

No motor response	1
Extension to pain	2
Abnormal flexion to pain	3
Flexion/Withdrawal to pain	4
Localizes to pain	5
Obeys commands	6
Glasgow Coma score (E + V + M)	of 15

GCS should be recorded for all athletes in case of subsequent deterioration.

2 Maddocks Score[3]
"I am going to ask you a few questions, please listen carefully and give your best effort."
Modified Maddocks questions (1 point for each correct answer)

What venue are we at today?	0	1
Which half is it now?	0	1
Who scored last in this match?	0	1
What team did you play last week/game?	0	1
Did your team win the last game?	0	1
Maddocks score		of 5

Maddocks score is validated for sideline diagnosis of concussion only and is not used for serial testing.

Notes: Mechanism of Injury ("tell me what happened"?):

_____

_____

_____

_____

Any athlete with a suspected concussion should be REMOVED FROM PLAY, medically assessed, monitored for deterioration (i.e., should not be left alone) and should not drive a motor vehicle until cleared to do so by a medical professional. No athlete diagnosed with concussion should be returned to sports participation on the day of injury.

图24-1　SCAT3（第1页）

BACKGROUND

Name: _____ Date: _____

Examiner: _____

Sport/team/school: _____ Date/time of injury: _____

Age: _____ Gender: M F

Years of education completed: _____

Dominant hand: right   left   neither

How many concussions do you think you have had in the past? _____

When was the most recent concussion? _____

How long was your recovery from the most recent concussion? _____

Have you ever been hospitalized or had medical imaging done for a head injury?   Y   N

Have you ever been diagnosed with headaches or migraines?   Y   N

Do you have a learning disability, dyslexia, ADD/ADHD?   Y   N

Have you ever been diagnosed with depression, anxiety or other psychiatric disorder?   Y   N

Has anyone in your family ever been diagnosed with any of these problems?   Y   N

Are you on any medications? If yes, please list: Y   N

SCAT3 to be done in resting state. Best done 10 or more minutes post excercise.

SYMPTOM EVALUATION

3 ### How do you feel?

"You should score yourself on the following symptoms, based on how you feel now".

	none	mild		moderate		severe	
Headache	0	1	2	3	4	5	6
"Pressure in head"	0	1	2	3	4	5	6
Neck Pain	0	1	2	3	4	5	6
Nausea or vomiting	0	1	2	3	4	5	6
Dizziness	0	1	2	3	4	5	6
Blurred vision	0	1	2	3	4	5	6
Balance problems	0	1	2	3	4	5	6
Sensitivity to light	0	1	2	3	4	5	6
Sensitivity to noise	0	1	2	3	4	5	6
Feeling slowed down	0	1	2	3	4	5	6
Feeling like "in a fog"	0	1	2	3	4	5	6
"Don't feel right"	0	1	2	3	4	5	6
Difficulty concentrating	0	1	2	3	4	5	6
Difficulty remembering	0	1	2	3	4	5	6
Fatigue or low energy	0	1	2	3	4	5	6
Confusion	0	1	2	3	4	5	6
Drowsiness	0	1	2	3	4	5	6
Trouble falling asleep	0	1	2	3	4	5	6
More emotional	0	1	2	3	4	5	6
Irritability	0	1	2	3	4	5	6
Sadness	0	1	2	3	4	5	6
Nervous or Anxious	0	1	2	3	4	5	6

Total number of symptoms (Maximum possible 22)

Symptom severity score (Maximum possible 132)

Do the symptoms get worse with physical activity?   Y   N

Do the symptoms get worse with mental activity?   Y   N

self rated ___ self rated and clinician monitored

clinician interview ___ self rated with parent input

Overall rating: if you know the athlete well prior to the injury, how different is the athlete acting compared to his/her usual self?

Please circle one response:

no different   very different   unsure   N/A

Scoring on the SCAT3 should not be used as a stand-alone method to diagnose concussion, measure recovery or make decisions about an athlete's readiness to return to competition after concussion. Since signs and symptoms may evolve over time, it is important to consider repeat evaluation in the acute assessment of concussion.

COGNITIVE & PHYSICAL EVALUATION

4 ### Cognitive assessment
Standardized Assessment of Concussion (SAC)[4]

Orientation (1 point for each correct answer)

What month is it?	0	1
What is the date today?	0	1
What is the day of the week?	0	1
What year is it?	0	1
What time is it right now? (within 1 hour)	0	1

Orientation score ___ of 5

Immediate memory

List	Trial 1		Trial 2		Trial 3		Alternative word list		
elbow	0	1	0	1	0	1	candle	baby	finger
apple	0	1	0	1	0	1	paper	monkey	penny
carpet	0	1	0	1	0	1	sugar	perfume	blanket
saddle	0	1	0	1	0	1	sandwich	sunset	lemon
bubble	0	1	0	1	0	1	wagon	iron	insect
Total									

Immediate memory score total ___ of 15

Concentration: Digits Backward

List	Trial 1	Alternative digit list		
4-9-3	0 1	6-2-9	5-2-6	4-1-5
3-8-1-4	0 1	3-2-7-9	1-7-9-5	4-9-6-8
6-2-9-7-1	0 1	1-5-2-8-6	3-8-5-2-7	6-1-8-4-3
7-1-8-4-6-2	0 1	5-3-9-1-4-8	8-3-1-9-6-4	7-2-4-8-5-6
Total of 4				

Concentration: **Month in Reverse Order** (1 pt. for entire sequence correct)

Dec-Nov-Oct-Sept-Aug-Jul-Jun-May-Apr-Mar-Feb-Jan	0	1

Concentration score ___ of 5

5 ### Neck Examination:

Range of motion   Tenderness   Upper and lower limb sensation & strength

Findings:

6 ### Balance examination

Do one or both of the following tests.

Footwear (shoes, barefoot, braces, tape, etc.)

Modified Balance Error Scoring System (BESS) testing[5]

Which foot was tested (i.e. which is the **non-dominant** foot)   Left   Right

Testing surface (hard floor, field, etc.)

Condition

Double leg stance: ___ Errors

Single leg stance (non-dominant foot): ___ Errors

Tandem stance (non-dominant foot at back): ___ Errors

And/Or

Tandem gait[6,7]

Time (best of 4 trials): ___ seconds

7 ### Coordination examination
Upper limb coordination

Which arm was tested: Left   Right

Coordination score ___ of 1

8 ### SAC Delayed Recall[4]

Delayed recall score ___ of 5

图24-2　SCAT3(第2页)

INSTRUCTIONS

Words in *Italics* throughout the SCAT3 are the instructions given to the athlete by the tester.

Symptom Scale

"You should score yourself on the following symptoms, based on how you feel now".

To be completed by the athlete. In situations where the symptom scale is being completed after exercise, it should still be done in a resting state, at least 10 minutes post exercise.

For total number of symptoms, maximum possible is 22.
For Symptom severity score, add all scores in table, maximum possible is 22 x 6 = 132.

SAC[4]
Immediate Memory

"I am going to test your memory. I will read you a list of words and when I am done, repeat back as many words as you can remember, in any order."

Trials 2 & 3:

"I am going to repeat the same list again. Repeat back as many words as you can remember in any order, even if you said the word before."

Complete all 3 trials regardless of score on trial 1 & 2. Read the words at a rate of one per second. **Score 1 pt. for each correct response.** Total score equals sum across all 3 trials. Do not inform the athlete that delayed recall will be tested.

Concentration
Digits backward

"I am going to read you a string of numbers and when I am done, you repeat them back to me backwards, in reverse order of how I read them to you. For example, if I say 7-1-9, you would say 9-1-7."

If correct, go to next string length. If incorrect, read trial 2. **One point possible for each string length.** Stop after incorrect on both trials. The digits should be read at the rate of one per second.

Months in reverse order

"Now tell me the months of the year in reverse order. Start with the last month and go backward. So you'll say December, November ... Go ahead"

1 pt. for entire sequence correct

Delayed Recall

The delayed recall should be performed after completion of the Balance and Coordination Examination.

"Do you remember that list of words I read a few times earlier? Tell me as many words from the list as you can remember in any order."

Score 1 pt. for each correct response

Balance Examination

Modified Balance Error Scoring System (BESS) testing[5]

This balance testing is based on a modified version of the Balance Error Scoring System (BESS)[5]. A stopwatch or watch with a second hand is required for this testing.

"I am now going to test your balance. Please take your shoes off, roll up your pant legs above ankle (if applicable), and remove any ankle taping (if applicable). This test will consist of three twenty second tests with different stances."

(a) Double leg stance:

"The first stance is standing with your feet together with your hands on your hips and with your eyes closed. You should try to maintain stability in that position for 20 seconds. I will be counting the number of times you move out of this position. I will start timing when you are set and have closed your eyes."

(b) Single leg stance:

"If you were to kick a ball, which foot would you use? [This will be the dominant foot] Now stand on your non-dominant foot. The dominant leg should be held in approximately 30 degrees of hip flexion and 45 degrees of knee flexion. Again, you should try to maintain stability for 20 seconds with your hands on your hips and your eyes closed. I will be counting the number of times you move out of this position. If you stumble out of this position, open your eyes and return to the start position and continue balancing. I will start timing when you are set and have closed your eyes."

(c) Tandem stance:

"Now stand heel-to-toe with your non-dominant foot in back. Your weight should be evenly distributed across both feet. Again, you should try to maintain stability for 20 seconds with your hands on your hips and your eyes closed. I will be counting the number of times you move out of this position. If you stumble out of this position, open your eyes and return to the start position and continue balancing. I will start timing when you are set and have closed your eyes."

Balance testing – types of errors

1. Hands lifted off iliac crest
2. Opening eyes
3. Step, stumble, or fall
4. Moving hip into > 30 degrees abduction
5. Lifting forefoot or heel
6. Remaining out of test position > 5 sec

Each of the 20-second trials is scored by counting the errors, or deviations from the proper stance, accumulated by the athlete. The examiner will begin counting errors only after the individual has assumed the proper start position. **The modified BESS is calculated by adding one error point for each error during the three 20-second tests. The maximum total number of errors for any single condition is 10.** If an athlete commits multiple errors simultaneously, only one error is recorded but the athlete should quickly return to the testing position, and counting should resume once subject is set. Subjects that are unable to maintain the testing procedure for a minimum of **five seconds** at the start are assigned the highest possible score, ten, for that testing condition.

OPTION: For further assessment, the same 3 stances can be performed on a surface of medium density foam (e.g., approximately 50 cm x 40 cm x 6 cm).

Tandem Gait[6,7]

Participants are instructed to stand with their feet together behind a starting line (the test is best done with footwear removed). Then, they walk in a forward direction as quickly and as accurately as possible along a 38mm wide (sports tape), 3 meter line with an alternate foot heel-to-toe gait ensuring that they approximate their heel and toe on each step. Once they cross the end of the 3m line, they turn 180 degrees and return to the starting point using the same gait. A total of 4 trials are done and the best time is retained. Athletes should complete the test in 14 seconds. Athletes fail the test if they step off the line, have a separation between their heel and toe, or if they touch or grab the examiner or an object. In this case, the time is not recorded and the trial repeated, if appropriate.

Coordination Examination

Upper limb coordination
Finger-to-nose (FTN) task:

"I am going to test your coordination now. Please sit comfortably on the chair with your eyes open and your arm (either right or left) outstretched (shoulder flexed to 90 degrees and elbow and fingers extended), pointing in front of you. When I give a start signal, I would like you to perform five successive finger to nose repetitions using your index finger to touch the tip of the nose, and then return to the starting position, as quickly and as accurately as possible."

Scoring: 5 correct repetitions in < 4 seconds = 1
Note for testers: Athletes fail the test if they do not touch their nose, do not fully extend their elbow or do not perform five repetitions. **Failure should be scored as 0.**

References & Footnotes

1. This tool has been developed by a group of international experts at the 4th International Consensus meeting on Concussion in Sport held in Zurich, Switzerland in November 2012. The full details of the conference outcomes and the authors of the tool are published in The BJSM Injury Prevention and Health Protection, 2013, Volume 47, Issue 5. The outcome paper will also be simultaneously co-published in other leading biomedical journals with the copyright held by the Concussion in Sport Group, to allow unrestricted distribution, providing no alterations are made.

2. McCrory P et al., Consensus Statement on Concussion in Sport – the 3rd International Conference on Concussion in Sport held in Zurich, November 2008. British Journal of Sports Medicine 2009; 43: i76-89.

3. Maddocks, DL; Dicker, GD; Saling, MM. The assessment of orientation following concussion in athletes. Clinical Journal of Sport Medicine. 1995; 5(1): 32–3.

4. McCrea M. Standardized mental status testing of acute concussion. Clinical Journal of Sport Medicine. 2001; 11: 176–181.

5. Guskiewicz KM. Assessment of postural stability following sport-related concussion. Current Sports Medicine Reports. 2003; 2: 24–30.

6. Schneiders, A.G., Sullivan, S.J., Gray, A., Hammond-Tooke, G. & McCrory, P. Normative values for 16-37 year old subjects for three clinical measures of motor performance used in the assessment of sports concussions. Journal of Science and Medicine in Sport. 2010; 13(2): 196–201.

7. Schneiders, A.G., Sullivan, S.J., Kvarnstrom. J.K., Olsson, M., Yden. T. & Marshall, S.W. The effect of footwear and sports-surface on dynamic neurological screening in sport-related concussion. Journal of Science and Medicine in Sport. 2010; 13(4): 382–386

261

图24-3　SCAT3(第3页)

ATHLETE INFORMATION

Any athlete suspected of having a concussion should be removed from play, and then seek medical evaluation.

Signs to watch for

Problems could arise over the first 24–48 hours. The athlete should not be left alone and must go to a hospital at once if they:

- Have a headache that gets worse
- Are very drowsy or can't be awakened
- Can't recognize people or places
- Have repeated vomiting
- Behave unusually or seem confused; are very irritable
- Have seizures (arms and legs jerk uncontrollably)
- Have weak or numb arms or legs
- Are unsteady on their feet; have slurred speech

Remember, it is better to be safe.
Consult your doctor after a suspected concussion.

Return to play

Athletes should not be returned to play the same day of injury.
When returning athletes to play, they should be **medically cleared and then follow a stepwise supervised program,** with stages of progression.

For example:

Rehabilitation stage	Functional exercise at each stage of rehabilitation	Objective of each stage
No activity	Physical and cognitive rest	Recovery
Light aerobic exercise	Walking, swimming or stationary cycling keeping intensity, 70 % maximum predicted heart rate. No resistance training	Increase heart rate
Sport-specific exercise	Skating drills in ice hockey, running drills in soccer. No head impact activities	Add movement
Non-contact training drills	Progression to more complex training drills, eg passing drills in football and ice hockey. May start progressive resistance training	Exercise, coordination, and cognitive load
Full contact practice	Following medical clearance participate in normal training activities	Restore confidence and assess functional skills by coaching staff
Return to play	Normal game play	

There should be at least 24 hours (or longer) for each stage and if symptoms recur the athlete should rest until they resolve once again and then resume the program at the previous asymptomatic stage. Resistance training should only be added in the later stages.

If the athlete is symptomatic for more than 10 days, then consultation by a medical practitioner who is expert in the management of concussion, is recommended.

Medical clearance should be given before return to play.

Scoring Summary:

Test Domain	Score		
	Date:	Date:	Date:
Number of Symptoms of 22			
Symptom Severity Score of 132			
Orientation of 5			
Immediate Memory of 15			
Concentration of 5			
Delayed Recall of 5			
SAC Total			
BESS (total errors)			
Tandem Gait (seconds)			
Coordination of 1			

Notes:

CONCUSSION INJURY ADVICE

(To be given to the **person monitoring** the concussed athlete)

This patient has received an injury to the head. A careful medical examination has been carried out and no sign of any serious complications has been found. Recovery time is variable across individuals and the patient will need monitoring for a further period by a responsible adult. Your treating physician will provide guidance as to this timeframe.

If you notice any change in behaviour, vomiting, dizziness, worsening headache, double vision or excessive drowsiness, please contact your doctor or the nearest hospital emergency department immediately.

Other important points:

- Rest (physically and mentally), including training or playing sports until symptoms resolve and you are medically cleared
- No alcohol
- No prescription or non-prescription drugs without medical supervision. Specifically:
  · No sleeping tablets
  · Do not use aspirin, anti-inflammatory medication or sedating pain killers
- Do not drive until medically cleared
- Do not train or play sport until medically cleared

Clinic phone number

Patient's name

Date/time of injury

Date/time of medical review

Treating physician

Contact details or stamp

SCAT3 SPORT CONCUSSION ASSESSMENT TOOL 3 | **PAGE 4**

© 2013 Concussion in Sport Group

图24-4　SCAT3（第4页）

Child-SCAT3™ FIFA® ◯◯◯ FEI

Sport Concussion Assessment Tool for children ages 5 to12 years

For use by medical professionals only

What is ChildSCAT3?[1]

The ChildSCAT3 is a standardized tool for evaluating injured children for concussion and can be used in children aged from 5 to 12 years. It supersedes the original SCAT and the SCAT2 published in 2005 and 2009, respectively[2]. For older persons, ages 13 years and over, please use the SCAT3. The ChildSCAT3 is designed for use by medical professionals. If you are not qualified, please use the Sport Concussion Recognition Tool[1]. Preseason baseline testing with the ChildSCAT3 can be helpful for interpreting post-injury test scores.

Specific instructions for use of the ChildSCAT3 are provided on page 3. If you are not familiar with the ChildSCAT3, please read through these instructions carefully. This tool may be freely copied in its current form for distribution to individuals, teams, groups and organizations. Any revision and any reproduction in a digital form require approval by the Concussion in Sport Group.
NOTE: The diagnosis of a concussion is a clinical judgment, ideally made by a medical professional. The ChildSCAT3 should not be used solely to make, or exclude, the diagnosis of concussion in the absence of clinical judgement. An athlete may have a concussion even if their ChildSCAT3 is "normal".

What is a concussion?

A concussion is a disturbance in brain function caused by a direct or indirect force to the head. It results in a variety of non-specific signs and/or symptoms (like those listed below) and most often does not involve loss of consciousness. Concussion should be suspected in the presence of any one or more of the following:

- Symptoms (e.g., headache), or
- Physical signs (e.g., unsteadiness), or
- Impaired brain function (e.g. confusion) or
- Abnormal behaviour (e.g., change in personality).

SIDELINE ASSESSMENT

Indications for Emergency Management

NOTE: A hit to the head can sometimes be associated with a more severe brain injury. If the concussed child displays any of the following, then do not proceed with the ChildSCAT3; instead activate emergency procedures and urgent transportation to the nearest hospital:

- Glasgow Coma score less than 15
- Deteriorating mental status
- Potential spinal injury
- Progressive, worsening symptoms or new neurologic signs
- Persistent vomiting
- Evidence of skull fracture
- Post traumatic seizures
- Coagulopathy
- History of Neurosurgery (eg Shunt)
- Multiple injuries

1 Glasgow coma scale (GCS)

Best eye response (E)	
No eye opening	1
Eye opening in response to pain	2
Eye opening to speech	3
Eyes opening spontaneously	4

Best verbal response (V)	
No verbal response	1
Incomprehensible sounds	2
Inappropriate words	3
Confused	4
Oriented	5

Best motor response (M)	
No motor response	1
Extension to pain	2
Abnormal flexion to pain	3
Flexion/Withdrawal to pain	4
Localizes to pain	5
Obeys commands	6

Glasgow Coma score (E + V + M)	of 15

GCS should be recorded for all athletes in case of subsequent deterioration.

Potential signs of concussion?

If any of the following signs are observed after a direct or indirect blow to the head, the child should stop participation, be evaluated by a medical professional and **should not be permitted to return to sport the same day** if a concussion is suspected.

Any loss of consciousness?	Y	N
"If so, how long?" _____		
Balance or motor incoordination (stumbles, slow/laboured movements, etc.)?	Y	N
Disorientation or confusion (inability to respond appropriately to questions)?	Y	N
Loss of memory:	Y	N
"If so, how long?" _____		
"Before or after the injury?" _____		
Blank or vacant look:	Y	N
Visible facial injury in combination with any of the above:	Y	N

2 Sideline Assessment – child-Maddocks Score[3]

"I am going to ask you a few questions, please listen carefully and give your best effort."
Modified Maddocks questions (1 point for each correct answer)

Where are we at now?	0	1
Is it before or after lunch?	0	1
What did you have last lesson/class?	0	1
What is your teacher's name?	0	1
child-Maddocks score		of 4

Child-Maddocks score is for sideline diagnosis of concussion only and is not used for serial testing.

Any child with a suspected concussion should be REMOVED FROM PLAY, medically assessed and monitored for deterioration (i.e., should not be left alone). No child diagnosed with concussion should be returned to sports participation on the day of Injury.

BACKGROUND

Name: _____	Date/Time of Injury: _____	
Examiner: _____	Date of Assessment: _____	
Sport/team/school: _____		
Age: _____	Gender:	M F
Current school year/grade: _____		
Dominant hand:	right left neither	
Mechanism of Injury ("tell me what happened"?): _____		

For Parent/carer to complete:

How many concussions has the child had in the past? _____		
When was the most recent concussion? _____		
How long was the recovery from the most recent concussion? _____		
Has the child ever been hospitalized or had medical imaging done (CT or MRI) for a head injury?	Y	N
Has the child ever been diagnosed with headaches or migraines?	Y	N
Does the child have a learning disability, dyslexia, ADD/ADHD, seizure disorder?	Y	N
Has the child ever been diagnosed with depression, anxiety or other psychiatric disorder?	Y	N
Has anyone in the family ever been diagnosed with any of these problems?	Y	N
Is the child on any medications? If yes, please list:	Y	N

CHILD-SCAT3 SPORT CONCUSSION ASSESSMENT TOOL 3 | PAGE 1

© 2013 Concussion in Sport Group
263

图24-5 儿童版SCAT3（第1页）

SYMPTOM EVALUATION

3 | Child report

Name:

	never	rarely	sometimes	often
I have trouble paying attention	0	1	2	3
I get distracted easily	0	1	2	3
I have a hard time concentrating	0	1	2	3
I have problems remembering what people tell me	0	1	2	3
I have problems following directions	0	1	2	3
I daydream too much	0	1	2	3
I get confused	0	1	2	3
I forget things	0	1	2	3
I have problems finishing things	0	1	2	3
I have trouble figuring things out	0	1	2	3
It's hard for me to learn new things	0	1	2	3
I have headaches	0	1	2	3
I feel dizzy	0	1	2	3
I feel like the room is spinning	0	1	2	3
I feel like I'm going to faint	0	1	2	3
Things are blurry when I look at them	0	1	2	3
I see double	0	1	2	3
I feel sick to my stomach	0	1	2	3
I get tired a lot	0	1	2	3
I get tired easily	0	1	2	3

Total number of symptoms (Maximum possible 20)
Symptom severity score (Maximum possible 20 x 3 = 60)

self rated   clinician interview   self rated and clinician monitored

4 | Parent report

The child

	never	rarely	sometimes	often
has trouble sustaining attention	0	1	2	3
Is easily distracted	0	1	2	3
has difficulty concentrating	0	1	2	3
has problems remembering what he/she is told	0	1	2	3
has difficulty following directions	0	1	2	3
tends to daydream	0	1	2	3
gets confused	0	1	2	3
is forgetful	0	1	2	3
has difficulty completing tasks	0	1	2	3
has poor problem solving skills	0	1	2	3
has problems learning	0	1	2	3
has headaches	0	1	2	3
feels dizzy	0	1	2	3
has a feeling that the room is spinning	0	1	2	3
feels faint	0	1	2	3
has blurred vision	0	1	2	3
has double vision	0	1	2	3
experiences nausea	0	1	2	3
gets tired a lot	0	1	2	3
gets tired easily	0	1	2	3

Total number of symptoms (Maximum possible 20)
Symptom severity score (Maximum possible 20 x 3 = 60)

Do the symptoms get worse with physical activity?   Y   N
Do the symptoms get worse with mental activity?   Y   N

parent self rated   clinician interview   parent self rated and clinician monitored

Overall rating for parent/teacher/coach/carer to answer.
How different is the child acting compared to his/her usual self?
Please circle one response:

no different   very different   unsure   N/A

Name of person completing Parent-report:
Relationship to child of person completing Parent-report:

Scoring on the ChildSCAT3 should not be used as a stand-alone method to diagnose concussion, measure recovery or make decisions about an athlete's readiness to return to competition after concussion.

COGNITIVE & PHYSICAL EVALUATION

5 | Cognitive assessment
Standardized Assessment of Concussion – Child Version (SAC-C)[4]

Orientation (1 point for each correct answer)

What month is it?	0	1
What is the date today?	0	1
What is the day of the week?	0	1
What year is it?	0	1

Orientation score   of 4

Immediate memory

List	Trial 1		Trial 2		Trial 3		Alternative word list		
elbow	0	1	0	1	0	1	candle	baby	finger
apple	0	1	0	1	0	1	paper	monkey	penny
carpet	0	1	0	1	0	1	sugar	perfume	blanket
saddle	0	1	0	1	0	1	sandwich	sunset	lemon
bubble	0	1	0	1	0	1	wagon	iron	insect
Total									

Immediate memory score total   of 15

Concentration: Digits Backward

List	Trial 1		Alternative digit list		
6-2	0	1	5-2	4-1	4-9
4-9-3	0	1	6-2-9	5-2-6	4-1-5
3-8-1-4	0	1	3-2-7-9	1-7-9-5	4-9-6-8
6-2-9-7-1	0	1	1-5-2-8-6	3-8-5-2-7	6-1-8-4-3
7-1-8-4-6-2	0	1	5-3-9-1-4-8	8-3-1-9-6-4	7-2-4-8-5-6
Total of 5					

Concentration: Days in Reverse Order (1 pt. for entire sequence correct)

Sunday-Saturday-Friday-Thursday-Wednesday-Tuesday-Monday   0   1

Concentration score   of 6

6 | Neck Examination:

Range of motion   Tenderness   Upper and lower limb sensation & strength
Findings:

7 | Balance examination
Do one or both of the following tests.
Footwear (shoes, barefoot, braces, tape, etc.)

Modified Balance Error Scoring System (BESS) testing[5]
Which foot was tested (i.e. which is the **non-dominant** foot)   Left   Right
Testing surface (hard floor, field, etc.)
Condition
Double leg stance: Errors
Tandem stance (non-dominant foot at back):   Errors

Tandem gait[6,7]
Time taken to complete (best of 4 trials):   seconds
If child attempted, but unable to complete tandem gait, mark here

8 | Coordination examination
Upper limb coordination
Which arm was tested: Left   Right
Coordination score   of 1

9 | SAC Delayed Recall[4]
Delayed recall score   of 5

Since signs and symptoms may evolve over time, it is important to consider repeat evaluation in the acute assessment of concussion.

CHILD-SCAT3 SPORT CONCUSSION ASSESSMENT TOOL 3 | PAGE 2   © 2013 Concussion in Sport Group

图 24-6 儿童版 SCAT3（第 2 页）

INSTRUCTIONS

Words in *Italics* throughout the ChildSCAT3 are the instructions given to the child by the tester.

Sideline Assessment – child-Maddocks Score

To be completed on the sideline/in the playground, immediately following concussion. There is no requirement to repeat these questions at follow-up.

Symptom Scale[8]

In situations where the symptom scale is being completed after exercise, it should still be done in a resting state, at least 10 minutes post exercise.

On the day of injury
- the child is to complete the Child Report, according to how he/she feels now.

On all subsequent days
- the child is to complete the Child Report, according to how he/she feels today, **and**
- the parent/carer is to complete the Parent Report according to how the child has been over the previous 24 hours.

Standardized Assessment of Concussion – Child Version (SAC-C)[4]

Orientation
Ask each question on the score sheet. A correct answer for **each question scores 1 point**. If the child does not understand the question, gives an incorrect answer, or no answer, then the score for that question is 0 points.

Immediate memory
"I am going to test your memory. I will read you a list of words and when I am done, repeat back as many words as you can remember, in any order."

Trials 2 & 3:
"I am going to repeat the same list again. Repeat back as many words as you can remember in any order, even if you said the word before."

Complete all 3 trials regardless of score on trial 1 & 2. Read the words at a rate of one per second. **Score 1 pt. for each correct response.** Total score equals sum across all 3 trials. Do not inform the child that delayed recall will be tested.

Concentration
Digits Backward:
"I am going to read you a string of numbers and when I am done, you repeat them back to me backwards, in reverse order of how I read them to you. For example, if I say 7-1, you would say 1-7."

If correct, go to next string length. If incorrect, read trial 2. **One point possible for each string length.** Stop after incorrect on both trials. The digits should be read at the rate of one per second.

Days in Reverse Order:
"Now tell me the days of the week in reverse order. Start with Sunday and go backward. So you'll say Sunday, Saturday ... Go ahead"

1 pt. for entire sequence correct

Delayed recall
The delayed recall should be performed after completion of the Balance and Coordination Examination.
"Do you remember that list of words I read a few times earlier? Tell me as many words from the list as you can remember in any order."

Circle each word correctly recalled. **Total score equals number of words recalled.**

Balance examination

These instructions are to be read by the person administering the ChildSCAT3, and each balance task **should be demonstrated to the child**. The child should then be asked to copy what the examiner demonstrated.

Modified Balance Error Scoring System (BESS) testing[5]

This balance testing is based on a modified version of the Balance Error Scoring System (BESS)[5]. A stopwatch or watch with a second hand is required for this testing.
"I am now going to test your balance. Please take your shoes off, roll up your pant legs above ankle (if applicable), and remove any ankle taping (if applicable). This test will consist of two different parts."

(a) Double leg stance:
The first stance is standing with the feet together with hands on hips and with eyes closed. The child should try to maintain stability in that position for 20 seconds. You should inform the child that you will be counting the number of times the child moves out of this position. You should start timing when the child is set and the eyes are closed.

(b) Tandem stance:
Instruct the child to stand heel-to-toe with the non-dominant foot in the back. Weight should be evenly distributed across both feet. Again, the child should try to maintain stability for 20 seconds with hands on hips and eyes closed. You should inform the child that you will be counting the number of times the child moves out of this position. If the child stumbles out of this position, instruct him/her to open the eyes and return to the start position and continue balancing. You should start timing when the child is set and the eyes are closed.

Balance testing – types of errors - Parts (a) and (b)
1. Hands lifted off iliac crest
2. Opening eyes
3. Step, stumble, or fall
4. Moving hip into > 30 degrees abduction
5. Lifting forefoot or heel
6. Remaining out of test position > 5 sec

Each of the 20-second trials is scored by counting the errors, or deviations from the proper stance, accumulated by the child. The examiner will begin counting errors only after the child has assumed the proper start position. **The modified BESS is calculated by adding one error point for each error during the two 20-second tests. The maximum total number of errors for any single condition is 10.** If a child commits multiple errors simultaneously, only one error is recorded but the child should quickly return to the testing position, and counting should resume once subject is set. Children who are unable to maintain the testing procedure for a minimum of **five seconds** at the start are assigned the highest possible score, ten, for that testing condition.

OPTION: For further assessment, the same 2 stances can be performed on a surface of medium density foam (e.g., approximately 50cm x 40cm x 6cm).

Tandem Gait[6,7]
Use a clock (with a second hand) or stopwatch to measure the time taken to complete this task. Instruction for the examiner – **Demonstrate the following to the child**:

*The child is instructed to stand with their feet together behind a starting line (the test is best done with footwear removed). Then, they walk in a forward direction as quickly and as accurately as possible along a 38mm wide (sports tape), 3 meter line with an alternate foot heel-to-toe gait ensuring that they approximate their heel and toe on each step. Once they cross the end of the 3m line, they turn 180 degrees and return to the starting point using the same gait. **A total of 4 trials are done and the best time is retained**. Children fail the test if they step off the line, have a separation between their heel and toe, or if they touch or grab the examiner or an object. In this case, the time is not recorded and the trial repeated, if appropriate.*

Explain to the child that you will time how long it takes them to walk to the end of the line and back.

Coordination examination

Upper limb coordination
Finger-to-nose (FTN) task:

The tester should **demonstrate it to the child**.

"I am going to test your coordination now. Please sit comfortably on the chair with your eyes open and your arm (either right or left) outstretched (shoulder flexed to 90 degrees and elbow and fingers extended). When I give a start signal, I would like you to perform five successive finger to nose repetitions using your index finger to touch the tip of the nose as quickly and as accurately as possible."

Scoring: 5 correct repetitions in < 4 seconds = 1
Note for testers: Children fail the test if they do not touch their nose, do not fully extend their elbow or do not perform five repetitions. **Failure should be scored as 0.**

References & Footnotes

1. This tool has been developed by a group of international experts at the 4th International Consensus meeting on Concussion in Sport held in Zurich, Switzerland in November 2012. The full details of the conference outcomes and the authors of the tool are published in The BJSM Injury Prevention and Health Protection, 2013, Volume 47, Issue 5. The outcome paper will also be simultaneously co-published in other leading biomedical journals with the copyright held by the Concussion in Sport Group, to allow unrestricted distribution, providing no alterations are made.

2. McCrory P et al., Consensus Statement on Concussion in Sport – the 3rd International Conference on Concussion in Sport held in Zurich, November 2008. British Journal of Sports Medicine 2009; 43: i76-89.

3. Maddocks, DL; Dicker, GD; Saling, MM. The assessment of orientation following concussion in athletes. Clinical Journal of Sport Medicine. 1995; 5(1): 32–3.

4. McCrea M. Standardized mental status testing of acute concussion. Clinical Journal of Sport Medicine. 2001; 11: 176–181.

5. Guskiewicz KM. Assessment of postural stability following sport-related concussion. Current Sports Medicine Reports. 2003; 2: 24–30.

6. Schneiders, A.G., Sullivan, S.J., Gray, A., Hammond-Tooke, G. & McCrory, P. Normative values for 16-37 year old subjects for three clinical measures of motor performance used in the assessment of sports concussions. Journal of Science and Medicine in Sport. 2010; 13(2): 196–201.

7. Schneiders, A.G., Sullivan, S.J., Kvarnstrom. J.K., Olsson, M., Yden. T. & Marshall, S.W. The effect of footwear and sports-surface on dynamic neurological screening in sport-related concussion. Journal of Science and Medicine in Sport. 2010; 13(4): 382–386

8. Ayr, L.K., Yeates, K.O., Taylor, H.G., & Brown, M. Dimensions of post-concussive symptoms in children with mild traumatic brain injuries. Journal of the International Neuropsychological Society. 2009; 15:19–30.

图24-7　儿童版SCAT3（第3页）

CHILD ATHLETE INFORMATION

Any child suspected of having a concussion should be removed from play, and then seek medical evaluation. The child must NOT return to play or sport on the same day as the suspected concussion.

Signs to watch for

Problems could arise over the first 24–48 hours. The child should not be left alone and must go to a hospital at once if they develop any of the following:

- New Headache, or Headache gets worse
- Persistent or increasing neck pain
- Becomes drowsy or can't be woken up
- Can not recognise people or places
- Has Nausea or Vomiting
- Behaves unusually, seems confused, or is irritable
- Has any seizures (arms and/or legs jerk uncontrollably)
- Has weakness, numbness or tingling (arms, legs or face)
- Is unsteady walking or standing
- Has slurred speech
- Has difficulty understanding speech or directions

Remember, it is better to be safe.
Always consult your doctor after a suspected concussion.

Return to school

Concussion may impact on the child's cognitive ability to learn at school. This must be considered, and medical clearance is required before the child may return to school. **It is reasonable for a child to miss a day or two of school after concussion, but extended absence is uncommon.** In some children, a graduated return to school program will need to be developed for the child. The child will progress through the return to school program provided that there is no worsening of symptoms. If any particular activity worsens symptoms, the child will abstain from that activity until it no longer causes symptom worsening. Use of computers and internet should follow a similar graduated program, provided that it does not worsen symptoms. This program should include communication between the parents, teachers, and health professionals and will vary from child to child. The return to school program should consider:

- Extra time to complete assignments/tests
- Quiet room to complete assignments/tests
- Avoidance of noisy areas such as cafeterias, assembly halls, sporting events, music class, shop class, etc
- Frequent breaks during class, homework, tests
- No more than one exam/day
- Shorter assignments
- Repetition/memory cues
- Use of peer helper/tutor
- Reassurance from teachers that student will be supported through recovery through accommodations, workload reduction, alternate forms of testing
- Later start times, half days, only certain classes

The child is not to return to play or sport until he/she has successfully returned to school/learning, without worsening of symptoms. Medical clearance should be given before return to play.

If there are any doubts, management should be referred to a qualified health practitioner, expert in the management of concussion in children.

Return to sport

There should be no return to play until the child has successfully returned to school/learning, without worsening of symptoms.
Children must not be returned to play the same day of injury.
When returning children to play, they should **medically cleared and then follow a stepwise supervised program**, with stages of progression.

For example:

Rehabilitation stage	Functional exercise at each stage of rehabilitation	Objective of each stage
No activity	Physical and cognitive rest	Recovery
Light aerobic exercise	Walking, swimming or stationary cycling keeping intensity, 70 % maximum predicted heart rate. No resistance training	Increase heart rate
Sport-specific exercise	Skating drills in ice hockey, running drills in soccer. No head impact activities	Add movement
Non-contact training drills	Progression to more complex training drills, eg passing drills in football and ice hockey. May start progressive resistance training	Exercise, coordination, and cognitive load
Full contact practice	Following medical clearance participate in normal training activities	Restore confidence and assess functional skills by coaching staff
Return to play	Normal game play	

There should be approximately 24 hours (or longer) for each stage and the child should drop back to the previous asymptomatic level if any post-concussive symptoms recur. Resistance training should only be added in the later stages.
If the child is symptomatic for more than 10 days, then review by a health practitioner, expert in the management of concussion, is recommended.
Medical clearance should be given before return to play.

Notes:

_____

_____

_____

_____

_____

CONCUSSION INJURY ADVICE FOR THE CHILD AND PARENTS / CARERS
(To be given to the **person monitoring** the concussed child)

This child has received an injury to the head. A careful medical examination has been carried out and no sign of any serious complications has been found. It is expected that recovery will be rapid, but the child will need monitoring for the next 24 hours by a responsible adult.

If you notice any change in behavior, vomiting, dizziness, worsening headache, double vision or excessive drowsiness, please call an ambulance to transport the child to hospital immediately.

Other important points:

- Following concussion, the child should rest for at least 24 hours.
- The child should avoid any computer, internet or electronic gaming activity if these activities make symptoms worse.
- The child should not be given any medications, including pain killers, unless prescribed by a medical practitioner.
- The child must not return to school until medically cleared.
- The child must not return to sport or play until medically cleared.

Patient's name _____

Date/time of injury _____

Date/time of medical review _____

Treating physician _____

Contact details or stamp

Clinic phone number _____

图24-8　儿童版SCAT3(第4页)

This tool does not constitute, and is not intended to constitute, a standard of medical care. It is a guide derived from the Standardized Concussion Assessment Tool 2 (SCAT2) (McCrory, et al, BJSM '09) and represents a standardized method of evaluating NFL players for concussion consistent with the reasonable, objective practice of the healthcare profession. This guide is not intended to be a substitute for the clinical judgment of the treating healthcare professional and should be interpreted based on the individual needs of the patient and the specific facts and circumstances presented.

NFL Sideline Concussion Assessment Tool: Completed by healthcare professional. Athlete completes symptoms at bottom.

Athlete _____ Position _____ Team _____ Evaluator _____ ATC / MD / DO

Evaluation date____ time ____am / pm **Injury date** ____ **time** ____ am / pm **during** ☐ Game ☐ Practice ☐ Other _____

Mechanism of injury ☐ head to head ☐ elbow to head ☐ knee to head ☐ ground to head ☐ blow to body

☐ other mechanism _____ ☐ unknown mechanism

Penalty called ☐ Yes ☐ No   **Other circumstances** _____

This concussion assessment tool contains an assessment of orientation, memory, concentration, balance & symptoms. This tool is intended to be used in conjunction with your clinical judgment. If <u>ANY</u> significant abnormality is found, a conservative, "safety first" approach should be adopted. An athlete suspected of sustaining a concussion is a "No Go" and does not return to play in the same game or practice.

ANY OF THE FOLLOWING ARE OBVIOUS SIGNS OF DISQUALIFICATION (i.e. "No Go"):

1) **LOC or unresponsiveness?** (for any period of time) If so, how long? _____ ☐ Y N
2) **Confusion?** (any disorientation or inability to respond appropriately to questions) ☐ Y N
3) **Amnesia (retrograde / anterograde)?** If so, how long? _____ ☐ Y N
4) **New and/or persistent symptoms: see checklist?** (e.g. headache, nausea, dizziness) ☐ Y N
5) **Abnormal neurological finding?** (any motor, sensory, cranial nerve, balance issues, seizures) **or** ☐ Y N
6) **Progressive, persistent or worsening symptoms?** If so, consider cervical spine and/or
     a more serious brain injury (See box below) ☐ Y N

   Other _____ Total Physical Signs Score: (total above ☐ Yes scores) of 6 = _____

Neurological Screen for Cervical Spine and/or More Serious Brain Trauma

   Deteriorating mental status? Y N
   Any reported neck pain, cervical spine tenderness or decreased range of motion? Y N
   Pupil reaction abnormal or pupils unequal? Y N
   Extra-ocular movements abnormal and/or cause double vision? (difficulty tracking and/or reading) Y N
   Asymmetry or abnormalities on screening motor or sensory exam? Y N

ORIENTATION / SAC	of 5 = ___
What month is it?	0 1
What is the date today?	0 1
What is the day of the week?	0 1
What year is it?	0 1
What time is it right now? (within an hour)	0 1

ORIENTATION / Maddock's Questions	of 5 = ___
Where are we?	0 1
What quarter is it right now?	0 1
Who scored last in the practice / game?	0 1
Who did we play last game?	0 1
Did we win the last game?	0 1

SAC / Word Recall: Read list of 5 words 1 per second, ask athlete to repeat list, in any order. (Use of specific lists below optional). For Trial 2 & 3, read the same list of words again and have athlete repeat them back, in any order. One point for each word remembered. You must conduct all 3 trials regardless of their success on trial 1. **Do not tell athlete that delayed recall will be tested**

List 1	Immediate Recall Trials			Alternative Lists		Delayed recall (perform at end of all sideline testing, at least > 5 minutes)
	#1	#2	#3			
elbow	_____	_____	_____	candle	baby	_____
apple	_____	_____	_____	paper	monkey	_____
carpet	_____	_____	_____	sugar	perfume	_____
saddle	_____	_____	_____	sandwich	sunset	_____
bubble	_____	_____	_____	wagon	iron	_____

   Total of all three immediate word recalls: out of 15 = _____   Total delayed recall: out of 5 = _____

图24-9(1)　NFL"未通过"标准

NFL Sideline Concussion Assessment Tool (continued)

Overall Rating; If you know the athlete well p/t the injury, how different is the athlete acting compared to his usual self?

Check one; ☐ No different ☐ Very different ☐ Unsure

SAC / Concentration: Read string of numbers, ask athlete to repeat backwards. (Use of specific numbers below optional). If correct go to the next string length. If incorrect, read second string (same length) 1 point for each string length correct. Stop after incorrect on both trials. Read digits at rate of 1 digit /sec

Digits Backward:		Alternative digit lists	
4-9-3	0 1	6-2-9	5-2-6
3-8-1-4	0 1	3-2-7-9	1-7-9-5
6-2-9-7-1	0 1	1-5-2-8-6	3-8-5-2-7
7-1-8-4-6-2	0 1	5-3-9-1-4-8	8-3-1-9-6-4

1 point for each sequence correct of 4 = _____

SAC / Concentration cont. Months in reverse order
Dec - Nov - Oct - Sept - Aug - Jul - Jun - May - Apr - Mar - Feb - Jan

1 point for months in reverse correctly (<30 sec) = _____

Total of SAC Concentration of 5 = _____

Modified BESS: This is calculated by adding 1 error point for each error during the three 20-sec tests. The maximum total # of errors for any single condition is 10. The higher the score, the worse is the player's balance.

Balance testing – types of errors
1. Hands lifted off iliac crest
2. Opening eyes
3. Step, stumble, or fall
4. Moving hip into > 30 degrees abduction
5. Lifting forefoot or heel
6. Remaining out of test position > 5 sec

Which foot tested (non-dominant foot) ☐ L ☐ R
Double leg stance (feet together) # errors ___
Single leg stance (non dominant foot) # errors ___
Tandem stance (non dominant foot at back) # errors ___
BALANCE SCORE: (summed # of errors) = _____

Signs and symptoms of concussion may be delayed, and therefore it may be prudent to remove an athlete from play, not leave them alone, and serially monitor them over a period of time. WHEN IN DOUBT, TAKE A "TIME OUT"

SCORING
All Physical Signs Score: (total # ☐ Yes) = ___ of 6
Maddock's score: = ___ of 5
All SAC scores: (summed orange boxes) = ___ of 30
Balance Score: (summed BESS Errors) = ___
Symptom Score: (# symptoms reported) = ___ of 24

ALL SCORES SHOULD BE COMPARED WITH BASELINE VALUES FOR THE INDIVIDUAL ATHLETE

The following symptom checklist should be completed by the athlete

How do you feel? The athlete should score themselves on the following symptoms, as applicable, based on how they feel at the time. (i.e. 0 = not present, 1 = mild, 3 = moderate, 6 = severe)

Headache / head pressure	0 1 2 3 4 5 6	Feeling slowed down	0 1 2 3 4 5 6
Nausea / vomiting	0 1 2 3 4 5 6	Sensitivity to noise	0 1 2 3 4 5 6
Neck pain	0 1 2 3 4 5 6	Sensitivity to light	0 1 2 3 4 5 6
Drowsiness	0 1 2 3 4 5 6	Visual problems/ blurred vision	0 1 2 3 4 5 6
Balance problems	0 1 2 3 4 5 6	Sleeping more than usual	0 1 2 3 4 5 6
Dizziness	0 1 2 3 4 5 6	Sleeping less than usual	0 1 2 3 4 5 6
Fatigue / low energy	0 1 2 3 4 5 6	Trouble falling asleep	0 1 2 3 4 5 6
Confusion	0 1 2 3 4 5 6	Sadness	0 1 2 3 4 5 6
"Don't feel right"	0 1 2 3 4 5 6	Nervous or anxious	0 1 2 3 4 5 6
Feeling "in a fog"	0 1 2 3 4 5 6	Feeling more emotional	0 1 2 3 4 5 6
Difficulty remembering	0 1 2 3 4 5 6	Irritability	0 1 2 3 4 5 6
Difficulty concentrating	0 1 2 3 4 5 6	Numbness or tingling	0 1 2 3 4 5 6

Do symptoms worsen with physical activity? Y N Total # symptoms = _____ of 24
Do symptoms worsen with mental activity? Y N Symptom Severity (max 24 X max 6) = ____ of 144

图24-9(2)　NFL"未通过"标准

态最多有 10 个错误。在一项针对橄榄球运动员的大型研究中,BESS 在脑震荡后 7 天内具有较高的特异性(0.91～0.96),同时灵敏度最高(0.34)[31]。在同一研究中,研究人员发现,36% 的脑震荡运动员在脑震荡后,立即在 BESS 评定中表现出平衡障碍。BESS 的另一种选择是 mBESS,它只使用坚固的表面。目前,尚未有研究者对 mBESS 的评估者内和评估者间的可信度进行研究。

四、赛季前管理

正确的脑震荡管理甚至在赛季开始之前就开始了。赛前检查(Preparticipation examination, PPE)应该包括关于脑震荡既往史的讨论,包括损伤的性质和症状的持续时间。在基于人群的研究中,脑震荡的发生率以计量依赖的方式增加,但也可能因个体的脆弱性会有所不同。在人群研究中,相比于既往没有脑震荡病史的运动员,曾经发生过脑震荡的运动员再发生脑震荡的风险高 3 倍[32]。此外,还应记录运动员或家庭成员出现学习障碍、情绪障碍、偏头痛、注意力缺陷障碍(Attention deficit disorder, ADD)和注意缺陷多动障碍(Attention deficit hyperactivity disorder, ADHD)等的情况[8, 10, 33]。对基线头痛的筛查是重要的,因为 18% 的外伤性头痛患者有头痛既往史[34]。

部分 PPE 包含基线评估,包括症状评分(例如,使用脑震荡症状检查表)、平衡测试(即 BESS 或 mBESS)和认知测试(纸上或计算机化测试)。基线评估是一个重要的步骤,因为许多非脑震荡的运动员在基线报告上会有两三个症状,并可能在基线评估中出现平衡和认知障碍[35]。现在仍旧不确定是否应该对所有运动员进行基线评估,或者只对高风险或有脑震荡既往史运动员进行基线评估[10]。第 26 章将进一步详细讨论基准评估。PPE 也为运动员提供了关于脑震荡的征兆和症状,以及教育运动员们正确认识和治疗不可预知脑震荡的重要性。

五、赛场评估

在赛季开始之前,应该制订紧急行动计划(Emergency action plan, EAP)。EAP 为每种医疗紧急情况提供指导,但是也应该设置专门的脑震荡处理准则。每个队员的角色和责任都应该清晰地被勾画出来，包括谁在场上和场边对运动员进行评估、谁将运动员移出赛场、谁来批准运动员重新回到赛场。对队员和医务人员还应制订严重脑损伤运动员紧急运输计划，并进行演练[36]。对EAP应至少每年审查一次，以确保能够实施最新的建议。

在对倒下或无意识的运动员进行评估时，应从对循环、气道、呼吸和颈椎状况的评估开始。对于无意识的运动员，必须始终视其受到颈椎损伤，稳定身体并将其转移到担架上。对于倒下但有意识的运动员，在评估其心肺功能时也应注意保护其颈椎。紧急转运的适应证见表24-2。

表24-2　紧急转运的适应证[19,37-38]

适应证
颈椎损伤
局灶性神经功能缺陷（瞳孔异常，眼外肌运动，运动感觉筛查）
持续呕吐
精神状态下降
严重的、恶化的头痛
言语不清
持续的步态不稳
癫痫发作或癫痫发作持续状态

六、临床示例

大学生篮球运动员在篮球比赛第三节中实施篮下突破时，头部受到撞击，他抱着头摔倒在地，在队友的帮助下缓慢地站了起来。当他离开球场时，他告诉教练，他的头部受到了撞击而感到疼痛，并觉得他自己"被风吹倒了"，但现在他已经感觉好多了，并想要重新回到比赛中。

医务人员接下来应该做什么？

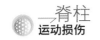

（一）场边评估

在完成上述初步调查后,运动员可至赛场边或训练室进行二次检查,并针对脑震荡进行更详细的病史和体格检查。这应该包括对运动员伤害机制的讨论,特别是对于那些没有目击者的受伤运动员。应询问其任何有关LOC和失忆的症状,有无伴随症状及其严重程度。这通常是通过症状检查表来完成的,例如应用SCAT3或NFL场边脑震荡评测工具[28,31]。此外,还应进行完整的神经系统检查,包括颅神经(强调瞳孔反应和眼外运动)以及上下肢力量和感觉。

对这些运动员,需要通过症状检查表,评估颅神经、认知功能和平衡能力[37]。如前所述,这通常用SCAT3或其他场边评估工具来完成。在此期间,不得留下运动员独自一人,以免错过任何神经损伤加重的迹象,因为这些症状可能需要一些时间才能显现出来,运动员有可能需要紧急转运。

运动员如果有任何NFL中"不通过"的标准(见表24-1),则被认为已经患有脑震荡,并应立即被替换出场。此时,即使运动员在认知或平衡测试中没有显示任何异常,也应立即被替换出场[31]。重要的是要认识到,即使在没有"不通过"标准的情况下,基于损伤机制或者认知和平衡测试,仍可能怀疑脑震荡。事实上,SCAT3或其他场边评测工具评估结果在基线上甚至高于基线的运动员,仍可能出现脑震荡。因此,临床判断仍然是疑似脑震荡的最终诊断方法,而不能依赖于对诊断脑震荡不够敏感的场边评测工具[37]。

脑震荡的症状体征往往会持续数分钟至数小时,运动员在受伤之后最初的数小时内可能出现症状加重[8]。这就是当怀疑运动员有脑震荡时,需立即从训练或比赛撤离的原因。运动员在被怀疑或确诊脑震荡后,不能返回训练或参加任何级别的体育比赛。有经验的医疗专业人员在赛场边或更衣室评估运动员后,能排除其脑震荡的情况比较少见。只有在脑震荡被排除的情况下,运动员才能被允许返回训练或在同一天内回到赛场。但是恢复记忆可能有所延迟,在这些情况下,医务人员必须格外谨慎。

必须明确受伤运动员的初始处置情况,要么转移到医院,要么由可靠的成年人观察[33]。对于年轻的运动员,观察的人往往是父母或监护人。对于年长的运动员,观察的人可能是朋友、队友或配偶。如果运动员出院,则必须向那个陪同的成年人提供需要紧急处理的警示标志和指征;此外,还应该给予指导,包括初步身体测试、药物和酒精使用以及驾驶等;并应该有一个医疗专业人员跟进的计划;还应讨论认知力、休息以及特定运动员的课程或工作时间表等有关问题。必须了解的是，运动员直到由受过专业脑震荡管理训练的医疗专业人员治疗并且恢复后，才可以RTP。对脑震荡的管理不仅涵盖运动伤害，还有其他休闲运动，以及学生运动员的课间休息和健身课等。

（二）没有医疗服务提供者的场边评估

许多年轻运动员在比赛和训练中没有医疗保健提供者，因此，教练、家长和运动员对可能发生脑震荡的情况的识别至关重要。如果运动员发生脑震荡并且没有报告，就应该鼓励队友识别并说出来。但这仍然是一个挑战。在Lystedt法案通过后，针对华盛顿州一所高中足球运动员和女子足球运动员的研究显示，69%运动员的症状符合脑震荡的症状，但仍继续打球，40%的运动员没有向教练报告症状[39]。一般来说，运动员由于多种原因而不能报告症状。这些原因包括不相信症状是严重的，希望继续比赛，并担心拖累队友等[40-41]。

教练的工作不仅仅是诊断脑震荡，更重要的是识别何时可能发生脑震荡，以便及时将受伤的运动员替换出场。对于在头部或身体受到打击后出现新症状（例如头痛、头晕、意识模糊）的任何运动员，都必须怀疑发生脑震荡的可能，并且不应继续出场。运动员不应该独自一人，应有人观察那些令人担忧的迹象，以备必要时紧急运输（见表24-2）。在未获得接受脑震荡管理培训的医疗专业人员的评估和批准前，不允许运动员返回训练或比赛[8]。那些被怀疑或确诊为脑震荡的运动员，不允许当天回到训练或者比赛中。

运动员否认当前的任何症状，并"通过"场边评估，这意味着他基本上处于基线水平。他想回去帮助他的球队。这时，医务人员应该做什么？

（三）重返运动

如前所述，现在已经认识到，任何疑有脑震荡的运动员，即使症状迅速消退，也不能当天返回训练或比赛[8]。全美大学体育协会（National Collegiate Athletic Association, NCAA）和许多职业体育组织有这方面的政策[37]。现在，美国所有50个州和哥伦比亚特区都有相关立法，要求那些疑有脑震荡的18岁以下的运动员，不准回到训练或者比赛中。

众所周知，脑震荡的一些症状和体征可能在受伤后几分钟到几小时才会变得明显[8]。因此,如果诊断有问题,谨慎起见,宁可偏向诊断其有脑震荡。"在有疑虑时,坐下来",这对青少年运动员来说尤为重要,因为他们容易发生脑部二次冲击综合征。这是一种罕见但危及生命的伤害,当运动员在先前的头部受伤症状持续时,受到第二次头部撞击,会发生这种伤害。脑自我调节功能的丧失会导致血管充血、颅内压增高和脑疝,甚至最终导致严重后果或死亡[42]。

如果运动员发生脑震荡,则应在运动员症状回到症状自评表以及认知和平衡测试的基线之后才开始RTP。学生运动员症状应该在所有课程、家庭作业和课后活动的基线上,才能重返运动。在完全RTP之前,运动员必须在医疗保健提供者的指导下,应用分级重返训练治疗方案(见表24-3),以顺利恢复[8]。每两步之间必须至少有24小时,任何症状的恢复必须建立在医疗保健提供者重新评估的基础上。需要有医疗许可,运动员才可RTP。有关RTP的内容详见第25章。

经过对运动员的全面评估,相关检查没有迹象提示其需要转移到医院。场边评估工具对脑震荡的诊断都不是100%敏感的。在这个病例中,根据受伤的机制和运动员的伤后表现,可以怀疑其出现了脑震荡。因此,运动员应该离场,不应该回到比赛中。他的症状很可能在接下来的几小时内加重。当所有症状都回到基线时,他才可以根据RTP标准开始RTP。

(四) 误 区

以下情况若未能被发现,则可能延长恢复期,甚至可能导致运动员永久性残疾或死亡等悲剧性后果。

- 在适当的情况下没有怀疑脑震荡。
- 因为运动员没有失去意识而没有怀疑脑震荡。
- 在怀疑或诊断脑震荡时,未能将运动员从运动中撤离。
- 未能发现可能的颈椎损伤。
- 未能发现中度或重度的脑损伤。
- 没有与运动员或其陪护人员就伤后预期和限制方面进行有效的沟通。

表24-3 重返运动治疗方案[8]

阶　段	每阶段允许的训练	阶段目标
无活动	身体和相关认知力的休息	恢复
轻度有氧运动	步行、游泳或固定脚踏车，无阻力训练	提高心率
特定体育运动	跑步或滑冰练习	引入运动
非对抗性练习	更复杂的训练，可以实施进一步的抗阻训练	协调性和认知负荷
对抗性训练	体检合格后常规训练	训练、协调性和认知负荷
重返运动	竞技水平比赛	

参考文献

[1] Powell JW, Barber-Foss KD. Traumatic brain injury in high school athletes. JAMA, 1999, 282 (10): 958-963.

[2] Gessel LM, Fields SK, Collins CL, et al. Concussions among United States high school and collegiate athletes. J Athl Train, 2007, 42(4): 495-503.

[3] Bompadre V, Jinguji TM, Yanez ND, et al. Washington State's Lystedt law in concussion documentation in Seattle public high schools. J Athl Train, 2014, 49(4): 486-492.

[4] Langlois JA, Rutland-Brown W, Wald MM. The epidemiology and impact of traumatic brain injury: a brief overview. J Head Trauma Rehabil, 2006, 21(5): 375-378.

[5] Lincoln AE, Caswell SV, Almquist JL, et al. Trends in concussion incidence in high school sports: a prospective 11-year study. Am J Sports Med 2011, 39(5): 958-963.

[6] Guskiewicz KM, Waver NL, Padua DA, et al. Epidemiology of concussion in collegiate and high school football players. Am J Sports Med, 2000, 28(5): 643-650.

[7] Gilchrist J, Thomas KE, Wald M, et al. Nonfatal traumatic brain injuries from sports and recreation activities: United States, 2001—2005. MMWR Morbid Mortal Wkly Rep, 2007, 56(29): 733-737.

[8] McCrory P, Meeuwise WH, Aubry M, et al. Consensus statement on concussion in sport: the 4th International Conference on Concussion in Sport, held in Zurich, November 2012. Br J Sports Med, 2013, 47(5): 250-258.

[9] Gonzales P, Walker M. Imaging modalities in mild traumatic brain injury and sports concussion. PMR, 2011, 3(10 suppl 2): S413-S424.

[10] Harmon KG, Drezner JA, Gammons M, et al. American Medical Society for Sports Medicine position statement: concussion in sport. Br J Sports Med, 2013, 47(1): 15-26.

[11] Bigler E. Neuroimaging in sports concussion. In: The Oxford Handbook of Sports-Related Concus-

sion. Oxford Handbooks Online 2014, Sep, 1-17.

[12] Meehan WP, d'Hemecourt P, Comstock D, et al. High school concussions in the 2008—2009 academic year: mechanism, symptoms, and management. Am J Sports Med, 2010, 38(12): 2405-2409.

[13] Meehan, WP, Mannix RC, Stracciolini A, et al. Symptom severity predicts prolonged recovery after sportrelated concussion, but age and amnesia do not. J Pediatr, 2013, 163(3): 721-725.

[14] McCrea M, Guskiewicz K, Randolph C, et al. Incidence, clinical course, and predictors of prolonged recovery time following sport-related concussion in high school and college athletes. J Int Neuropsychol Soc, 2013, 19(1): 22-33.

[15] Kontos A, Covassin T, Elbin RJ, et al. Depression and neurocognitive performance after concussion among male and female high school and collegiate athletes. Arch Phys Med Rehabil, 2012, 93 (10): 1751-1756.

[16] Perlis, M, Artiola, L, Giles D. Sleep complaints in chronic postconcussion syndrome. Percept Mot Skills, 1997, 84(2): 595-599.

[17] Coppel D. Use of neuropsychological evaluations. Phys Med Rehabil Clin North Am, 2011, 22 (4): 653-664, viii.

[18] Bleiberg J, Cernich AN, Cameron K, et al. Duration of cognitive impairment after sports concussion. Neurosurgery, 2004, 54(5): 1073-1078.

[19] Makdissi, M, Darby D, Maruff, P, et al. Natural history of concussion in sport: markers of severity and implications for management. Am J Sports Med, 2010, 38(3): 464-471.

[20] McCrea M. Standardized mental status testing of acute concussion. Clin J Sport Med, 2001, 11 (3): 176-181.

[21] SCAT 3. Br J Sports Med, 2013, 47(5): 259.

[22] Child SCAT3. Br J Sports Med, 2013, 47(5): 263.

[23] Putukian M, Echemendia R, Dettwiler-Danspeckgruber A, et al. Prospective clinical assessment using Sideline Concussion Assessment Tool-2 testing in the evaluation of sport-related concussion in college athletes. Clin J Sport Med, 2015, 25(1): 36-42.

[24] National Football League. NFL Sideline Concussion Assessment Tool. Available at: http: //nflps. org/wp- content/uploads/2012/08/NFL_SIDELINE_TOOL- POST_INJURY_Final.pdf. Accessed January 19, 2016.

[25] Peterson CL, Ferrara MS, Mrazik M, et al. Evaluation of neuropsychological domain scores and postural stability following cerebral concussion in sports. Clin J Sport Med, 2003, 13(4): 230-237.

[26] Guskiewicz KM, Perrin DH, Gansneder BM. Effect of mild head injury on postural stability in athletes. J Athl Train, 1996, 31(4): 300-306.

[27] Register-Mihalik JK, Mihalik JP, Guskiewicz KM. Balance deficits after sports-related concussion in individuals reporting posttraumatic headache. Neurosurgery, 2008, 63(1): 76-80.

[28] McCrea M, Guskiewicz KM, Marshall SW, et al. Acute effects and recovery time following concussion in collegiate football players: the NCAA concussion study. JAMA, 2003, 290(19): 2556-2563.

[29] Guskiewicz KM, Riemann BL, Perrin DH, et al. Alternative approaches to the assessment of mild head injury in athletes. Med Sci Sports Exerc, 1997, 29(suppl 7): S213-S221.

［30］Guskiewicz KM, Register-Mihalik JK. Postconcussive impairment differences across a multifaceted concussion assessment protocol. PMR, 2011, 3（10 suppl 2）: S445-S451.

［31］McCrea M, Barr W, Guskiewicz K. Standard regressionbased methods for measuring recovery after sport-related concussion. J Int Neuropsychol Soc, 2005, 11（1）: 58-69.

［32］Guskiewicz, K, McCrea, M, Marshall SW, et al. Cumulative effects associated with recurrent concussion in collegiate football players: the NCAA Concussion study. JAMA, 2003, 290（19）: 2549-2555.

［33］Herring SA, Cantu RC, Guskiewicz KM, et al. Concussion（mild traumatic brain injury）and the team physician: a consensus statement—2011 update. Med Sci Sports Exerc, 2011, 43（12）: 2412-2422.

［34］Hoffman J, Lucas S, Dikemen S, et al. Natural history of headache after traumatic brain injury. J Neurotrauma, 2011, 28（9）: 1719-1725.

［35］Jinguji T, Bompardre V, Harmon K, et al. Sports concussion assessment Tool-2: baseline values for high school athletes. Br J Sports Med, 2012, 46（5）: 365-370.

［36］Herring SA, Kibler W, Putukian M, et al. Sideline preparedness for the team physician: a consensus statement—2012 update. Med Sci Sports Exerc, 2012, 44（12）: 2442-2445.

［37］Putukian M, Raftery M, Guskiewicz K, et al. Onfield assessment of concussion in the adult athlete. Br J Sports Med, 2013, 47（5）: 285-288.

［38］Makdissi M, Davis G, Jordan B, et al. Revisiting the modifiers: how should the evaluation and management of acute concussions differ in specific groups? Br J Sports Med, 2013, 47（5）: 314-320.

［39］Rivara FP, Schiff MA, Chrisman SP, et al. The effect of coach education on reporting of concussions among high school athletes after passage of a concussion law. Am J Sports Med, 2014, 42（5）: 1197-203.

［40］Chrisman SP, Quitiquit C, Rivara FP. Qualitative study of barriers to concussive symptom reporting in high school athletics. J Adolesc Health, 2013, 52（3）: 330-335.e3.

［41］McCrea M, Hammeke T, Olsen G, et al. Unreported concussion in high school football players: implications for prevention. Clin J Sport Med, 2004, 14（1）: 13-17.

［42］Cantu RC. Recurrent athletic head injury: risks and when to retire. Clin Sports Med, 2003, 22（3）: 593-603, x.

第25章

短期预后和
重返运动的决定

Margot Putukian, MD, MSPH ·
Siatta B. Dunbar, DO, CAQSM

吴向阳　译

一、引　言

在第四届国际运动性脑震荡（Concussion in sport, CIS）会议上，脑震荡被定义为创伤性脑损伤的一个子分类，而且是由生物力学机制引起的影响大脑的复杂的病理生理过程[1]。美国疾病控制和预防中心（Centers for Disease Control and Prevention, CDC）通过美国电子损伤监控系统−全部损伤程序（the National Electronic Injury Surveillance System-All Injury Program, NEISS−AIP），在2001—2009年发现了173285名19岁以下的因非致命性创伤性脑损伤（Traumatic brain injury, TBI）而就诊的患者[2]。在这些患者中，因TBI相关损伤而至急诊就诊的人数，从2001年的153375增加到2009年的248418。脑震荡和TBI普遍存在于青少年、高中生、大学生和职业运动员中。对脑震荡的诊断是有挑战性的，需要根据一系列的主观和客观临床资料得出临床诊断。脑震荡后，运动员往往有几个方面的变化，包括运动相关症状、生理指标、行为、心态和认知等方面的变化。一些论文已提及影响康复的危险因子，或者被称为"修正因子"[3-8]。关于脑震荡后重返运动(Return to play, RTP)的资料也有些论文涉及[1,8-12]。本章主要讨论脑震荡的短期预后及如何决定重返运动。

二、干预时间表

Herring 等已经在他的章节里讨论了对脑震荡的诊断和场边处理。在被诊断为脑震荡后,运动员不能在同一天重返运动或比赛。这是一个很清晰的决定,适用于所有的比赛,并适用于青少年、大学生、职业运动员等[1,8,13-14]。每个脑震荡运动员必须被个体化对待,要根据运动员的年龄、运动项目、位置、性别及特殊的改变等,还有其受伤史和既往史,来决定处理方法[3,6,8]。脑震荡有从轻到重的一系列创伤,从这点上讲,决定其预后的还有许多未知的因素。

三、影像学的意义

运动员损伤后最初和几周内的影像学资料往往会被用作讨论的依据。如果没有潜在的严重脑损伤,那么影像学资料也不是必需的[1,6,8,10]。然而,如果早期症状考虑到颈椎颅骨骨折、颅内出血等,则应急诊行CT检查,以显示骨创伤和出血的情况[1]。

数个研究比较了轻微脑外伤后的MRI和CT图像[15-18]。Rahman 及其同事研究了152名钝性脑部损伤患者,患者的 Glasgow 昏迷评分(Glasgow Coma scale, GCS)从13分到15分不等,而且最常见的症状有头痛(61%)、意识丧失(Loss of consciousness, LOC)(45%)、呕吐(39%)、健忘(29%)及抽搐(4%)[18]。虽然该研究的病例选择包括了严重脑外伤,但是抽搐的CT阳性发现率最高(80%),意识丧失病史阳性发现率最低(29%)。这两种症状的出现及更多的临床表现提高了影像学异常表现的可能性[18]。在CT结果正常的轻度颅脑损伤患者中,有10%的患者存在MRI异常,而影像学异常多见于LOC、症状超过2周、合并颅骨骨折或多处损伤者。在另一项研究中,图像异常更多见于意识丧失、症状超过2周、合并颅骨骨折、合并有其他合并伤等情况[17]。

Lyttle 等[19]评估了3个儿科临床决策规则——加拿大未成年人脑外伤断层摄像

评估标准（Canadian Assessment of Tomography for childhood head Injury, CATCH）、儿童脑外伤重大临床事件规则算法（Children's Head Injury Algorithm for the Prediction of Important Clinical Events Rule, CHALICE）和儿科急诊护理应用研究网络（Pediatric Emergency Care Applied Research Network, PECARN），明确了对以下脑外伤患者必须要做影像学检查：外伤后2h后GCS评分低于15分，头痛进一步进展，身体检查为激惹状态，意识丧失超过5min，呕吐超过3次，惊厥发作。如果患者疑有颈椎和严重的脑外伤，则所送诊的医疗机构必须有MRI和CT检查仪器，而且必须有脊柱外科和神经外科医生。

四、脑震荡的初步评估

对脑震荡的评估包括症状、认知能力、平衡，可以使用几个标准的工具。例如：赛场边脑震荡评估工具3（Sideline Concuss Assesment Tool 3, SCAT3）[21]，它被证明对脑震荡既有敏感性又有特异性[22]。赛场边脑震荡评分工具2（SCAT2），如果创伤后的脑震荡评分比基准脑震荡评分低3.5分，那么SCAT2对脑震荡的诊断有96%的敏感性和81%的特异性。如果脑震荡评估基准评分无法获得而应用临界值，那么对脑震荡的诊断有91%的敏感性和83%的特异性[22]。这时候，赛场边评分预测严重程度是无法获得的。同赛场边评分一样，诊室评估也很重要，必须包括脑震荡的完全历史，比如受伤机制、即刻处理、运动类型、场上位置和随后的任何症状（进展或康复）等。健忘和意识丧失的情况也必须记录在案。

此外，需要获得完整的个人及家庭医疗、社会和教育史。临床医生应该对现在和即将到来的需求有了解，需要获得对脑震荡的危险因素和相关因素的评估以及症状列表。完全的神经检查包括眼部运动检查、认知评估、平衡和姿势检查。能够将症状检查表（Post concussion symptom scale, PCSS）或者SCAT3与赛场边评估进行比较，而且能够与基准的伤前评估进行比较，这样就可以知晓一些症状变轻或者加重。例如：认识-感觉（对光敏感，难以集中注意力）、唤醒（嗜睡、睡得更多）、前庭-躯体（头痛、头晕）和情感（悲伤、神经质）[23]。症状的作用在其他文献也有讨论[24-25]。

对认知的评估很重要。SAC是SCAT3的一个组成部分，可以用于诊室评估[26]。需要考虑给予复杂的神经心理学测试。这些复杂的神经心理学测试比简单的边线和底线的认知测试更有价值。另外，更复杂的测试往往能评价创伤的严重性和康复的程度[27-28]。神经心理测试的反对和赞成的证据以及时机由 Melissa 等在 26 章中继续讨论。

最初在运动场上诊断脑震荡后,患者在诊室内也必须行平衡和姿势的检查。这可能与赛场评估有明显的不同(见第 24 章)。诊室内的姿势评估可以使用平衡误差评分系统(Balance error scoring system, BESS)或者静态平衡测试训练系统[29-30]。用 BESS 系统测试姿势时,患者闭目 20 秒,站立在硬面或者泡沫橡胶上,采用 3 种姿势,由受过训练的观察者记录平衡中的错误,如睁眼,手离开臀部,患者可能跟跄地离开中线。BESS 系统测试在观察者内部和中间的可靠性各为 0.57~0.85 和 0.60~0.92,同样的观察者连续测试和重复实验也是有用的[30]。多次经 BESS 测试的患者可以获得"学习效应"[31]。用感觉相互作用和平衡临床测试(Clinical test for sensory interaction and balance, CTSIB)结合静态平衡测试训练系统测试脑震荡后的姿势摇摆,也是一个选择。CTSTB 结合 BESS 也是一个可信的选择。Meta 分析已证实可以应用多个症状、认知功能和平衡测试来评估和跟踪脑震荡后的康复[32-33]。

Mucha 等[34]对前庭视觉运动分析(Vestibular-ocular motor screen, VOMS)做了详细讨论。脑震荡可能损害对姿势的控制,也可能损害视觉,30% 的患者报告了视觉问题,包括视觉模糊、复视、阅读困难、晕眩、头痛、眼痛及视觉集中能力减弱等,上述症状一般在脑震荡后的一周出现[34]。分析还包括五个方面,其中一个方面是 5cm 的聚光能力。这些分析使得临床对脑震荡的诊断正确率提高了 34%。Heitger 等[35]也分析了脑震荡后遗症中的视觉损害,比较了 36 个个体在脑震荡后 140 天的视觉损害,并与对照组比较,发现脑震荡后遗症患者飞速扫视和平滑扫视都有障碍。这篇文章开始用视觉分析来跟踪脑震荡后的康复。现在,我们还不知道视觉分析对 RTP 的重要程度,因此还需要讨论更可靠的模式。

对脑震荡的诊断是一个多层面的临床分析过程,需要评估患者的受伤机制、症状严重程度、危险因素、调整因素、结果性的认知和姿势损害。此外,定期或每周一次的随访也很重要,包括运动员何时能够没有困难地承受心血管活动,何时从事非接触性运动,何时从事接触性运动。通常,如果运动员的记录已经恢复基线水平;如果运动员的神经学检测结果,包括神经心理检测、心态评估,已经回到基线水平;如果运动员的认识水平已经返回到基线,那么他(或她)就可以重返运动了。心血管方面的训练很重要,但它是独立于 RTP 资料记载的。下面将有讨论。

五、重返运动

运动员在脑震荡后做出RTP决定的理想状况是循序渐进的,包括运动量的逐渐增加和身体接触危险的逐渐增加。每一步康复过程都需要24小时,活动之前和之后的PCSS都要记载[9]。需要注意的是,虽然很多报告支持这一观点,但并没有很多的循证医学证据证明其效果[1,6-8,10-12]。CIS组织推荐的渐进性康复措施几乎被所有指南推荐[1,9]。渐进性的RTP方案为先进行70%最高心率下的有氧运动,如果运动员能够承受,那么进行非接触性运动;如果不能够承受,并且有症状出现,那么就返回到原来没有症状的运动程度。在进行接触性运动时,运动员感觉正常,没有症状出现,才能重回到之前在运动场的认知和平衡功能水平。如果已进行过认知和平衡功能的基线测试,那么伤后的测试需要与基线测试进行对比。总之,RTP是需要个体化的,需要考虑创伤的严重程度(例如性质、责任和症状的持续时间),也需要考虑一些调整因素,例如注意力缺乏多动症(Attention deficit hyperactivity disorder, ADHD)、情绪的压抑和焦虑、学习障碍和偏头痛等[1,8]。就像后面详细阐述的,危险因素和调整因素能影响一名运动员的基线得分、进展和脑震荡的恢复。康复计划需要不断开发,有时需要运动员父母的合作,同时还需要专门的康复计划。例如:如果有视觉方面的问题,那么就要进行视觉平衡等方面的训练[34]。总之,脑震荡的症状大多在7~10天后消失[5,29,36-38]。然而,有一些患者,症状可以持续数周或数月,我们称之为脑震荡后遗症。青年脑震荡后遗症的预测因素包括脑震荡的病史、受伤前的精神疾病、生活压力、家族精神病史和偏头痛等[39]。脑震荡后症状的处理策略详见第27章。

六、危险因素和调整因素:脑震荡的发生率

有些危险因素与脑震荡的发生率相关,例如运动类型、脑震荡既往史、性别。根据医学研究摘要[40],在高中和大学水平,男性运动员参加橄榄球、冰球、网棒球、摔跤、足球等容易出现脑震荡,而女性运动员参加足球、网棒球、篮球和冰球容易出现脑震荡。如果有脑震荡既往史,那么更容易出现脑震荡[4-5]。Guskiewicz等[5]发现,有过3次脑震荡病史的运动员,再遭受脑震荡的概率是其他未曾遭受脑震荡的人的3倍。根据全美大学生体育联合会(National Collegiate Athletic Association, NCAA)的研究,

90%的运动员遭受第2次脑震荡是在第1次脑震荡后的10天内,这提醒我们对运动员RTP前的处理还不够成熟。

前面的分析显示,在相同的规则条件下,女性运动员脑震荡的发生率较高(尤其篮球、足球运动员)[41-42]。这也许与性别有关,因为女性更易于报告脑震荡的症状,这与女性激素有关(尤其黄体酮)[43-44],还有女性的生物力学结构也与男性不同[45-49]。

七、危险因素和调整因素:恢复的概率

调整因素可能延长康复时间,包括症状的数量和程度、脑震荡既往史、女性、抑郁症病史、注意力缺乏疾病、ADHD、偏头痛和年龄在18岁以下[3,50-51]。Makdissi等[51]阐述了脑震荡后症状的数量与恢复概率的关系。Guskiewicz等[5]发现,有3次或3次以上脑震荡病史的橄榄球运动员比有1次脑震荡病史的运动员恢复更慢(大于7天)。识别其他调整因素,特别是性别、心理健康情况、头痛、ADHD(尤其在基线检测时),是非常有挑战性的,而且很难获得。

根据世界卫生组织调查结果显示,"重度抑郁症是最严重的残疾负担",影响着"全球大约3.5亿人……女性比男性高50%"[52]。因为抑郁症状比较普遍,所以了解一个运动员是否有抑郁症前期症状是非常重要的,这能够通过运动员赛季前的基线体格检查和评估明确。Covassin等[53]研究了抑郁症怎样影响神经系统检查和PCSS基线。他们在1616名大学和高中生运动员中执行完成了脑震荡后即刻评估和认知测试(Immediate post concussion assessment and cognitive testing, ImPACT)、PCSS、Beck抑郁症量表。结果,严重抑郁的运动员在视觉记忆能力上得分更低,而且主诉有PCSS中的躯体症状(头痛、头晕)、认知症状(记忆不佳、精神恍惚)、情感症状(抑郁、焦虑)及睡眠方面的症状(更多或更少的睡眠、入睡困难)。女性运动员的"认知、情感、睡眠"症状更多,但是与抑郁症并不相关。Putukian等[22]完成的一项研究表明,患者在SCAT2、高级患者健康问卷调查-9(Patient health questionnaire-9, PHQ-9)和广泛性焦虑症7项量表中的得分与症状的数量有显著的相关性。

与之相似,Yang等[54]前瞻性地研究了女性和男性大学生运动员场边脑震荡和之后的资料。结果显示,抑郁自评量表(Center of epidemiological studies depression, CESD)得分显示,有脑震荡前抑郁症状是"脑震荡后抑郁症最强的预测指标"。这些运动员脑震荡后更容易出现抑郁症状(概率高达5倍),并提示更容易出现焦虑症状

（概率达 3.5 倍），而受伤前存在焦虑症状并不预测性地提示脑震荡后会出现更多的抑郁或焦虑症状。

在评估出现的全部症状时，特别是评估 PCSS 中包含的几个具有非特异性的症状时，基线测量的重要性显得尤为突出。Covassin 等[55]评估了 1209 名大学生运动员的计算机辅助神经心理学基线和 PCSS，68%的男性运动员和 72%的女性运动员至少有一个症状，而且 30%～50%的参与者有轻度的症状，比如疲劳、睡眠困难、困倦、注意力难以集中等。根据神经心理学测试，女性在非文字记忆方面表现较好，而男性在视觉记忆中表现较好。在反应时间方面，男性和女性并没有区别。这些资料证明了脑震荡管理个体化，以及对神经心理检测和 PCSS 进行脑震荡后评估结果与基线值对比的重要性。

还有一些研究显示了脑震荡后神经心理检测和 PCSS 结果的性别差异[55-58]。Broshek 等[56]报道，男性和女性的症状数量相似，分别为 5.07 和 6.66。女性较男性更倾向于自述注意力障碍、疲劳、头晕和飞蚊症。脑外伤报告最多的症状是头痛，男性运动员为 82%，女性运动员为 86%。Covassin 等[57]在评估了 79 名大学生运动员，男性比女性更多自述呕吐和悲伤等症状。Colvin 等[42]评估了 234 名橄榄球运动员（93 名男性和 141 名女性），发现女性和男性 PCSS 评分各为 25.6 和 14.0，女性的评分明显高于男性。

在进行脑震荡后的神经心理测试时，Broshek 等[56]发现女性的认知下降 1.7 倍（高于男性），而且比之基准反应时间有所下降。Covassin 等[57]在关于定量认知功能障碍程度和范围的研究中发现，女性在视觉记忆方面评分较低。因此，男性和女性在进行与运动相关的脑震荡后的 NP 和 PCSS 评分时有性别差异。然而，某一个症状并不能通过性别来判断不同。这些资料再次证明了脑震荡个体化管理，以及基线检测的重要性。

Lange 等[59]研究了一系列有轻微脑外伤的患者（不局限于运动相关的脑震荡），以评估抑郁与脑震荡后症状发展的关系。其将患者分为 4 组，即轻微脑外伤有抑郁症状组，轻微脑外伤无抑郁症状组，抑郁的门诊患者组，健康人群组。轻微脑外伤运动员出现抑郁症状的概率高，根据大不列颠哥伦比亚主要抑郁量表，可以诊断为"震荡后疾病"（ICD-10）。轻微脑外伤有抑郁症状组 87%的人有 10 个以上的症状，而轻微脑外伤无抑郁症状组 24.3%的人有 10 个以上的症状。另外，轻微脑外伤有抑郁症状组的诊断准确率为 95.7%，轻微脑外伤无抑郁症状组的诊断准确率为 48.6%。

考虑到抑郁症状在普通人群中也是普遍的，所以必须对运动员进行基线筛查，包括家族情感类型或心理疾病[39]。抑郁症状的重叠给脑震荡后抑郁症状的治疗带来了挑战。虽然根据 Lange 等[59]的研究可以推断出运动相关的脑震荡,但这不是结论性的。

关于 ADD 和 ADHD,当诊断有脑震荡既往史时,Zuckerman 等[60]证明对于神经心理检测结果反而有影响。6636 名 14～19 岁的年轻运动员完成了基线 ImPACT 检测,有 262 名自诉存在 ADHD。研究中的对照组在年龄、受教育年数、既往脑震荡次数方面与其他组一致。结果显示,有创伤前 ADHD 的组别的 NP 评分在 6 个区域明显都是低的评分。与之类似,Elbin 等[61]评估了 2377 名大学和高中生运动员,他们完成了 2 年以上的 ImPACT。根据自述症状,全部运动员被分为 4 组,即学习障碍组(LD)、AD-HD 组,LD 和 ADHD 组,以及对照组。自述有症状的运动员的所有 ImPACT 项目评分均较低,而 ADHD 组的平均症状评分最高(4.5 分)。这些资料支持运动员基线检测的概念,从而将个体化的伤后评估与伤前基线进行对比研究,而不是与基于组的标准进行对照(虽然这个对照已作为一个选择被提出)[62]。

虽然曾存在的 ADHD 会影响神经心理检测,但是至于其是否会导致脑震荡延迟康复还不清楚[63]。Mautner 等[63]回顾性分析了 70 名自诉曾有 ADHD 的高中生运动员,他们的康复期为 16.5 天,而对照组为 13.5 天,但差异没有统计学意义。假如 ADHD 等将创伤后的恢复复杂化了,那么对曾有神经心理疾病的人群执行特别的康复措施也许是有益的。

虽然头痛是脑震荡后最常见的症状之一[51],但是偏头痛患者是一个不同的群体并且应该得到不同的处理。Morgan 等[39]做了一项回顾性研究,试图评估进展中脑震荡后综合征的危险因素,而这些症状已经持续超过 3 个月。该研究涉及 40 名患者,年龄为 9～18 岁,研究结果证实了偏头痛家族史与脑外伤后综合征的进展有显著的相关性。该研究的重要性在于不仅强调患者的个人史,而且强调患者的家族史,尤其对年轻患者。对成年人脑震荡后遗症的研究往往涉及非运动损伤患者,一般是急诊的轻度脑外伤的患者。如果将研究结果限于脑震荡后症状持续 3 个月以上[64-66],那么偏头痛与脑震荡后症状的发展无明显相关性。早期阳性前庭视觉运动分析(Vestibular-ocular motor screen, VOMS)、个体对损伤的消极性、女性与 LOC 之间是有相关性的。因此,偏头痛家族史对青少年运动员脑震荡后头痛可能是危险因素,而对成年运动员则不那么重要。

最近仍然有些研究推测,女性运动员脑震荡后遗症持续时间更长[58,67-68]。平均年龄为 35.9 岁的女性运动员,脑震荡后遗症持续时间超过 12～18 个月,出现概率更高,并且与男性运动员的差异有统计学意义[67]。这种性别的差异也存在于 11～18 岁的青春期女性,其中 41.2% 的人恢复到受伤前的基线状态的时间超过 2 个月[68]。虽然该研究明确了女性性别与脑震荡发生率、严重性、脑震荡后综合征进展的相关性,但是并没有明确这种相关性存在的原因。如前所述,这种差别也许是由女性激素和生物力学结构差异所致的。

关于女性脑震荡后症状和康复的相关研究推测,女性头颈部的力量和容量与男性相比有所不同[45-47,49]。Eckner 等[47]研究头部的质量大和肌肉力量,在外伤力量一定时,会降低力的直线和角速度。Schmidt 等[49]研究发现,头颈部的硬度比头部的力量和尺寸更有保护性。Collins 等[48]研究发现,无论男女,既往有无脑震荡病史,橄榄球运动员头颈部力量并无显著差异。还需要更多的研究来寻找如何在运动中保护运动员免受脑震荡的风险。

年轻运动员从脑震荡中恢复过来也许要花费更长的时间[1-3,10]。在一项前瞻性研究中,670 名儿童因为轻微脑外伤被送往急诊室,13.7%的儿童在 3 个月仍然有症状,出现脑震荡后症状的总概率为 14%～27%[69-70]。Bobcock 等[71]报道,11～18 岁的女性因头痛而到急诊室就诊是因为脑震荡后遗症。最近的一项 Meta 分析显示,虽然高中生运动员和大学生运动员脑震荡后认知恢复的时间分别为 5 天和 7 天,但是高中生自诉在 15 天时仍有症状,而大学生自诉有症状的时间平均为 6 天[33]。考虑到年轻人更容易出现脑震荡后遗症,所以更应该被小心对待。

最后,如果明确出现了 PCSS 中的症状,那么运动员的康复将需要更长的时间。Makdissi 等[3]研究发现,如果脑震荡后出现的症状超过 4 个,那么运动员康复所花费的时间将更长。根据 Makdissi 等[51]的研究,一些特殊的症状将导致康复的时间更长,比如头痛时间超过 60 小时或者出现 PCSS 中认知方面的疲劳和晕眩等。

如前所述,RTP 往往从低强度的心血管训练运动开始,这些可以从急性期开始,并不需要等到所有的症状完全消失[1]。症状完全康复所需的"间隙期"并没有益处[72],有资料证明适当的锻炼有助于康复。另一项最新的研究表明,严格休息 5 天与严格休息 1～2 天相比并没有更多的益处[73]。对受伤的运动员进行早期锻炼的观点已获得广泛支持,并且早期锻炼可以潜在地预防创伤后的抑郁[74]。美国儿科学会推荐在受伤数天后就可以恢复常规的学习[75]。NCAA 也推荐将脑震荡后的早期学习作为 RTP 的一个组成部分。

对个体的 RTP 进程,需要考虑受伤的程度,这是由损伤性质、负荷、症状持续的时间决定的,当然还有其他的危险因素和调整因素。在急性创伤后,只要没有引起症状的加重,就可以在几天内恢复学习和进行低水平的运动。如果有明显的症状,那么就需要审慎地等待。一名运动员在经过客观的认知测试、姿势平衡测试、前庭-视觉评估等后,就可以循序渐进地重回运动场。个体在康复过程中会有一些变化,如果一名运动员仅有非常轻度的症状和持续时间,那么就可以快速地康复。对个体的康复调整可以被视为一种艺术。

可能导致脑震荡康复期延长的危险因素有脑震荡既往史、女性、年轻及偏头痛的家族史,或之前存在抑郁症状、偏头痛、精神方面的病史。关于ADHD是否可导致康复延迟还不确定。未来的研究需要寻求并证实影响颈后的危险因素和调整因素,以便在处理脑震荡时运用。每个运动员都是特别的,每个脑震荡也是特别的,所以他们的治疗、学习及运动的康复都应被个体化对待(见图25-1)。

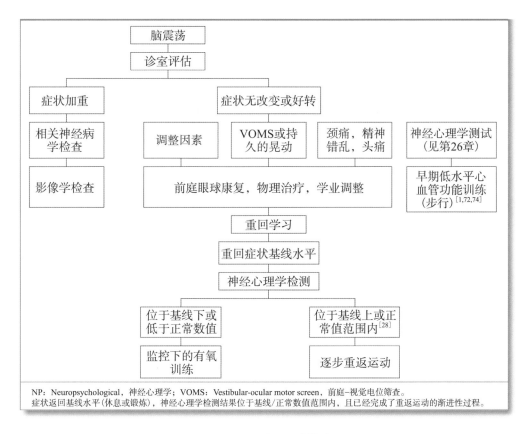

NP: Neuropsychological, 神经心理学; VOMS: Vestibular-ocular motor screen, 前庭-视觉电位筛查。
症状返回基线水平(休息或锻炼),神经心理学检测结果位于基线/正常数值范围内,且已经完成了重返运动的渐进性过程。

图25-1 重返运动算法

参考文献

［1］ McCrory P, Meeuwisse WH, Aubry M, et al. Consensus statement on concussion in sport: the 4th International Conference on Concussion in Sport held in Zurich, November 2012. Br J Sports Med, 2013, 47(5): 250-258.

［2］ Centers for Disease Control and Prevention. Nonfatal traumatic brain injuries related to sports and recreation activities among persons aged 19 years—United States, 2001—2009. MMWR Morb Mortal Wkly Rep, 2011, 60(39): 1337-1342.

［3］ Makdissi M, Davis G, Jordan B, et al. Revisiting the modifiers: how should the evaluation and management of acute concussions differ in specific groups? Br J Sports Med, 2013, 47: 314-320.

［4］ Gerberich SG, Priest JD, Boen JR, et al. Concussion incidences and severity in secondary school varsity football players. Am J Public Health, 1983, 73: 1370-1375.

［5］ Guskiewicz KM, McCrea M, Marshall S, et al. Cumulative effects associated with recurrent concussion in collegiate football players: the NCAA Concussion Study. JAMA, 2003, 290: 2549-2555.

［6］ Harmon KG, Drezner JA, Gammons M, et al. American Medical Society for Sports Medicine position statement: concussion in sport. Br J Sports Med, 2013, 47: 15-26.

［7］ Giza CC, Kutcher JS, Ashwal S, et al. Summary of evidence-based guideline update: evaluation and management of concussion in sports. Neurology, 2013, 80: 2250-2257.

［8］ Herring SA, Cantu RC, Guskiewicz KM, et al. Concussion (mild traumatic brain injury) and the team physician: a consensus statement—2011 update. Med Sci Sports Exerc, 2011, 43(12): 2412-2422.

［9］ Aubry M, Cantu R, Dvorak J, et al. Summary and agreement statement of the first International Conference on Concussion in Sport, Vienna 2001. Br J Sports Med, 2002, 36(6-7): 6-10.

［10］ Broglio SP, Cantu RC, Gioia GA, et al, National Athletic Trainer's Association: National Athletic Trainer's Association position statement: management of sport concussion. J Athl Train, 2014, 49 (2): 245-265.

［11］ National Collegiate Athletics Association. Concussion Guidelines, Diagnosis & Management of Sport-Related Concussion. Available at: http: //www.ncaa.org/healthand-safety/concussion-guidelines. Accessed June 5, 2015.

［12］ National Football League. Head Neck & Spine Committee, Return to Play Policy after Concussion. Available at: http: //www.nflhealthplaybook.com/article/2014-nflreturn-to-play-protocol?ref 0ap3000000381612. Accessed August 20, 2015.

［13］ NFL.com. League Announces Stricter Concussion Guidelines. Available at: http: //blogs.nfl.com/ 2009/12/02/league-announces-stricter-concussion-guidelines. Accessed August 20, 2015.

［14］ Baugh CM, Kroshus E, Daneshvar DH, et al. Concussion management in united states college sports. Am J Sports Med, 2015, 43(1): 47-56.

［15］ Smits M, Dippel DW, de Haan GG, et al. External validation of the Canadian CT Head Rule and the New Orleans Criteria for CT scanning in patients with minor head injury. JAMA, 2005, 294: 1519-1525.

［16］ Smits M, Dippel DW, Steyerberg EW, et al. Predicting intracranial traumatic findings on computed tomography in patients with minor head injury: the CHIP prediction rule. Ann Intern Med, 2007, 146: 397-405.

［17］ Kim DS, Kong MH, Jang SY, et al. The usefulness of brain magnetic resonance imaging with mild head injury and the negative findings of brain computed tomography. J Korean Neurosurg Soc, 2013, 54（2）: 100-106.

［18］ Abdul Rahman YS, Al Den AS, Mauli KI. Prospective study of validity of neurologic signs in predicting positive cranial computed tomography following minor head trauma. Prehosp Disaster Med, 2010, 25（1）: 59-62.

［19］ Lyttle MD, Crowe L, Oakley E, et al. Comparing CATCH, CHALICE and PECARN clinical decision rules for pediatric head injuries. Emerg Med J, 2012, 29: 785-794.

［20］ Foerster BR, Petrou M, Lin D, et al. Neuroimaging evaluation of non-accidental head trauma with correlation to clinical outcomes: a review of 57 cases. J Pediatr, 2009, 154（4）: 573-577.

［21］ SCAT-3. Br J Sports Med, 2013, 47: 259.

［22］ Putukian M, Echemendia R, Dettwiler-Danspeckgruber A, et al. Prospective clinical assessment using Sideline Concussion Assessment Tool-2（SCAT-2）Testing in the evaluation of sport related concussion in college athletes. Clin J Sports Med, 2015, 25（1）: 36-42.

［23］ Kontos AP, Covassin T, Elbin RJ, et al. Depression and neurocognitive performance after concussion among male and female high school and collegiate athletes. Arch Phys Med Rehabil, 2012, 93: 1751-1756.

［24］ Putukian M. The acute symptoms of sport-related concussion: diagnosis and the on-field management. Clin Sports Med, 2011, 30: 49-61.

［25］ Putukian M, Raftery M, Guskiewicz K, et al. On field assessment of concussion in the adult athlete. Br J Sports Med, 2013, 47: 285-288.

［26］ McCrea M. Standardized mental status testing on the sideline after sport-related concussion. J Athl Train, 2001, 36（3）: 274-279.

［27］ Putukian M. Neuropsychological testing as it relates to recovery from sports-related concussion. PM R, 2011, 3: S425-S432.

［28］ Echemendia RJ, Iverson GL, McCrea M, et al. Advances in neuropsychological assessment of sport-related concussion. Br J Sports Med, 2013, 47: 294-298.

［29］ Guskiewicz KM, Ross SE, Marshall SW. Postural stability and neuropsychological deficits after concussion in collegiate athletes. J Athl Train, 2001, 36: 263-273.

［30］ Bell DR, Guskiewicz KM, Clark MA, et al. Systematic review of the balance error scoring system. Sports Health, 2011, 3（3）: 287-295.

［31］ Ruhe A, Fejer R, Gänsslen A, et al. Assessing postural stability in the concussed athlete: what to do, what to expect, and when. Sports Health, 2014, 6（6）: 427-433.

［32］ Broglio SP, Puetz TW. The effect of sport concussion on neurocognitive function, self report symptoms and postural control: a meta-analysis. Sports Med, 2008, 38（1）: 53-67.

［33］ Williams RM, Puetz TW, Giza C, et al. Concussion recovery time among high school and collegiate athletes: a systematic review and meta-analysis. Sports Med, 2015, 45（6）: 893-903.

［34］ Mucha, A, Collins MW, Elbin RJ, et al. A Brief Vestibular/Ocular Motor Screening（VOMS）assessment to evaluate concussions: preliminary findings. Am J Sports Med, 2014, 42（20）: 2479-2486.

[35] Heitger MH, Jones RD, Macleod AD, et al. Impaired eye movements in postconcussion syndrome indicate suboptimal brain function beyond the influence of depression, malingering or intellectual ability. Brain, 2009, 132: 2850-2870.

[36] McCrory P, Johnston K, Meeuwisse W, et al. Summary and agreement statement of the 2nd International Conference on Concussion in Sport, Prague 2004. Br J Sports Med, 2005, 39: 196-204.

[37] McCrea M, Guskiewicz KM, Marshall SW, et al. Acute effects and recovery time following concussion in collegiate football players, the NCAA Concussion Study. JAMA, 2003, 290: 2556-2563.

[38] Iverson GL, Brooks BL, Collins MW, et al. Tracking neuropsychological recovery following concussion in sport. Brain Inj, 2006, 20: 245-252.

[39] Morgan CD, Zuckerman SL, Lee YM, et al. Predictors of postconcussion syndrome after sports-related concussion in young athletes: a matched case-control study. J Neurosurg Pediatric, 2015, 15: 589-598.

[40] The Institute of Medicine of the National Academies. Sports-Related Concussion in Youth. In: Graham R, Rivara F, Ford M, Spicer C (eds). Improving the Science, Changing the Culture, 2013.

[41] Dick RW. Is there a gender difference in concussion incidence and outcomes? Br J Sports Med, 2009, 43(suppl I): i460-i50.

[42] Colvin AC, Mullen J, Lovell MR, et al. The role of concussion history and gender in recovery from soccer-related concussion. Am J Sports Med, 2009, 37(9): 1699-1704.

[43] Djebailia M, Guo Q, Pettus EH, et al. The neurosteroids progesterone and allopregnanolone reduce cell death, gliosis, and functional deficits after traumatic brain injury in rats. J Neurotrauma, 2005, 22(1): 106-118.

[44] Wunderle K, Hoeger KM, Wasserman E, et al. Menstrual phase as predictor of outcome after mild traumatic brain injury in women. J Head Trauma Rehabil, 2014, 29(5): E1-E8.

[45] Tierney RT, Sitler MR, Swanik CB, et al. Gender differences in head-neck segment dynamic stabilization during head acceleration. Med Sci Sports Exerc, 2005: 272-279.

[46] Mansell J, Tierney RT, Sitler MR, et al. Resistance training and head-neck segment dynamic stabilization in male and female collegiate soccer players. J Athl Train, 2005, 40(4): 310-319.

[47] Eckner JT, Oh YK, Joshi MS, et al. Effect of neck muscle strength and anticipatory cervical muscle activation on the kinematic response of the head to impulsive loads. Am J Sports Med, 2014, 42(3): 566-576.

[48] Collins MW, Kontos AP, Reynolds E, et al. A comprehensive, targeted approach to the clinical care of athletes following sport-related concussion. Knee Surg Sports Traumatol Arthrosc, 2014, 22: 235-246.

[49] Schmidt JD, Guskiewicz KM, Blackburn JT, et al. The influence of cervical muscle characteristics on head impact biomechanics in football. Am J Sports Med, 2014, 42(9): 2056-2066.

[50] McCrory P, Meeuwisse W, Johnston K, et al. Consensus statement on concussion in sport: the 3rd International Conference on Concussion in Sport. Zurich, Switzerland, November 2008. Br J Sports Med, 2009, 43: i76-i84.

[51] Makdissi M, Darby D, Maruff P, et al. Natural history of concussion in sport: markers of severity and implications for management. Am J Sports Med, 2010, 38(3): 464-471.

[52] World Federation for Mental Health. Depression: A Global Crisis. Available at: http: //www.who.

int/mentalhealth/management/depression/wfmh paper depressionwmhd 201 2.pdf?ua1. Accessed August 20, 2015.

［53］Covassin T, Elbin R, Larson E, et al. Sex and age differences in depression and baseline sport-related concussion neurocognitive performance and symptoms. Clin J Sport Med, 2012, 22: 98-104.

［54］Yang J, Peek-Asa C, Covassin T, et al. Postconcussion symptoms of depression and anxiety in division I collegiate athletes. Dev Neuropsychol, 2015, 40(1): 18-23.

［55］Covassin T, Swanik CB, Sachs M, et al. Sex differences in baseline neuropsychological function and concussion symptoms of collegiate athletes. Br J Sports Med, 2006, 40: 923-927.

［56］Broshek DK, Kaushik T, Freeman JR, et al. Sex differences in outcome following sportsrelated concussion. J Neurosurg, 2005, 102: 856-863.

［57］Covassin T, Schatz P, Swanik CB. Sex differences in neuropsychological function and post-concussion symptoms of concussed collegiate athletes. Neurosurgery, 2007, 61: 345-351.

［58］Bazarian JJ, Blyth B, Mookerjee S, et al. Sex differences in outcome after mild traumatic brain injury. J Neurotrauma, 2010, 27: 527-539.

［59］Lange RT, Iverson GL, Rose A. Depression strongly influences postconcussion symptom reporting following mild traumatic brain injury. J Head Trauma Rehabil, 2011, 26(2): 127-137.

［60］Zuckerman SL, Lee YM, Odom MJ, et al. Baseline neurocognitive scores in athletes with attention deficit-spectrum disorders and/or learning disability. J Neurosurg, 2013, 12: 103-109.

［61］Elbin RJ, Kontos AP, Kegel N, et al. Individual and combined effects of LD and ADHD on computerized neurocognitive concussion test performance: evidence for separate norms. Arch Clin Neuropsychol, 2013, 28: 476-484.

［62］Echemendia RJ, Bruce JM, Bailey CM, et al. The utility of post-concussion neuropsychological data in identifying cognitive change following sports-related MTBI in the absence of baseline data. Clin Neuropsychol, 2012, 26: 1077-1091.

［63］Mautner K, Sussman WI, Axtman M, et al. Relationship of attention deficit hyperactivity disorder and postconcussion recovery in youth athletes. Clin J Sports Med, 2015, 25: 355-360.

［64］Heitger MH, Jones RD, Anderson TJ. A new approach to predicting postconcussion syndrome after mild traumatic brain injury based upon eye movement function. Presented at the 30th Annual International IEEE EMBS Conference. Vancouver, BC, Canada, 2008: 3570-3573.

［65］Hou R, Moss-Morris R, Peveler R, et al. When a minor head injury results in enduring symptoms: a prospective investigation of risk factors for postconcussional syndrome after mild traumatic brain injury. J Neurosurg Psychiatry, 2012, 83: 217-223.

［66］Preiss-Farzanegan S, Chapman B, Wong TM, et al. The relationship between gender and post concussion symptoms after sport-related mild traumatic brain injury. PM R, 2009, 1: 245-253.

［67］King NS. A systematic review of age and gender factors in prolonged post-concussion symptoms after mild head injury. Brain Inj, 2014, 28(13-14): 1639-1645.

［68］Kostyun RO, Hafeez I. Protracted recovery from a concussion: a focus on gender and treatment interventions in an adolescent population. Sports Health, 2015, 7(1): 52-57.

［69］Barlow K, Crawford S, Stevenson A, et al. Epidemiology of post concussion syndrome in pediatric mild traumatic brain injury. Pediatrics, 2010, 126(2): e374-381.

［70］Barlow KM. Postconcussion syndrome: a review. J Child Neurol, 2014, 1-11.

［71］Babcock L, Byczkowski T, Wade SL, et al. Predicting postconcussion syndrome after mild trau-matic brain injury in children and adolescents who present to the emergency department. JAMA Pediatr, 2013, 167(2): 156-161.

［72］McCrea M, Guskiewicz K, Randolph C, et al. Effects of a symptom-free waiting period on clinical outcome and risk of re-injury after sport related concussion. Neurosurgery, 2009, 65(5): 876-882.

［73］Thomas DG, Apps JN, Hoffmann RG, et al. Benefits of strict rest after acute concussion: a ran-domized controlled trail. Pediatrics, 2015, 135(2): 213-223.

［74］Herring SA, Boyajian-O'Neill, Coppel D, et al. Psychological issues related to injury in athletes and the team physician: a consensus statement. Med Sci Sports Exer, 2006, 38(11): 2030-2034.

［75］Halstead ME, McAvoy K, Devore CD, et al. Returning to learning following a concussion. Pediat-rics, 2013, 132: 948-957.

第26章

运动相关性脑震荡治疗和管理中的神经心理测试

Melissa A. Lancaster, PhD
Lindsay D. Nelson, PhD
Michael A. McCrea, PhD

周强　罗磊　译

一、引　言

　　运动相关性脑震荡(Sport-related concussion,SRC)发生后,神经系统会发生一系列复杂的神经化学和代谢变化,给身体、认知和情绪带来不利影响[1]。因此,为了做出准确的诊断以及提出合理的治疗建议,对运动员进行多方面综合评估是十分有必要的,内容应包括运动员的既往史、目前的症状、神经功能状态、姿势稳定性和认知功能(见图26-1)。认知功能障碍常见的症状包括记忆障碍、警惕性下降、注意力分散、思维凝聚障碍、反应速度下降及无法完成系列指令性运动等[2-3]。虽然自我评估是筛查认知功能症状的一种简便方法,但当运动员无法识别这些症状或者为了重返运动(RTP)有意少报症状时,其可靠性和敏感性可能降低[4]。由于运动员在康复早期很可能再次出现损伤,所以由经过专业培训的神经心理学家进行客观、标准化的认知症状测试对脑震荡运动员的评估以及决定其何时重返赛场具有重要价值。

　　本章的目的是阐述神经心理学在运动相关性脑震荡诊断与治疗中的作用。在本

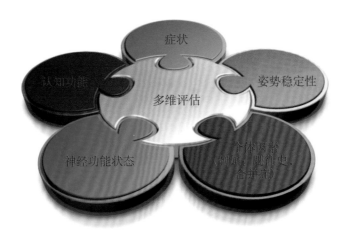

图26-1 多元方法评估运动相关性脑震荡

章中将讨论神经心理学家和神经心理学(Neuropsychological,NP)测试在评估SRC中的作用等。

二、神经心理学家在评估SRC中的作用

神经心理学家是经过良好培训的医疗专业人员,可评估SRC患者的认知和情绪功能[6]。在20世纪80年代,Barth及其同事首先用神经心理学测试监控大学生运动员SRC的急性效应和恢复情况[7]。从那时起,神经心理学家就在SRC的评估和治疗中发挥着重要的作用[8]。神经心理学家需要接受临床心理学领域的博士级培训,以及关于大脑-行为关系和科学评估的专业训练。Barth等[9]写道,临床神经心理学家将这些知识用于对神经系统疾病、内科疾病、神经发育障碍、精神疾病,以及其他认知、学习障碍的患者的评估、诊断、治疗和(或)康复。临床神经心理学家用心理学、神经病学、认知行为学和生理学的原则、技术以及测试,来评估患者神经认知、行为和情绪方面的优势和不足,以及它们与正常及异常神经系统功能的关系。

神经心理学家也非常适合评估一些先前存在的因素,如注意力缺陷多动症(Attention-deficit hyperactivity disorde,ADHD)、学习障碍以及其他发育异常等,因为这些疾病将干扰认知测试的结果,使分析变得复杂。除认知障碍之外,SRC患者还可能出现抑郁、恐惧和焦虑等情绪症状[10]。运动员对受伤的反应也与非运动员不同,他们难

以面对SRC导致的活动受限,以及恢复过程中生活方式的改变[11]。此外,情绪症状与恢复时间存在明确的关系[12-14]。情绪因素可能影响认知功能和损伤恢复。神经心理学家在临床心理学基础方面受过专业训练,他们能很好地评估这些因素,并且在必要的情况下提出治疗和建议。

由SRC治疗不当引起的后果越来越受到人们的关注。美国部分州市已经立法要求停止SRC的学生运动员参加比赛,他们只有在获得专业人员的批准后才可重返赛场。神经心理学主要公职管理机构有美国临床神经心理学学会(American Academy of Clinical Neuropsychology,AACN)、美国神经心理学委员会(American Board of Neuro-psychology,ABN)、临床神经心理学学会(Society for Clinical Neuropsychology,SCN)、美国心理学协会(American Psychological Association,APA)和美国国家神经心理学会(National Academy of Neuropsychology,NAN)。神经心理学家经这些机构授权后,作为医疗保健专业人员,参与SRC患者的评估和管理。

美国神经病学学会(American Academy of Neurology,AAN)也指出,神经心理学测试可能有助于判断脑震荡是否存在[15]。美国运动医学学会(American Medical Society for Sports Medicine ,AMSSM)也指出,对于先前发生脑震荡的高风险运动员,神经心理学测试有助于确认其何时可以重返运动[16]。根据这些观点,美国橄榄球联盟(National Football League,NFL)、美国职业棒球大联盟、美国冰球大联盟和美国职业足球大联盟等专业组织都将神经心理学评估纳入其脑震荡管理方案中。由此可见,神经心理学家在现行SRC评估指南的发展中发挥了重要的作用[17]。

三、神经心理学评估SRC的方法

神经心理学家通过对个体一系列能力(例如记忆力、注意力、推理能力、视觉空间能力)进行标准化测试来评估认知功能。通过与人口统计学校准后的标准数据或患者发病前的基线数据(SRC常用)进行比较,评估患者的能力。结合其他相关信息,如病史、神经影像学检查和实验室检查结果等,神经心理学家可以推断患者在某些认知领域是否存在认知功能障碍。在一些情况下可定位特定的神经解剖部位和脑回。根据患者的状态、临床表现和评估目标,神经心理学测试可用于鉴别诊断、预后判断以及制订合理的治疗计划。

（一）传统笔-纸神经心理学测试

神经心理学领域采用的笔-纸测试的传统方法已经被借用或改良,用来评估发生 SRC 的运动员,尤其用于急性颅脑损伤后功能的测试(例如,学习和记忆新事物、注意力、反应速度和执行功能)。现已证明,这些方法中的大多数可满足心理测试的要求,至少在 SRC 早期是中度敏感的(参考 Randolph 等[18]对这些方法的综述)。虽然一些运动协会运用由这些测试组成的综合量表来评估患者[19],但神经心理学家可根据个体的认知症状和其他相关因素修改综合量表(例如,学习障碍、生理限制)。这种测试形式与计算机化测试相比有许多优点。面对面的测试形式可以使参与者的利益最大化,例如,临床医生可以对参与者在两部分测试之间的休息需求做出反应,并可获得有价值的行为观察。对测试者来说,其能够更灵活地对每一位患者相关的认知领域进行测试,并允许在一个更广泛的神经认知领域进行评估。但是,传统神经心理学测试的不足在于需要大量的时间和专业的知识[16,20]。

（二）计算机化的神经认知测试

由于传统的神经心理学评估测试由运动医学从业者进行,所以在大批运动员需要接受测试的情况下,这是不可行的。有几家公司为 SRC 评估设计了计算机化的神经认知测试(Computerized Neurocognitive Tests,CNTs)。目前,在美国使用较广泛的计算机化神经认知测试包括 ANAM(Automated Neuropsychological Assessment Metrics),Axon Sports 以及 ImPACT(Immediate Postconcussion and Cognitive Testing Test Battery);其中,应用最广泛的是 ImPACT[21-22]。计算机化神经认知测试自 20 世纪 90 年代出现以来,由于其易于操作(尤其对赛季前大批运动员来说)、数据传输方便(便于通过互联网或计算机硬盘访问)以及有效性(可以减少测试效应),所以在运动医学专业人员(如运动治疗师)中使用越来越普遍。尽管有很多争议,但计算机化的神经认知测试更容易被非神经心理学家理解,使得它们在很多运动医学情形下具有更高的可行性。

然而,学者们已经注意到计算机化的神经认知测试有一些缺点。例如,环境干扰(特别是在一个房间内同时测试多名运动员时)、测试说明难以理解以及计算机问题会导致认知功能测试出现误差,及无效测试数据增加等[23]。计算机化的神经认知测试的另一个缺点是这些测试的可靠性和有效性有很大的可变性,因为所有计算机化的神经认知测试中均包含一些未达到心理测试质量要求的分测试和总测试分数[22]。但是,应该指出的是,一些传统的神经认知测试方法也有局限性,特别是对 SRC 的评估[18,20]。计算机化的神经认知测试其他的局限性包括缺乏与特定年龄段相对应的标准以及有一些不适当的指标。最后,人们对运动治疗师等没有接受过心理测试和数据解读培训的非神经心理学家解读计算机化的神经认知测试数据存在一定疑虑[16]。

(三) SRC 神经认知功能的恢复

早先的研究已证明,大多数高中和大学生运动员的症状可以在伤后的7～14天得到缓解,并恢复正常的认知功能和姿势稳定性[24-25]。Broglio 和 Puetz[26]进行的一项 Meta 分析进一步证实了这一发现。他们的结果表明,SRC 在伤后即刻对认知功能的影响很大(Hedge:g=−0.81),但在伤后7天影响明显减小(Hedge:g=−0.22)。在个体水平,很难检测到这种影响在一部分受伤运动员中与未受伤运动员有什么不同。甚至,在受伤1个月后,在群体水平上 SRC 对认知功能的影响几乎不存在(Hedge:g=−0.12)。但这同时也表明,少数经历了更长恢复期的运动员在这种群体水平的分析中可能被忽视了[27]。对那些没有在1周～1个月的时间窗内恢复的人来说,可能有几个影响因素延长了他们的恢复时间,其中,最主要的影响因素是受伤时震荡伤症状的严重程度。用于评价损伤严重程度的其他指标(例如创伤后记忆缺失、意识丧失)已经在一些研究中被证实有预测作用[28]。此外,如前所述,先前存在的或伤后的情绪因素对恢复时间也有明显的影响。

正如美国运动医学学会指南提出的那样,在管理需更长恢复时间的运动员或在更复杂的情况下,综合的神经心理学测试具有重要价值[16]。在这些情况下,神经心理学家可以了解认知和情绪症状的性质及严重程度,并对哪种治疗措施更有利于这些运动员提出建议(例如情绪紊乱时的心理治疗)。这些综合评估通常在医院或私人诊所中进行,并且应该采用经过很好验证的、常用的神经心理学测试措施。

(四) 神经心理学测试方案的注意事项

SRC 的康复过程复杂,并受个体差异和伤情因素的影响。伤后,神经心理学家有多个时间点可以介入。但是,由于每个个体及其伤情都不尽相同,所以评估认知功能恢复的方法也并不是"一成不变"的,还需要考虑实际情况。神经心理学家可以介入的时间点包括基线（活动开始之前）、受伤后即刻、亚急性恢复期以及伤后数月（在恢复期延长的情况下）（见图26-2）。这些评估的时间点将在下面详细讨论。

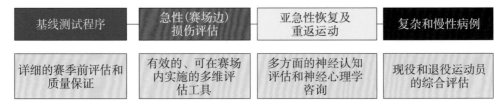

图26-2 神经心理学评估运动相关性脑震荡的方法

（五）基线测试

自从20世纪80年代体育运动被作为实验室评估模型（Sport as Laboratory Assessment Model，SLAM）引入以来，在赛季前对运动员进行基线测试变得越来越普遍[7]。在这个模型中，运动员在赛季开始前接受测试，并在受伤之后再次接受测试，以确定他（或她）的测试成绩是否下降。这种测试可以采用纸笔互换、电脑或两者混合的方式进行。因为比较运动员与他（或她）自己的表现，所以可以识别先前存在的认知障碍等混杂因素。理论上，用这种方法可以更真实地检测出运动损伤对认知功能的损害。

尽管基线测试有许多优点，但一些潜在的问题可能限制了其相对于传统方法的优势。例如，包括测试效应在内的一些因素使对重复测试结果的解释变得复杂，即使采用了其他的评估，也不能避免[29]。另外，可靠性差的测试措施，测量误差更大。这意味着：①伤后的认知功能评分与基线评分相比需要有更大的变化，差异才能有统计学意义；②向均数回归的趋势增加，即在重复测试中，某次测试中出现的极端分值恢复到群体均值的现象[30]。当采用CNTs对多名运动员一起进行基线测试时，环境干扰和电脑故障也可能导致数据无效。此外，由于运动员在受伤后经常单独接受测试，所以以上干扰因素中很多在伤后测试中不存在，给测试分数的对比带来难度。最后，运动员为了避免被换下场甚至失去他们的位置，导致了"打沙袋"现象的发生，即在赛前基线测试中有目的地降低分数，以减少SRC后测试分数的变化，使对受伤后基线分数变化的解释进一步复杂化。因此，大约一半的助理教练采用ImPACT报表而非基线评估，以提高评估的有效性[31]。

正因为在对基线变化进行解释时，存在这些复杂因素的影响，所以一些用来减少个体和测量误差的方法被陆续提出。例如，可以进行两次基线评估，将后一次的结果作为"真实"基线，以减少测试效应的影响[30]。此外，一些统计学方法也有助于解释测量误差和向均数回归的趋势[32-33]。多元回归分析预测伤后测试分数也有助于解释个体差异，如年龄、教育程度、社会经济状况和既往头部外伤史等。

与基线测试不同，正常参数法是测定 SRC 对认知功能损害的另一种方法，也是神经心理学家普遍采用的方法。采用这种方法，先对发病前的认知功能进行测量。当某人的测量分数低于其统计学上的预计值时（通常为 1～2 个标准差），需进行更详细的检查。神经心理学家会考虑他的既往史，包括医学、心理、社会心理和教育等因素，以判定其发病前的认知功能是否真的下降了。训练有素的神经心理学家会在测试数据中寻找明显的神经网络受损的模式，不会过度解读个别较低的分数，因为大多数完成全面的综合神经心理学测试的人至少会在某个题目中获得一个低分，而且这种可能性随着测试次数的增加而增加[35]。Schatz 和 Robertshaw[36]的研究表明，正常参数法有一些不足之处，他们认为这种方法可能导致认知水平低于正常基线的运动员出现假阳性结果，而认知水平高于正常基线的运动员则更容易出现假阴性结果。

有人认为，如果正常参数法与基线测试一样有效，则可以避免基线测试带来的时间、财务和解释上的负担。然而，很少有研究去比较这两种方法评估 SRC 患者认知功能的能力，各项研究结果也有所不同。一些研究发现，正常参数法降低了伤后测试分数，比基线测试法的敏感性更高[37-38]。另有一些研究则发现，当可以获得基线资料时，部分患者采用正常参数法获益不多[39]。上述内容加上 Schatz 和 Robertshaw 的研究表明，基线测试对于认知功能损害的检测并不是必需的，除非有理由相信个体的基线由于某些原因明显高于或低于正常参数（例如智力天赋，注意缺陷多动症，学习或发育障碍，情绪障碍）。

（六）伤后认知筛查

根据美国神经病学学会和美国运动医学社团等组织广泛接受的指南，在运动中出现任何可疑脑震荡的运动员都应停止比赛，并由有医疗执照的医疗保健者进行评估。在运动员发生 SRC 后，第一个对其做出评估的人员通常是教练员、队医和其他运动医学专业人员。针对这些专业人员开发了许多筛选工具，便于其在赛场边快速评估运动员的症状、认知和姿势稳定性。被广泛研究和应用的场边神经认知测试方法有标准脑震荡评估法（Standardized Assessment of Concussion, SAC），大约需要 6 分钟的时间来管理和评估 4 个神经认知领域的内容，即定向力、瞬时记忆、注意力和延迟记忆[40]。标准脑震荡评估法是为没有受过严格训练的心理评估从业者设计的。标准脑震荡评估法在 SRC 刚发生时有着较高的敏感性和特异性[3,41-42]。一篇关于场边测试有效性的文献评论认为,脑震荡的临床后遗症有个体差异,最好采用多因素方法进行评估(即考虑躯体症状、平衡能力和认知症状)[43]。因此,一些测试工具将标准脑震荡评估法与评估脑震荡其他症状、体征的方法结合起来,如SRC评估工具、第3版(SCAT 3[17])和NFL场边脑震荡评估工具等,以对常见的脑震荡后遗症进行一个多维的评估。

(七)伤后神经认知测试

虽然场边测试对早期评估受伤的严重程度以及追踪症状、认知和平衡的变化非常有用,但其结果较简单,与更长时间的心理学测试相比有很多不足(例如:标准脑震荡评估法对分数范围的限制,会影响其可靠性和有效性)。因此,为了判断运动员的认知功能是否已经恢复到正常水平,或者为了通过一系列神经认知功能测试更好地了解运动员的优势与不足,有时候有必要进行更全面的神经心理学测试。关于场边测试后,何时再对有症状的运动员进行复测,尚存在争议。我们认为,没有必要对仍有症状的运动员再次进行神经认知功能测试,因为在伤后早期进行复测可能给正在恢复的运动员带来不必要的压力,导致不必要的测试效应,且无助于决定运动员是否可以重返运动,因为现行的指南不准有症状的运动员重返比赛。在大多数情况下,当运动员报告他(或她)SRC的症状消失时,神经心理学测试能客观地反映出运动员是否仍有认知功能损害。然而,如果一个学生运动员的组织需要了解其动态,或者延长其恢复期,那么对有症状的运动员进行复测可能有助于决定该学生运动员是应该进行课堂学习还是留在宿舍休息[44]。

(八)儿童SRC的神经心理学评估

关于SRC的研究对象大多数是高中生、大学生和职业运动员,但研究结果经常被广义化,用于向所有年龄段的运动员提供治疗建议。然而,越来越多的证据表明,幼儿脑震荡损伤与成年人有着不同的表现,恢复的模式也不相同。例如,当大脑体积较小时,需要更大的暴力才能引起脑震荡,但在冲击力不变的情况下,幼儿的大脑会比成年人受到的伤害更大[45]。还有其他一些因素可能导致幼儿更容易发生脑震荡,包括头身比例较大、颈部肌肉力量较弱和头骨较薄。此外,年龄小的运动员的神经元髓鞘形成不完全,不仅会增加发生SRC的风险,而且还会影响认知功能的恢复。尽管一些研究发现,高中生运动员的恢复速度比大学生运动员稍慢(大约几天),但两者延时恢复(＞4周)的风险并没有明显不同,但对年龄小的儿童并没有进行充分的研究[46]。

在评估发生SRC的低龄运动员的症状时,需要考虑几个与生长发育有关的因素。首先,孩子可能不能准确地描述他们经历了什么,或者他们不能完全明白脑震荡的概念及其相关症状[47]。再者,还需要考虑到一些儿童和年轻人因为害怕停赛而在报告时倾向于减轻症状。因此,了解父母、教练或老师等其他人所察觉到的症状,将有助于对儿童做出准确评估[48]。

对于正式的神经心理学测试来说,考虑到儿童和青少年的生长发育因素是很重要的。例如,年轻人集中注意力的时间较短,到了一天的晚些时候,会更加疲倦或者缺乏积极性,对任务说明的理解会比较困难,并且可能更倾向于以测试者喜欢的方式进行回答[15]。此外,评估还必须考虑到阅读能力、语言能力和生理发育因素等[49]。正因为对儿童的评估与成年人不同,所以对儿童认知功能的评估应该由训练有素的儿科神经心理学家完成,他们在解释测试结果时,能够适当地考虑生长因素。鉴于小儿神经心理学家在评估头部损伤对神经发育影响方面的专长,其在儿童发生SRC的急性期、亚急性期和长期管理中起着至关重要的作用[50]。

在对儿童和青少年进行神经认知功能评估时遇到较大的挑战是,缺乏对年幼运动员脑震荡发生后的反应及恢复过程的研究,也没有经过充分验证的方法。虽然最近修改的SCAT 3(Child-SCAT 3[17])被用来评估5～13岁的儿童(Child-SCAT 3[17]),但该方法是以专家共识(而不是经验性的)的形式提出的,还有待验证。采用正常参数法的一些计算机测试程序正被收集和验证。值得注意的是,儿童在作为成年人设计的计算机测试时,很多数据无效[51]。幸运的是,许多常用的儿科神经心理学测试有适当的正常参数,并已在小儿脑震荡测试中得到验证,但是其还需要儿科神经心理学家来管理和解释[52]。

四、总　结

在运动医学团队中,神经心理学家在评估和管理SRC的各个阶段发挥着重要的作用,包括对有受伤风险的运动员的基线评估、伤后即刻的赛场边评估、追踪恢复情况以做出重返赛场的决定,以及在恢复期延长对患者的治疗。当临床医生熟练掌握评估方法及其在精神神经评估中的应用时,他们能够解释每个神经心理学测试方法的局限性以及每位患者独特的复杂的影响因素对结果的影响(例如神经发育障碍、动机和情绪因素)。此外,不管使用基线测试还是正常参数法测试,神经心理学家在做出认知功能改变的判断时,都应该有恰当的心理测试的背景。关于在SRC发生后进行正确的评估和治疗的重要性受到广泛关注,神经心理学领域需要提供以循证医学为基础的方法来改善评估措施,并进一步研究认知和情感因素对伤后康复的重要性。

参考文献

[1] Giza CC, Hovda DA. The new neurometabolic cascade of concussion. Neurosurgery, 2014, 75(suppl 4): S24-S33.

[2] Kelly JP, Rosenberg JH. Diagnosis and management of concussion in sports. Neurology, 1997, 48 (3): 575-580.

[3] McCrea M, Kelly JP, Randolph C, et al. Immediate neurocognitive effects of concussion. Neurosurgery, 2002, 50(5): 1032-1040, discussion 1040-1032.

[4] McCrea M, Hammeke T, Olsen G, et al. Unreported concussion in high school football players: implications for prevention. Clin J Sport Med, 2004, 14(1): 13-17.

[5] Guskiewicz KM, McCrea M, Marshall SW, et al. Cumulative effects associated with recurrent concussion in collegiate football players: the NCAA Concussion Study. JAMA, 2003, 290(19): 2549-2555.

[6] Echemendia RJ, Iverson GL, McCrea M, et al. Role of neuropsychologists in the evaluation and management of sport-related concussion: an inter-organization position statement. Clin Neuropsychol, 2011, 25(8): 1289-1294.

[7] Barth JT, Alves WM, Macciocchi SN, et al. Mild Head Injury in Sports: Neuropsychological Sequelae and Recovery of Function. In: Levin H, Eisenberg J, Benton A (eds). Mild Head Injury. New York: Oxford University Press, 1989: 257-275.

[8] Webbe FM, Zimmer A. History of neuropsychological study of sport-related concussion. Brain Inj, 2015, 29(2): 129-138.

[9] Barth JT, Pliskin N, Axelrod B, et al. Introduction to the NAN 2001 definition of a clinical neuropsychologist. NAN Policy and Planning Committee. Arch Clin Neuropsychol, 2003, 18(5): 551-555.

[10] Putukian M, Echemendia RJ. Psychological aspects of serious head injury in the competitive athlete. Clin Sports Med, 2003, 22(3): 617-630, xi.

[11] Smith AM, Scott SG, Wiese DM. The psychological effects of sports injuries. Coping. Sports Med, 1990, 9(6): 352-369.

[12] Mooney G, Speed J, Sheppard S. Factors related to recovery after mild traumatic brain injury. Brain Inj, 2005, 19(12): 975-987.

[13] Ponsford J, Cameron P, Fitzgerald M, et al. Predictors of postconcussive symptoms 3 months after mild traumatic brain injury. Neuropsychology, 2012, 26(3): 304-313.

［14］ Satz P, Forney DL, Zaucha K, et al. Depression, cognition, and functional correlates of recovery outcome after traumatic brain injury. Brain Inj, 1998, 12(7): 537-553.

［15］ Giza CC, Kutcher JS, Ashwal S, et al. Summary of evidence-based guideline update: Evaluation and management of concussion in sports: report of the Guideline Development Subcommittee of the American Academy of Neurology. Neurology, 2013, 80(24): 2250-2257.

［16］ Harmon KG, Drezner J, Gammons M, et al. American Medical Society for Sports Medicine position statement: concussion in sport. Clin J Sport Med, 2013, 23(1): 1-18.

［17］ McCrory P, Meeuwisse WH, Aubry M, et al. Consensus statement on concussion in sport: the 4th International Conference on Concussion in Sport held in Zurich, November 2012. Br J Sports Med, 2013, 47(5): 250-258.

［18］ Randolph C, McCrea M, Barr WB. Is neuropsychological testing useful in the management of sport-related concussion? J Athl Train, 2005, 40(3): 139-152.

［19］ Lovell MR, Collins MW. Neuropsychological assessment of the college football player. J Head Trauma Rehabil, 1998, 13(2): 9-26.

［20］ Iverson GL, Schatz P. Advanced topics in neuropsychological assessment following sport-related concussion. Brain Inj, 2015, 29(2): 263-275.

［21］ Meehan WP 3rd, d'Hemecourt P, Collins CL, et al. Computerized neurocognitive testing for the management of sport-related concussions. Pediatrics, 2012, 129(1): 38-44.

［22］ Resch JE, McCrea MA, Cullum CM. Computerized neurocognitive testing in the management of sportrelated concussion: an update. Neuropsychol Rev, 2013, 23(4): 335-349.

［23］ Schatz P, Neidzwski K, Moser RS, et al. Relationship between subjective test feedback provided by high-school athletes during computer-based assessment of baseline cognitive functioning and self-reported symptoms. Arch Clin Neuropsychol, 2010, 25(4): 285-292.

［24］ Macciocchi SN, Barth JT, Alves W, et al. Neuropsychological functioning and recovery after mild head injury in collegiate athletes. Neurosurgery, 1996, 39(3): 510-514.

［25］ McCrea M, Guskiewicz KM, Marshall SW, et al. Acute effects and recovery time following concussion in collegiate football players: the NCAA Concussion Study. JAMA, 2003, 290(19): 2556-2563.

［26］ Broglio SP, Puetz TW. The effect of sport concussion on neurocognitive function, self-report symptoms and postural control: a meta-analysis. Sports Med, 2008, 38(1): 53-67.

［27］ Iverson GL, Brooks BL, Collins MW, et al. Tracking neuropsychological recovery following concussion in sport. Brain Inj, 2006, 20(3): 245-252.

［28］ Nelson LD, Janecek JK, McCrea MA. Acute clinical recovery from sport-related concussion. Neuropsychol Rev, 2013, 23(4): 285-299.

［29］ Benedict RH, Zgaljardic DJ. Practice effects during repeated administrations of memory tests with and without alternate forms. J Clin Exp Neuropsychol, 1998, 20(3): 339-352.

［30］ Collie A, Maruff P, Makdissi M, et al. Statistical procedures for determining the extent of cognitive change following concussion. Br J Sports Med, 2004, 38(3): 273-278.

［31］ Covassin T, Elbin RJ 3rd, Stiller-Ostrowski JL, et al. Immediate post-concussion assessment and cognitive testing (ImPACT) practices of sports medicine professionals. J Athl Train, 2009, 44(6): 639-644.

［32］ Chelune GJ, Naugle RI, Luders H, et al. Individual change after epilepsy surgery: practice effects and base-rate information. Neuropsychology, 1993, 7(1): 41-52.

［33］ Jacobson NS, Truax P. Clinical significance: a statistical approach to defining meaningful change in psychotherapy research. J Consult Clin Psychol, 1991, 59(1): 12-19.

［34］ Temkin NR, Heaton RK, Grant I, et al. Detecting significant change in neuropsychological test performance: a comparison of four models. J Int Neuropsychol Soc, 1999, 5(4): 357-369.

［35］ Schretlen DJ, Testa SM, Winicki JM, et al. Frequency and bases of abnormal performance by healthy adults on neuropsychological testing. J Int Neuropsychol Soc, 2008, 14(3): 436-445.

［36］ Schatz P, Robertshaw S. Comparing post-concussive neurocognitive test data to normative data presents risks for under-classifying "above average" athletes. Arch Clin Neuropsychol, 2014, 29 (7): 625-632.

［37］ Echemendia RJ, Bruce JM, Bailey CM, et al. The utility of post-concussion neuropsychological data in identifying cognitive change following sports-related MTBI in the absence of baseline data. Clin Neuropsychol, 2012, 26(7): 1077-1091.

［38］ Schmidt JD, Register-Mihalik JK, Mihalik JP, et al. Identifying impairments after concussion: normative data versus individualized baselines. Med Sci Sports Exerc, 2012, 44(9): 1621-1628.

［39］ Roebuck-Spencer TM, Vincent AS, Schlegel RE, et al. Evidence for added value of baseline testing in computerbased cognitive assessment. J Athl Train, 2013, 48(4): 499-505.

［40］ McCrea M, Kelly JP, Randolph C, et al. Standardized assessment of concussion (SAC): on-site mental status evaluation of the athlete. J Head Trauma Rehabil, 1998, 13(2): 27-35.

［41］ Barr WB, McCrea M. Sensitivity and specificity of standardized neurocognitive testing immediately following sports concussion. J Int Neuropsychol Soc, 2001, 7(6): 693-702.

［42］ McCrea M. Standardized mental status testing on the sideline after sport-related concussion. J Athl Train, 2001, 36(3): 274-279.

［43］ McCrea M, Iverson GL, Echemendia RJ, et al. Day of injury assessment of sport-related concussion. Br J Sports Med, 2013, 47(5): 272-284.

［44］ Pardini JE, Johnson EW, Lovell MR. Concussion Management Programs in College and Professional Sport. In: Webbe FM (ed). The Handbook of Sport Neuropsychology. New York: Springer Publishing, 2011.

［45］ Ommaya AK, Goldsmith W, Thibault L. Biomechanics and neuropathology of adult and paediatric head injury. Br J Neurosurg, 2002, 16(3): 220-242.

［46］ Foley C, Gregory A, Solomon G. Young age as a modifying factor in sports concussion management: what is the evidence? Curr Sports Med Rep, 2014, 13(6): 390-394.

［47］ Moser RS, Fryer AC, Berardinelli S. Youth Sport Concussion: a Heads up on the Growing Public Health Concern. In: Webbe FM (ed). The Handbook of Sport Neuropsychology. New York: Springer Publishing, 2011.

［48］ Gioia GA, Vaughan CG, Sady MDS. Developmental Considerations in Pediatric Concussion Evaluation and Management. In: Niskala J, Walter KD (eds). Pediatric and Adolescent Concussion: Diagnosis, Management, and Outcomes. New York: Springer Science Business Media, 2011.

［49］ Davis GA, Purcell LK. The evaluation and management of acute concussion differs in young children. Br J Sports Med, 2014, 48(2): 98-101.

［50］Kirkwood MW, Yeates KO, Taylor HG, et al. Management of pediatric mild traumatic brain injury: a neuropsychological review from injury through recovery. Clin Neuropsychol, 2008, 22（5）: 769-800.

［51］Lichtenstein JD, Moser RS, Schatz P. Age and test setting affect the prevalence of invalid baseline scores on neurocognitive tests. Am J Sports Med, 2014, 42（2）: 479-484.

［52］Kegel NE, Lovell MR. Methods of Formal Neurocognitive Assessment of Concussion. In: Apps JN, Walter KD（eds）. Pediatric and Adolescent Concussion: Diagnosis, Management, and Outcomes. New York: Springer, 2011.

第27章

脑震荡后综合征

Javier Cárdenas, MD

陈宇　朱丹杰　译

一、病　例

　　一名19岁的女性学生足球运动员,在罹患脑震荡并出现持续性头痛1个月后被团队运动训练教官转介到诊所。该运动员主诉头痛、失眠、焦虑及学业成绩下降。其头痛伴有压力感和畏光反应,但无恶心或呕吐,每天发作的频率导致身体活动和认知活动无法耐受。每日服用布洛芬可部分缓解头痛症状。其中,认知问题中值得注意的是其存在词汇认知和短期记忆的障碍。学业适应能力由专门负责笔记记录能力和额外的作业及测试的机构证实。她的失眠表现为入睡困难但不是睡不安稳。适当的睡眠习惯训练被实施,但她描述自己"无法停止她的大脑"。她的病史特点包括发病前每月1次的偏头痛伴焦虑。除眼科检查发现的光敏性异常和平衡性问题之外,她的其他检查都正常。

　　对该学生运动员的评估和治疗计划包括非增强的颅脑磁共振成像(MRI),低剂量去甲替林,物理治疗和前庭治疗,运动心理咨询和神经心理学(Neuropsychological,

NP）评估。MRI 结果未见异常，NP 测试显示存在注意力不集中，其他方面认知能力完整。在进行为期 1 周的治疗后，患者诉头痛的发作频率和强度下降，睡眠也得到了改善。她能够忍受体能和认知的负担。而且随着治疗的进行，她的平衡能力也有所改善。在症状不影响大量的非接触性身体活动，也不再需要学习适应能力训练后，她成功回归到竞技比赛中。在她恢复体育活动后，焦虑症状得到了缓解，但她仍然继续对其病发前就存在的焦虑症进行运动心理学治疗。

二、定 义

确定脑震荡后综合征（Post concussion syndrome, PCS）的难度与定义脑震荡的难度相似。脑震荡症状发作时间通常是在受伤后的几分钟之内，但有时也可能经过几个小时或几天才发作（不常见）。患者在脑震荡后的几天或几周内所诉说的症状通常被称为脑震荡后症状。这与脑震荡后综合征不同，后者由诊断和统计手册 IV 定义为"至少持续 3 个月"的生理、行为和认知症状[1]。尽管临床医生和研究人员对脑震荡的定义仍存在争论，但患者的感觉是相同的。如果不是更困惑的话，经常在不考虑时间长短的情况下提及他们现有的症状时问"我有脑震荡吗？"。为了方便讨论，本章将脑震荡后症状和持续性脑震荡后症状定义为生理、行为和认知的症状，这些症状的持续时间（或恶化程度）超过了本书前面所定义的典型恢复情况（见表 27-1）。这在治疗学生运动员时尤为重要，因为干预的时间点对学生运动员的学业成就至关重要。

表 27-1　脑震荡后综合征诊断的临床路径

项　目	生　理	行　为	认　知
症状	头痛，眩晕，睡眠障碍，视觉改变，癫痫，激素，内分泌紊乱	易怒，焦虑，抑郁，精神疾病	注意力缺乏，记忆障碍，文字查找困难，处理速度缓慢
评估	体格检查，影像学检查，实验室检查，电生理学检查	精神科会诊，心理学评估	神经心理学检测
治疗	药物治疗，物理治疗和前庭疾病治疗，职业疗法	药物治疗，行为心理学治疗，心理咨询	语言和认知治疗，药物治疗

一般来说，与脑震荡相关的症状可分为三大类，即生理、行为和认知。生理症状包括头痛、头晕、视觉障碍和睡眠障碍。癫痫发作和内分泌紊乱通常并非脑震荡的结

果,但在后面的章节中,两者作为中度和重度创伤性脑损伤(TBI)后的并发症会被提到。行为症状通常包括易怒、抑郁和焦虑。虽然精神症状在脑震荡后不太常见,但在症状出现时应予以重视。认知症状包括注意力集中度、短期记忆和找词能力等问题。据文献描述,更具体的认知障碍还有NP评估。

在评估患有PCS(或任何TBI)的患者时,需要注意的是要认识到症状具有如维恩图那样的重叠影响。比如,头痛和偏头痛会对患者情绪产生负面影响,同时也会损害其认知能力[2]。此外,抑郁和焦虑会影响患者的注意力和学业表现,从而降低疼痛的阈值[3]。对于症状的重叠效应,强调应采取全面的方法,来评估和处理有持续性脑震荡后症状的患者。最后,发生PCS最相关的危险因素是脑震荡前即存在的病情。例如,有偏头痛病史的患者在脑震荡后通常发生头痛症状的恶化;另外,有注意力和学习障碍的患者,学习和认知能力也会恶化[4]。有焦虑或抑郁病史的患者也最有可能发生长期症状,因为心理障碍是PCS最常见的诱因[5]。

■ 三、生理症状

(一)头 痛

脑震荡后头痛是患者发生脑震荡后最常见的症状。有趣的是,这在中度或重度TBI患者中却少见[6]。脑震荡后头痛会影响30%~90%发生头部损伤的运动员[7]。其描述的头痛症状与偏头痛最相似。具体而言,畏光、声音恐惧、恶心和呕吐通常与头痛相关[8]。相反,PCS后发生的持续性头痛有慢性日常头痛和药物过度使用性头痛的特征[9]。

对脑震荡相关的持续性头痛患者的评估应包括采集详细的病史,特别是个人和家族的偏头痛病史。青春期是偏头痛最常发生的时期,而脑震荡通常会成为那些有家族病史患者头痛加重的诱因[10]。偏头痛发生的频率、强度或两者的恶化,对于有偏头痛病史的患者来说是很常见的。调控因素通常包括明亮的灯光、嘈杂的声音、体力消耗和认知负荷导致的恶化。另外,人也可以表现为晕车或快速运动后不适的感觉。相关的生理症状,如头晕和视觉障碍可能加重症状。保证睡眠、服用镇痛药物以及回避不良环境可以改善症状。病史上的危险信号包括其他神经功能紊乱,比如精神状态变化、癫痫、视力恶化及虚弱。

对脑震荡后头痛患者的体格检查是决定其进一步治疗和测试的关键。脑震荡后头痛的常见表现有忧虑或痛苦，通常在临床环境中特别是在明亮的荧光灯下尤为明显。因此，瞳孔评估和眼底检查往往会引发患者负面的身体反应。因为头痛可能代表潜在的颅内异常，所以对患者进行完整的颅神经评估是非常有必要的。在持续头痛的情况下，神经学检查的危险信号包括乳头水肿、反射亢进和任何颅神经病变。

脑震荡后头痛的治疗在很大程度上取决于患者的病史和体格检查结果。对头痛持续或恶化的患者需要进行神经影像学检查。虽然头颅CT扫描在急诊时是有价值的，但在年轻人群中其辐射暴露的风险远远超过了它的益处[11]。大脑MRI检查不仅可以提供更详细的颅内结构信息，而且可以避免不必要的辐射暴露。创伤MRI检查不需要增强扫描，但应包括梯度回波序列。梯度回波序列很容易获得，并且可以检测含铁血黄素沉积，可应用于剪切伤和弥漫性轴突损伤。许多新兴的技术和序列对脑震荡似乎敏感性更高，但是它们的商业应用并不广泛。这些包括但不限于敏感-加权成像、扩散张量成像和扩散峰度成像[12]。腰椎穿刺很少应用，但是如果头痛恶化，或对治疗无反应，或者眼底检查显示为乳头水肿，则应予以考虑。

用药物治疗脑震荡后头痛通常是充满挑战的尝试。镇痛药物在损伤恢复的早期通常是有帮助的，但如果过度使用会导致头痛症状的反弹。"预防头痛"的药物通常用于头痛未能随时间改善或偏头痛加重的患者[13]。这些药物几乎完全不被用于预防头痛，并且有其他的主要适应证。起始剂量往往是它们用于其主要适应证的量，通过每天服用来降低头痛的频率和强度。常见的"预防头痛"药物有托吡酯、去甲替林、阿米替林、丙戊酸钠、加巴喷丁、普萘洛尔和维拉帕米。在给药时，要彻底了解每种药物的副作用和患者的其他症状。例如，除头痛之外还有失眠的运动员可以服用三环类抗抑郁药物（TCAs），如去甲替林，因为嗜睡是该类药物的常见副作用。而有心脏病病史的患者则不能服用三环类抗抑郁药物，因为这类药物可能导致QT间期延长。停止用药的时间也同样重要。在停止用药之前，应该有一个确定的头痛治愈期。

（二）眩　晕

患者通常无法确切地描述脑震荡后的眩晕，因此，必须详细记录患者所诉说的症状。最常见的描述是体位性眩晕，或从坐姿转变为站立时感到的"头昏眼花"。值得注意的是，在青少年人群中，体位性直立性心动过速综合征（Postural orthostatic tachy-cardia syndrome, POTS）的发病率较高，而且在没有损伤的情况下通常也会有较低的血压[14]。80%以上的运动员脑震荡后会出现前庭功能障碍导致的眩晕[15]。运动员们通常在试图跟踪运动物体或观看有大量运动画面的电视时发生这些症状。创伤性眩晕在年轻运动员中虽然较少见，但是仍会有发生。患者在头部位置改变时出现眩晕，比如在床上翻滚、头向后倾（在淋浴中）以及弯腰。这种眩晕往往是强烈和偶发的，通常导致患者在眩晕消失前无法行动[16]。最后，眩晕可能是其他症状的一个组成部分，比如脑震荡后头痛。这可以发生在没有运动的情况下，而且常伴有恶心症状，这些患者通常也会出现晕车反应。

对发生眩晕的脑震荡患者应进行详细的体格检查。脑神经检查，尤其眼球外展运动检查能帮助诊断眼球震颤。有前庭症状的脑震荡患者往往有眼睛平滑跟踪和快速扫视能力的损害。对脑震荡后眩晕的患者来说，用前庭眼动反射测试来诱发症状是非常有用的[17]。这些动作的目的是抑制头部移动时将眼睛固定在物体上的自然倾向。一个极端的例子就是用通常所说的"玩偶头部"的手法来评估有脑干损伤的昏迷患者。在头部水平和垂直移动时，有完整的前庭眼球反射的人会出现眼球运动；而在反射受损（受伤的脑干）的患者中，眼球会保持在固定的位置。在有意识的患者中，这个反射能通过水平或垂直移动头部时对静止物体保持视觉固定来体现。关于神经通路的细节在本章中不详细展开。前庭眼球反射抑制包括在移动的物体上保持视觉固定，同时将头部朝与物体运动方向相同的方向移动。对于那些症状与眩晕一致的人来说，Dix-Halpike法具有诊断意义，并提供了立即治疗的机会。但在颈椎损伤的患者中禁止采用这种方法。

头晕的患者主要由专门从事前庭治疗的治疗师来进行物理治疗。对于脑震荡后眩晕的患者，用Dix-Halpike法证实眼球震颤，可采用耳石复位（Epley法）来进行立即治疗[18]。应谨慎使用治疗眩晕的药物，因为这些药物的副作用往往是加剧脑震荡后综合征的其他症状，尤其是疲劳。

（三）视觉障碍

视觉障碍在脑震荡后患者中可以以多种形式出现，包括视物模糊、双重视力或伴有头痛、头晕等其他症状相关的视觉障碍[19]。眼调节能力通常在脑震荡后立即受到影响，表现为与理解能力无关的阅读障碍。最常见的表现是缺乏近处和远处的聚焦能力，但通常可以自我改善。病史采集应该集中在患者对视觉干扰的描述上。危险信号包括初次注视时的重影、垂直歪斜、视野丧失或单眼视觉障碍。这些都应是眼科或神经眼科学进行紧急神经影像学检查和专科评估的指征。

对运动员视力障碍的检查应从标准的敏锐度测量开始。此外,进行眼球外活动检查评估颅神经病变也是有必要的。该评估还应包括平滑跟踪、快速扫视运动,以及视野检查和眼底检查。关于前庭眼动反射抑制的内容详见眩晕的章节。动态视力测量可能对评估在运动中出现视力障碍的运动员特别有用[20]。这是通过将动作任务与视敏度检查相结合来完成的。举个例子,在阅读Snellen的图表时进行头部的水平运动。

对视力障碍的治疗始于视力治疗,通常由职业治疗师进行。测试活动通常集中于将眼球运动与运动任务相结合的方式,例如在大型固定的板上触摸移动的灯光。这样的练习旨在解决扫描、跟踪和视觉固定方面的不足。对于更持久或具有挑战性的视力缺陷,可以由训练有素的视光医生进行[21]。

(四)睡眠障碍

脑震荡后的睡眠障碍是独立于身体其他症状的且有显著性意义的脑震荡后并发症,而且总被提及。比较典型的表现是,在一段嗜睡期之前出现一定程度的失眠。在恢复时间较长的人中,最常见的表现为伴随日间疲劳的失眠[22]。对失眠症患者的病史采集应着重于睡眠阶段,虽然大部分患者有入睡困难,但还是有很多患者表现为难以维持睡眠或睡眠质量差。早期睡眠障碍的病史有助于明确患者延迟恢复的危险因素。问题还应该集中在夜间的习惯上,包括晚上看电视或者睡眠不规律。对24小时内睡眠总量的评估,可以提示白天小睡提供的补偿情况。其他的影响因素通常包括能导致患者焦虑和难以进入睡眠的头部或颈部疼痛。

对睡眠障碍的治疗和处理非常具有挑战性,但可能改善其他症状(包括头痛、疲劳和认知障碍)。睡眠保健是管理睡眠的一种非药理学方法和行为方式。睡眠保健关注的是促进睡眠的环境因素,包括建立有意识的睡眠习惯,例如在同一时间点上床睡觉,关灯睡觉,中午之后避免咖啡因,进行沐浴等放松活动[23]。目前,睡眠障碍的药物治疗机制尚不明确。治疗脑震荡后并发症(如头痛)的药物可能有助于减轻症状,同时也限制药物副作用的影响。低剂量使用TCAs经常用来预防头痛,而其可产生的疲劳副作用对失眠患者可能是有利的。专门为睡眠设计的药物可能导致副作用,但这对于抱怨孤独、失眠的罕见的脑震荡后患者可能是有帮助的。目前,着力于评估褪黑激素对脑震荡后患者失眠疗效的研究正在进行中[24]。

（五）内分泌紊乱

激素缺乏是TBI最容易被忽视和漏诊的后果之一[25]。正确诊断此并发症对症状持续数月至数年的患者尤为重要。鉴于蝶鞍内垂体腺的位置及通过垂体柄与下丘脑的薄连接，神经内分泌系统易受创伤性损伤和功能障碍的影响。这种功能障碍可能表现为疲劳，以及体重、月经周期和性欲的改变。对于这些患者，体格检查往往难以发现问题，但对神经内分泌功能障碍的评估，包括血清激素分析，特别是对甲状腺激素（促甲状腺激素）、促卵泡激素、黄体生成素和生长激素的测定，对疾病诊断很有意义[26]。当检测到垂体功能减退时，建议请内分泌专业医生实施内分泌激素替代治疗方案。

（六）癫 痫

与中度和重度TBI相反，惊厥发作和创伤后癫痫是轻度TBI中较少出现的并发症，其在脑震荡患者中的发生率为2%～4%[27]。脑震荡后立即发作的惊厥被认为是脑损伤的一部分表现，不会增加发生癫痫的风险[28]。在评估患者的外伤后癫痫发作时，应注意癫痫发作时可能的细微迹象，如有曾出现失神凝视、嘴唇拍打和夜间遗尿等。四肢的强制性痉挛运动则是更加明显的癫痫症状。当怀疑患者有癫痫发作时，应行脑电图和神经影像学（最好是MRI）检查以明确诊断。

治疗癫痫的抗痉挛药物方案应该由神经科医生制定。创伤后发作通常是局部的，因此，抗癫痫药物的选择应涵盖与定位相关的癫痫发作。

▌ 四、行为症状

脑震荡后患者的行为改变是最常见的，也是对家庭成员来说最烦恼的事情之一。它们也是PCS最常见的原因[5]。尽管受伤后最常见的短期症状是易怒，但最常见的长期问题是焦虑和抑郁[29]。

（一）易　怒

患者和他们的家人经常把易怒描述为脾气暴躁、喜怒无常和冲动。影响情绪的因素包括失眠、头痛及肌肉骨骼疼痛等。病史应该包括来自亲人的描述，如果不能得到家庭成员的描述，则应该询问患者本人，家庭成员如何看待自己的情绪。对易怒的治疗包括控制主要疾病及直接解决患者心理和精神的行为健康需求。

（二）抑　郁

抑郁可能是TBI的直接或间接后果。对于PCS患者，情绪低落感可能并不总表现出来[30]。然而，患者可能诉说感到难过和持续的疲倦感。许多人会诉说睡眠过度，但经常是没有休息感的睡眠。虽然他们可能没有被临床诊断为抑郁症，但应该注意患者的抑郁症状病史以及抑郁症家族史。危险信号包括自杀或杀人的想法，以及绝望的感觉。检查发现情感淡漠和情绪不稳。对抑郁症的治疗可以从应用抗抑郁药开始。精神科医生最适合于管理用药。同样，应该尽早对有抑郁症状的患者进行心理治疗。

（三）焦　虑

脑震荡后出现焦虑的患者会诉说"不知所措"的感觉，在拥有优秀学业成绩和良好专业能力表现的运动员中更是如此。这些学生运动员会因脑震荡后身体和认知功能的受损而感到困扰，从而造成学业上的落后。这往往导致其压力增加，出现失眠、惊恐发作和情绪升高等症状。解决影响因素可以显著改善结果。这包括治疗生理症状，解决认知症状，提供学术帮助以减轻外部压力。此外，非接触性体育活动的引入往往可以成为身体和情绪压力释放的出路。在监测到病情恶化时，患者应注意避免接触性体育活动。尽管对年轻患者应谨慎使用短期抗焦虑药物，但药物治疗可能有助于解决急性紧张情绪，如恐慌发作[31]。与抑郁症一样，精神病学和行为心理学是持续治疗的宝贵资源。

（四）精神疾病

精神疾病作为 PCS 的一个元素是十分罕见的，其往往是急性事件，需要入住医院精神科进行管理。危险信号包括离奇感受、幻觉和幻听[32]。尽管很少发现，但在这种情况下建议排除结构性病变。

五、认知症状

与 PCS 相关的认知缺陷是学生运动员最常见和最相关的[33]。最常见的认知缺陷有脑震荡后注意力缺乏、短时记忆缺陷和处理速度减慢。当这些症状持续存在时，评估、管理和治疗疾病的金标准是 NP 测试、学术调节和语言治疗[34-36]。

（一）专注力和注意力

脑震荡后最常见的认知症状是专注力下降和注意力不集中。注意力缺陷往往被误诊为记忆障碍，因为注意力缺乏使得人们无法有效地创造新的记忆。许多学生运动员说，在阅读或上课时很难保持注意力集中。他们经常觉得说话时失去思路，或者无法很好地理解对话。家长们通常反映，他们的孩子会错过谈话中的细节或重复提问。

在恢复过程中，任何时候的学业调整都会有助于学生运动员的恢复。特别地，优先级座位（班级前）和额外的时间分配及测试有助于减少干扰，并允许他们有足够的时间完成工作[37]。刺激药物很少对注意力不集中有所帮助。然而，由于这些药物大多数为管制药品，所以它们应该被用于那些以被诊断为注意力缺陷、有多动障碍的患者[38]。这些药物的使用也会影响其参加大学和职业运动的资格。因此，治疗者在开具这些药物之前，应该先熟悉具体的指导方针。

（二）记　忆

尽管记忆损伤是脑震荡的标志，但持续性记忆障碍通常只在 PCS 中被报告[39]。

如前所述,注意力缺陷通常会混淆对记忆障碍的判定,而且短期记忆缺陷往往与注意力缺陷共存。应该警惕长期记忆缺陷,因为它们对脑震荡非常不典型,其可能代表心理障碍或者较少见的结构性病变。应该用NP测试来区分语言记忆障碍和视觉记忆障碍[40]。这些细节在为学生运动员制定特定的学业调整方案时是非常有用的。对治疗视觉记忆缺失的学业调整方案包括录制讲座和使用笔记。对于有语言记忆障碍的人来说,分发书面的材料也是有益的。具有特殊训练和认知能力的语言治疗师对记忆缺陷患者的神经系统康复是至关重要的。

(三)文字查找和处理速度

对于从脑震荡中恢复过来的人来说,查找文字时处理速度下降是令人沮丧的一种经历。许多PCS患者表示在有压力或者紧张的环境下,查找单词会有更大的问题。由于工作词汇暂时减少,所以他们也会诉说有"愚蠢"的感觉。处理速度缺陷往往表现为能准确完成任务但速度缓慢[41]。这些学生运动员尽管回答的问题往往是正确的,但在完成课堂作业和考试时会有困难。与认知的其他方面一样,NP评估和语言治疗对评估及治疗方案的制定特别有用。对存在这种缺陷的学生运动员的学业调整应包括增加完成作业和测试的时间。

六、结　论

关于PCS和持续性脑震荡后症状,需要了解患者与损伤相关的生理、行为和认知症状。病史和检查是明确最紧迫和相关症状的关键,以便于评估、管理和治疗。综合评估包括详细的神经系统检查、神经影像学检查、NP评估和精神科的咨询。因此,多学科背景为这种疾病的治疗提供了最全面的方法。如果不能单独处理,则需要联合神经学、神经心理学、精神病学和心理学的学科人员来评估和管理患者复杂的医疗需求。在治疗过程中,专门治疗脑震荡(身体的、与职业有关的和语言的)的理疗师同样重要。目前,虽然对脑震荡恢复的长期后遗症理解尚不完全,但是用现有最好的资源和治疗手段来解决他们的问题是非常重要的。

参考文献

［1］ American Psychiatric Association. Diagnosis and Statistical Manual of Mental Disorders（DSM-IV-TR）, ed 4. Washington, DC: American Psychiatric Association, 2000.

［2］ Gil-Gouveia R, Oliveira AG, Martins IP. Assessment of cognitive dysfunction during migraine attacks: a systematic review. J Neurol, 2015, 262（3）: 654-665.

［3］ Lange RT, Brickell TA, Kennedy JE, et al. Factors influencing postconcussion and posttraumatic stress symptom reporting following military-related concurrent polytrauma and traumatic brain injury. Arch Clin Neuropsychol, 2014, 29（4）: 329-347.

［4］ Morgan CD, Zuckerman SL, Lee YM, et al. Predictors of postconcussion syndrome after sports-related concussion in young athletes: a matched case-control study. J Neurosurg Pediatr, 2015, 15（6）: 589-598.

［5］ Prigatano GP, Gale SD. The current status of postconcussion syndrome. Curr Opin Psychiatry, 2011, 24（3）: 243-250.

［6］ Riechers RG 2nd, Walker MF, Ruff RL. Post-traumatic headaches. Handb Clin Neurol, 2015, 128: 567-578.

［7］ Solomon S. Posttraumatic headache. Med Clin North Am, 2001, 85: 987-996, vii-viii.

［8］ Anderson K, Tinawi S, Lamoureux J, et al. Detecting migraine in patients with mild traumatic brain injury using three different headache measures. Behav Neurol, 2015: 1-7.

［9］ Kjeldgaard D, Forchhammer H, Teasdale T, et al. Chronic post-traumatic headache after mild head injury: a descriptive study. Cephalalgia, 2014, 34（3）: 191-200.

［10］ Sangermani R, Boncimino A. Adolescent migraine: diagnostic and therapeutic approaches. Neurol Sci, 2015, 36: S89-S92.

［11］ Pearce M, Salotti JA, Little MP, et al. Radiation exposure from CT scans in childhood and subsequent risk of leukaemia and brain tumours: a retrospective cohort study. Lancet, 2012, 380: 499-505.

［12］ Delouche A, Attyé A, Heck O, et al. Pitfalls, literature review and future directions of research in mild traumatic brain injury. Eur J Radiol, 2016, 85（1）: 25-30.

［13］ Lew HL, Lin PH, Fuh JL, et al. Characteristics and treatment of headache after traumatic brain injury: a focused review. Am J Phys Med Rehabil, 2006, 85: 619-627.

［14］ Kizilbash S J, Ahrens SP, Bruce BK. Adolescent fatigue, POTS, and recovery: a guide for clinicians. Curr Probl Pediatr Adolesc Health Care, 2014, 44: 108-133.

［15］ Corwin DJ, Wiebe DJ, Zonfrillo MR, et al. Vestibular deficits following youth concussion. J Pediatr, 2015, 166（5）: 1221-1225.

［16］ Pisani V, Mazzone S, Di Mauro R, et al. A survey of the nature of trauma of posttraumatic benign paroxysmal positional vertigo. Int J Audiol, 2015, 54（5）: 329-333.

［17］ Mucha A, Collins MW, Elbin RJ, et al. A brief vestibular/ocular motor screening（VOMS）assessment to evaluate concussions: preliminary findings. Am J Sports Med, 2014, 42（10）: 2479-2486.

［18］ Teixeira LJ, Machado JN. Maneuvers for the treatment of benign positional paroxysmal vertigo: a systematic review. Braz J Otorhinolaryngol, 2006, 72(1): 130-139.

［19］ Master CL, Scheiman M, Gallaway M, et al. Vision diagnoses are common after concussion in adolescents. Clin Pediatr (Phila), 2016, 55(3): 260-267.

［20］ Kaufman DR, Puckett MJ, Smith MJ, et al. Test-retest reliability and responsiveness of gaze stability and dynamic visual acuity in high school and college football players. Phys Ther Sport, 2014, 15(3): 181-188.

［21］ Barnett BP, Singman EL. Vision concerns after mild traumatic brain injury. Curr Treat Options Neurol, 2015, 17(2): 329.

［22］ Theadom A, Cropley M, Parmar P, et al. Sleep difficulties one year following mild traumatic brain injury in a population-based study. Sleep Med, 2015, 15: 926-932.

［23］ Trauer JM, Qian MY, Doyle JS, et al. Cognitive behavioral therapy for chronic insomnia: a systematic review and meta-analysis. Ann Intern Med, 2015, 163(3): 191-204.

［24］ Barlow KM, Brooks BL, McMaster FP, et al. A doubleblind, placebo-controlled intervention trial of 3 and 10 mg sublingual melatonin for post-concussion syndrome in youths (PLAYGAME): study protocol for a randomized controlled trial. Trials, 2014, 15: 271.

［25］ Gaddam SS, Buell T, Robertson CS. Systemic manifestations of traumatic brain injury. Handb Clin Neurol, 2015, 127: 205-218.

［26］ Fernandez-Rodriguez E, Bernabeu I, et al. Hypopituitarism after traumatic brain injury. Endocrinol Metab Clin North Am, 2015, 44(1): 151-159.

［27］ Lowenstein DH. Epilepsy after head injury: an overview. Epilepsia, 2009, 50(suppl 2): 4-9.

［28］ Treiman DM. Current treatment strategies in selected situations in epilepsy. Epilepsia, 1993, 34 (suppl 5): S17-S23.

［29］ Chrisman SP, Richardson LP. Prevalence of diagnosed depression in adolescents with history of concussion. J Adolesc Health, 2014, 54(5): 582-586.

［30］ Lange RT, Brickell TA, Kennedy JE, et al. Factors influencing postconcussion and posttraumatic stress symptom reporting following military-related concurrent polytrauma and traumatic brain injury. Arch Clin Neuropsychol, 2014, 29(4): 329-347.

［31］ Mott TF, McConnon ML, Rieger BP. Subacute to chronic mild traumatic brain injury. Am Fam Physician, 2012, 86(11): 1045-1051.

［32］ Sherer M, Yablon SA, Nick TG. Psychotic symptoms as manifestations of the posttraumatic confusional state: prevalence, risk factors, and association with outcome. J Head Trauma Rehabil, 2014, 29(2): E11-E18.

［33］ Macciocchi SN, Barth JT, Alves W, et al. Neuropsychological functioning and recovery after mild head injury in collegiate athletes. Neurosurgery, 1996, 39(3): 510-514.

［34］ Echemendia RJ, Iverson GL, McCrea M, et al. Advances in neuropsychological assessment of sport-related concussion. Br J Sports Med, 2013, 47(5): 294-298.

［35］ Bennett TD, Niedzwecki CM, Korgenski EK, et al. Initiation of physical, occupational, and speech therapy in children with traumatic brain injury. Arch Phys Med Rehabil, 2013, 94(7): 1268-1276.

［36］ Hall EE, Ketcham CJ, Crenshaw CR, et al. Concussion management in collegiate student-athletes: return-to-academics recommendations. Clin J Sport Med, 2015, 25(3): 291-296.

［37］ Popoli DM, Burns TG, Meehan WP 3rd, et al. Children's Health of Atlanta (CHOA) Concussion

Consensus: establishing a uniform policy for academic accommodations. Clin Pediatr（Phila），2014, 53（3）: 217-224.

［38］ Brooks BL, Iverson GL, Atkins JE, et al. Sex differences and self-reported attention problems during baseline concussion testing. Appl Neuropsychol Child, 2016, 5（2）: 119-126.

［39］ Sherer M, Davis LC, Sander AM, et al. Factors associated with word memory test performance in persons with medically documented traumatic brain Injury. Clin Neuropsychol, 2015, 29（4）: 522-541.

［40］ McCauley SR, Wilde EA, Barnes A, et al. Patterns of early emotional and neuropsychological sequelae after mild traumatic brain injury. J Neurotrauma, 2014, 31（10）: 914-925.

［41］ Carlozzi NE, Kirsch NL, Kisala PA, et al. An examination of the Wechsler Adult Intelligence Scales, Fourth Edition（WAIS-Ⅳ）in individuals with complicated mild, moderate and severe traumatic brain injury（TBI）. Clin Neuropsychol, 2015, 29（1）: 21-37.

第28章

脑震荡：对长期后遗症的争议

Rajiv Saigal, MD, PhD
Mitchel Berger, MD

徐晖　译

■ 一、引　言

　　20世纪20年代，医学文献首次报道了重复性头部创伤导致长期神经功能缺失的可能性，但近年来才引起公众的广泛关注。慢性创伤性脑病(Chronic traumtic enceph-alopathy, CTE)是这个神经退行性疾病的现代术语，在1928年被Martland首次描述为拳击运动员的"醉拳综合征"[1]。然而，人们对这个存在了近百年的临床现象仍然存在争议。尽管已故前运动员的神经病理学数据有所增加，但仍然缺乏系统性的或前瞻性的研究来了解谁处于发生CTE的风险之中，或者为什么有些人会进展至CTE，而有些则没有。许多头部重复撞击的运动员并不会进行性发展至CTE。尽管最近媒体的关注焦点集中在CTE上，但从轻度认知障碍(Mild cognitive impairment, MCI)到阿尔茨海默病到CTE及其他可能的长期后遗症均存在。哪些风险因素导致有些人发生长期后遗症，而有些人没有？重复的头部创伤有多少风险？什么时候可以让一名运动员重返运动(RTP)？这些仍然是重要但未解答的问题。本文旨在回答目前已知和未知的体育运动中反复轻度创伤性脑损伤(Mild traumatic brain injury, mTBI)的长期后遗症。

二、脑震荡

对抗性体育运动非常受欢迎,美国报告每年大约有30万～380万次体育相关的脑震荡[2-5]。在美国高中生运动员中,每年约发生6.3万次体育相关的脑震荡而需要停止运动;其中63%为橄榄球运动员[6]。在普通体育运动中,女性运动员的脑震荡发生率比男性运动员高:女性运动员每1000场篮球比赛中发生0.85次脑震荡,男性运动员每1000场发生0.45次;女性运动员每1000场橄榄球比赛中发生1.8次脑震荡,男性运动员每1000场发生1.38次[7]。

脑震荡后遗症与mTBI接近,伴有创伤后遗忘或混乱[8]。脑震荡后综合征的常见临床症状包括注意力下降和注意力受损、头痛、记忆障碍、认知功能障碍、恶心、呕吐、情绪变化、烦躁不安、声音敏感、睡眠障碍和疲劳[8]。脑震荡和mTBI通常可以互换使用,但有一些研究小组对这两者进行了细微的区分[9]。第四届脑震荡国际会议将脑震荡定义为"由生物力学引起的,影响大脑的复杂病理生理过程"[9],其症状可能迅速进展,出现意识丧失(Loss of consciousness, LOC),对头部直接影响,恢复相对较快(恢复时间通常小于10天),但不一定要完全地与正式的定义相吻合[9]。脑震荡后遗症在受伤后1年内仍可影响多达50%的患者[10]。

引起脑震荡所需的确切力量和加速度仍然是一个研究方向。放置在橄榄球运动员头盔上的加速度计已经产生了关于脑震荡所需的力和加速度的量化信息(见表28-1)。美国国家橄榄球联盟(NFL)研究显示,平均98次重力加速度(98×9.8m/s²或

表28-1 预测橄榄球运动中发生脑震荡的碰撞特征

旋转加速度	5582.3弧度/秒²
线性加速度	96.1g
位置	头盔的顶部,正面和背面

数据来自:1. Bailes JE, Petraglia AL, Omalu BI, et al. Role of subconcussion in repetitive mild traumatic brain injury. J Neurosurg, 2013, 119(5): 1235-1245.
2. Broglio SP, Schnebel B, Sosnoff JJ, et al. Biomechanical properties of concussions in high school football. Med Sci Sports Exerc, 2010, 42(11): 2064-2071.

98g）可造成震荡冲击；平均60g无冲击影响[11]。目前，我们还需要收集其他层次的比赛和其他运动的相似信息来进行进一步的研究。

三、争 议

一些有争议的子主题与运动中重复性头部创伤的长期潜在后遗症有关，包括亚脑震荡、轻度认知障碍、慢性创伤性脑病、载脂蛋白E4（Apolipoprotein E4，ApoE4）、痴呆和重返运动指南等。

（一）亚脑震荡

亚脑震荡是TBI不符合脑震荡诊断标准的一种较轻微的形式。亚脑震荡患者并未发生头痛、视力障碍、遗忘、精神错乱、步态或姿势不稳及头晕等特征性脑震荡症状[12]。但现有证据已表明，亚脑震荡也可能导致长期的后遗症[13-15]。

拳击运动员是第一批被注意到可能因重复性头部创伤而导致长期神经退行性变的运动员，后续研究也证实了早期的这种结论。这种由脑震荡或亚脑震荡创伤造成的风险程度还未知。在一篇涉及年轻拳手的报道中，神经心理学（Neuropsychological, NP）测试、CT和脑电图（Electroencepholography, EEG）的证据显示更多的比赛回合与运动员更高的认知障碍相关[16]，作者推测，这可能是反复亚脑震荡所致的。在训练和比赛期间所遭受脑震荡或亚脑震荡的量化数据方面，还没有足够的数据支持该说法。

头盔加速度计的数据显示，橄榄球运动员头部在青年时期的每个赛季会受到100次撞击，在大学期间会受到1000次撞击[12]。即使没有发生脑震荡，这些影响也会导致长期的后遗症。非复训大学生运动员在NP测试和记忆方面的得分低于对照参与者[12-17]。一些高中生橄榄球运动员即使没有诊断脑震荡的病史，在神经认知测试中也表现出前额皮层的激活变化和视觉记忆受损等影响[18]。这些运动员有更多的前额和头顶部被撞击的记录[18]。后续用磁共振波谱研究显示，高中生足球运动员在亚脑震荡创伤后出现代谢异常[19]。通过功能磁共振成像（functional MRI, fMRI），观察到短期连接异常[20]。如果可以通过进一步的研究来验证，则可为改善规则、保障运动员安全提供机会，比如通过减少全面接触以减少头部的被撞击次数。

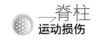
（二）轻度认知障碍

轻度认知障碍（Mild cognitive impairment, MCI）是一种与年龄无关的记忆缺陷，通过 NP 测试或家庭成员提供病史而得到证实，但症状未达到痴呆的诊断标准，损害程度足够轻微，患者仍然可以完成动作来维持日常生活[21]。2005 年一项调查研究评估了 MCI 与退休职业橄榄球运动员脑震荡反复发作的相关性[22]，结果 24％的受访者在其职业生涯中至少发生过 3 次脑震荡，并且他们的 MCI 患病率增加了 5 倍[22]，但只有17.6％的脑震荡患者认为脑震荡对认知有持久的影响。在一项以调查为基础的研究中，脑震荡调查问卷有 69％的参与率（3683 例中的 2552 例），但基于 MCI 的调查问卷只完成了不到 30％（2552 人中的 758 人），限制了对这些数据的解读[22]。

业余运动员也有反复发生轻度 TBI 的风险。至少发生 3 次脑震荡的高中生运动员与没有脑震荡者相比，脑震荡严重程度增加，包括顺行性失忆、精神错乱和 LOC[23]。这些数据支持：运动员在一个赛季出现 3 次脑震荡后应该被禁止重返运动（RTP）[8,24]。根据高中生橄榄球运动员头盔加速度计记录的数据，头部曾被撞击的次数与新的脑震荡阈值之间似乎没有相关性[25]。换而言之，无论玩家是否曾经历过脑震荡，都会有相同程度的头部冲击而引发新的脑震荡。在对业余拳击运动员与足球运动员和田径运动员的比较中，拳击运动员除手指敲定分数较差和脑电图轻微异常之外，神经系统检查结果与其他两组没有差异[26]。

（三）慢性创伤性脑病

慢性创伤性脑病（Chronic traumatic encephalopathy, CTE）是由血管周围 tau 蛋白阳性神经结缔组织增生引起的进行性神经退行性病症，缺乏阿尔茨海默病中所见的淀粉样蛋白沉积[27-28]。大脑病变可能包括额叶和颞叶萎缩，透明隔空洞，脑室增大，胼胝体变薄和白质丢失[27]。临床上，CTE 患者可能表现出认知、情绪、行为和运动功能障碍等[27]。波士顿大学创伤性脑病研究中心（Center for the Study of Traumatic Encephalopathy, CSTE）在对一部分退役运动员的研究中取得了 CTE 的病理学证据[5,14,28-37]。这些 CTE 前运动员暴露于重复性头部创伤的时间平均为 15.4 年，症状发生于初次暴露后 14.5 年[27]。92％（33/36）的病例在死亡前表现出临床症状[30]。CTE 病例的临床表现见表 28-2[30]。CTE 与重复性脑震荡相关的数据仍然存有争议。84％的确诊病例有脑震荡病史，而其余病例则没有脑震荡病史，说明亚脑震荡或其他因素也有可能造成CTE的风险[27]。

2013年，CSTE一项研究比较
了85例有TBI病史的死亡病例
（94%的前运动员）和18例无TBI
病史的死亡病例（年龄和性别匹
配）[28]。尽管在后者中，61%（11/
18）有阿尔茨海默病的证据，但不
符合CTE的诊断标准。在有TBI
病史的死亡病例中，有80%（68/
85）有CTE的病理证据，包括磷酸
化的tau神经结缔组织病和星形
细胞缠结[22]。其中，CTE病例进
一步被诊断有路易体病（n=11）、
阿尔茨海默病（n=7）和额颞叶痴
呆（n=4）。Fisher精确检验比较

表28-2　在死后经病理证实的慢性创伤性脑病诊断中
的临床症状和体征（按照频次降序排列）

症状或体征	发病率（%）
执行和记忆障碍	100
语言障碍	70
步态困难	40
身体暴力	40
跌倒史	30
视觉障碍	20
口头暴力	20
震颤	10

数据来自：Stern RA, Daneshvar DH, Baugh CM, et al. Clinical presentation of chronic traumatic encephalopathy. Neurology, 2013, 81(13): 1122-1129.

两组患者的CTE患病率，结果显示$P<0.0001$，差异有统计学意义。但这结果可能存在一定的错误。对这些病例研究的批评主要是选择性偏倚的风险太高[38]。因为在生命中持续出现神经认知障碍的前运动员可能更愿意捐献他们的大脑进行尸体解剖研究。虽然在一些前运动员中存在CTE是无疑的，但是我们无法评估确切的患病率，或之前脑震荡的数量与CTE发展的风险相关性。为了更好地解决这些问题，需要一个无选择偏倚的、广泛的前运动员样本。

其他中心报告了与之有争议的数据。最近的一个小型病例研究（n=6）评估了曾经有过重复性头部创伤和认知能力下降的前加拿大橄榄球联盟运动员，经过神经病理学检查证实，尽管暴露是类似的，但有些运动员有CTE的病理后遗症，而有些则没有[39]。

1954—2013年，在公开发表的文章中共有153例经神经病理学证实的CTE病例，其中86%的人参加过橄榄球或拳击运动[38]。其中，70%病例的死亡为自然原因，17%为意外，12.6%为自杀；19.6%的人因为滥用一种物质，包括酒精、止痛药或大麻；ApoE3纯合子总数为61%，均至少有一个ApoE3等位基因或一个ApoE4等位基因。

在63名经神经病理学证实的CTE橄榄球运动员中，有2/3在NFL中出场比赛过。自2002年以来，近80%的案例为前橄榄球运动员。如前所述，目前还不清楚这个高数字是否反映了一个发生率的变化，或者更确切地说是对尸检的一种选择偏倚。大约 1/3 的病例为 50 岁以下的前运动员[38]。2012 年国际体育运动脑震荡共识声明指出,反复的头部创伤与随后的 CTE 发展之间的因果关系尚未确定[9]。

目前,CTE 的诊断只能在病例死亡后确定。新的成像模式可能在病例存活时就提供诊断选项。fMRI 是评估大脑异常连接性的一种方式。与对照参与者相比,前 NFL 运动员的 fMRI 显示背外侧额叶和前额叶皮质的低连接性[20]。如前所述,在高中生运动员被撞击后,连续性异常已经被记录下来了[20]。因此,诊断性成像技术想将轻度结缔组织损害与更晚期的神经变性或 CTE 分开,还需要进一步研究。

其他成像模式可能更好地描绘重复 mTBI 后的神经病理学异常。弥散张量成像(Diffusion tensor imaging, DTI)可用来显示拳击运动员皮层下灰质和白质的异常。有更多的比赛淘汰史与这些变化相关,而不是更高的比赛数量[40]。后扣带回在散打运动员中表现出异常的横向扩散性[40]。随访研究显示,异常的大脑皮层和胼胝体的横向扩散性异常,与发作次数相关,并降低了特征性静息状态的连通性[41]。在鉴定 NFL 退休人员抑郁症方面,DTI 分数各向异性(DTI fractional anisotropy, DTI FA)对主要螯合白质破坏评估的特异性和敏感性分别为 95% 和 100%[42]。还需要进行前瞻性的随机研究,以进一步检查这组前运动员的白质和其他组织的变化。

(四) Apoe4 携带基因是否增加了风险

已知被称为载脂蛋白(Apo)的胆固醇载体蛋白与某些神经退行性疾病相关联。尤其是存在 *ApoE*4 等位基因可使发生阿尔茨海默病的风险增加 2 倍。既存在 *ApoE*4 基因又有 TBI 病史的患者发生阿尔茨海默病的风险增加 10 倍。至少打 12 个回合且有 *ApoE*4 等位基因的职业拳手慢性脑损伤评分(0～9 级)的得分比没有等位基因的低($3.9 : 1.8$;$P=0.04$)[43]。而如果比赛回合数较少,评分差异可以增加到 2.3 分($2.6 : 0.3$,$P < 0.001$)。在一项针对 53 名 NFL 运动员的研究中,存在 *ApoE*4 等位基因和年龄大于 27.1 岁(研究组的平均年龄)的运动员的记忆力和注意力分数较差,但空间能力或推理能力尚可[44]。年龄被用作接触暴露的替代指标,但它是一个粗略的替代指标,即使在同一项运动中,也并不是所有情况都是类似的。

*ApoE*4 影响头部反复损伤长期结果的确切机制尚不清楚。这可能是由于 ε4 等位基因特异性抑制神经突生长[45,46],星形胶质细胞功能障碍[47],内质网应激[48],树突状枝化受损或其他机制。虽然 *ApoE*4 等位基因与这些变化有关,但并未显示出其导致 CTE 发展的额外风险($P=0.26$)[38]。与对照者相比,McKee 等[28]也没有发现 CTE 病例中 *ApoE*4 增加的证据($P=0.33$)。

（五）痴　呆

2008年，对1063名前NFL运动员进行问卷调查研究显示，50岁以上的前NFL退休运动员痴呆的发病率为6.1%；而在美国男性人群，痴呆的发病率为1.2%[49]。虽然很容易将因果关系归于重复的头部创伤，但是现有的数据还不足以证明这一点。首先，该研究依赖于运动员或其家庭成员代诉的自我报告，而不是客观数据。其次，目前尚不清楚头部创伤、训练方案、增强功能的补充剂、遗传易感性或其他因素是否可导致患病率的增加。同样的研究显示，抑郁症发生率相似：30~49岁的NFL运动员抑郁症发生率为3.9%，对照组为3.0%；年龄≥50岁的NFL运动员抑郁症发生率为3.6%，对照者为3.6%。在筛查中发现，前NFL运动员抑郁症比例较高：30~49岁NFL运动员为75.3%，对照组为61.2%；50岁以上NFL运动员为63.3%，对照组为58.1%[49]。根据筛查，NFL运动员的间歇性暴发性状态（无法控制的、无端的愤怒）发生率较低：30~49岁的NFL运动员为31%，对照组为55%；50岁以上的NFL运动员为29%，对照组为29.3%[49]。

反复发生的脑震荡和随后发展的阿尔茨海默病，在年龄匹配的一般人群（患病率为1.37%；置信区间[CI]，0.98~1.56）与退休的职业橄榄球运动员中，差异无统计学意义。曾发生的脑震荡次数与阿尔茨海默病的发展之间没有关联[22]。

（六）重返运动指南

考虑到休息不足会增加发生长期后遗症的风险，共识指南规定，发生脑震荡的运动员不应当被允许在当天重返运动（RTP）[9]。共识声明建议RTP分6个步骤，流程如下：运动员从无活动进展到轻度运动（有氧运动，然后特定运动），从非接触性运动训练进行到充分接触性运动训练，最后RTP[9]。推荐的每两个步骤之间的时间间隔至少为1天，并且运动员只有在无症状的情况下才能进入下一步骤。但是，该建议在专家意见的层面上，关于休息或活动类型的具体时限还缺乏证据。对于逐步RTP，还需要进一步研究推荐的流程是否优于其他选择。有关此主题的详细讨论请参阅第25章。

四、未来的研究方向

虽然已有研究报告了一些发生CTE和其他神经退行性疾病的退役运动员的病例,但关于脑震荡长期后遗症发生的确切风险仍然存在争议。退役运动员近期因CTE而备受关注。但对已发表的病例对照研究必须谨慎解读,因为其可能存在选择偏倚。一些研究提示,NFL参与者(2.83,CI:1.36~5.21)的神经退行性疾病的总体标准化死亡率(Standardized mortality ratio, SMR)更高,特定疾病如阿尔茨海默病(SMR,3.86;CI,1.55~7.95)和肌萎缩性侧索硬化(SMR,4.31;CI,1.73~8.87)[50]。也有些研究提示NFL参与者的SMR低于一般公众(SMR,0.53;CI,0.48~059)[50]。

脑震荡或mTBI至少包括两个阶段,可提供研究机会和可能的干预。原发性损伤是由机械应力、快速旋转力或线性加速-减速造成的应力导致的[15,51]。这里干预的潜在目标是预防性的:颈部强化和新型头盔设计,以帮助吸收冲击,限制头部接触(例如,前锋队员站在混战线上而不是三分球线上开始比赛);规则改变,以减少头部撞击的次数和减低速度(例如,将起球从30码移动到35码)[12,52]。在高中生足球运动员中,使用内部填充较厚、偏移量较大的头盔可使脑震荡的发生率从12.5%下降到5.4%[53]。在大学生橄榄球运动员中,通过应用新设计的衬垫更好的头盔,使脑震荡的发生率从每十万个头部碰撞的8.4次减少到3.9次[52]。

继发性损伤阶段涉及神经元和轴突损伤,血脑屏障破坏和兴奋性毒性。根据定义,神经炎症是该阶段或慢性阶段的重要组成部分。根据这些病理生理学机制进行药物开发,可减少对大脑的有害影响。此外,在治疗上,临床医生可以在大脑处于易感状态时通过诊断脑震荡和限制RTP来帮助保护大脑。

五、建 议

任何疑有脑震荡的运动员都应该由医疗专业人员进行评估。

在诊断脑震荡之后,运动员应该被取消该场比赛的资格。

对于发生3次脑震荡的运动员,应该认真考虑不让其参加本赛季剩余的比赛,但需要了解发生脑震荡3次以下也可能有累积的风险。

尽管应该意识到运动员重复性创伤性头部受伤的潜在风险,但社会不应该因此禁止接触性运动。除风险之外，NFL退役运动员死亡率总体下降也可以看出对抗性运动对健康的益处。

认识潜在的长期神经系统后遗症，并通过教育、规则调整和设备安全性的提升来提高运动员的安全。

参考文献

［1］ Martland HS. Punch drunk. JAMA, 1928, 91(15): 1103-1107.

［2］ Langlois JA, Rutland-Brown W, Wald MM. The epidemiology and impact of traumatic brain injury: a brief overview. J Head Trauma Rehabil, 2006, 21(5): 375-378.

［3］ Gessel LM, Fields SK, Collins CL, et al. Concussions among United States high school and collegiate athletes. J Athl Train, 2007, 42(4): 495-503.

［4］ Sosin DM, Sniezek JE, Thurman DJ. Incidence of mild and moderate brain injury in the United States, 1991. Brain Inj, 1996, 10(1): 47-54.

［5］ Daneshvar DH, Nowinski CJ, McKee AC, et al. The epidemiology of sport-related concussion. Clin Sports Med, 2011, 30(1): 1-17, vii.

［6］ Powell JW, Barber-Foss KD. Traumatic brain injury in high school athletes. JAMA, 1999, 282(10): 958-963.

［7］ Giza CC, Kutcher JS, Ashwal S, et al. Summary of evidence-based guideline update: evaluation and management of concussion in sports: report of the Guideline Development Subcommittee of the American Academy of Neurology. Neurology, 2013, 80(24): 2250-2257.

［8］ Practice parameter. The management of concussion in sports (summary statement). Report of the Quality Standards Subcommittee. Neurology, 1997, 48(3): 581-585.

［9］ McCrory P, Meeuwisse WH, Aubry M, et al. Consensus statement on concussion in sport: the 4th International Conference on Concussion in Sport held in Zurich, November 2012. Br J Sports Med, 2013, 47(5): 250-258.

［10］ Middleboe T, Andersen HS, Birket-Smith M, et al. Minor head injury: impact on general health after 1 year. A prospective follow-up study. Acta Neurol Scand, 1992, 85(1): 5-9.

［11］ Pellman EJ, Viano DC, Tucker AM, et al. Concussion in professional football: reconstruction of game impacts and injuries. Neurosurgery, 2003, 53(4): 799-812, discussion 812-814.

［12］ Bailes JE, Petraglia AL, Omalu BI, et al. Role of subconcussion in repetitive mild traumatic brain injury. J Neurosurg, 2013, 119(5): 1235-1245.

［13］ Broglio SP, Schnebel B, Sosnoff JJ, et al. Biomechanical properties of concussions in high school football. Med Sci Sports Exerc, 2010, 42(11): 2064-2071.

［14］ Baugh CM, Stamm JM, Riley DO, et al. Chronic traumatic encephalopathy: eurodegeneration following repetitive concussive and subconcussive brain trauma. Brain Imaging Behav, 2012, 6(2):

244-254.

［15］ Gavett BE, Stern RA, McKee AC. Chronic traumatic encephalopathy: a potential late effect of sport-related concussive and subconcussive head trauma. Clin Sports Med, 2011, 30(1): 179-188, xi.

［16］ Casson IR, Siegel O, Sham R, et al. Brain damage in modern boxers. JAMA, 1984, 251 (20): 2663-2667.

［17］ Killam C, Cautin RL, Santucci AC. Assessing the enduring residual neuropsychological effects of head trauma in college athletes who participate in contact sports. Arch Clin Neuropsychol, 2005, 20(5): 599-611.

［18］ Talavage TM, Nauman EA, Breedlove EL, et al. Functionally detected cognitive impairment in high school football players without clinically- diagnosed concussion. J Neurotrauma, 2014, 31 (4): 327-338.

［19］ Poole VN, Breedlove EL, Shenk TE, et al. Sub-concussive hit characteristics predict deviant brain metabolism in football athletes. Dev Neuropsychol, 2015, 40(1): 12-17.

［20］ Abbas K, Shenk TE, Poole VN, et al. Effects of repetitive sub-concussive brain injury on the functional connectivity of Default Mode Network in high school football athletes. Dev Neuropsychol, 2015, 40(1): 51-56.

［21］ Petersen RC, Stevens JC, Ganguli M, et al. Practice parameter: early detection of dementia: mild cognitive impairment (an evidence-based review). Report of the Quality Standards Subcommittee of the American Academy of Neurology. Neurology, 2001, 56(9): 1133-1142.

［22］ Guskiewicz KM, Marshall SW, Bailes J, et al. Association between recurrent concussion and late-life cognitive impairment in retired professional football players. Neurosurgery, 2005, 57(4): 719-726, discussion 719-726.

［23］ Collins MW, Lovell MR, Iverson GL, et al. Cumulative effects of concussion in high school athletes. Neurosurgery, 2002, 51(5): 1175-1179, discussion 1180-1181.

［24］ Schneider RC. Head and Neck Injuries in Football: Mechanisms, Treatment, and Prevention. Baltimore: Williams & Wilkins, 1973.

［25］ Eckner JT, Sabin M, Kutcher JS, et al. No evidence for a cumulative impact effect on concussion injury threshold. J Neurotrauma, 2011, 28(10): 2079-2090.

［26］ Haglund Y, Eriksson E. Does amateur boxing lead to chronic brain damage? A review of some recent investigations. Am J Sports Med, 1993, 21(1): 97-109.

［27］ Stein TD, Alvarez VE, McKee AC. Concussion in chronic traumatic encephalopathy. Curr Pain Headache Rep, 2015, 19(10): 522.

［28］ McKee AC, Stern RA, Nowinski CJ, et al. The spectrum of disease in chronic traumatic encephalopathy. Brain, 2013, 136(Pt 1): 43-64.

［29］ McKee AC, Daneshvar DH, Alvarez VE, et al. The neuropathology of sport. Acta Neuropathol, 2014, 127(1): 29-51.

［30］ Stern RA, Daneshvar DH, Baugh CM, et al. Clinical presentation of chronic traumatic encephalopathy. Neurology, 2013, 81(13): 1122-1129.

［31］ Stein TD, Alvarez VE, McKee AC. Chronic traumatic encephalopathy: a spectrum of neuropathological changes following repetitive brain trauma in athletes and military personnel. Alzheimers Res Ther, 2014, 6(1): 4.

［32］ Mez J, Stern RA, McKee AC. Chronic traumatic encephalopathy: where are we and where are we going? Curr Neurol Neurosci Rep, 2013, 13(12): 407.

［33］ Goldstein LE, Fisher AM, Tagge CA, et al. Chronic traumatic encephalopathy in blast-exposed military veterans and a blast neurotrauma mouse model. Sci Transl Med, 2012, 4(134): 134ra60.

［34］ Stern RA, Riley DO, Daneshvar DH, et al. Long-term consequences of repetitive brain trauma: chronic traumatic encephalopathy. PM R, 2011, 3(10 suppl 2): S460-S467.

［35］ Gavett BE, Cantu RC, Shenton M, et al. Clinical appraisal of chronic traumatic encephalopathy: current perspectives and future directions. Curr Opin Neurol, 2011, 24(6): 525-531.

［36］ McKee AC, Gavett BE, Stern RA, et al. TDP-43 proteinopathy and motor neuron disease in chronic traumatic encephalopathy. J Neuropathol Exp Neurol, 2010, 69(9): 918-929.

［37］ McKee AC, Cantu RC, Nowinski CJ, et al. Chronic traumatic encephalopathy in athletes: progressive tauopathy after repetitive head injury. J Neuropathol Exp Neurol, 2009, 68(7): 709-735.

［38］ Maroon JC, Winkelman R, Bost J, et al. Chronic traumatic encephalopathy in contact sports: a systematic review of all reported pathological cases. PLoS One, 2015, 10(2): e0117338.

［39］ Hazrati LN, Tartaglia MC, Diamandis P, et al. Absence of chronic traumatic encephalopathy in retired football players with multiple concussions and neurological symptomatology. Front Hum Neurosci, 2013, 7: 222.

［40］ Shin W, Mahmoud SY, Sakaie K, et al. Diffusion measures indicate fight exposure-related damage to cerebral white matter in boxers and mixed martial arts fighters. Am J Neuroradiol, 2014, 35(2): 285-290.

［41］ Bernick C, Banks SJ, Shin W, et al. Structural and functional brain changes in boxers and mixed martial arts fighters are correlated with fight exposure. Presented at the American Academy of Neurology Annual Meeting, San Diego, CA, 2013.

［42］ Strain J, Didehbani N, Cullum CM, et al. Depressive symptoms and white matter dysfunction in retired NFL players with concussion history. Neurology, 2013, 81(1): 25-32.

［43］ Jordan BD, Relkin NR, Ravdin LD, et al. Apolipoprotein E epsilon4 associated with chronic traumatic brain injury in boxing. JAMA, 1997, 278(2): 136-140.

［44］ Kutner KC, Erlanger DM, Tsai J, et al. Lower cognitive performance of older football players possessing apolipoprotein E epsilon4. Neurosurgery, 2000, 47(3): 651-657, discussion 657-658.

［45］ Pitas RE, Ji ZS, Weisgraber KH, et al. Role of apolipoprotein E in modulating neurite outgrowth: potential effect of intracellular apolipoprotein E. Biochem Soc Trans, 1998, 26(2): 257-262.

［46］ Hussain A, Luong M, Pooley A, et al. Isoformspecific effects of apoE on neurite outgrowth in olfactory epithelium culture. J Biomed Sci, 2013, 20: 49.

［47］ Zhong N, Ramaswamy G, Weisgraber KH. Apolipoprotein E4 domain interaction induces endoplasmic reticulum stress and impairs astrocyte function. J Biol Chem, 2009, 284(40): 27273-27280.

［48］ Jain S, Yoon SY, Leung L, et al. Cellular source-specific effects of apolipoprotein (apo) E4 on dendrite arborization and dendritic spine development. PLoS One, 2013, 8(3): e59478.

［49］ Weir D, Jackson JS, Sonnega A. Study of Retired NFL Players. Michigan, MI: University of Michigan Institute for Social Research, 2009.

［50］ Lehman EJ, Hein MJ, Baron SL, et al. Neurodegenerative causes of death among retired National

Football League players. Neurology, 2012, 79(19): 1970-1974.

[51] Dashnaw ML, Petraglia AL, Bailes J. An overview of the basic science of concussion and subconcussion: where we are and where we are going. Neurosurg Focus, 2012, 33(6): E5: 1-9.

[52] Rowson S, Duma SM, Greenwald RM, et al. Can helmet design reduce the risk of concussion in football? J Neurosurg, 2014, 120(4): 919-922.

[53] Collins M, Lovell MR, Iverson GL, et al. Examining concussion rates and return to play in high school football players wearing newer helmet technology: a three-year prospective cohort study. Neurosurgery, 2006, 58(2): 275-286, discussion 275-286.

第五部分

专家圆桌会议讨论

第29章

脊柱和运动：一场圆桌会议讨论

Andrew C. Hecht, MD
Alexander R. Vaccaro, MD, PhD, MBA
Wellington Hsu, MD
Robert G. Watkins, MD
Andrew Dossett, MD

陈宇　译

脊柱损伤是参加接触性运动(诸如足球、曲棍球、橄榄球等)的运动员常见的问题。对于医生团队来说，对精英运动员的治疗最具有挑战性，因为这不仅要考虑脊柱损伤的问题，还要考虑其是否还能继续比赛。在本章中，一些关心精英和职业运动员的脊柱外科医生就该问题展开了讨论。Andrew C. Hecht 主持讨论并提出了一系列案例研究。Andrew C. Hecht，医学博士，脊柱外科主任，骨科和神经外科副教授，纽约西奈山医院脊柱中心主任。Hecht医生是纽约喷气机队和纽约岛人职业球队的脊柱外科医生，美国国家橄榄球联盟颅脑和脊柱委员会的成员，美国网球协会的脊柱外科顾问。和他一起讨论的有以下人员。

- Alexander R. Vaccaro，医学博士，工商管理硕士，Richard H. Rothman 教授兼董事长，矫形外科医生，费城托马斯·杰斐逊大学神经外科教授，费城老鹰队的脊柱外科医生。

- Wellington K. Hsu，医学博士，芝加哥西北医学院矫形外科 Clifford C. Raisbeck 特聘教授，西北大学脊柱外科医生。

- Andrew Dossett，医学博士，达拉斯 W.B.卡雷尔纪念诊所脊柱外科医生，达拉斯牛仔队脊柱外科医生。

- Robert G. Watkins Ⅲ，医学博士，脊柱外科医生，玛丽娜脊柱诊所副主任，加州玛丽娜德雷(Marina Del Rey)专业团队医生协会(Association of Professional Team Physicians)成员,美国国家橄榄球联盟颅脑和脊柱委员会成员,也是众多专业和大学团队的脊柱外科顾问。

Hecht 医生:让我们来讨论一些具有挑战性的管理方案。首先是一名职业橄榄球运动员,其 C_4/C_5 后外侧椎间盘突出,经保守治疗后还是三角肌无力,你们会怎么来治疗?

Vaccaro 医生:我会用同种异体骨和颈椎钢板来进行颈前路减压融合(Anterior cervical decompression and fusion, ACDF)术。在完成康复训练6～9个月后,等他力量恢复了,也能做出完整 ROM,就可以复出参加比赛。

Watkins 医生:我觉得可以使用同种异体移植和一块钢板进行单节段颈椎前路融合。我会用同种异体皮质骨混合自体髂骨松质骨进行植骨。

我不建议行椎间盘置换。我认为人工椎间盘置换存在未知的风险,限制了其在有较高运动要求的运动员身上的应用,尤其那些可能涉及头部接触的运动员,比如国家篮球协会(National Basketball Association, NBA)、国家冰球联盟(National Hockey League, NHL)和美国职业棒球大联盟(Major League Baseball, MLB)的运动员。

我不会采用椎间孔减压术或后路椎间盘切除术。对于该运动员来说,不稳定和再突出的风险很高。

Dossett 医生:我也会采用自体髂骨移植和钢板进行 ACDF。

Hecht 医生:我同意采用同种异体骨移植和内固定材料的 ACDF 术。我不会对有椎间盘突出症的橄榄球运动员行椎间孔减压术或椎间盘置换术。在这种情况下,完全更换椎间盘是否适用于其他项目的运动员?

Vaccaro 医生:如果这名运动员参与的是非身体接触式运动,在我解释了手术风险和优势后,其愿意选择该术式,那么我会行椎间盘置换。但如果涉及的是接触性运动项目,那么我会避免椎间盘置换。

Hsu 医生:虽然椎间孔减压术和 ACDF 都在国家橄榄球联赛运动员中取得了成功,但它们都有自身的局限性。ACDF 会引起相邻节段的退变,最终导致两个节段融合,致使运动员无法重返运动。

后路椎间孔减压术也会导致问题。有研究表明,多达50%的职业运动员在他们的一生中会再次进行手术。在橄榄球运动员中,ACDF 可能有较好的长期效果,但椎间盘置换并不适用于这种情况。

Hecht 医生:在 ACDF 术后存在相邻节段退变的风险(2.9%/年),而椎间孔减压术后邻近节段退变的风险(1.8%/年)目前可以被忽略。我不会对任何有接触或碰撞风险的运动员行颈椎间盘置换。ACDF的成功率如此之高，以至于我看不出有什么理由需要对接触性运动的运动员采用存在未知风险、可导致内固定材料失效的椎间盘置换术。

Hecht医生：即使运动员没有症状，你们也认为在他恢复接触性运动之前需要进行CT扫描来确认融合是否成功吗？

Vaccaro医生：我通常会对职业运动员行CT扫描，主要是做记录。如果术后10个月行CT扫描显示未融合，但运动员有良好的肌肉力量和对称的ROM，那么我会告诫他强烈的接触性运动可能破坏稳定但尚未愈合的融合，以致出现症状，而这会影响他能力的发挥。如果他同意并理解了这一点，那么我就允许他回去比赛。但是，我也会把它全部记录下来。

Watkins医生：我不认为在返回比赛之前患者必须行放射成像以确认是否有融合。这名患者如果无症状，也有完好的ROM和充分的力量、条件，那么在完成一个康复计划后，就可以上场比赛。

Hsu医生：我想说肯定要进行CT扫描。我知道有很多医生不一定同意我的观点，但明确移植骨未充分融合形成假关节，对是否让运动员返场竞技非常重要。

Hecht医生：我会在允许运动员重返接触性运动赛场前采用CT扫描来明确融合是否已愈合。今天的黄金标准已不是屈伸位放射片上的移位，而是CT扫描重建显示冠状和矢状上的融合。比起涉及碰撞和接触性运动的运动员，我对网球运动员的要求会低一些。

Hecht医生：接下来，我们延伸讨论。假设这名运动员做过ACDF，他的屈伸位摄片未见异常，但他的CT扫描显示非结合，在颈椎前路钢板螺钉周围可见光晕和透亮的放射线，但他完全没有症状，你们会让他重返接触性运动吗？

Watkins医生：虽然患者存在明显未融合，但如果完全无症状并通过了所有的训练和特定的体育训练，我认为可以开始比赛。他在手术节段位置出现症状的风险与在相邻节段出现症状的风险同样高。有时候，问题是要弄清楚症状是在相邻节段的水平还是在之前手术节段的水平。

Vaccaro医生：在接触性运动中，运动员可能出现颈部疼痛，并表现出可能限制ROM的假关节症状。在这个意义上，如果他想要重返运动，就必须好好考虑再做决定。但他不会有灾难性的神经系统损伤。

他有可能出现也有可能不会出现由假性关节导致的炎性反应引起的手臂不适。我会清楚地陈述这一点,患者必须签字同意后才能回去比赛。如果他有顾虑,那么他也可以选择不回去比赛或进行手术。接下来,我会进行治疗使前面的融合最终愈合。我会补充后方的固定,以确保随着时间的推移,前方融合成功,然后允许患者重返运动。

Dossett 医生:我想说的是,如果该运动员不是采用前路自体移植骨的颈椎手术而出现了融合失效,那么我会进行前路的自体骨植骨手术。

Hecht 医生:如果我的患者进行了自体骨移植或同种异体骨移植后不融合,我就会进行后方入路手术,除非有邻近节段的神经根病。前路融合后附加后路稳定,可以使融合成功率接近99%。除后方入路的损伤外,运动员可以不受限制地重返比赛。在前路融合骨不愈合的情况下,后方入路手术不愈合的发生率明显低于再次进行前方入路手术,且差异有统计学意义,但融合后的预后是相似的。这两种方法都是可以接受的。

Watkins 医生:如果患者出现前路不融合,那么我通常会推荐行后路融合。如果这个节段被牢固地融合起来了,我就会让他重返运动。

Hecht 医生:那么接受两个节段 ACDF 术的运动员呢? 这会是他重返碰撞性运动比赛的相对禁忌吗?

Dossett 医生:我个人认为,两个节段颈椎融合的运动员不应该进行碰撞性运动。因为如果下次受伤再进行手术,那么颈椎功能会大幅降低。

Watkins 医生:我认为颈椎两个节段的融合是重返头部接触性运动的禁忌;即使是在非接触性运动中(比如职业棒球运动),让两个节段融合的运动员重返运动也会显著增加邻近颈椎损伤的风险。因为这样重返运动的运动员可能有颈椎三个节段出现问题。这对他除职业运动之外的健康和未来都会有影响。

当相邻水平出现退行性改变时,如果能够对有症状的节段进行分类,我们建议只对有症状的节段进行融合。如果相邻的节段也出现症状,那么该运动员就一定要退役。

Vaccaro 医生:我不担心让两个节段 ACDF 已经融合完全的运动员重返运动。的确,ROM 在融合后可能下降,但我不确定 ROM 下降会有多少影响。如果发生相邻节段退变,进行三节段的融合,那么不允许运动员重返运动。

Hecht 医生:我会让他继续比赛,即使是两个节段的 ACDF 术,但劝告他症状可能发展并且会阻止他比赛。我也会告知他出现症状的风险很大。这在橄榄球运动员有

过研究,接受两个节段融合的患者会出现新的症状。而单一节段融合的患者可以继续参加比赛。那么一个有反复针刺感的橄榄球运动员呢?你们确定是针刺感,但MRI显示是先天性椎管狭窄。

Dossett医生:这些都是不相关的症状,也不会相互影响。如果运动员能证实有正常的ROM,能耐受锻炼和各种任意组合的动作,而且神经系统检查正常,那么他可以重返运动。

Hsu医生:体格检查和病史了解很重要,因为许多症状可能与短暂的脊髓神经传导功能障碍有关。这些是独立的事件。如果每个人都有这样糟糕的设想,那么我想联盟一半的运动员可能受到影响。

Vaccaro医生:我会告诉患者,很多研究表明,你的刺痛越多,未来发生慢性颈部疼痛的可能性就越大,并且随着年龄的增加,退行性疾病会引起手臂不适。

Watkins医生:有反复刺痛感的橄榄球运动员MRI可能显示颈椎先天性椎管狭窄,但这并不会影响他比赛。在我的经验中,大多数成年人的刺痛感觉是由椎管狭窄引起的,并且刺痛感会向手臂放射。明确病情需要进行彻底检查,包括CT扫描和MRI检查,以及详细的病史和体格检查。

Hecht医生:那么有颈部脊髓神经传导功能障碍(Cervical cord neurapraxia, CCN)的运动员呢?让我们假设两种情形:一种是运动员没有先天性颈椎管狭窄或任何类型的椎间盘突出,另一种是运动员有先天性颈椎管狭窄。如果这名有先天性颈椎管狭窄的运动员已经发生第一次CNN,那么你会允许其发作多少次?

Hsu医生:在我看来,该运动员进行头部接触性运动是不安全的,因为第一次CNN是脊髓损伤(SCI)致永久性神经损伤的先兆。就像我们已经确定的那样,在回到球场前应该先进行椎管减压,如果超过一个节段,那么运动员就不应该再回到比赛中。

Vaccaro医生:如果该运动员在颈椎管狭窄的情况下有一段短暂的颈部CNN,那么我强烈建议不要让该运动员上场,因为这预示着其未来会再次出现CNN。

如果该运动员没有先天性椎管狭窄,那么在我允许他回球场之前,他得完成一个彻底的康复计划,展示出匀称的运动和正常的力量。在第2次发生CCN后,我会建议其不要再回到赛场。

Watkins医生:我认为选择不确定性在于这次事件的严重程度。事件的严重程度可以从能迅速缓解的轻微的四肢感觉症状到发生SCI需要离开赛场,立即被送往医院,瘫痪1~6小时,住院治疗,在发作后的几个月里出现了严重的上肢症状。这可能成为一个长期的问题。我将采取所有适当的检查来评估脊柱损伤,如韧带断裂、椎间盘突出或侧块的骨折。如果这次事件是轻微的、暂时性的,并且颈椎管狭窄不明显,那么我会允许该运动员重返职业赛场。如果第2次发生CNN,那么该运动员需要退役。

然而,当运动员来找你时,病史往往有些混乱。患者可能试图否认有明显的症状。因此,团队医疗服务提供者掌握的病史很重要。

在先天性狭窄的情况下,如果没有退行性变化或短暂的发病,那么我会让患者重回球场。如果患者存在明显的SCI,比如像SCI一样有残留的症状,那么我不会让他回去比赛。

Hecht医生:尽管托格博士在20世纪90年代中期就对四肢瘫痪的运动员进行了著名的研究,但这些患者在遭受毁灭性的伤害之前,都没有所谓的预警或警告。同时,没有任何一名有CCN事件的患者发生了毁灭性的四肢瘫痪损伤。一般意义上说,有多次CCN的患者(>1次)在患有先天性狭窄的前提下,不应返回参加接触性运动比赛。

Hecht医生:椎板成形术是否对先天性颈椎狭窄伴脊髓神经传导功能障碍的运动员有作用?

Hsu医生:我知道有一名NBA篮球运动员在做了椎板成形术后回去打球。我认为,即使是会发生碰撞的运动,只要CT扫描显示它完全愈合,椎板成形术后也能让患者重返运动。

Watkins医生:我们在顶级全国大学体育协会的一个篮球运动员身上做了椎板成形术,在经历了七八次短暂的事件之后,运动员自己并未意识到最后一次的严重情况。他的医疗服务提供者不确定发生了什么。我们非常有信心地让他重新回去比赛。我认为他很有可能出现骨折脱位,尽管这在职业篮球比赛中发生的概率微乎其微。

Vaccaro医生:有颈部脊髓神经传导功能障碍病史的运动员如果在行椎板成形并愈合后,没有发现任何的脊髓萎缩或水肿,我就同意让他上场比赛。

然而,如果我发现患者有SCI,我会采取更悲观的方法,因为有太多可能发生的变化。我能顺利完成手术并成功吗?会不会有C_5瘫痪的风险?通过CT扫描可以证实的铰链侧充分愈合或因容积效应而可能是假象?有了这些可能的变化,我想说回去比赛可能不是一个好主意。

Hecht医生:我会让他在包含重建的椎板成形术后让他重回比赛,但不能是那种有强烈身体冲突的比赛,比如橄榄球、英式橄榄球或曲棍球运动。

Hecht 医生:有脊髓神经传导功能障碍和椎间盘突出症的运动员呢?在椎间盘突出症得到治疗后,我们会让他回去比赛,但是如果脊髓里有一小块脊髓软化灶,那么怎么办?假设他有无痛ROM,而且神经正常,你会让他回去打球吗?

Watkins:如果患者患有一个区域的脊髓软化症和椎间盘突出,我们会采取ACDF来治疗。如果患者有残余的脊髓软化区域和稳固的融合,那么我不会让他回到职业足球。

Vaccaro医生:不,我知道脊髓软化症代表什么,我可能不会让他上场。

Hsu 医生:我会让他参加比赛,只要病变周围的空间足够大,并且他有一个正常的椎管。我找不到在成功治疗脊髓软化症的情况下阻止他比赛的理由。

Hecht医生:我不会让他在患有脊髓软化症的情况下回去比赛,因为这代表了脊髓损伤。我会让他进行非接触性运动。

Hecht 医生:让我们假设一个美国排名第二的18岁精英网球运动员发生下腰痛和急性的腰椎峡部骨折但无移位。MRI显示两侧峡部水肿和新鲜骨折。

Hsu医生:我还会进行SPECT(单光子发射计算机断层扫描)的骨骼扫描或CT扫描,以明确是否有进一步骨折移位。如果是阳性的,那么我会用支具治疗3~5个月,并限制他或她的活动。然后,我会在支具期后重新评估,如果运动员可以进行没有疼痛的ROM,那么我会逐渐增加她或他的活动并使其回到球场。

Dossett医生:我也会进行摄片和SPECT扫描,以确保骨折是急性且唯一的。然后,我会在不使用支具的情况下,停止运动员活动3个月,除非它累及L_5椎体。

Watkins医生:我建议做磁共振和SPECT扫描。我想明确有无急性损伤。我有时会看到陈旧的L_5-S_1椎体滑脱,然后在另一个节段上形成急性损伤。我不会将制动作为治疗峡部裂的方法。我们还不能证明内科医生有治疗腰椎滑脱的任何方法。我也从不用电刺激。如果症状明显,为了让患者能进行上课、上下车等日常活动,则可以用支具。

1. 停止运动。

2. 把患者交给一位娴熟的物理治疗师,由中立位开始,等轴训练强化核心力量。恢复运动由他们完成康复计划的能力来决定。我采用核心强化耐力项目,它基于五个进步水平。如果运动员能达到3级,并且没有症状,我们就不会重新评估。如果运动员能做到3级,通常可以返回比赛并做一个轻量级的项目。大多数大学生和职业运动员可以达到这个项目的第5级。在第3级,他们就可以开始特定的运动项目。关键是运动员、家长以及教练们有能力负担这个康复项目。而复出的时间是一个关键因素。家长们常常为即将到来的季赛、大学童子军的评估、奖学金的潜力或者团队的选拔而焦虑。我会告诉他们,脊柱疾病不适合运动,并且需要一定的愈合和恢复时间。你不得不比你的队友或竞争者付出更多的时间。不要担心赛季的开始,也不要担心球探的评价,因为如果你有背部疼痛,你的表现也不会很好,你可能被打上"背部患者"的标签。所以关键是康复计划!

Vaccaro医生:我不关注骨本身,我会只用磁共振或CT扫描。我也用MRI来评估椎间盘的状态。如果是急性损伤,那么我会停止他的活动并令其使用支具。在我开始治疗前,我会先用支具辅助3个月来调整患者的活动。

Hecht医生:我的方法与Watkins医生的方法几乎一样。我用MRI检查,也同意3T检查很有意义。如果MRI结果是阴性的,那么我会用SPECT检查。在大约8%～10%的病例中,SPECT能检查到,而MRI无法诊断。然后,我会用支具固定运动员1个月来限制他的活动。这也能增加患者和家庭对它的兴趣。1个月后,运动员通常无症状。然后,我会用与Watkins医生相同的治疗方法(它实际上被称为Watkin-Randall方法)。如果运动员在第3级无症状,那么我会开始让他或她准备返回比赛。支具除了限制活动外并无其他作用。对95%的患者,我会在4周后移除支具,并开始康复训练。如果患者在使用支具4周后仍有症状,那么我会继续使用4周。对运动员和家长们,我会强调康复治疗的重要性。我认为,我们所做的任何事都不应影响骨折本身的愈合。我们做的是改善这些症状。这两者的概念不同。

Hecht医生:什么时候需要手术治疗腰椎峡部骨折? 你们需要治疗多长时间使运动员症状得到改善?

Vaccaro医生:至少1年。

Dossett医生:20年来,从来没有一例需要进行手术治疗。我每年遇到100例以上的应力性骨折。历史站在我们这一边。

Hecht医生:这很少需要手术。在过去的15年里,我只有不到5名的患者进行了手术治疗。进行手术的患者的疼痛必须是相当严重,并且严重影响日常生活的。

Watkins医生:我同意,这很少需要手术。需要通过手术来解决问题的情况非常罕见。

Hecht医生:现有假设有一名很有可能获得NHL运动生涯的大学曲棍运动员,他出现了L_5-S_1的腰椎滑脱。他有下腰痛并伴随下肢的放射痛。这个人在什么情况下需要手术治疗,你会怎么告知他脊柱融合后对他未来的影响?

　　Watkins医生：如果患者有双侧峡部裂型腰椎滑脱，我们会采用与急性单侧椎体滑脱完全相同的治疗方法，完全相同的康复计划，完全相同的恢复运动针对性训练。Bob Kerlan曾经告诉我，他从未见过一名运动员的职业生涯因腰椎滑脱而缩短。这是他的观点，我从来没有忘记。我们对少数专业运动员进行过手术。我认为患者越年轻，融合效果越好。一名处于事业中期而需要行脊柱融合术的职业运动员是不太可能以温和的方式解决的，也很难达到之前的表现状态。实施手术的禁忌包括在职业生涯末期想进行融合以便可以再比赛几年的情况。

　　Vaccaro医生：如果所有的保守治疗都无效，那么我会采取经椎间孔腰椎椎体间融合术（Transfor aminal lumbar interbody fusion, TLIF）。我会告诉他，根据我了解的对职业运动员的研究结果，他术后的运动水准会比之前下降大约10%～15%。他痊愈后，我就让他回去比赛。

　　Watkins医生：对于在峡部裂型腰椎滑脱同水平的椎间孔狭窄，我认为并不合适采用神经根管减压手术。很显然，我尝试过这个方法但是失败了，仅仅是手术入路就不合适。这个方法使它不稳定。通过大量的注射和核心强化训练，我有一些著名运动员患者已经回到了赛场，还有两名在中期退役。就运动员而言，如果有必要进行脊柱融合，那么在融合手术后恢复到之前竞技水平的机会并不大。在完成这样的手术后，很难有足够的时间让使运动员恢复到先前水平而重回赛场。有希望的是，对于一名非常年轻的运动员，在术后经过足够的时间，他的运动技能很可能恢复，但这种情况非常罕见。最重要的是，你的患者是否能负担得起核心稳定训练，并有允许开展集中康复计划的团队环境。

　　Hsu医生：我认为融合对曲棍球运动的影响比较小，所以我会。

**　　Watkins医生：如果我改变了情境，把身体接触水平提高到橄榄球运动的水平，这会改变你们的建议吗？许多职业运动员认为，如果他们进行脊柱融合，就意味着"游戏结束"，他们将永远不会回到赛场，这主要与竞技表现相关。**

　　Vaccaro医生：在接受腰椎融合后，只要他们能达到评价等级并且能证明具有竞技的能力，我就会允许他们重新进行有身体接触的橄榄球运动。我不担心未来可能存在的损伤。我担心他不能在赛场发挥他的作用。但是，如果他向我证明可以发挥他的能力，我可以让场上任何位置的运动员在进行稳定的腰椎融合后重回赛场。

　　Dossett医生：很少有人能在进行腰椎融合术后进行接触性运动。我只知道一个，而且我有丰富的经验。我有一名MLB运动员患者在腰椎融合后回到了大联盟。但手术还是影响了他的能力。虽然他感觉好多了，但很多时候他不能做他以前能做的事情。

Hecht医生：我有一名甲级1区摔跤运动员的患者，他做了微创椎间盘切除术，然后在另一侧出现了峡部骨折，并开始出现轻微的滑移。我们用内固定做了融合，在影像学检查显示取得稳固融合后，他重返了摔跤赛场。他可能足够年轻，所以痊愈了，然后他又回到了甲级1区的摔跤比赛。这结果真的取决于运动员。回赛场的可能性很低，但并不是禁止回归。我要强调的是，这种可能性并不取决于运动员的喜好，主要是术后需要康复的时间（将近1年）和大部分融合之后的竞技能力。

Hecht医生：让我们来谈谈一些更常见和精细的颈椎创伤问题，而不是需要直接处理的破坏性骨折。如果一名橄榄球运动员发生颈椎小关节骨折，治疗后小关节脱位且伴随颈部疼痛，怎么办？他能重回比赛吗？

Vaccaro医生：关于这个情况的研究和文献比较欠缺，但一般认为有小关节脱位且伴随持续疼痛的运动员并不合适重回竞技比赛。如果我认为该运动员在屈伸位影像学片上的骨折是稳定的，且颈部的不适不会妨碍他的ROM或影响他的发挥，并且他进行了充分的康复训练，那么我会允许该运动员回到比赛中。

Dossett医生：我同意这个观点。如果骨折稳定且运动员可以忍受轻微的颈部疼痛，那么我会同意他参加比赛。

Hecht医生：如果C_5和C_6棘突骨折不愈合伴轻微疼痛，但屈伸位影像学片显示棘突明显张开，要怎么处理？另外，椎管没有任何问题。

Hsu医生：如果没有脊柱不稳定或脊椎滑脱，那么我会允许运动员在无症状的情况下回去比赛。

Vaccaro医生：我会让患者参加比赛。

Hecht医生：我允许他参加比赛。我曾经治疗过一名C_5铲土者骨折的棒球运动员，骨折没有愈合且1年后仍然有症状。他一挥棒就会有疼痛。我们切除了不愈合的骨折碎片，然后他重回比赛，且没有任何症状。所以，我会允许该运动员回去比赛。

Hecht医生：最后一个假设是，一名橄榄球运动员在球场上发生毁灭性的不完全SCI，你们对类固醇的使用有什么看法？

Hsu医生：如果这个人没有并发症或其他多重创伤问题，那么我们是在讨论一个独立的颈椎损伤。我选择使用类固醇。

Dossett医生：我也会使用类固醇治疗。

Vaccaro医生：简单地说，我也同意使用类固醇。在PLoS One上发表的关于急性脊髓损伤研究(Surgical timing in acute spinal cord injury study, STASCIS)的试验中，我们发现类固醇结合早期手术对神经系统功能的改善更快，并发症发生率更低。我们确实观察到了类固醇的微妙益处。

Hecht医生：最近的AO(Arberts gemeinschaft für osteosynthesefragen)研究结果或AOSPINE的指南推荐，在损伤8小时内按美国脊髓损伤研究-2(National Acute Spinal Cord Injury Study-2, NASCIS-2)的方案给予甲泼尼龙，同时根据STASCIS研究证实的结果行早期手术。我认为最重要的是要记住运动员脊柱损伤的独特之处是在损伤后能立即获得专业的治疗。我们有医生、教练和护理人员可以在数分钟内提供医疗服务。这不同于需要数小时才能获得解救的交通事故脊髓损伤患者，也不是伴随其他医疗问题的多发创伤病例。在为纽约喷气机队和纽约岛人队建立的脊髓损伤协议中，我们根据说明使用类固醇。

Hecht医生：那么物理降温呢？现阶段，这个新方法怎么样？

Hsu医生：我不认为有任何临床证据支持物理降温的使用。所以，我不建议使用。

Vaccaro医生：我同意。在区域性脊髓损伤治疗中心，我们不使用物理降温。

Dossett医生：我同意。达拉斯牛仔队也不使用这种技术。目前，该方法仍处于实验阶段。

Hecht医生：尽管一些基础科学研究表明，在急性创伤性脊髓损伤中局部或全身使用低温疗法是有潜在治疗意义的，但对此仍有争议，也有许多研究显示其无效。据发表的文献，几乎没有研究支持在临床治疗SCI时采用低温疗法。全身物理降温伴随很多潜在的并发症(如心律失常、易受感染、凝血功能受损)。因此，在SCI的治疗中，这种方法应该被看作是实验性的。我认为在目前阶段，对该方法持"观望"态度是最合理的。

索 引

（按拼音字母排序）